W9-CEJ-322

CUARTA EDICIÓN

Tomando control de su salud:

Una guía para el manejo de las enfermedades del corazón, diabetes, asma, bronquitis, enfisema, depresión y otras condiciones de la salud física y mental

Virginia González, MPH • **Kate Lorig**, DrPH
David Sobel, MD, MPH • **Diana Laurent**, MPH
Marian Minor, RPT, PhD • **Halsted Holman**, MD
María H. Marin, B.A.

Bull Publishing Company
Boulder, Colorado
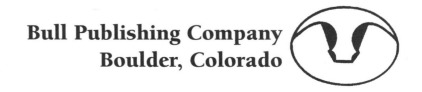

Published by Bull Publishing Company
P.O. Box 1377
Boulder, CO, USA 80306
www.bullpub.com

Library of Congress Cataloging-in-Publication Data

Lorig, Kate.

    [Living a healthy life with chronic conditions. Spanish]

    Tomando control de su salud : una guía para el manejo de las enfermedades del corazón, diabetes, asma, bronquitis, enfisema, depresión y otras condiciones de la salud física y mental / Virginia Gonzalez, MPH [and six others]. -- Cuarta edicion.

      pages cm

    Includes bibliographical references and index.

    ISBN 978-1-936693-47-4 (alk. paper)

    1. Chronic diseases--Popular works. I. Lorig, Kate Living a healthy life with chronic conditions.

    Translation of: II. Title.

RC108.L56518 2013

616'.044--dc23

                                     2013018085

Fourth Edition

18 17 16 15 14   10 9 8 7 6 5 4 3

Interior design and project management: Dovetail Publishing Services

Cover design and production: Shannon Bodie, Lightbourne, Inc.

A David y Jim Bull, quienes creyeron en la importancia de nuestra labor, ayudándonos a realizar este libro para personas con enfermedades crónicas, y especialmente para poder alcanzar a la población de habla hispana.

A todas las personas con condiciones crónicas que han pasado a ser proactivas en el manejo de su enfermedad y que nos enseñan cada día lo que significa vivir la vida a plenitud.

Reconocimientos y Agradecimientos

Este libro es el resultado de la colaboración y participación de muchas personas. Las más importantes son los primeros participantes del estudio y programa *Tomando control de su salud*. A estos se agregaron otros participantes a los cursos y estudio, en los Estados Unidos y México. A través de su participación y sus comentarios, estas personas compartieron la información que necesitaron para poder manejar mejor su salud, y nos ayudaron a desarrollar en forma más completa el programa *Tomando control de su salud* y esta nueva edición del libro. También queremos agradecer a nuestros líderes o instructores del programa, por su apoyo, dedicación y compromiso para ayudar a las personas con enfermedades crónicas. De la misma manera queremos agradecer a todos los profesionales y organizaciones comunitarias que colaboraron en la realización y mejoramiento del programa y de este libro.

Esta realización no hubiera sido posible sin el apoyo del Instituto Nacional de Investigación de Enfermería (*National Institute of Nursing Research*) y del Programa de Investigación Relacionado con el Tabaco del Estado de California (*State of California Tobacco-Related Research Program*). Asimismo, agradecemos en forma especial a Paso del Norte, Fundación de Salud (*Health Foundation*) y la Asociación de Diabetes de El Paso (*El Paso Diabetes Association*).

Una persona importante que merece ser reconocida, especialmente por su contribución de tiempo, esfuerzo, ideas, traducción y revisión de esta edición es Sonia Álvarez, MA, MPH.

Otras profesionales de este país y de Latinoamérica que contribuyeron tiempo, esfuerzo e ideas son Ángel J. Aguilera, MD; Roberto Benzo, MD; Lidia Bongiorno; Teresa Bravo; Bonnie Bruce, DrPH, RD; David Camacho, MSW, MSG; Lori Doyle, MPH; Esmeralda Fernández; Karen Freimark, MEd; Margo Harris, MPH; Susan Kayman, PhD; Isabel T. Lagomasino, MD, MSHS; Arturo Madrigal; John J. Marin; Jesús Mendiolaza; Mónica Ochoa; Claudia Ortega; Cheryl Owen, RN; Dámaso Rosas; Mirna Sánchez; Blanca Schwarz y Maribel Vega, MSW.

Un agradecimiento especial para el equipo de producción de Dovetail Publishing Services; Carlos Calvo, cuyo sobresaliente conocimiento editorial hizo de este libro uno mejor; Margaret Hines, por su extraordinaria lectura de páginas; y Heather Dubnick, por el desarrollo del índice que facilitará la búsqueda de información.

Finalmente, queremos agradecer a nuestro editor, Jim Bull, quien siempre creyó en nuestro proyecto, dándose cuenta de la necesidad en la comunidad latina y ayudándonos a realizar este libro para poder alcanzar a la población de habla hispana.

Si desea obtener información sobre nuestros programas de investigación en curso, programas a través de Internet, capacitación y materiales, visite nuestra página web:

http://patienteducation.stanford.edu.

Revisamos y mejoramos este libro continuamente. Si tiene sugerencias o comentarios para tal propósito, sírvase enviarlos a

self-management@stanford.edu.

Tabla de contenido

Renuncia de responsabilidad

Este libro no pretende reemplazar el sentido común ni las recomendaciones profesionales médicas o psicológicas. Usted debe procurar y recibir evaluaciones o tratamientos profesionales para problemas y síntomas de índole particularmente inusual, severa, persistente y sin explicación aparente. Muchos síntomas y enfermedades requieren y se benefician de evaluaciones médicas y psicológicas y de tratamiento específico. No se niegue a sí mismo tratamiento profesional adecuado.

- Si sus síntomas o problemas persisten después de un período de tiempo razonable y después de poner en práctica las recomendaciones del manejo personal (o de cómo cuidarse), usted debe consultar a un profesional. Lo que constituye un período razonable varía según la situación. Si usted no está seguro y esto le causa ansiedad, consulte a un profesional de la salud.

- Si usted recibe consejo profesional que contradice lo recomendado en este libro, deberá seguir las recomendaciones de su profesional de la salud. Es probable que este pueda tomar en consideración su situación específica, su historial y sus necesidades particulares.

- Si usted piensa en causarse daño de alguna manera, por favor procure ayuda profesional inmediatamente.

Los autores y editor de este libro han incluido información de la manera más precisa posible. Sin embargo, no podemos garantizar que la información le será útil en toda ocasión. Los autores y editor no se hacen responsables en caso de alegaciones de daños o accidentes que se asocien a acciones tomadas a partir de recomendaciones ofrecidas en esta publicación. El libro es solo una guía. Su sentido común y buen juicio, acompañados de la atención de profesionales de la salud también se consideran necesarios.

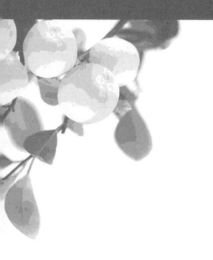

CAPÍTULO 1

Visión general del manejo personal de las enfermedades crónicas

Nadie quiere tener una enfermedad crónica. Sin embargo, la mayoría de nosotros desarrollaremos una o más de estas condiciones durante nuestra vida. Aunque nadie los desee, los problemas de salud nos afectan a todos. Todos tenemos que manejar algún tipo de enfermedad, desde algunas muy simples y de poca duración a otras muy complicadas que duran mucho tiempo o el resto de nuestras vidas, las que llamamos enfermedades crónicas. Este libro se ha escrito con el propósito de ayudar a las personas con enfermedades crónicas a explorar formas sanas de vivir con una condición física o mental. Esto puede parecer un concepto extraño. ¿Cómo puede una persona enferma vivir una vida más saludable? Para responder a esta pregunta necesitamos enfocarnos en lo que pasa con la mayoría de los problemas crónicos de salud. Estas enfermedades, ya sean del corazón, hígado, diabetes, depresión, asma, enfisema, trastorno bipolar o cualquier otra, causan que muchas personas experimenten fatiga y pierdan su condición física (fuerza y resistencia). Esto a su vez causa estrés emocional, frustración, disgusto, enojo, ansiedad y desesperanza, haciendo que la persona sienta que pierde el control de su salud y de su vida. La buena salud se manifiesta en un cuerpo y mente sanos, y una vida saludable es la que persigue estos objetivos. Por eso, una manera saludable de vivir con una enfermedad crónica es trabajar para vencer los problemas físicos, mentales y emocionales causados por dicha enfermedad. El reto es aprender a funcionar de manera óptima, a pesar de las dificultades que presente la vida. La meta es lograr las cosas que se quiere hacer y a la vez disfrutar de la vida. De esto se trata este libro.

Antes de continuar, queremos hablar acerca del libro y cómo utilizarlo. A lo largo del libro usted encontrará información que le ayudará a aprender y ensayar nuevas técnicas y habilidades para convertirse en una persona proactiva en el manejo personal de su enfermedad. Este no es un libro de estudio que tiene que leer completamente. Le sugerimos que lea los primeros dos capítulos y luego revise la tabla de contenido para encontrar los capítulos con la información que usted más necesita. Siéntase libre de saltearse todos los temas que no sean de interés y de escribir notas donde desee; de esa manera podrá enfocarse y aprender las habilidades que más necesita para recorrer su propio camino.

Usted no encontrará curas milagrosas en estas páginas. Más bien, se beneficiará de cientos de ideas y consejos que le ayudarán en el manejo de su enfermedad y su vida. Estos consejos vienen de médicos y otros profesionales del campo de la salud. Aun más importante, ofrecemos consejos de personas como usted, que tienen la misma enfermedad y aprendieron a manejarla en forma positiva. Por favor, note que decimos *manejar positivamente la enfermedad*. Es importante enfatizar que cuando se tiene una enfermedad crónica no hay forma de evitar manejarla: Si usted decide no hacer nada, es una forma de manejar su enfermedad. Si decide seguir un tratamiento tomando solo medicinas, es otro estilo de manejarla. Usted logrará vivir una vida más saludable si maneja su enfermedad en forma positiva, obteniendo los mejores tratamientos que los proveedores de salud puedan ofrecerle. Además de ser proactivo en el cuidado y manejo cotidiano de su salud, esto le llevará a vivir una vida plena y productiva.

En este capítulo discutimos las enfermedades crónicas en general, así como señalamos los problemas más comunes causados por estas enfermedades. Además, ofrecemos algunos consejos para desarrollar habilidades de manejo personal que son únicas o específicas a una condición en particular. Pronto usted notará que los problemas de las enfermedades y la habilidad para manejarlos tienen más elementos en común de los que usted se imaginaba, sin importar cuál sea el problema de salud. Esta es una buena noticia ya que la mayoría de las personas tienen más de una condición crónica. Por lo tanto, aprender las habilidades comunes le permitirá manejar con éxito su vida en general, no solo las condiciones crónicas. El resto del libro le ofrece información sobre las herramientas necesarias para convertirse en una persona proactiva en el manejo de sus condiciones crónicas y todos los otros aspectos de su vida.

¿Qué es exactamente una enfermedad crónica?

Los problemas de salud pueden ser caracterizados como "agudos" (curables) o "crónicos". Los problemas agudos de salud suelen comenzar repentinamente, tienen una sola causa, a menudo se diagnostican fácilmente, duran poco tiempo, y mejoran con la medicación, la cirugía, el descanso y el tiempo. Con una enfermedad curable tanto el paciente como el doctor saben qué esperar y por lo general hay poca incertidumbre o dudas. El paciente normalmente sigue las instrucciones o tratamiento hasta que recupere por completo, y después puede seguir con su vida normal. Las enfermedades curables generalmente tienen un ciclo en el que el paciente se empeora por un tiempo, es tratado u observado, para luego recuperarse. Además, se puede variar de una condición simple a una condición de riesgo, pero al final la persona se recupera completamente. Por último, el éxito en el cuidado de una enfermedad aguda depende del conocimiento y experiencia del proveedor de salud para diagnosticar y administrar el tratamiento adecuado.

La apendicitis es un ejemplo de una enfermedad aguda. Generalmente comienza con una señal rápida de náuseas y dolor en el abdomen. Luego el médico establece el diagnóstico con un examen físico. Esto lleva a una cirugía para remover el apéndice inflamado. Después de un período, el paciente se recupera completamente.

Las enfermedades crónicas son diferentes (véase la Tabla 1.1). Se presentan en forma gradual y lenta, a veces sin síntomas o malestares, pero van deteriorando nuestra salud en forma permanente. Podemos compararlas con lo que sucede con una cerca de madera expuesta al medio ambiente sin protección. Con el tiempo la madera se comienza a deteriorar lentamente por el sol, la lluvia y el viento, y tardamos en

Tabla 1.1 **Diferencias entre las enfermedades agudas y crónicas**

	Enfermedades agudas	**Enfermedades crónicas**
Comienzo	Generalmente rápido	Lento y gradual
Causa	Generalmente es una y es identificable	Con frecuencia es incierta, especialmente al principio
Duración	Un tiempo determinado o corto	Generalmente para toda la vida
Diagnóstico	Comúnmente es preciso	A veces es difícil
Pruebas del diagnóstico	Con frecuencia son decisivas	Con frecuencia no son decisivas y tienen un valor limitado
Papel o función del profesional	Proveer buenas respuestas, seleccionar y dirigir el tratamiento	Educar y trabajar en conjunto con el paciente
Papel o función del paciente	Seguir el tratamiento	Trabajar en conjunto con los profesionales de salud Tomar responsabilidad por el manejo diario de su condición

notarlo. Muchas enfermedades crónicas no presentan síntomas, y cuando estos aparecen la enfermedad suele estar ya muy avanzada. Por ejemplo, una persona puede desarrollar lentamente un bloqueo de las arterias (arteriosclerosis) durante décadas y podría tener un ataque al corazón, o un derrame cerebral o apoplejía. En el caso de la artritis generalmente se inicia con breves punzadas molestas o pequeños hormigueos que van aumentando gradualmente. A diferencia de las enfermedades curables, las crónicas suelen tener múltiples y diferentes factores causantes que varían con el tiempo. Estas causas pueden incluir factores hereditarios, el estilo de vida (fumar, falta de ejercicio, mala alimentación, estrés, etcétera) la exposición a factores ambientales como el humo de segunda mano o la contaminación del aire, y factores fisiológicos, tales como los bajos niveles de la hormona tiroidea o cambios en la química del cerebro que pueden causar depresión.

La combinación de muchas causas y factores desconocidos puede ser frustrante para aquellos que quieren respuestas rápidas. Es difícil tanto para el médico como para el paciente no recibir respuestas claras o definidas. En algunos casos, incluso cuando el diagnóstico es rápido, como en el caso de un accidente cerebrovascular o ataque al corazón, los efectos a largo plazo pueden ser difíciles de predecir. La falta de un patrón regular o predecible es una característica importante de la mayoría de las enfermedades crónicas.

A diferencia a las enfermedades agudas donde el paciente se recupera completamente, las crónicas generalmente nos llevan a más síntomas y a una pérdida de la condición física o mental. Muchas personas suponen que los síntomas que experimentan son el resultado de una sola causa, la enfermedad, y aunque es verdad que la enfermedad provoca dolor, falta de respiración, fatiga, etc., la enfermedad misma no es la única causa. Cada uno de estos síntomas puede contribuir a la aparición de otros síntomas. Además, todos los síntomas juntos pueden afectar a un solo síntoma, y. aun más complicado, se pueden aumentar o intensificar uno a otro. Por ejemplo, la depresión causa la fatiga, el estrés provoca la tensión muscular, y estos a su vez pueden causar más dolor o falta de respiración. Las interacciones

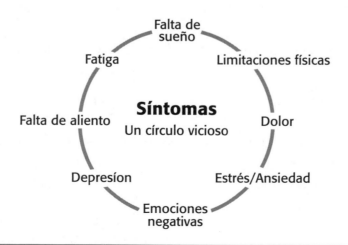

Figura 1.1 **Círculo vicioso de los síntomas**

de los síntomas empeoran nuestra condición, creando un círculo vicioso. Este ciclo se va empeorando a menos que podamos encontrar una manera de romperlo. (Véase la Figura 1.1, Círculo vicioso de los síntomas.)

A lo largo de este libro examinaremos formas de romper el círculo de los síntomas y alejarnos de los problemas de la pérdida de la condición física y de la pérdida de esperanza para poder mejorar nuestra situación.

¿Qué causa una enfermedad crónica?

Para contestar esta pregunta necesitamos entender cómo opera el organismo. Como sabemos, las células son la base o los cimientos (materiales) que forman los tejidos y los órganos: el corazón, los pulmones, el cerebro, la sangre, los vasos sanguíneos, los huesos, los músculos, en realidad todo el cuerpo está formado de células. Para que una célula se mantenga viva y funcione en forma normal, deben suceder tres cosas: debe ser nutrida, recibir oxígeno y eliminar los productos residuales. Si por alguna razón la célula no puede realizar alguna de estas tres funciones se dice que la célula está enferma. Cuando ello ocurre, los tejidos y órganos sufren, pudiendo experimentarse una limitación en las habilidades para realizar actividades cotidianas. La diferencia entre las enfermedades crónicas depende de qué células y órganos están afectados y los procesos por los cuales se produce esta interrupción. Por ejemplo, en un ataque cerebral o apoplejía, los vasos sanguíneos del cerebro se bloquean o se rompen, lo que evita que el oxígeno y otros nutrientes lleguen al cerebro, causando así daño o lesión cerebral. Cuando esto ocurre, alguna parte del cuerpo controlado por las células cerebrales lesionadas, como una pierna, un brazo o una parte de la cara, pierde su función.

Si usted tiene una enfermedad cardíaca, muchas cosas suceden. Por ejemplo, un ataque al corazón ocurre cuando no llega suficiente sangre al corazón porque los vasos sanguíneos se bloquean, lo que se llama trombosis coronaria. Cuando esto sucede, se bloquea el paso de oxígeno al corazón causando lesión o daño al músculo cardíaco, produciendo dolor. Después de la lesión, el corazón se debilita y no puede realizar su función normal. Un corazón débil no es capaz de bombear sangre al torrente sanguíneo, por lo tanto la sangre no puede llevar el oxígeno y los nutrientes a las células y los tejidos. Cuando la sangre no llega en forma eficiente al organismo, los tejidos acumulan fluidos o sustancias y la persona pueda experimentar fatiga y dificultad para respirar.

Con las enfermedades del pulmón, o hay dificultad para que el oxígeno llegue a los pulmones, como en el caso del asma y bronquitis, o los pulmones no pueden pasar en forma efectiva el oxígeno a la sangre, como en el caso del enfisema. En ambos casos hay una obstrucción del flujo de aire hacia dentro y fuera de los pulmones, privando al organismo de oxígeno.

En el caso de la diabetes, el páncreas, una pequeña glándula del cuerpo, no produce suficiente insulina (hormona), o la insulina que produce no puede realizar su función eficientemente en el organismo. Sin la ayuda de la insulina las células del organismo no pueden utilizar la glucosa (azúcar sanguíneo) para producir energía.

En las enfermedades del hígado y de los riñones, las células que los forman no funcionan adecuadamente; haciendo que estos no puedan eliminar o desechar los residuos del cuerpo.

Hemos mencionado diferentes enfermedades crónicas, sin embargo las consecuencias básicas de todas estas enfermedades son similares, como por ejemplo pérdida o limitación en la función de algunos órganos debido a la reducción o falta de oxígeno, acumulación de productos residuales o la inhabilidad del organismo de utilizar la glucosa para obtener energía.

La pérdida de la función también ocurre con la artritis, aunque por diferentes razones. Por ejemplo, en la osteoartritis, el cartílago (tejido firme y gomoso que se encuentra al final de los huesos y entre los "discos" que forman los huesos de la columna vertebral) se desgasta, se deshilacha, o se sale de su lugar causando dolor. No sabemos claramente por qué las células de los cartílagos se debilitan o mueren, pero los resultados son dolor e incapacidad.

La mayoría de las enfermedades mentales son causadas por desequilibrios químicos y cambios estructurales en el cerebro. Demasiados o muy pocos de estos neurotransmisores químicos pueden afectar nuestro estado de ánimo, pensamientos y comportamientos. El tratamiento de condiciones tales como la depresión, el trastorno bipolar y la esquizofrenia pueden incluir la restauración del equilibrio químico con medicamentos, así como cambios en el medio ambiente para apoyar la habilidad de enfrentarse mejor con los problemas.

Enfermedades diferentes, síntomas similares

Debido a que la enfermedad crónica empieza con un mal funcionamiento a nivel celular, es posible que no nos demos cuenta de la enfermedad hasta que se entrometa en nuestra vida, causando síntomas o declarándose en un resultado anormal de una prueba de laboratorio.

Las causas biológicas de las enfermedades crónicas son diferentes, sin embargo, los problemas que causan son similares. Por ejemplo, la mayoría de las personas que tienen enfermedades crónicas sufren de fatiga y falta de energía, y los problemas de sueño son comunes. En algunos casos se tiene dolor y en otros el problema es la dificultad para respirar. Estar discapacitado, hasta cierto punto, es parte de tener una enfermedad crónica, pudiendo tratarse de dificultad para usar las manos debido a la artritis o a un ataque cerebral, o dificultad para caminar debido a la falta de respiración, apoplejía, artritis o diabetes. Algunas veces la incapacidad proviene de la falta de energía, fatiga extrema o un cambio en el estado de ánimo.

La depresión puede ser tanto el reflejo de un desequilibrio crónico o recurrente en los químicos del cerebro y el resultante "sentimiento de tristeza o pesadumbre" al tener otras enfermedades crónicas. Es difícil mantener una actitud alegre cuando su condición le causa problemas molestos que probablemente no desaparecerán. Junto con la depresión, vienen el temor e incertidumbre acerca del futuro. Usted puede preguntarse, ¿seré capaz de mantener mi independencia? Si no soy capaz de cuidarme a mí mismo, ¿quién me cuidará?, ¿qué le pasará a mi familia?, ¿empeorará mi condición?, ¿qué tan mala será? Tanto la incapacidad y la depresión puede llevar a la pérdida de la autoestima y confianza en sí mismo.

Habilidades esenciales en el manejo personal

- Resolver problemas y responder a su enfermedad cuando se mejora y se empeora
- Mantener un estilo de vida saludable con ejercicio regular, una alimentación balanceada, buenos hábitos de sueño y el manejo del estrés
- Tomar decisiones sobre cuándo buscar ayuda médica y qué tratamientos probar

- Manejar los síntomas comunes
- Trabajar efectivamente con su equipo del cuidado de la salud
- Usar medicamentos con seguridad y eficacia, y reducir los efectos secundarios
- Buscar y usar recursos en la comunidad
- Hablar acerca de su enfermedad con familiares y amigos
- Adaptar las actividades sociales

Debido a las similitudes entre las diferentes enfermedades crónicas, las tareas o habilidades esenciales que debemos aprender para manejarlas también son similares.

La tarea más importante de todas, posiblemente será aprender a responder a su enfermedad en forma continua, resolviendo día a día los problemas que se presenten. Después de todo, usted es el que vive con su condición 24 horas al día mientras que su proveedor solo lo ve una pequeña parte de este tiempo. Por lo tanto usted debe manejar su condición. La Tabla 1.2 ilustra algunos de los problemas causados por las condiciones crónicas más comunes.

De esta pequeña introducción usted podrá apreciar que las enfermedades crónicas tienen más en común de lo que pensábamos o notábamos a primera vista. En la mayor parte del libro hablaremos más acerca de las tareas o habilidades más comunes para el manejo personal de estas enfermedades. Si usted tiene más de un problema crónico de salud, no se confundirá en cuanto a cómo o dónde empezar. Las técnicas o habilidades que aprenderá para las enfermedades cardíacas también le serán útiles para las enfermedades del pulmón, artritis, depresión o ataque cerebral. Empiece con el problema o condición que más le afecta y le molesta. La Tabla 1.3 en las páginas 10–12 señala algunas de las habilidades o técnicas que tal vez necesite para manejar estos problemas. Algunas de estas técnicas también son discutidas en otros capítulos que tratan de enfermedades específicas.

Antes de pasar a las técnicas de manejo personal, vamos a hablar un poco más acerca de lo que para nosotros significa *manejo personal*. Los siguientes son algunos ejemplos.

La misma enfermedad, una respuesta diferente

Arturo padece de artritis severa. Tiene dolor la mayor parte del tiempo y no puede dormir bien. Se jubiló temprano debido a la artritis y ahora, a los 55 años, se pasa el día sentado en casa, aburrido. Evita la actividad física debido al dolor, debilidad y dificultad para respirar. Se ha

Tabla 1.2 **Problemas del manejo personal causados por las condiciones crónicas comunes**

Condición crónica	Problemas posibles				
	Dolor	Fatiga	Falta de aire o dificultad para respirar	Función física	Emociones negativas
Acidez crónica y reflujo gastroesofágico	✔				✔
Ansiedad y trastorno de pánico		✔	✔	✔	✔
Artritis	✔	✔		✔	✔
Asma y enfermedades pulmonares		✔	✔	✔	✔
Cálculos o piedras en los riñones	✔				
Cáncer	✔	✔	✔	✔	✔
Depresión		✔		✔	✔
Derrame cerebral		✔		✔	✔
Diabetes	✔	✔		✔	✔
Dolor crónico	✔	✔		✔	✔
Enfermedades cardíacas	✔	✔	✔	✔	✔
Enfermedad de VIH (SIDA)	✔	✔	✔	✔	✔
Enfermedad inflamatoria del intestino	✔				✔
Enfermedad de Parkinson	✔	✔		✔	✔
Esclerosis múltiple	✔	✔		✔	✔
Fallo renal		✔			✔
Hepatitis	✔	✔			✔
Insuficiencia cardíaca congestiva		✔	✔		✔
Presión alta					✔
Síndrome del intestino irritable	✔				✔
Úlcera péptica	✔				✔

vuelto muy irritable. La mayoría de las personas, incluida su familia, no disfrutan de su compañía. Incluso se molesta mucho cuando sus nietos, a los que adoraba, van a visitarlo.

Isabel tiene 66 años y también padece de artritis severa. Todos los días logra caminar varias cuadras a la biblioteca local o al parque. Cuando el dolor es muy fuerte, practica técnicas de relajación y trata de distraerse. Trabaja varias horas por semana como voluntaria en un hospital local. También le gusta visitar a sus nietos y aún es capaz de cuidarlos durante un rato, cuando su hija tiene que hacer los mandados. Su marido está sorprendido por el entusiasmo que ella tiene ante la vida.

Arturo e Isabel padecen de la misma enfermedad y tienen problemas físicos similares. Sin embargo, su capacidad de funcionar y disfrutar de la vida es muy diferente. ¿Por qué? La diferencia radica principalmente en su actitud hacia la enfermedad y hacia la vida misma. Arturo ha permitido que su vida y capacidades físicas se marchiten. Isabel ha aprendido a tomar un papel proactivo en el manejo de su enfermedad crónica. Aunque tiene limitaciones, ella controla su vida en vez de dejar que la enfermedad la controle.

La actitud no puede curar una enfermedad crónica. Sin embargo, una actitud positiva y ciertas habilidades del manejo personal pueden hacer que sea mucho más fácil vivir con ella. Actualmente, muchas investigaciones demuestran que la experiencia del dolor, el malestar y la incapacidad puede ser modificada por las circunstancias, creencias, estado de ánimo y atención que les prestamos a los síntomas. Por ejemplo, con respecto a la artritis de la rodilla, los investigadores han observado que el grado de depresión que siente una persona es un mejor indicador de qué tan incapacitada, limitada o incómoda se sentirá, que la evidencia del daño físico en las rodillas indicado en los rayos X.

Por tanto, lo que pasa en la mente de una persona es tan o más importante que lo que está sucediendo en su cuerpo.

Entendiendo el camino de las enfermedades crónicas

La primera responsabilidad de una persona proactiva en el manejo personal de su enfermedad es entender su enfermedad. Esto significa que debe aprender más acerca de las causas, los síntomas, los tratamientos y las posibles consecuencias de su enfermedad. También significa poner atención y observar cómo la enfermedad y los tratamientos afectan o generan cambios en su organismo. Las enfermedades se manifiestan de manera diferente en cada persona; con la experiencia y la práctica usted y su familia se harán expertos en determinar los efectos de la enfermedad y sus tratamientos. Es más, usted es la única persona que tiene que vivir con su enfermedad día tras día. Por eso,

el observar su enfermedad y reportar correctamente a sus proveedores de salud es parte importante de convertirse en una persona proactiva en el manejo de su enfermedad. Muchas enfermedades crónicas pueden subir o bajar en intensidad y no presentan un patrón estable. Tampoco siguen un transcurso o camino recto. A continuación mostramos un ejemplo.

Hay tres pacientes diferentes: Juan, Sandra y María. Todos tienen una presión arterial de 160/100, que es demasiado alta.

María le dice a su médico que a veces se olvida de tomar sus medicamentos y que no hace mucho ejercicio. También tiene sobrepeso.

Tabla 1.3 **Estrategias para el manejo personal de las condiciones crónicas**

Condición crónica		Habilidades del manejo personal						
	Manejo del dolor	Manejo de la fatiga	Técnicas de respiración	Relajación y manejo de las emociones	Nutrición	Ejercicio	Medicinas	Otras herramientas útiles
Acidez y reflujo gastroesofágico	✓				✓		✓	• Evite ingerir sustancias irritantes (por ej., café, alcohol, aspirinas, medicinas anti-inflamatorias no esteroides). • Eleve la cabecera de la cama.
Ansiedad y trastorno de pánico		✓	✓	✓	✓	✓	✓	• Aprenda técnicas conductuales para debilitar los factores desencadenantes.
Artritis		✓		✓	✓	✓	✓	• Use los objetos o aparatos de ayuda. • Use las articulaciones de manera apropiada. • Aplique calor o frío. • Tome descansos cortos durante sus actividades.
Asma y enfermedades pulmonares		✓	✓	✓	✓	✓	✓	• Use inhaladores y medidores de flujo respiratorio. • Evite el contacto con los irritantes.
Cálculos o piedras en los riñones	✓	✓			✓		✓	• Beba bastante líquido. • Evite el calcio o las sustancias oxálicas, dependiendo del tipo de cálculos.
Cáncer	✓	✓		✓	✓	✓	✓	• Varía según el tipo de cáncer. • Maneje los efectos de la cirugía, la radiación y la quimioterapia.
Depresión		✓		✓	✓	✓	✓	• Participe en actividades placenteras. • Expóngase a la luz (fototerapia).
Derrame cerebral				✓		✓	✓	• Use objetos o aparatos de ayuda para manejar la movilidad.

Habilidades del manejo personal

Condición crónica	Manejo del dolor	Manejo de la fatiga	Técnicas de respiración	Relajación y manejo de las emociones	Nutrición	Ejercicio	Medicinas	Otras herramientas útiles
Diabetes	✓	✓		✓		✓	✓	• Hágase la prueba de glucosa en casa. • Inyéctese de insulina. • Cuídese los pies. • Vaya al oftalmólogo regularmente para examinar las retinas.
Dolor crónico	✓	✓		✓		✓	✓	• Tome descansos cortos. • Practique ejercicios específicos. • Ajuste sus actividades.
Enfermedades cardíacas	✓	✓	✓	✓	✓	✓	✓	• Reconozca y vigile los síntomas y señales de un ataque al corazón.
Enfermedad de VIH (SIDA)	✓	✓	✓	✓	✓	✓	✓	• Prevenga las infecciones. • Use protección al tener relaciones sexuales. • Mantenga la higiene. • Vigile las señales de un principio de infección. • Evite usar drogas intravenosas. • No comparta agujas para inyectarse.
Enfermedad inflamatoria del intestino	✓			✓	✓		✓	
Enfermedad de Parkinson	✓	✓		✓		✓	✓	• Use objetos o aparatos de ayuda para manejar la movilidad.
Esclerosis múltiple	✓	✓	✓	✓	✓	✓	✓	• Use objetos o aparatos de ayuda para manejar la movilidad. • Manejo de la incontinencia urinaria. • Modifique las actividades.

continúa en la siguiente página ▶

11

Tabla 1.3 **Estrategias para el manejo personal de las condiciones crónicas (*continuación*)**

Condición crónica	Habilidades del manejo personal							Otras herramientas útiles
	Manejo del dolor	Manejo de la fatiga	Técnicas de respiración	Relajación y manejo de las emociones	Nutrición	Ejercicio	Medicinas	
Fallo renal		✓		✓	✓		✓	• Diálisis
Hepatitis	✓	✓		✓	✓		✓	• Prevenga las infecciones. • Use protección al tener relaciones sexuales. • Mantenga la higiene. • Evite ingerir alcohol, inyectarse drogas intravenosas o ingerir medicinas tóxicas que afecten el hígado. • No comparta agujas para inyectarse.
Insuficiencia cardíaca congestiva		✓	✓	✓	✓	✓	✓	• Vigile su peso diario. • Limite el consumo de sodio y sal.
Presión alta				✓	✓	✓	✓	• Mídase frecuentemente la presión arterial en casa. • Limite el consumo de sodio y sal.
Síndrome del intestino irritable	✓			✓	✓		✓	
Úlcera péptica	✓			✓	✓		✓	• Evite ingerir sustancias irritantes (por ej. café, alcohol, aspirinas, medicinas anti-inflamatorias no esteroides) e infecciones.

12

Su médico habla con ella, y juntos trabajan en un plan para ayudarle a recordar que tome los medicamentos, empezar un programa de ejercicio y reducir la cantidad de alimentos que consume.

Juan le dice a su médico que toma su medicina, hace ejercicio y come bien. El médico decide cambiar sus medicamentos porque lo que está tomando probablemente no está funcionando.

Sandra no quiere tomar la medicina. Ella está haciendo todo lo posible para reducir su presión arterial. Come bien, pierde peso y hace ejercicio. Desafortunadamente, aunque la presión arterial ha mejorado un poco, no es suficiente. El doctor habla con ella acerca de los peligros de la presión arterial alta y le aconseja que comience a tomar medicamentos. Al final, Sandra decide que esto podría ser lo mejor.

El éxito del manejo de la presión arterial alta (hipertensión) varió en cada uno de estos pacientes pero dependió de la voluntad de cada uno de ellos para comunicarle su situación única, experiencias y preferencias al médico. En otras palabras, el control efectivo de la enfermedad implicó un paciente observador que pudiera comunicarse abiertamente con su proveedor de salud.

Cuando uno desarrolla una enfermedad crónica se vuelve más consciente de su cuerpo. Los síntomas pequeños que generalmente antes ignorábamos ahora pueden ser causa de preocupación. Por ejemplo, ¿es este dolor en el pecho una señal de un ataque al corazón?, ¿es mi dolor en la rodilla una señal que mi artritis se ha extendido? No hay una respuesta simple que reafirme o niegue estos temores y que se pueda aplicar a todos los pacientes. Tampoco hay una forma segura de distinguir las señales o síntomas serios de los simples o temporales, ni

de saber cuáles son los que podemos ignorar o descartar.

Es de gran ayuda entender el ritmo natural de la enfermedad crónica. En general, los síntomas deberían ser reportados y chequeados por su médico si estos son raros o poco usuales, severos, persistentes o se presentan después de haber empezado con un nuevo medicamento o tratamiento.

En este libro le ofreceremos algunos ejemplos específicos de los pasos que puede tomar cuando se presentan ciertos síntomas. Es aquí cuando el trabajo en conjunto o "la sociedad" que el paciente ha formado con su proveedor de salud se vuelve sumamente importante. El experto médico puede ayudarle o guiarle a manejar los problemas o síntomas específicos. Manejo personal de la enfermedad no significa que usted tenga que hacer todo solo; significa que debe actuar o participar activamente en todo el proceso. Si usted tiene preguntas, dudas o preocupaciones acerca de su salud, como persona proactiva buscará ayuda, guías o consejos para manejar esos problemas.

Basándonos en todo lo que hemos mencionado, el término *manejo personal* puede parecer bastante simple. Para entenderlo mejor podemos compararlo con el concepto de "dirigir o administrar" un centro de trabajo. Los gerentes que dirigen organizaciones no hacen todo el trabajo ellos mismos; contratan a "asesores o consultores" y trabajan con ellos, quienes les ayudan a tomar decisiones en cuanto al trabajo. En su papel de gerentes, son responsables de tomar decisiones y asegurarse de que se lleven a cabo.

Como "administrador de su enfermedad", usted será responsable de tomar decisiones sobre su salud y asegurarse también de que estas se lleven a cabo, y de manejar día a día los cambios o problemas que se presenten. Al decidir ser personas proactivas anticipamos posibles contratiempos y emprendemos una serie de acciones para provocar cambios que favorecerán nuestra situación actual y futura. Para lograr esto obtenemos información de diferentes "asesores o consultores", como familiares, amigos, doctores, terapeutas físicos, psicólogos u otros profesionales del campo de la salud, así como de asociaciones o fundaciones de enfermedades crónicas u otros recursos comunitarios. Nos rodeamos de un grupo de profesionales del campo de la salud que guíen y dirijan nuestro tratamiento. Sin embargo, una vez que tenemos toda esta información, depende de nosotros llevar a cabo o poner en práctica el proceso. Todas las decisiones que pongamos en práctica afectarán de alguna manera nuestra enfermedad y calidad de vida. Muchos de nosotros conocemos a personas con problemas de salud serios que parecen vivir muy bien, y a otras con problemas menores que parecen haberse dado por vencidos ante la vida. La diferencia radica en la forma proactiva de cómo manejan su enfermedad.

Elegir convertirse en persona proactiva en el cuidado de su salud es como ser el "gerente de una empresa"; y como en cualquier empresa este proceso puede ser una tarea que requiere mucho trabajo. Se le van a presentar muchas subidas, bajadas, curvas y caminos difíciles a seguir. Al aprender nuevas habilidades o destrezas, muchos de los problemas relacionados con enfermedades crónicas se pueden aliviar, evitar e incluso eliminar.

El éxito de cualquier empresa radica primero en decidir qué queremos hacer, luego decidir cómo lo vamos a hacer y finalmente aprender nuevas técnicas y habilidades y llevarlas a cabo. La tarea es aprenderlas y practicarlas hasta dominarlas. El manejo personal de enfermedades está basado en ese mismo proceso de aprender técnicas y habilidades hasta dominarlas e incorporarlas, integrándolas en forma permanente a nuestro estilo de vida. Es importante recordar que cualquier actividad nueva que elijamos toma tiempo y práctica hasta convertirnos en "maestros o expertos". Es más, dominar estas técnicas o habilidades es una de las tareas más importantes en la tercera edad.

En este libro ofrecemos muchas nuevas técnicas, habilidades y estrategias que pueden ayudarle a aliviar algunos de los problemas causados por las enfermedades crónicas. No esperamos que usted ponga en práctica todas las técnicas, pero sí que seleccione o escoja algunas. Experimente, trate cosas nuevas. Establezca sus propias metas. Lo que usted decida hacer tal vez no sea tan importante como la confianza y el control que sentirá al realizar algo que eligió y que en verdad quería hacer. Sin embargo, hemos aprendido que el puro conocimiento de técnicas o habilidades no es suficiente. Muchos de nosotros necesitamos una forma práctica de incorporarlas diariamente a nuestra vida.

Con frecuencia, los primeros intentos no tienen éxito y los resultados positivos casi no se aprecian. Por eso nos resulta fácil regresar a nuestros viejos patrones de comportamiento en vez de adquirir nuevas técnicas o habilidades que parecen difíciles. Uno de los métodos más importantes para dominar nuevas técnicas es practicarlas y evaluar los resultados.

Técnicas y habilidades del manejo personal

Nuestra forma de actuar está generalmente regida por nuestra forma de pensar o por la opinión que tenemos acerca de esa situación. Por ejemplo, si usted piensa que tener una enfermedad crónica es como haber caído en un abismo profundo, usted podría tener dificultad en tratar de salir de ese abismo o tal vez podría pensar que es imposible sobrevivir a esa situación. Su forma de pensar determina en gran parte lo que le sucede y cómo maneja sus problemas de salud.

Las personas que tienen más éxito en el manejo personal de su enfermedad son aquellas que piensan en su enfermedad como en un camino. Este camino, como cualquier otro, tiene subidas y bajadas. A veces es plano y suave, y otras puede ser áspero y difícil. Para atravesarlo hay que emplear muchas habilidades y estrategias. Algunas veces se podrá avanzar fácilmente y otras tal vez se tendrá que ir más despacio. Siempre habrá obstáculos que superar.

Los individuos capaces de manejar su enfermedad crónica con más éxito son aquellas personas proactivas que han aprendido tres tipos de habilidades para transitar este camino:

■ **Habilidades para manejar la enfermedad.** Cualquier enfermedad requiere que usted implemente nuevas cosas. Esto puede incluir tomar medicina y usar inhaladores u oxígeno. Significa visitar con más frecuencia a su médico o proveedor de salud. A veces requiere que haga nuevos ejercicios o cambie sus hábitos alimenticios. Hasta las enfermedades como el cáncer requieren un manejo personal, el cual puede hacer más fácil la quimioterapia, radiación y cirugía. Todo esto forma parte del trabajo que usted tiene que hacer para manejar su enfermedad.

■ **Habilidades necesarias para continuar con su vida normal.** El hecho de tener una enfermedad crónica no significa que toda su vida debe parar. Todavía hay muchas cosas que hacer: continuar sus relaciones familiares, mantener sus amistades, atender las responsabilidades de trabajo. Las cosas que antes hacía sin pensar o sin problemas ahora pueden ser más difíciles debido a la enfermedad crónica. Tal vez necesite aprender nuevas habilidades para mantener sus actividades diarias y disfrutar de la vida.

■ **Habilidades necesarias para manejar sus emociones.** Cuando recibe el diagnóstico de que tiene una enfermedad crónica, su futuro cambia; también cambian sus planes, su estado de ánimo y sus emociones. Muchas de las emociones son negativas. Pueden incluir enojo: "¿Por qué a mí? No es justo"; depresión: "Ya no puedo hacer nada, ni vale la pena"; frustración: "No importa lo que yo haga, nada cambiará. No puedo hacer lo que yo quiero"; o aislamiento: "Nadie entiende, nadie quiere estar cerca de una persona que está enferma". Para recorrer el camino de una enfermedad crónica se requiere aprender habilidades para trabajar con estas emociones negativas y poder manejarlas.

Tareas para el manejo personal

- Cuidar su enfermedad (por ejemplo, tomar medicina, hacer ejercicio, visitar a su médico, describir y comunicar sus síntomas clara y completamente, cambiar sus hábitos alimenticios)

- Llevar a cabo sus actividades normales (tales como quehaceres del hogar, trabajo, actividades sociales y familiares)

- Manejar los cambios emocionales (cambios de sentimientos originados por su enfermedad, como el enojo, incertidumbre acerca del futuro, cambio de expectativas, de metas, y a veces depresión. También puede incluir cambios en las relaciones con su pareja, sus familiares y sus amigos.)

Con este cuadro de fondo, usted puede empezar a convertirse en una persona proactiva pensando en las habilidades de manejo personal para cuidar su enfermedad y continuar con sus actividades diarias, así como para manejar los cambios emocionales que trae consigo una enfermedad crónica.

Una reflexión final

Hay ciertas cosas que toda persona con problemas de salud debe recordar:

- **Usted no tiene la culpa.** Las enfermedades crónicas están causadas por una combinación de factores genéticos, biológicos, ambientales y psicológicos. Por ejemplo, el estrés por sí solo no causa muchas de las enfermedades crónicas, mientras que la mente sí importa, y hay que considerar que no siempre puede triunfar sobre la materia. Si usted no puede recuperarse no es porque le falta la actitud mental adecuada. Hay muchas cosas que puede controlar que le ayudarán a sobrellevar la enfermedad crónica. Recuerde, usted no es responsable de causar ni curar su enfermedad, pero sí es responsable de tomar medidas para controlarla.

- **Usted no tiene que hacerlo solo.** Uno de los efectos secundarios de una enfermedad crónica es la sensación de aislamiento. Aunque tenga amigos y familiares que le den apoyo, a menudo no pueden comprender completamente lo que usted está experimentando mientras lucha para hacerle frente a la enfermedad. Sin embargo, lo más probable es que haya otras personas que sepan de primera mano lo que es vivir con una enfermedad como la suya. Comunicarse con otras personas que tienen condiciones similares puede:

  - Reducir su sensación de aislamiento
  - Ayudarle a entender qué esperar basándose en las experiencias de un compañero-paciente
  - Ofrecer consejos prácticos sobre cómo manejar los síntomas y sentimientos diariamente

- Darle la oportunidad de ayudar a los demás a sobrellevar su enfermedad

- Ayudarle a apreciar sus puntos fuertes y darse cuenta de que las cosas podrían ser peores

- Inspirarlo a tomar un papel más activo en el manejo de su enfermedad después de haber visto a otros enfrentar la misma enfermedad con éxito

El apoyo puede provenir de leer un libro o un boletín informativo acerca de cómo alguien vive con su enfermedad crónica. También puede venir de hablar con otras personas por teléfono, en grupos de apoyo o incluso estar conectado (en línea) a través de la computadora con los grupos de apoyo electrónicos.

■ **Usted es y tiene más que su enfermedad.** Cuando una persona tiene una enfermedad crónica, esta suele convertirse en el centro de atención, existiendo la tendencia de enfocarse solo en ella. Pero usted posee más cualidades que la de tener una enfermedad; usted es más que un "paciente cardíaco" o un "diabético". Y la vida ofrece más que las consultas con el doctor y el manejo de los síntomas; por eso es esencial cultivar las otras áreas de su vida que le gustan. Los pequeños placeres cotidianos pueden ayudarle a balancear las ocasiones en las que tiene que manejar síntomas y emociones incómodos. Trate de buscar maneras de disfrutar de la naturaleza, como trabajar en el jardín, mirar la puesta del sol, disfrutar del placer del tacto humano o de una sabrosa comida, o celebrar el compañerismo con la familia o los amigos.

Encontrar formas de introducir momentos de placer es importante para el manejo personal de una enfermedad crónica. Concéntrese en sus capacidades y puntos fuertes en lugar de sus incapacidades y problemas. Ayudar a otros es una manera de aumentar su visión de lo que puede hacer en lugar de enfocarse en lo que no puede hacer. Celebre pequeñas mejorías. Si la enfermedad crónica nos enseña algo es que debemos vivir cada momento más plenamente. Dentro de los límites reales de cualquier enfermedad es importante saber que hay maneras de mejorar la función, el sentido de control y el placer de la vida.

■ **La enfermedad puede ofrecerle otras oportunidades.** Las enfermedades, aun con el dolor y discapacidad que implican, pueden enriquecer nuestras vidas. Nos pueden ayudar a reevaluar lo que es realmente importante, cambiar las prioridades y moverse en nuevas direcciones interesantes que nunca podríamos haber considerado antes.

Por ejemplo, Liliana tiene cáncer de mama. Desde su diagnóstico vive más que nunca y dijo: "Yo era un ama de casa y después de que mis hijos crecieron y se fueron de casa, me encontré perdida y sin propósito. Después de mi diagnóstico decidí hacer algo nuevo. Una de las primeras cosas que hice fue enseñarme a nadar con la cabeza en el agua. Siempre había mantenido la cara por encima del agua porque tenía miedo de meter toda la cabeza. Esa había sido la historia de mi vida. Ahora puedo hacer lo que quiera. Yo no pienso en cuánto tiempo hay, solo en qué quiero hacer con el mío. Sorprendentemente, siento menos miedo de vivir".

A veces cuando una persona ha sufrido un ataque al corazón decide que quiere tomarse las cosas con más calma. Prefiere tener más tiempo para estrechar las relaciones con familiares y amigos. Una enfermedad crónica que limita el movimiento puede llevarnos a pensar en cómo usar más de nuestros talentos intelectuales. Margarita aprendió un nuevo idioma y luego lo practicó con un amigo por correspondencia de otro país. Fernando siempre pensó que no podía escribir bien, pero se atrevió a escribir una novela de todos modos. Aunque las enfermedades crónicas le puedan cerrar algunas puertas, siempre puede optar por abrir otras nuevas.

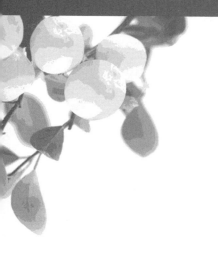

CAPÍTULO 2

Convirtiéndose en una persona proactiva en el cuidado de su salud

Es imposible vivir con una condición crónica sin manejarla día a día. El solo hecho de tener una enfermedad nos obliga a manejarla de una manera u otra. Algunos la manejan aislándose y opacando sus vidas. Se quedan en la cama, se vuelven menos sociables y no comparten con otras personas. La enfermedad se convierte en el centro de su existencia. Otras personas, sin embargo, aun con la misma condición y los mismos síntomas, siguen adelante con sus vidas. Estas personas normalmente cambian algunas de las cosas que hacían antes o la forma en que las hacen. Lo importante es que continúan disfrutando de su vida a plenitud. La diferencia entre estos dos tipos de personas con condiciones crónicas no es la enfermedad sino la decisión que han tomado sobre cómo van a manejarla. Note la palabra *decisión*. El manejo personal (o automanejo) conlleva siempre una decisión: la decisión entre ser activos o pasivos. La decisión de buscar ayuda

19

o la de sufrir en silencio. Este libro le ayudará con estas decisiones.

Como cualquier otra habilidad, ser proactivos en el manejo de nuestra enfermedad implica hacer cambios, y eso es algo que se aprende y que tenemos que practicar. Este capítulo le ayudará a iniciar el camino para convertirse en una persona proactiva. Discutiremos primeramente las tres herramientas más importantes para el manejo personal: la solución de problemas, la toma de decisiones y la planificación para la acción. Recuerde, usted es el gerente de su vida. Tal como los gerentes de negocios o los jefes de familia, usted deberá seguir los siguientes pasos para asegurar su éxito:

1. Decida lo que desea lograr (su meta a mediano o largo plazo).
2. Busque todas las alternativas para cumplir su meta.
3. Haga planes concretos de acción a corto plazo (por ejemplo, determinar propósitos o acuerdos consigo mismo).
4. Lleve a cabo su plan de acción.
5. Revise los resultados.
6. Realice correcciones o cambios conforme sea necesario.
7. Prémiese por los logros alcanzados.

Resolución de problemas

Los problemas por lo general comienzan con una sensación de incomodidad. Por ejemplo, Francisco se siente infeliz y triste pero no sabe exactamente por qué. Al examinarse más profundamente se da cuenta de que extraña algunos parientes que viven en otro estado. Ya que ha identificado el problema, Francisco decide hacer un viaje para ver a dichos familiares. Ya sabe lo que quiere lograr, pero no cómo lo va a cumplir. Ahora necesita hacer una lista de cosas que podría hacer para resolver su problema.

En el pasado él ha manejado su carro a todos lados, pero ahora el manejar lo cansa demasiado así que busca otras opciones para viajar. Francisco considera salir al mediodía en vez de temprano en la mañana, y hacer el viaje en dos días en vez de uno. Considera pedirle a un amigo que lo acompañe para que se turnen manejando. También considera tomar el tren que llega a 20 millas de su destino final. Otra opción sería viajar en avión. Finalmente, Francisco decide tomar el tren.

Sin embargo, tantos preparativos para el viaje le parecen abrumadores. Por lo tanto, Francisco decide hacer una lista por escrito de todos los pasos necesarios para hacer de este viaje una realidad. La lista incluye una fecha conveniente, comprar el boleto, averiguar de antemano cómo lidiar con el equipaje, determinar si tendrá que subir y bajar escalera para tomar el tren, determinar si va a poder caminar con seguridad cuando el tren se esté moviendo y quiere buscar algo de comer o ir a baño. Además, decide cómo va a llegar a la estación del tren. Cada uno de estos puntos pueden ser planes de acción individuales.

Para formular su plan de acción, Francisco se propone esta semana llamar a la compañía de trenes y averiguar cómo y cuánto le puede ayudar. También decide caminar una distancia corta cada día, y subir y bajar escalones hasta lograr desarrollar estabilidad. Francisco cumple con su plan llamando a la compañía de trenes y comenzando sus caminatas.

Al cabo de una semana, Francisco examina los resultados hasta ese momento y se da cuenta de que con solo una llamada telefónica encontró respuestas a varias de sus preguntas. La compañía de trenes brinda ayuda a personas que tienen problemas de movilidad y tienen opciones para varias de sus necesidades. Sin embargo, a Francisco todavía le preocupa su limitada estabilidad a pesar del progreso que ha logrado con las caminatas. Por ese motivo decide consultar a un fisioterapeuta, el cual le sugiere que use un bastón. Al principio a Francisco no le gusta nada esta idea, pero finalmente se da cuenta de que, en efecto, el bastón le dará la seguridad que necesita para caminar cuando el tren esté en movimiento.

Francisco utilizó la resolución de problemas para lograr su meta de hacer un viaje. A continuación revisamos los pasos específicos en este proceso.

Pasos para resolver problemas

1. **Identifique el problema.** Este es el primer paso y el más importante. También es el más difícil para resolver un problema. Lo que parece ser el problema a simple vista con frecuencia no lo es. Por ejemplo, podemos pensar que el problema son los escalones. Sin embargo, si analizamos más profundamente, nos damos cuenta de que el problema real es que tenemos miedo de caernos. A ese problema es al que tenemos que buscarle solución.

2. **Haga una lista de ideas para resolver el problema.** Usted puede tener sus propias ideas pero a veces es bueno solicitar ideas de otras personas—nuestros consultores. Estos pueden ser amigos, parientes, miembros de su equipo de cuidado médico u otros profesionales de ayuda a la comunidad. Si se asesora con consultores, recuerde: ellos no podrán ayudarle si usted no les describe el problema clara y precisamente. Por ejemplo, si usted dice que no puede caminar porque le duelen los pies no es lo mismo que si dice que los pies le duelen porque no encuentra zapatos que le queden cómodos.

3. **Escoja una idea y pruebe si le resuelve el problema.** Recuerde, cuando hacemos algo por primera vez nos puede parecer difícil. Antes de descartar algo en dos o tres días, espere un poco de tiempo para ver si la idea sugerida funciona.

4. **Evalúe los resultados** después de poner en práctica la idea por un tiempo razonable. Si le ha ido bien, problema resuelto.

5. **Elija otra idea de su lista y pruébela** si todavía tiene el mismo problema.

6. **Utilice otros recursos** para obtener más ideas si su problema todavía sigue sin solución. Explore con sus consultores y otros recursos en la comunidad.

7. Finalmente, si después de haber tratado todos los pasos y proba o todas las ideas el problema continúa, quizás tenga que **aceptar que ese problema no tiene solución en estos momentos.** Aceptarlo no será fácil, sin embargo no quiere decir que en el futuro no pueda surgir otra idea o cambiar circunstancias que lo lleven a solucionar su problema. No se dé por vencido y no deje de explorar opciones.

Vivir con incertidumbre

Al tener una condición crónica y al convertirnos en personas proactivas, nos enfrentamos al hecho de vivir con incertidumbre; sin duda, es una de las cosas más difíciles de superar y es algo que casi nadie puede evitar. Esta incertidumbre es una de las razones por la que experimentamos emociones fuertes. Al ser diagnosticados con una enfermedad crónica, sentimos que perdemos seguridad y control de nuestras vidas. Esto nos causa miedo. De repente nos vemos forzados a desviarnos de ese camino familiar que era nuestra vida y tomar otro rumbo no deseado. Aun cuando acudimos a profesionales y comenzamos un tratamiento, la incertidumbre permanece. En realidad todos tenemos cierto grado de incertidumbre en nuestra vida, pero no pensamos en ello. Sin embargo, cuando tenemos una enfermedad crónica, esta incertidumbre adquiere otro significado. De pronto dudamos del futuro y de nuestra habilidad para continuar disfrutando de las cosas que nos gustan hacer. A muchos les resulta un gran desafío el hecho de tomar decisiones y a la vez aceptar la incertidumbre.

Tomando decisiones: Identificando ventajas y desventajas

Tomar decisiones es una de las herramientas más importantes para el manejo personal de enfermedades. Existen varios pasos para tomar decisiones, muy parecidos a los que identificamos para resolver problemas. Estos son:

1. **Identifique las opciones** entre las que se debate. Por ejemplo, usted puede que quiera decidir entre regresar a su país o quedarse en los Estados Unidos. (Algunas veces estas decisiones y opciones incluirán si debe o no cambiar un comportamiento o hábito.)

2. **Identifique qué es lo que quiere.** Quizás para usted es importante sentirse en un ambiente conocido y rodeado de personas que conoce. A veces, identificar sus valores más profundos e importantes (como pasar tiempo con la familia y los amigos) le ayuda a establecer prioridades y aumenta su motivación para cambiar.

3. **Escriba todas las ventajas y desventajas de cada opción** en las que usted pueda pensar. Apunte tanto lo práctico como lo emocional.

4. **Dele a cada ventaja y desventaja un valor de importancia** utilizando una escala del 0 (nada importante) al 5 (muy importante).

5. **Sume los valores y obtenga un valor total para cada una de las opciones.** Compárelas. La opción con el valor total más alto debe ser su decisión. Sin embargo, si no hay mucha diferencia, o si todavía está indeciso, pase al próximo paso.

6. **Utilice la prueba del sexto sentido (intuición o voz interior).** Pregúntese: ¿Cómo me siento con esa opción? ¿Me siento bien? Digamos que regresar a su país es la opción con más puntuación; sin embargo, usted todavía no sabe qué hacer. En dicho caso pregúntese: ¿Me siento feliz con la

posibilidad de regresar a mi país y vivir allá permanentemente? Si responde que sí, esa debe ser su decisión. Al final, la opción que se ajuste más a su sexto sentido debe ser la ganadora, aun si obtuvo la menor puntuación.

Ejemplo para tomar decisiones

¿Debo regresar a vivir a mi país?

Ventajas	Importancia 0–5	Desventajas	Importancia 0–5
Ambiente conocido	4	Lejos de mi hija y nietos	5
Buen doctor de familia	3	Muy poco acceso a especialistas	3
No tengo que pagar renta	5	Menos oportunidad de empleo	4
Vecinos y amigos	3		
Totales	15		12

En este ejemplo, la decisión debería ser regresar a vivir en su país porque la puntuación final (15) es mayor que el total de las desventajas (12). Si en efecto con esta decisión se siente bien interiormente, esta debe ser la que debe tomar. Si no es así, entonces siga su sexto sentido.

Es su turno. Practique tomar una decisión utilizando la siguiente tabla. Puede escribir directamente en el libro si gusta.

Decisión a tomar:

Ventejas	Importancia 0–5	Desventajas	Importancia 0–5
Totales			

Tomando acción

Como hemos visto, tomar acción es la clave tanto para resolver problemas como para tomar decisiones. Hasta ahora hemos visto cómo encarar y resolver un problema y cómo llegar a tomar una decisión. Nos falta aprender formas de cómo tomar acción. ¡Saber qué hacer es importante pero no es suficiente! Le sugerimos que comience haciendo una cosa a la vez.

Definiendo metas

Antes de tomar acción deberá decidir qué es lo que quiere hacer; en otras palabras, cuál es su meta. Deberá ser realista y lo más específico posible. Piense en todo lo que le gustaría hacer. Imagínese a una persona proactiva que deseaba subir 20 escalones en la casa de su hija para compartir una cena especial con su familia. Otra persona deseaba sobrepasar su ansiedad y poder asistir a eventos sociales, y otra deseaba continuar manejar su moto a pesar de que le fuera imposible levantar el peso de esta.

Uno de los problemas con las metas es que muchas veces son en realidad sueños. Son cosas tan fuera de nuestras circunstancias o tan complicadas que nos abrumamos y ni tan siquiera tratamos de lograrlas. A continuación exploraremos qué hacer con estas situaciones. Para empezar, tómese unos minutos para definir al menos 3 de sus metas y escríbalas en el espacio indicado:

Metas

_____

_____

_____

_____

Póngale un asterisco (*) a la primera meta con la que quiere trabajar.

No elimine ninguna meta hasta que haya pensado en otra meta alternativa. A veces eliminamos metas sin saber lo suficiente acerca de ellas. En el ejemplo que ofrecemos al comienzo de este capítulo, Francisco logró hacer una lista de opciones y escogió viajar por tren.

Vemos que por lo general hay varias maneras de llegar a la misma meta. Por ejemplo, la persona proactiva que deseaba subir 20 escalones pudo haber escogido subir escalones todos los días e ir aumentando gradualmente, hacer ejercicios de fortalecimiento de las rodillas o aprender a utilizar un bastón. Pudo también haberle pedido a su hija que cenaran en otro lugar. El hombre que deseaba asistir a ocasiones sociales y vencer su ansiedad, pudo haber empezado por unirse a eventos de corta duración, asistir a grupos en iglesias u otras organizaciones, y grupos de apoyo en la comunidad. Otra buena opción hubiese sido ofrecerse como voluntario para alguna causa social, así como usar técnicas de distracción cuando se sintiera ansioso o quizás pedirle a su doctor que lo refiriera a terapia o le recetara alguna medicina para la ansiedad. El señor de la moto pudo haberla cambiado por una menos pesada o una que tuviera tres ruedas en vez de dos. Pudo contemplar deshacerse completamente de la moto y no manejar más ese tipo de vehículo.

Lo que estamos tratando de demostrar es que existen diversas formas de alcanzar nuestras metas. Empezamos por hacer una lista de opciones y después escogemos una o dos para probar si funcionan.

A veces, sin embargo, se nos hace difícil pensar en las distintas opciones que tenemos. En esos momentos es cuando podemos consultar a la familia, amigos y profesionales de la salud. También existen agencias comunitarias como la Asociación Americana del Corazón o la Sociedad Nacional de Esclerosis Múltiple, y además se puede hacer una búsqueda en el Internet. Sin embargo, recuerde no preguntar qué es lo que debe hacer. Solicite solamente sugerencias hasta que tenga varias para su consideración.

Insistimos, sucede a menudo que muchas opciones no son consideradas porque damos por sentado que no existen o que nunca van a funcionar. Evite descartar opciones hasta que realmente haya tenido la oportunidad de investigarlas plenamente. Supimos de una señora que había vivido en el mismo pueblo toda su vida y, por lo tanto, pensaba que conocía todos los recursos disponibles en su comunidad. En una ocasión, cuando estaba teniendo problemas con su seguro médico, una amiga que vivía en otra ciudad le sugirió que platicara con un consejero de seguros. La señora descartó la sugerencia de su amiga porque estaba segura de que dicho servicio no existía en su ciudad. Meses después, la amiga vino a visitarla e hizo una llamada telefónica a la Agencia Área de Servicios para Personas Mayores (las cuales existen en casi todos las ciudades de los Estados Unidos).Le informaron que cerca de su casa había tres consejeros de seguros. El señor de la moto, por otra parte, continuó manejando su moto por 15 años más al decidir instalarle llantas a los lados. Para resumir, evite dar por sentado. Investigue primero y después llegue a conclusiones basadas en lo que realmente haya encontrado. El dar por sentado es uno de los peores enemigos de las personas proactivas en el manejo personal.

A continuación escriba una lista de opciones para su meta principal. Ponga un asterisco (*) al lado de dos o tres opciones que decida investigar.

Posibles opciones

_____

_____

_____

_____

Estableciendo metas a corto plazo: Planes de acción

Después de tomar decisiones tenemos una idea mucho más clara de hacia dónde debemos dirigirnos. No obstante, las metas definidas aún pueden parecernos abrumadoras. La duda invade nuestra mente: ¿Cómo recuperaré el movimiento? ¿Cómo podré pintar otra vez? ¿Cuándo volveré a poder _____? (Usted puede completar la oración con algo que en estos momentos duda que podrá volver a hacer.) El secreto es no tratar de hacerlo todo a la vez. En cambio, determine de manera realista lo que sí puede lograr en un período de una semana. A esto lo llamamos plan de acción (o propósito semanal): algo que sea de corta duración, que sea posible para usted hacer y que sea parte del camino a recorrer para lograr su meta. El plan de acción debe ser acerca de algo que usted quiere hacer o quiere lograr. Es una herramienta para ayudarle a hacer lo que usted desea; por eso, no haga planes de acción para complacer a amigos, familiares o su doctor; hágalos para usted mismo.

Los planes de acción son probablemente la herramienta para el manejo personal más importante de todas. En realidad, la mayoría de las personas tenemos la capacidad de hacer cosas que nos hacen más saludables pero no las hacemos. Por ejemplo, casi todos los que tienen condiciones crónicas pueden caminar, algunos solamente de un extremo al otro de la sala, y otros por media cuadra, varias cuadras o hasta una milla o más. Sin embargo, son pocos los que tienen un programa sistemático de ejercicios.

Los planes de acción nos ayudan a hacer las cosas que sabemos que debemos hacer, pero debemos comenzar con las que *queremos* hacer. Veamos los pasos recomendados para hacer planes de acción realistas.

Primero, decida qué quiere lograr esta semana. Por ejemplo, la persona que quiere subir escaleras puede empezar subiendo 3 escalones 4 veces por semana. El hombre que quería continuar manejando su moto, puede dedicarse por media hora dos días a la semana a investigar dónde puede encontrar motos más livianas o con llantas a los lados.

Asegúrese de que su plan contenga acciones específicas. En vez de decir "mi plan es perder peso" (lo cual no es una acción, sino el resultado de acciones específicas) es mejor decir "voy a sustituir las sodas azucaradas con agua o té frío".

Después defina su plan específico. Decidir qué queremos lograr no vale de nada si no lo acompañamos de un plan para realizar nuestras metas. El plan de acción debe contestar las siguientes preguntas:

- **¿Qué** es exactamente lo que va a hacer? Por ejemplo, ¿qué distancia va usted a caminar, cómo va a comer menos, qué técnica de relajación va a practicar, qué actividad desea realizar?

- **¿Cuánto** va a hacer? La respuesta debería incluir algo relacionado con el tiempo, la distancia, las porciones o las repeticiones. Por ejemplo, caminar durante 15 minutos o alrededor de la cuadra, subir tres escalones,

dejar de comer meriendas azucaradas durante el día, escribir dos cartas.

- **¿Cuándo** va a hacer la actividad? Esto debe ser específico: antes de la comida, durante el baño, cuando regrese del trabajo. Relacionar una nueva actividad con un hábito viejo es una buena forma de asegurarse de llevarla a cabo. Considere acciones que haga rutinariamente antes de su plan de acción, que puedan dar paso a la nueva acción que se ha propuesto. Por ejemplo, lavarse los dientes puede recordarle tomar su medicina. Otra idea es hacer la nueva actividad antes de una actividad favorita, como leer el periódico o ver cierto programa de televisión.

- **¿Con qué frecuencia** va a realizar la actividad? Esta parte puede ser engañosa. La mayoría de nosotros tendemos a decir "todos los días". Sin embargo, esto no es siempre posible. Por lo tanto, es mejor hacer algo 4 veces a la semana y exceder la meta haciéndolo 5 veces en esa semana, que proponerse algo para todos los días y fallar uno o dos días. Si usted es como la mayoría de nosotros, se sentirá menos presionado y más exitoso si hace su actividad 3 o 4 veces por semana. (Para tomar sus medicinas, sin embargo, debe seguir las instrucciones de su doctor.)

A continuación le ofrecemos ciertas recomendaciones sobre cómo escribir su plan de acción (o propósito semanal):

1. Empiece con metas pequeñas. Hágalo despacio, comenzando al nivel en que se encuentra. Es decir, si usted puede caminar solo

un minuto, comience su programa caminando un minuto cada una o dos horas; no intente caminar una cuadra. Si nunca ha hecho ejercicios, empiece en forma gradual con algunos minutos de calentamiento. Un tiempo total de 5 o 10 minutos es suficiente. Si quiere perder peso, póngase una meta relacionada con sus hábitos alimenticios; por ejemplo, comer media porción en cada comida o no comer más después de haber cenado 4 veces esta semana.

2. Dese a sí mismo algunos días libres. Todos tenemos días en que no deseamos hacer nada. Por eso, es mejor decir que va a hacer algo 3 o 4 veces por semana en vez de todos los días.

3. Una vez que se ha definido su plan de acción, pregúntese lo siguiente: en una escala del 0 al 10, en donde 0 representa inseguridad total y 10 certeza total, "¿Qué tan seguro me siento de poder llevar a cabo completamente mi plan de acción?"

Si su respuesta es 7 o mayor, lo más probable es que su plan de acción (propósito) sea realista. Si su respuesta es menor de 7, debe analizar su plan. Pregúntese qué lo hace sentirse inseguro ¿Qué problemas cree que se le pueden presentar? ¿Qué obstáculo debe superar para cumplir su plan? Si puede encontrar las soluciones a estos problemas o redefinir su plan, lo más probable es que tenga éxito.

Una vez que ha decidido cuál es su propósito, considere escribirlo en el calendario o en el formulario que se encuentra al final de este capítulo, para ayudarle a llevar cuenta de sus actividades y de los obstáculos que pueda encontrar. Considere sacar fotocopias del formulario en blanco para que pueda anotar otros planes de acción.

Consejos útiles para un plan de acción exitoso

- Es algo que *USTED* quiere hacer.
- Es posible, razonable y realista (que puede lograr esta semana).
- Es específico y orientado a una acción (algún hábito que quiere cambiar o empezar).

- Responde a las preguntas: *¿Qué? ¿Cuánto? ¿Cuándo?* y *¿Con qué frecuencia?*
- Está seguro de que va a cumplir todo su plan con un grado de seguridad de 7 o más en un escala de 0 = inseguridad total a 10 = certeza total.

Llevando a cabo su plan de acción

Una vez definido su plan de acción (propósito) y siendo este realista, llevarlo a cabo será mucho más fácil. A veces es muy útil contar con el apoyo de la familia o amigos para ayudarnos a cumplir con nuestros planes de acción. Es una buena motivación tener a alguien con quien compartir su progreso. Además, puede tomar notas sobre lo que sucede cuando lleve a cabo sus planes, lo que le ayudará a ver qué es lo que ha cumplido y los obstáculos que se le presentaron. Aun si no lo tiene todo claro, tome notas; es posible que le ayuden más adelante en la resolución de problemas.

Por ejemplo, la persona que quería subir escaleras nunca llegó a hacerlo ya que siempre encontraba problemas: estaba cansada, no tenía tiempo suficiente, hacía frío, y así sucesivamente. Cuando se dio cuenta de su falta de éxito, llegó a la conclusión de que la razón real por la que no cumplía con su plan era que, al encontrarse sola y sin ayuda, temía caerse por las escaleras. Después, decidió pedirle a una amiga que la acompañara y utilizar un bastón como apoyo. Esto la ayudó a cumplir con su plan.

Evaluando los resultados

Al final de cada semana, observe si está más cerca de realizar su meta. ¿Puede caminar más lejos? ¿Ha perdido peso? ¿Está menos fatigado? Es importante determinar si está teniendo éxito. Probablemente su progreso no será obvio cada día pero podrá observar algunos cambios positivos cada semana. Si encuentra problemas en el proceso, recuerde que puede pedir ayuda a otras personas, como amigos, familiares u otros profesionales del campo de la salud. Al final de cada semana, evalúe cómo le fue con su propósito (plan de acción) y cómo se siente al haberlo cumplido. Si no lo pudo cumplir o tuvo problemas, este es el momento para aplicar la técnica de resolución de problemas.

Cambios y correcciones durante el proceso (Un regreso a la resolución de problemas)

Cuando tratamos de superar obstáculos, el primer plan para hacerlo no siempre será el que mejor funcione. Si el primer plan no le funciona, no pierda el ánimo; busque otras alternativas y siga tratando. A veces es necesario hacer cambios y correcciones a nuestros planes o propósitos para hacerlos más realistas. Usted puede modificar sus planes a corto plazo para que los pasos para cumplirlos sean más fáciles. Puede permitirse más tiempo para cumplir tareas difíciles, puede escoger otros pasos para alcanzar su meta, o puede pedir ayuda o consejos a otras personas o consultores. Si no está seguro de cómo hacer esto, refiérase de nuevo a las páginas 20–21.

Premiando sus éxitos

Una de las mejores recompensas de ser proactivo en el manejo personal (automanejo), es la satisfacción de cumplir sus metas y vivir una vida más plena y placentera. Sin embargo, no tiene que esperar ver realizadas sus metas para recompensarse frecuentemente, pudiendo premiarse por sus éxitos a corto plazo. Por ejemplo, una persona proactiva a quien le costaba mucho esfuerzo hacer diez minutos de ejercicio para mejorar su enfermedad crónica, se permitía ver su programa favorito de televisión después de hacer ejercicio. Otra persona proactiva decidió leer el periódico des-

Cómo cambian las personas

Empecemos por aprender de los miles de estudios que se han llevado a cabo para descubrir cómo es que las personas logran cambios o, por el contrario, qué no los hace cambiar. Esto es lo que se ha descubierto en dichos estudios:

■ La mayoría de las personas cambian por sí mismos cuando están listos para hacerlo. Aunque doctores, consejeros, esposos y grupos de ayuda intentan persuadirnos, obligarnos o ayudarnos a cambiar nuestro estilo de vida y hábitos, la mayoría de las personas cambian sin mucha ayuda de otros. Simplemente cambian cuando ellos se proponen cambiar.

■ Cambiar no se trata de todo o nada. El cambio ocurre en etapas. Pensamos que el cambio es algo que se da paso a paso y que cada paso significa un progreso sobre el anterior, pero aunque algunas personas logran cambios de esta manera, es raro. Más del 95% de las personas que dejan de fumar lo hacen después de una serie de retrocesos y recaídas.

■ Por lo general, los cambios se dan en forma de espiral y no como una línea recta. Es común dar dos pasos al frente y uno hacia atrás cuando intentamos cambiar algo. De tal manera, las recaídas no significan fracasos sino breves paradas que son una parte esencial del cambio. De hecho, lidiar con una recaída suele ayudarnos a aprender a mantener los cambios que hemos logrado. Las recaídas nos proveen información sobre lo que no nos ayuda.

■ El cambio efectivo depende de hacer lo correcto en el momento correcto. Se sabe que las personas a las que se les ofrecen estrategias de cambio que no son apropiadas a la etapa en las que se encuentran tienen menos éxito en cambiar en comparación con aquellos que no recibieron ayuda alguna. ¿Qué significa esto? Significa que escribir un complicado plan de cambio cuando usted en realidad no ha decidido qué quiere cambiar es como planificar el fracaso. Lo más probable es que se sentirá aburrido, desesperanzado y frustrado incluso antes de comenzar.

■ Tener confianza en su habilidad para cambiar es el elemento clave para tener éxito. Creer en su habilidad para tener éxito es una buena forma de predecir primero si va a intentar cambiar, si no se va a dar por vencido cuando encuentre contratiempos y por último, si tendrá éxito efectuando el cambio.

pués de hacer sus ejercicios, a manera de recompensa. Un individuo proactivo que dejó de fumar, ahora utiliza el dinero que ahorra al dejar de comprar cigarrillos en sus pasatiempos favoritos, como ir al estadio a ver un partido de fútbol con sus amigos. Los premios no tienen que ser lujosos, caros ni poco saludables. Seguramente hay muchas formas saludables de premiarse a sí mismo. Nosotros le animamos a hacerlo cada vez que cumpla con sus planes o propósitos semanales.

Una última nota: Es importante reconocer que cuando se tiene una enfermedad crónica es posible que haya opciones que no se pueden lograr y, por lo tanto, no podremos realizar algunas de nuestras metas. Si esto le ocurre a usted, no se lamente o enfoque demasiado en lo que no puede hacer. Es mejor enfocarse en una nueva meta que sí pueda lograr, en algo que sea realista para su condición. Conocemos a una persona proactiva en silla de ruedas, que habla del 90% de las cosas que sí puede hacer y se pasa desarrollando ese 90% en su máxima capacidad.

¿Está usted listo para convertirse en una persona proactiva? En la página 31 le ofrecemos una guía para hacerse planes de acción o propósitos. Utilícela para realizar cambios importantes para usted y convertirse en una persona proactiva en el manejo de su enfermedad.

Herramientas para convertirse en una persona proactiva

Ahora que ya conoce el significado de ser proactivo, ya está listo para utilizar con éxito todas las herramientas de manejo personal que le ofrecemos en este libro. La mayoría de las técnicas de manejo personal son similares para todo tipo de enfermedad. La Tabla 1.2 en la página 8 del capítulo 1 contiene información que lo guiará hacia la habilidad específica que necesita para el manejo de una condición en particular. Los capítulos 15 a 19 contienen información específica acerca de enfermedades crónicas más comunes, como diabetes, problemas cardíacos, respiratorios y artritis. (Si su enfermedad no está incluida, nos disculpamos. Pero si hubiéramos incluido todo, usted no sería capaz de llevar este libro.) El capítulo 13 se trata de las medicinas y sus usos. El resto del libro se ha dedicado a ofrecer diferentes herramientas (técnicas y habilidades) que le ayudarán en el manejo de cualquier tipo de enfermedad crónica. Estas incluyen ejercicio, nutrición, manejo de los síntomas, comunicación, tomar decisiones para el futuro, encontrar recursos en su comunidad, información acerca del poder permanente para su tratamiento médico y, por supuesto, sexualidad e intimidad.

El éxito mejora su salud

Los beneficios de incorporar cambios en nuestra vida no se limitan a que adoptemos hábitos saludables. Es obvio que nos sentiremos mejor al mantenernos físicamente activos, alimentándonos bien, durmiendo lo suficiente, dejando de fumar y reduciendo el estrés. Pero independientemente de la conducta que cambiemos se ha probado que el sentirnos confiados en nuestra capacidades y saber que tenemos control sobre nuestra vida mejoran la salud.

Al envejecer o adquirir una enfermedad crónica nuestras habilidades y la imagen de nosotros mismos pueden decaer. Para muchos, es deprimente darnos cuenta de no poder hacer las cosas que hacíamos antes. Sin embargo, al cambiar y mejorar ciertas áreas de nuestra vida, ya sea manteniéndonos activos o aprendiendo algo nuevo, podemos recuperar vitalidad y aumentar nuestro optimismo. Centrándonos en lo que podemos hacer en vez de lo que no podemos hacer aumentamos las posibilidades de vivir felizmente.

Mi plan de acción (Propósito)

Si decide escribir su plan de acción (propósito), asegúrese de incluir lo siguiente:

1. Qué va a hacer (una acción específica)
2. Cuánto va hacer (tiempo, distancia, porciones, repeticiones, etc.)
3. Cuándo lo va hacer (a qué hora durante el día, día de la semana)
4. Con qué frecuencia o cuántos días por semana va a hacerlo

Por ejemplo: Esta semana voy a caminar (qué) alrededor de la cuadra (cuánto), antes de la comida (cuándo), tres veces esta semana (cuántas veces).

Esta semana voy a _____ (Qué)

_____ (Cuánto)

_____ (Cuándo)

_____ (Con qué frecuencia)

¿Qué tan seguro(a) se siente de cumplir completamente su propósito? Indíquelo en la escala del 0 al 10 donde 0 = muy inseguro(a) y 10 = muy seguro(a).

Día	Comentarios
Lunes	_____
Martes	_____
Miércoles	_____
Jueves	_____
Viernes	_____
Sábado	_____
Domingo	_____

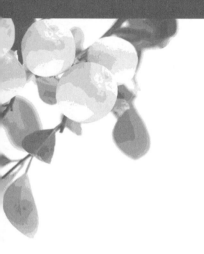

CAPÍTULO 3

Encontrando recursos
en su comunidad

G RAN PARTE DE SER UNA PERSONA PROACTIVA en el cuidado
de su enfermedad es saber cuándo necesita ayuda y
cómo encontrarla. A veces nos sentimos disminuidos, como si fuéramos víctimas cuando
tenemos que pedir ayuda, principalmente si en el pasado fuimos nosotros quienes ayu-
damos a otros. Sin embargo, el hecho de pedir ayuda para realizar las actividades diarias,
quehaceres o actividades en áreas específicas de su vida, no quiere decir que se haya con-
vertido en víctima de su enfermedad, o que no pueda valerse por sí mismo.

Por el contrario, el saber adónde dirigirse para adquirir ayuda en esas áreas requiere
iniciativa, así como reconocimiento de su condición y de sus propias capacidades.
Esas son acciones de personas dispuestas a ser proactivas y a no dejarse vencer por su
enfermedad.

El punto de partida consiste en evaluar objetivamente nuestra condición. ¿Qué cosas podemos hacer? ¿Qué cosas queremos hacer pero no podemos? Es posible que haya diferencias entre la forma en la que antes lográbamos hacer las cosas y la que empleamos ahora que tenemos la enfermedad. Si usted nota que le hace falta energía, tiempo, paciencia o capacidad física para algunas tareas, considere otros recursos que le ofrezcan ayuda para realizar las cosas que considera importantes.

La primera fuente de ayuda a la que debemos dirigimos, si los tenemos, es la familia y amigos cercanos. Sin embargo, a algunas personas se les hace difícil pedir ayuda a sus seres queridos porque no quieren ser una carga para ellos. Tampoco queremos parecer débiles ante los ojos de los demás. ¡Nuestro orgullo a veces se interpone en nuestro camino! Sin embargo, es importante tener presente que muchos de los seres que nos rodean sí quieren ayudarnos pero no saben cómo hacerlo o no se atreven por temor a ofendernos o herirnos. La realidad es que la responsabilidad de decirles cuáles son nuestras necesidades y cómo nos pueden ayudar recae en nosotros. En el capítulo 11 ofrecemos algunos consejos para pedir el apoyo necesario. Desafortunadamente, hay personas que no tienen familia o amigos cercanos a quien acudir. Si esta es su situación, deberá buscar otros recursos en su comunidad.

Encontrar recursos o servicios en la comunidad es en cierto modo como convertirnos en "detectives", buscando pistas por todos sitios para resolver un misterio. Para conseguirlo deberá ser muy creativo y organizado. A veces, encontrar lo que necesita puede ser tan simple como buscarlo en la guía telefónica y hacer algunas llamadas o usar la computadora y el Internet. Otras simplemente se trata de preguntarles a quienes nos rodean.

Como todo detective, encontrar y reconocer pistas de información es la labor más importante y a la vez más difícil. Tenemos que estar preparados para descartar información que no nos es de utilidad y seguir buscando. ¡No podemos darnos por vencidos! ¡Hay que seguir buscando!

Al principio del capítulo dijimos que el primer paso es saber qué es lo que podemos o no podemos hacer; solo así sabremos lo que andamos buscando. Veamos un ejemplo: Digamos que usted tiene dificultad para cocinar debido a que tiene que estar mucho tiempo de pie, y esto le causa dolor y cansancio (esto es lo que puede y no puede hacer). Sin embargo, en vez de que alguien le prepare las comidas, usted decide continuar preparándolas (esto es lo que usted quiere hacer). Una opción sería cocinar sentado. Para ello comienza su búsqueda de opciones para cocinar sentado. Prueba con el uso de sillas altas pero se da cuenta de que no le va a resultar. Piensa que debe probar haciendo cambios a su cocina, y para ello tiene que consultar con un contratista o arquitecto con experiencia en remodelaciones para personas con limitaciones físicas.

¿Pero dónde y cómo encontrar a esa persona que sepa realizar alteraciones de ese tipo en la cocina? Buscando en la guía telefónica (páginas amarillas) y en la sección de clasificados del periódico, puede encontrar anuncios o una lista de contratistas. Algunos se anuncian como especializados en cocinas, otros no mencionan ninguna especialidad, y tal vez ninguno mencione nada acerca de modificaciones para personas con limitaciones físicas. Si después de algunas llamadas usted no tiene éxito para encontrar a la persona indicada, ¿qué puede hacer?

Aún tiene algunas opciones. Primero, puede llamar a cada uno de aquellos que se anuncian hasta que encuentre lo que busca. Esto no solamente podría tomarle tiempo sino también que podría surgir falta de confianza en la persona que encontró hasta recibir referencias acerca de la calidad del trabajo que hace esa persona.

¿A quién más puede recurrir para obtener información de este tipo? La mejor fuente de información puede ser alguien que trabaje con personas con limitaciones físicas. Por ejemplo, un terapeuta físico u ocupacional, una tienda de equipo ortopédico, el centro más cercano para personas incapacitadas, la oficina para servicios de rehabilitación o la oficina local de una organización voluntaria de salud, como la Fundación de Artritis.

También puede preguntar entre sus conocidos si saben de alguien que haya remodelado su cocina para hacerla más accesible a sus limitaciones físicas. Tal vez esa persona podría ser la indicada, no solo dándole el nombre de alguien que hace este tipo de trabajo, sino también ideas acerca del costo y problemas que pueden surgir.

Suponiendo que su búsqueda no diera resultado, trate de encontrar líderes comunitarios, aquellos conocidos como "resuelvelotodos". Estas personas parecen saberlo todo porque han vivido mucho tiempo en la comunidad y se han relacionado con mucha gente. Son los que podrían ayudar a solucionar este tipo de problemas.

Estos individuos siempre buscan consejos para ayudar a los demás. Es posible que usted conozca a este tipo de persona. A lo mejor ya hay alguien así entre sus amigos o conocidos. Si consulta con ellos es posible que encuentre la respuesta o que le den pistas sobre dónde encontrarla. Quizás esa persona se una en la búsqueda para resolver su problema, ya que puede ser un amigo, un socio de negocios, el cartero, su doctor, el encargado de la tienda, el farmacéutico, el chofer del autobús, la secretaria de la escuela de sus hijos o la bibliotecaria. Lo único que usted tiene que hacer es preguntar, preguntar y preguntar entre sus conocidos.

Recuerde que una vez usted se informe y aprende a buscar recursos y soluciones, también podrá convertirse en uno de estos "resuelvelotodos" en su comunidad.

Resumamos lo que hemos aprendido del ejemplo anterior. Los pasos más importantes para encontrar recursos son:

1. Identificar el problema
2. Identificar lo que queremos o necesitamos
3. Buscar recursos usando la guía telefónica y el Internet
4. Preguntarles a amigos, familiares y vecinos
5. Contactar a organizaciones relacionadas con el problema
6. Identificar a líderes comunitarios y "resuelvelotodos" en su comunidad o vecindario, y preguntarles lo que necesite.

Recursos para encontrar recursos

A veces cuando se necesita encontrar recursos (información, productos o servicios), se debe usar a su vez otros tipos de recursos que existen en la comunidad. Un descubrimiento nos llevará a otro hasta que encontremos lo que nos conviene.

La guía telefónica y el Internet son las fuentes de información más usadas hoy en día. Ambos contienen nombres de personas y organizaciones que le pueden ayudar, y a través de las cuales usted puede contratar a algún servicio. En muchos lugares de los Estados Unidos existen guías telefónicas en español, que han sido publicadas para satisfacer las necesidades de la comunidad latina en diferentes partes del país.

Organizaciones que ofrecen servicios de referencia

En la mayoría de las ciudades y condados existen organizaciones que se dedican a ofrecer información y dar referencia sobre diferentes servicios. Figuran en las guías telefónicas y en el Internet por área geográfica. Otras veces están clasificadas por el tipo de población que sirven (adultos mayores) o el tipo de enfermedad (cáncer, diabetes). Hay varias agencias que ofrecen estos servicios; busque bajo servicio de información y referencia (I & R) de United Way (una organización voluntaria), o bajo información y referencia para personas mayores de edad (*Senior Information & Referral, Area Agency* o *Council on Aging* para búsqueda en inglés). Una vez que usted obtenga estos números, su búsqueda se hará más fácil. Estas organizaciones poseen una gran lista de direcciones y números telefónicos para casi todo lo que usted pudiera necesitar, y están dispuestas a referirlo a otras agencias que le puedan ayudar en su búsqueda de servicios.

Otro recurso importante donde puede encontrar información o ayuda son las agencias de salud no lucrativas (llamadas en inglés *non-profit health agencies*). Agencias de este tipo en los Estados Unidos incluyen la Asociación Americana del Corazón (para enfermedades cardíacas y derrames cerebrales), Asociación Americana del Pulmón, Asociación Americana de la Diabetes y Fundación Nacional de Artritis. También existen organizaciones similares en otros países. Estas asociaciones reciben donaciones de individuos, corporaciones y contribuciones de entidades filantrópicas, y funcionan como agencias sin fines de lucro que proveen información actualizada acerca de enfermedades, además de ofrecer apoyo y servicios a personas con dichas enfermedades. Muchas de estas agencias ofrecen información y servicios en español. También llevan a cabo investigaciones con la esperanza de ayudar a las personas a manejar mejor su enfermedad, mejorar los tratamientos y tal vez encontrar una cura para las distintas enfermedades.

Por una pequeña cuota usted puede hacerse miembro de estas organizaciones. Los beneficios de la membresía suelen incluir publicaciones y folletos informativos que puede recibir por correo normal o electrónico sobre la enfermedad y los programas y servicios ofrecidos en su comunidad. Sin embargo, no es necesario que se haga miembro para recibir dichos servicios; esas agencias existen para servir al que lo necesite. Muchas de ellas cuentan con sitios web, algunos con información en español. Hoy día, en el mundo cibernético, una persona puede vivir en un lugar remoto y aun así obtener información o ayuda a través del Internet, de la misma manera que alguien que vive en una ciudad cosmopolita.

Hay otras organizaciones comunitarias que ofrecen servicios directos de información y referencia, como sucursales locales de organizaciones nacionales, como AARP (Asociación Americana de Personas Jubiladas, por sus siglas en inglés), centros comunitarios, centros para personas de la tercera edad, servicios de salud del condado y agencias religiosas para servicio social. Todas ellas ofrecen clases, información, oportunidades de recreación, programas de nutrición y ejercicios, ayuda legal y de impuestos sobre ingresos, y servicios sociales. Es muy probable que cerca de su domicilio haya algún centro comunitario o centro para personas mayores. La oficina del gobierno de su ciudad o condado, así como el personal de la biblioteca pública, pueden indicarle dónde están localizadas estas organizaciones. Muchas veces, en la sección del calendario comunitario del periódico local o en la radio y televisión se informa sobre los programas y servicios mencionados.

La mayoría de las diferentes organizaciones religiosas también ofrecen información y servicios a las personas que lo necesitan, ya sea directamente a través de la iglesia o templo, o de otro grupo de servicio social. Para conseguir ayuda de organizaciones religiosas, empiece por su iglesia local; ellos le ayudarán o lo referirán a quien corresponda. No es necesario que usted pertenezca a la religión practicada en esa iglesia o templo para poder recibir ayuda.

La clínica, hospital u organización de salud donde se trata también puede ofrecer algunos servicios. Comuníquese con ellos o con su plan de seguro médico, y pregunte por el departamento de educación para la salud o el departamento de servicios sociales. Su doctor u otro profesional de la salud también pueden ofrecerle información sobre los servicios disponibles en la organización de salud a la cual se encuentra afiliado.

Bibliotecas

Las bibliotecas públicas son un recurso particularmente importante para aprender más sobre las enfermedades crónicas. Aun si usted cree que puede ser un fantástico detective de bibliotecas, consulte a su bibliotecario para que no le quede duda de que exploró todos los recursos disponibles. Pregunte si por el Internet, desde su casa, puede tener acceso a la base de datos de biblioteca. A menudo, la sección de referencia de la biblioteca tiene libros o folletos de información que ofrecen diversos recursos. El bibliotecario puede ayudarle a encontrar lo que busca en caso de que usted no pueda. En las bibliotecas también puede que encuentre información y libros en español sobre varios temas. Complementariamente, las bibliotecas ofrecen acceso libre a computadoras y acceso al Internet.

Además de las bibliotecas locales, muchas ciudades cuentan con bibliotecas de salud. Indague con el servicio de información y referencia si hay una biblioteca de salud en su comunidad. Las bibliotecas especializadas en recursos relacionados con la salud muchas veces tienen información computarizada, servicio de investigación disponible, material impreso y videos. Estas bibliotecas generalmente están disponibles a través de organizaciones no lucrativas y hospitales; por tal motivo suelen pedir una pequeña donación o cobrar una pequeña cuota para poder sufragar algunos de sus servicios.

Las universidades y colegios también tienen bibliotecas abiertas al público. Por ley, las secciones de documentos de gobierno de estas bibliotecas tienen que estar abiertas al público sin costo alguno. Existen publicaciones gubernamentales sobre prácticamente todos los temas, y las relacionadas con la salud son extensas. Se logran gracias a fondos provenientes de los impuestos de los ciudadanos, por lo tanto son públicas.

Si usted tiene la suerte de vivir cerca de una facultad de medicina, es posible que pueda tener acceso a la biblioteca médica de esa institución. Sin embargo, allí podrá encontrar informacion pero no servicios. Lógicamente, encontrará información sobre enfermedades y tratamientos, pero a menos que usted tenga conocimientos médicos dicha información puede resultarle demasiado técnica y difícil de entender, y quizás termine por confundirlo.

Libros

Los libros pueden ser muy útiles (de hecho, ¡en sus manos tiene uno en este momento!). Muchos de los libros que se tratan de enfermedades específicas tienen al final de los capítulos o del libro listas de lecturas y recursos útiles. En este libro, al final de muchos capítulos ofrece-

mos una lista de varios recursos en el Internet que contienen información en español.

Periódicos y revistas

Los periódicos locales, particularmente si usted vive en una comunidad pequeña, también son un excelente recurso. Las secciones del periódico más importantes son las de salud o ciencias, la del calendario de eventos y la de anuncios clasificados. Estas pueden servirle en su búsqueda de información y servicios. A veces encontrará indicios de lo que busca en la sección de los clasificados. Busque en las categorías "anuncios", "salud" o cualquier otro título que le interese, como "deportes" o "aptitud física". En estas secciones, muchas organizaciones anuncian clases, charlas u otros eventos. Aun si no estuviera interesado en el evento anunciado, el número de teléfono que publican podría ser importante para ayudarle a buscar otros recursos en el futuro. Existen algunos periódicos en español que le pueden ayudar, con información especialmente dirigida a las necesidades de la comunidad latina.

El Internet o red cibernética

Hoy en día la mayoría de la gente tiene acceso al Internet, ya sea directamente o a través de otra persona. Si usted no tiene computadora propia, puede usar una en la biblioteca pública o pedirle ayuda a un amigo que tenga una. El Internet es un recurso que ha estado creciendo rápidamente en nuestra sociedad. Cada segundo se incorpora más y más información a la red cibernética. Se

puede encontrar información sobre la salud o sobre cualquier otro tema imaginable. Además se puede encontrar oportunidades para relacionarse con diferentes personas de todas partes del mundo. Por ejemplo, la persona que padece de una condición rara de salud puede tener dificultades para encontrar otras personas con la misma enfermedad en donde vive; sin embargo, a través del Internet es posible encontrar un grupo de personas con quien hablar, compartir información y experiencias, y conseguir alguna forma de apoyo. No importa si la persona está al otro lado de la calle o al otro lado del mundo.

Cualquiera puede tener un sitio web; esto puede ser bueno y malo a la vez. Lo bueno es que el Internet proporciona mucha información útil sobre cualquier tema, y muchas personas pueden compartirla en una forma rápida. Lo malo es que el Internet prácticamente no tiene ningún control sobre quién publica y manda esta información ni que la información sea correcta, sana y segura. Es decir que es probable que parte de la información de las redes cibernéticas sea incorrecta, engañosa, ¡e incluso peligrosa! Por esta razón, es necesario ser un buen detective para encontrar sitios confiables.

Una manera para poder averiguar y analizar el propósito de un sitio web es leer la dirección o URL (que empieza con http://), la cual luce como la que aparece a continuación:

http://patienteducation.stanford.edu/

La última parte de la dirección le dirá a quién pertenece ese sitio web en los Estados Unidos, y le dará una idea de cuán confiable es. En este ejemplo, el sitio web pertenece a la Universidad de Stanford en California. Termina con ".edu" ("punto edu"), lo que indica que es una institución educativa. En general, los sitios que terminan con ".org", ".edu" y ".gov" son fiables. Los que terminan en ".org" son de organizaciones sin fines de lucro; los que terminan en ".gov" son de agencias gubernamentales. Otros sitios tienen más letras después de ".org", ".edu", o ".gov", lo que indica un país distinto de los Esta-

dos Unidos; por ejemplo, ".org.mx" pertenece a una organización en México.

Los sitios que terminan en ".com" son sitios comerciales con fines de lucro. Aunque esto no los hace necesariamente malos, su fin primordial es vender sus productos y servicios. Muchos son confiables y honestos, y ofrecen productos de calidad y garantías sobre sus productos. Use su discreción y asegúrese de la integridad de los sitios web que visite o a los cuales les compre productos o servicios. Como buen detective, recuerde ser minucioso y escéptico, asegurándose de hacer preguntas y obtener respuestas convincentes. Al final de este capítulo le ofrecemos direcciones de sitios web en los Estados Unidos, que son confiables y contienen información en español sobre la salud.

El Internet y las redes sociales

Otra tendencia relacionada con el Internet es el uso de redes sociales cibernéticas. Estas continúan expandiéndose de forma explosiva. Nos referimos a redes como Facebook, Foursquare y Blogspot, por nombrar algunas de las más populares. Son sitios que facilitan la comunicación verbal y escrita con "conocidos" y "amigos" que las personas denominan como tales y vienen a formar parte de su red social. Algunos grupos son de personas que comparten una enfermedad en particular y comparten información inherente a sus condiciones; muchos grupos promueven foros de discusión y apoyo. Estos métodos pueden ser muy provechosos pero no dejan de tener ciertos riesgos. En ciertos casos se anuncian tratamientos sin estar probados y respaldados por entidades con buena reputación. El poner en práctica algunas de estas ideas o tratamientos podría tener resultados negativos en algunas personas.

Los grupos de discusión en el Internet

Lugares como Yahoo, Google y otros sitios del Internet ofrecen la opción de grupos y foros de discusión sobre cualquier tema imaginable. Dichos grupos están bajo la tutela de la persona que los crea, que puede ser cualquier individuo que tome la iniciativa. Las personas que se unen pueden tomar parte en las discusiones o simplemente leer lo que otros discuten. Para quienes no tienen oportunidad de interactuar con otros de su misma condición o prefieren no hacerlo cara a cara, estos grupos son muy útiles. Para encontrar grupos de discusión puede ir a Google, Yahoo u otro buscador, y localizar un enlace para grupos (o *groups* en inglés) por distintos temas. Tenga presente, sin embargo, que el Internet cambia rápidamente. Quizás cuando tenga este libro en sus manos ya haya otras opciones no mencionadas aquí.

Al final del capítulo encontrará algunos sitios web en los Estados Unidos que tienen información sobre la salud en español.

Recursos para el cuidado médico

El sistema de salud en los Estados Unidos presenta claras diferencias con los sistemas en América Latina. En los Estados Unidos existe una gran variedad de recursos y servicios que pueden ayudar en el tratamiento de su enfermedad. Por eso, es necesario informarnos y desarrollar nuevas destrezas para poder utilizar más efectivamente los recursos disponibles para el cuidado de la salud.

Es difícil adaptarse y utilizar un sistema con el cual no se está familiarizado, y aun más difícil es la comunicación en un idioma que no es el propio. Sin embargo, existen soluciones a estos problemas. Los intérpretes profesionales forman parte de la mayoría de los hospitales y clínicas; solo hay que llamar con anticipación para asegurar la presencia de un intérprete durante su cita. Si no se siente cómodo trabajando con una persona extraña como intérprete, tal vez un miembro de la familia que domine los dos idiomas puede ayudarle. Sin embargo, considere que hay términos técnicos y médicos que solo un intérprete profesional va a saber traducírselo correctamente.

El segundo problema es familiarizarse con el sistema médico. Algunas personas se sienten incómodas cuando esperan ver al médico pero los recibe una enfermera o un asistente médico. Las enfermeras poseen una educación especializada para identificar y proporcionar tratamiento a varios problemas de la salud, complementando el conocimiento de los médicos. No dude de la preparación profesional de estas personas; le aseguramos que está en buenas manos.

En la siguiente sección explicamos la función de diferentes profesionales del campo de la salud física y mental, a quienes puede recurrir para complementar su tratamiento. Tomar ventaja de estos recursos que le ofrece el sistema le facilitará encontrar información y el mejor tratamiento, el cual consiste no solo en la visita a su médico sino también en la utilización de otros recursos. Finalmente, entender el funcionamiento de las partes del sistema de salud le permitirá utilizarlo más adecuadamente.

Profesionales del campo de la salud

Muchas personas gastan tiempo y dinero consultando a varios profesionales y cambiando de médicos constantemente. Estas circunstancias pueden crearle problemas al paciente, evitando el desarrollo de una relación más íntima y amigable. Además, hace difícil la aplicación de un plan de tratamiento adecuado para su enfermedad.

Para lograr un cuidado médico adecuado también es importante saber las funciones que cumplen los diferentes profesionales del campo de salud. A continuación ofrecemos una breve explicación de la labor que realizan algunos de ellos:

■ **El médico general** (también conocido como doctor familiar o médico de cabecera) es el primer doctor que consultamos cuando empezamos con problemas de salud. A veces el médico general es el único que nos trata. Este médico puede ser un internista que se especializa en el tratamiento de problemas de salud comunes en adultos. El médico general o familiar suele encargarse de los problemas de salud de varios miembros de la familia. Si la enfermedad de un individuo se complica o empieza a hacerse crónica, el médico general puede consultar o referirlo a un doctor especialista.

■ **El médico especialista** es el que ha profundizado más en el estudio y conocimiento de un órgano o sistema del cuerpo. Por tanto se dedica al diagnóstico y tratamiento de una enfermedad específica. Algunos médicos especialistas son:

- *El cardiólogo*—Especialista en enfermedades del corazón.
- *El endocrinólogo*—Especialista en diabetes y problemas glandulares u hormonales.
- *El oftalmólogo*—Especialista en enfermedades de ojos.
- *El neurólogo*—Especialista en el cerebro y problemas del sistema nervioso.
- *El nefrólogo*—Especialista en los riñones.
- *El podiatra*—Especialista en el cuidado de los pies.
- *El reumatólogo*—Especialista en la artritis y otras enfermedades reumáticas.

A veces, se puede ir a ver un especialista sin tener una referencia, aunque es muy común que su seguro médico le requiera que su médico general lo refiera a un especialista.

Los médicos también pueden trabajar en conjunto unos con los otros o referirlo a otros profesionales entrenados para resolver problemas específicos. Algunos de esos profesionales son:

■ **Enfermeras(os) u otros colaboradores del médico.** Están capacitados para hacer ciertos diagnósticos y resolver problemas. El/la enfermero(a) práctico(a) (llamado en inglés, *Nurse Practitioner* o *Physician Assistant*) recibe un entrenamiento especial para proveer ciertos servicios en vez de que lo haga el médico. Usualmente pasan más tiempo con los pacientes y les ofrecen información educativa sobre su condición y sobre otros recursos comunitarios disponibles.

■ **Terapeutas físicos, ocupacionales o respiratorios.** Nos enseñan a hacer ejercicios de forma adecuada, a adaptar y planear actividades, o a respirar más efectivamente. También nos dirigen al lugar apropiado para conseguir instrumentos o aparatos especiales y nos indican cómo utilizarlos efectivamente.

■ **Farmacéuticos.** Nos proporcionan información importante acerca de las medicinas recetadas por el médico. Cuando usted va a la farmacia para adquirir su receta médica, el farmacéutico tiene la obigación por ley de explicarle qué es la medicina, cómo usarla en forma efectiva y cuáles son los efectos secundarios que se pueden presentar. El farmacéutico también le puede dar información acerca de las medicinas sin receta médica (*over-the-counter medications*) para el tratamiento de enfermedades leves o comunes (influenza, catarro). A diferencia de nuestros países de origen, en los Estados Unidos los farmacéuticos no pueden recetar medicinas fuertes.

■ **Educadores de la salud.** Ofrecen consejos y enseñan habilidades sobre cómo manejar las enfermedades. Además poseen información sobre los recursos disponibles en su comunidad. Los educadores de la salud frecuentemente desarrollan programas accesibles o cursos educativos sobre varios aspectos de la salud.

■ **Nutricionistas o dietistas.** Le pueden recomendar cómo hacer cambios específicos en su alimentación sin riesgo de tener complicaciones con su enfermedad. Por ejemplo, en los casos de diabetes o problemas cardíacos, le ayudan a controlar el peso, reducir la grasa, los carbohidratos, etc.

■ **Trabajadores sociales.** Conocen bien los recursos de su comunidad y determinan su elegibilidad para ciertos programas o beneficios de asistencia económica y seguro médico. También pueden ayudarle a resolver problemas personales y familiares.

■ **Consejeros o psicólogos.** Ayudan a manejar el estrés y otros aspectos emocionales relacionados con una enfermedad crónica o cambios y ajustes en nuestra vida que causan depresión y otros problemas emocionales. Además, le pueden ayudar a desarrollar nuevas habilidades para resolver problemas de comunicación.

■ **Proveedores de terapias alternativas.** Los terapeutas alternativos, como quiroprácticos, podiatras, acupunturistas, masajistas, y otros, como hierberos, sobadores y hueseros, nos pueden ayudar con problemas específicos y ofrecernos diferentes técnicas para manejar los síntomas.

■ **Promotores de salud.** Son personas como usted, de la comunidad, entrenadas por los educadores de la salud para llevarle diferentes programas de salud al público en general. Gracias a los promotores de salud se pueden extender los programas educativos y llegar a un gran número de personas. Ellos también ofrecen información sobre los recursos disponibles en su comunidad.

¿Adónde ir para recibir cuidado médico?

Para algunas personas, el problema principal es saber dónde recibir cuidados médicos para su enfermedad. Si cuenta con seguro médico, sus elecciones estarán definidas por la cobertura establecida por el seguro. Si tiene Medicare, debe saber que algunos médicos privados aceptan este seguro, que también es aceptado en hospitales públicos del condado, algunos hospitales privados y clínicas de la comunidad. Si su seguro es Medi-Cal (en California) o Medicaid (en otros estados), sus elecciones están todavía más limitadas. Con ellos puede, por lo general recibir cuidado en hospitales del condado, algunos hospitales privados, clínicas de su comunidad y consultorios de algunos médicos.

Si no cuenta con ningún tipo de seguro médico, algunas clínicas comunitarias y hospitales públicos del condado pueden proporcionarle la atención médica que necesita. Estos establecimientos ofrecen planes de pago a largo plazo que le permiten pagar una cantidad mínima mensual si usted trabaja. Si no tiene suficientes ingresos para poder pagar, el gobierno subsidiará sus gastos médicos. Le sugerimos consultar con un trabajador social o consejero legal si tiene dudas sobre la cobertura de sus gastos o su elegibilidad para alguna asistencia económica. Algunas instituciones caritativas ofrecen dichos servicios de forma gratuita, como por ejemplo las Caridades Católicas (*Catholic Charities*) o los mismos hospitales o clínicas.

¡No espere hasta el último momento, busque atención médica! En el caso de cualquier enfermedad crónica es necesario buscar cuidados preventivos para evitar complicaciones. No espere a que el dolor y la incapacidad le limiten la vida. Ni tampoco deje que la enfermedad vaya avanzando silenciosamente dañando otros órganos vitales y complicando más su salud. Busque información y atención temprana utilizando todos los recursos antes mencionados.

Convertirse en el mejor detective para encontrar recursos comunitarios es uno de los trabajos principales de una persona proactiva en el manejo personal de su condición. Esperamos que este capítulo le haya dado ideas sobre cómo y dónde buscar y encontrar recursos en su comunidad y a través de las redes cibernéticas. Lo exhortamos a que comience cuanto antes su búsqueda de recursos.

Otros recursos

A continuación incluimos algunas direcciones de sitios web que ofrecen información en español:

☐ Academia Americana de Alergias, Asma e Inmunología (*American Academy of Allergies, Asthma and Immunology*): http://www.aaaai.org/patients/resources/spanish.stm

☐ Acceso Computarizado de la Salud en Nueva York (*New York Online Access to Health*): http://www.noah-health.org/

☐ Asociación Americana de la Diabetes (*American Diabetes Association*): http://www.diabetes.org/espanol

- [ ] Asociación Americana del Corazón (*American Heart Association and American Stroke Association*): http://www.americanheart.org

- [ ] Asociación Americana del Pulmón (*American Lung Association*): http://www.lungusa.org

- [ ] Asociación Nacional de Accidentes Cerebrovascular (*National Stroke Association*): http://www.stroke.org/site/PageServer?pagename=espanol_que_es

- [ ] Biblioteca Nacional de Medicina (*National Library of Medicine*): http://www.nlm.nih.gov/medlineplus/spanish

- [ ] Biblioteca Nacional de Medicina (*National Library of Medicine*). Tutorial para evaluar la información sobre la salud: http://www.nlm.nih.gov/medlineplus/spanish/Evaluatinghealthinformation.html

- [ ] CaringBridge: http://www.caringbridge.org/

- [ ] Centro de Información sobre Enfermedades Genéticas y Raras (*National Institutes of Health, Office of Rare Diseases Research*): http://rarediseases.info.nih.gov/Resources/Recursos_en_Espanol.aspx

- [ ] Centro Nacional de Información para la Salud de Mujeres (*National Women's Health Information Center*): http://www.womenshealth.gov/espanol/

- [ ] Centros para el Control y Prevención de Enfermedades (*Centers for Disease Control and Prevention*): http://www.cdc.gov

- [ ] Departamento de Salud y Servicios Humanos de los Estados Unidos (*U.S. Department of Health and Human Services*): http://www.healthfinder.gov./español

- [ ] Fundación Nacional de Artritis (*National Arthritis Foundation*): http://www.arthritis.org

- [ ] Instituto Nacional de Artritis y Enfermedades Musculoesqueléticas y de la Piel (*National Institute of Arthritis and Musculoskeletal and Skin Diseases*) http://www.niams.nih.gov/Portal_en_espanol/default.asp

- [ ] Instituto Nacional de Trastornos Neurológicos y Accidentes Cerebrovasculares (*National Institute of Neurological Disorders and Stroke*): http://espanol.ninds.nih.gov/

- [ ] Instituto Nacional del Cáncer (*National Cancer Institute*): http://www.cancer.gov

- [ ] Instituto Nacional del Corazón, Pulmón y Sangre (*National Heart, Lund and Blood Institute*): http://www.nhlbi.nih.gov/health/health-topics/by-category/

- [ ] Institutos Nacionales de Salud (*National Institutes of Health*): http://www.nih.gov

- [ ] Madres del Asma, Familias ayudan a familias a manejar el Asma: http://www.asthmamoms.com/español.htm

- [ ] Sociedad Americana del Cáncer (*American Cancer Society*): http://www.cancer.org/Espanol/index

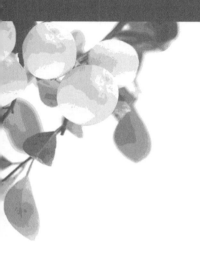

CAPÍTULO 4

Entendiendo y manejando síntomas comunes

LAS ENFERMEDADES CRÓNICAS GENERALMENTE vienen acompañadas de síntomas. Estos son las señales de que algo diferente está ocurriendo en el cuerpo. La fatiga, estrés, falta de respiración, dolor, picor, enojo, depresión y problemas para dormir son algunos de los síntomas que las personas con enfermedades crónicas experimentan. A veces estos síntomas no son visibles. Algunos son difíciles de describir y con frecuencia son impredecibles (es decir que no sabemos cuándo se van a producir). Aunque muchos de estos síntomas son comunes, los tiempos en que se producen y la forma en que nos afectan son muy personales. Es más, los síntomas pueden interactuar, lo que puede empeorar o intensificar los síntomas existentes e incluso producir otros síntomas o problemas nuevos.

A pesar de las diferentes causas de cada síntoma, las formas en que podemos manejarlos suelen ser similares. Estamos hablando de nuestras herramientas del manejo personal, y de la manera en que una persona proactiva puede usarlas en forma efectiva para evitar que su salud se empeore.

En este capítulo discutiremos algunos de los síntomas más comunes, sus causas y algunas herramientas del manejo personal que podemos usar para controlarlos. En el capítulo 5 presentamos otras herramientas cognitivas que utilizan la habilidad de la mente para ayudar a combatir estos síntomas.

Cómo manejar los síntomas

El proceso de manejar los síntomas es similar al proceso de la resolución de problemas discutido en el capítulo 2. Antes de poder manejar un síntoma, lo primero es identificarlo. El paso siguiente es determinar cuál es la causa que lo ocasiona. Puede parecer un proceso simple pero no siempre es fácil dado que los síntomas y problemas pueden ser numerosos, complejos y muchas veces se pueden relacionar entre sí.

Una persona con una condición crónica puede experimentar varios síntomas y cada uno puede tener varias causas y a su vez interactuar con otros. Las formas en que estos síntomas afectan nuestra vida son también diferentes. Estamos considerando factores que pueden llegar a ser muy complicados y enredados, como los hilos deshilachados de un paño. Para manejar los síntomas debemos encontrar la manera de desenredar los hilos. Una manera en que podemos empezar a hacer esto es llevar un diario; algo sencillo como escribir los síntomas en un calendario y lo que está o estuvo haciendo en ese momento. Después de uno o dos semanas, probablemente notará algunos patrones. Por ejemplo, los sábados usted salió a cenar por la tarde y después se despertó durante la noche con dolor del estómago.

Un ejemplo del calendario diario

lunes	martes	miércoles	jueves	viernes	sábado	domingo
Hacer compras	Cuidar a los nietos	Cansado	Ejercicios acuáticos	Un poco entumecido	Salir a cenar	Cansado
	Dolor en la tarde		Me siento bien	Limpiar la casa	Sueño inquieto	

lunes	martes	miércoles	jueves	viernes	sábado	domingo
Hacer compras	Cuidar a los nietos	Cansado	Ejercicios acuáticos	Limpiar la casa	Me siento bien	Me siento bien
	Dolor en la tarde		Me siento bien			Salir a cenar
						Sueño inquieto

Se da cuenta entonces de que cuando sale a cenar tiende a comer demasiado. Ahora empieza a reconocer el problema y decide cambiar lo que pide para cenar. O usted nota que cuando sale a bailar le duelen mucho los pies, pero no le duelen cuando camina. Tal vez el problema es el tipo de zapatos que usa.

Para muchas personas el identificar estos patrones es el primer paso en el manejo personal de los síntomas. Al leer este capítulo, usted notará que algunos síntomas tienen las mismas causas, y que a veces un síntoma puede causar otro. Por ejemplo, el dolor puede cambiar la forma de caminar. Esta nueva forma de caminar puede afectar el equilibrio y causar un nuevo dolor o provocar una caída. Al lograr un mejor entendimiento acerca de las causas de sus síntomas, usted puede encontrar la mejor manera de tratarlos. Esto a su vez ayudará a prevenir o disminuir ciertos síntomas.

A continuación examinamos lo que se puede hacer para disminuir algunos de los síntomas comunes que experimentan personas con diferentes condiciones crónicas.

Sugerencias para manejar los síntomas usando diferentes herramientas

■ **Escoja una herramienta (o técnica) para probar.** Asegúrese de darle a este método una prueba justa. Le recomendamos que lo practique por lo menos 2 semanas antes de decidir si le funciona o no.

■ **Pruebe algunas otras herramientas, dándoles el mismo período de prueba.** Es importante probar más de una herramienta ya que algunas técnicas pueden ser más útiles para ciertos síntomas, o es posible que usted simplemente prefiera algunas en particular.

■ **Piense cómo y cuándo puede usar cada herramienta.** Por ejemplo, algunas pueden requerir cambios grandes en su estilo de vida. Las personas que manejan mejor sus síntomas aprenden a utilizar una variedad de herramientas de acuerdo a su condición, y a lo que desean y necesitan hacer cada día.

■ **Coloque notas recordatorias en lugares visibles.** Para dominar nuevas habilidades es importante recordar practicar estas técnicas y ser constante para obtener el mayor beneficio. Por ejemplo, coloque las notas donde pueda verlas, como en un espejo, en su oficina, en la computadora, en el tablero de su automóvil o cerca del teléfono de su casa. Puede cambiar las notas periódicamente de tal forma que continúe dándose cuenta de ellas.

■ **Trate de relacionar la práctica de estas técnicas con otros hábitos establecidos o con sus actividades cotidianas.** Por ejemplo, puede practicar la relajación como una especie de enfriamiento después de hacer ejercicio. También, puede pedirle a un amigo o miembro de su familia que le recuerde hacer su práctica cada día; tal vez ellos se animen a participar con usted.

Síntomas comunes

Los siguientes síntomas comunes se describen en este capítulo, en las páginas indicadas.

- Fatiga (p. 48)
- Dolor o malestar físico (p. 50)
- Dificultad para respirar (p. 54)
- Problemas para dormir (p. 58)
- Depresión (p. 63)
- Enojo (p. 70)
- Estrés (p. 72)
- Problemas de memoria (p. 77)
- Picazón (p. 78)
- Incontinencia urinaria (p. 80)

Fatiga

Una condición crónica puede consumir sus energías; por eso, la fatiga puede ser un problema muy común en muchas personas. Sufrir de fatiga no se trata de sentir "todo en la mente", como muchos piensan, sino que puede limitar las cosas que desea o le gustaría hacer. A menudo es malentendida por aquellos que no tienen una enfermedad crónica. Después de todo, los demás no pueden "ver" su fatiga. Desafortunadamente, los cónyuges, familiares y amigos a veces no entienden la manera impredecible en que la fatiga asociada con su condición le puede afectar, y pueden pensar que no tiene interés en algunas actividades o prefiere estar solo. Es posible que incluso usted no sepa por qué se siente así.

Para poder manejar la fatiga es importante entender que puede tener muchas causas, tales como:

- **La enfermedad en sí misma.** No importa cuál sea la enfermedad o enfermedades que tenga; cualquier cosa que haga demanda más energía. Cuando una enfermedad crónica está presente, el cuerpo es menos eficiente en el uso de energía reservada para las actividades diarias, ya que utiliza esta energía en su intento de curarse. Además, el cuerpo pueda liberar señales químicas para conservar energía, proceso que le hace descansar más. Algunas condiciones crónicas también se asocian con la anemia (hemoglobina baja en la sangre), lo cual puede contribuir a la fatiga.

- **Inactividad.** Los músculos que no se usan regularmente pierden su habilidad de funcionamiento; es decir, se hacen menos eficientes para realizar su función. El corazón, que está compuesto por tejido muscular también puede disminuir su capacidad de funcionamiento. Cuando esto sucede, la habilidad del corazón para enviar la sangre, los nutrientes necesarios y el oxígeno a otras partes del cuerpo también disminuye. Cuando los músculos no reciben nutrientes y oxígeno necesario no pueden funcionar adecuadamente, se cansan o agotan con facilidad; a diferencia de los músculos en buenas condiciones que sí reciben un adecuado suministro de sangre, oxígeno y nutrientes, y por lo tanto tienen más energía.

■ **Nutrición inadecuada.** Los alimentos son nuestra fuente básica de energía. Si el combustible que tomamos no es de calidad superior, en las cantidades adecuadas, o no es digerido adecuadamente, se puede producir fatiga. En algunas personas, la causa puede ser el sobrepeso, ya que este problema provoca un incremento en la cantidad de energía necesaria para realizar las actividades diarias. Para otros, la causa podría ser el estar bajo de peso, destacando el caso de personas con la enfermedad pulmonar obstructiva crónica (EPOC o COPD en inglés), puesto que muchos de ellos experimentan pérdidas de peso debido a cambios en sus hábitos alimenticios, lo cual resulta en un incremento de fatiga. Rara vez son las deficiencias de vitamina una causa de fatiga.

■ **Descanso insuficiente.** Por una variedad de razones, hay veces en que no dormimos lo suficiente o no descansamos bien durante el sueño. El no lograr un descanso adecuado puede causar fatiga. En este capítulo discutiremos en más detalle cómo manejar los problemas de sueño.

■ **Emociones.** El estrés, ansiedad, miedo y depresión también causan fatiga. Muchas personas conocen la relación entre el estrés y el sentirse cansado. Pero también deben reconocer que la fatiga es uno de los síntomas principales de la depresión.

■ **Medicamentos.** Algunas medicinas pueden causar fatiga. Si usted piensa que la fatiga que experimenta puede estar relacionada con las medicinas que toma, consulte con su médico. A veces es posible cambiar las medicinas o las dosis.

Si usted sufre de fatiga, el primer paso es tratar de determinar la causa. Llevar un diario le puede ayudar con esto. Empiece a cambiar las cosas que pueda controlar fácilmente. Por ejemplo, ¿tiene una alimentación saludable? ¿Hace ejercicio regularmente? ¿Duerme bastante y descansa bien durante el sueño? ¿Está manejando bien el estrés? Si respondió "no" a alguna de estas preguntas quiere decir que ha empezado a determinar una o más de las causas de su fatiga.

Lo importante acerca de la fatiga es que puede estar causada por muchas razones, que no siempre es la enfermedad. Por tanto, para combatir y prevenir la fatiga es importante reconocer las diferentes causas y emplear varias herramientas de manejo personal para tratarla.

Si la fatiga es el resultado de malos hábitos alimenticios, tales como no comer comidas balanceadas con los nutrientes necesarios, en un horario regular, o tomar demasiado alcohol, entonces la solución es hacer algunos cambios en sus hábitos alimenticios. Por ejemplo, puede empezar a comer alimentos de mejor calidad en las cantidades adecuadas, establecer un horario regular para comer, o tomar menos alcohol. Para otros, el problema puede ser la disminución del apetito, lo que conduce a comer menos y por lo tanto una reducción en el consumo de calorías. Esto a su vez produce una pérdida de peso. En el capítulo 9 explicamos algunos de los problemas que nos impiden comer saludablemente y ofrecemos sugerencias para mejorar nuestros hábitos alimenticios.

Con frecuencia algunas personas dicen que no pueden hacer ejercicio porque se sienten fatigados. Creer esto crea un círculo vicioso: la persona se siente fatigada por la falta de ejercicio y a su vez no hace ejercicio debido a la fatiga. Si este es su problema, la próxima vez que se sienta fatigado trate de motivarse para hacer un poco de ejercicio. No tiene que hacer mucho ejercicio. Lo importante es salir y dar una caminata corta. Si esto no es posible, entonces camine alrededor de su casa o trate de hacer algunos ejercicios suaves, quizás sentado en una silla.

Para más información sobre cómo empezar un programa de ejercicio, véase el capítulo 6.

Si las emociones son la causa de su fatiga, el descanso no le ayudará. De hecho, puede hacerle sentir peor, especialmente si la fatiga es un signo de depresión. Hablaremos de cómo manejar la depresión un poco más adelante en este capítulo. Por otro lado, si usted siente que la fatiga puede estar relacionada con el estrés, le ofrecemos algunos consejos para manejarlo en las páginas 74–77.

Dolor o malestar físico

El dolor o malestar físico es otro problema común entre las personas con enfermedades crónicas. Al igual que la mayoría de los síntomas, el dolor o malestar físico puede tener varias causas. Las siguientes son algunas de las causas más comunes:

- **La enfermedad en sí misma.** El dolor es la señal de que alguna parte del cuerpo está afectada. Por ejemplo, el dolor puede provenir de la inflamación o daño en las articulaciones y tejidos, de una disminución del flujo sanguíneo a los músculos u órganos, o de la irritación de nervios, siendo estos solo algunos ejemplos

- **Músculos tensos.** Cuando hay dolor en alguna parte del cuerpo, los músculos de esa área se ponen tensos. Esa es la respuesta natural del cuerpo para proteger el área de dolor. El estrés también puede causar tensión muscular. Cuando los músculos están tensos por un período de tiempo, aumenta el ácido láctico que contienen, lo que provoca dolor.

- **Debilidad de los músculos.** Con una enfermedad crónica es común hacerse menos activo, conduciendo al debilitamiento de los músculos. Cuando el músculo está débil no tiene la energía suficiente para realizar su función, y por ello la más leve actividad puede conducir a dolor y rigidez.

- **Falta de sueño, o un sueño de mala calidad.** Con frecuencia el dolor interfiere con el sueño. Hace que la persona pierda la habilidad de dormir lo suficiente u obtener un sueño de buena calidad. Con el tiempo, esa falta de sueño hará que el dolor, empeore. Además disminuirá su habilidad para manejarlo.

- **Estrés, ansiedad y otras emociones como depresión, enojo, temor y frustración.**

Todas estas emociones son respuestas normales al vivir con una condición crónica, y pueden afectar la forma en que la persona percibe el dolor y los malestares físicos. Cuando estamos estresados, enojados, asustados, frustrados o deprimidos, todo se siente peor, incluido el dolor. Esto no quiere decir que el dolor no sea real, sino que dichas emociones pueden aumentar su intensidad.

■ **Medicamentos.** A veces las medicinas pueden provocar dolor estomacal (abdominal) u otros malestares físicos, debilidad, fatiga o cambios en su forma de pensar. Si sospecha que las medicinas pueden ser la causa de estos efectos, consulte con su médico.

Controlando las "puertas del dolor"

Las investigaciones recientes sugieren que no estamos indefensos frente al dolor. El cerebro puede regular el flujo de los mensajes de dolor enviando señales eléctricas y químicas que abren y cierran las "puertas del dolor" a través de las vías nerviosas.

Por ejemplo, el cerebro puede liberar algunas sustancias químicas poderosas, similares a los opiáceos, como las endorfinas, que efectivamente pueden bloquear el dolor. Cuando una persona está gravemente herida, a veces experimenta poco dolor al enfocarse en la supervivencia. La manera en que usted enfoca su atención, su estado de ánimo y su punto de vista sobre la situación puede abrir o cerrar las puertas del dolor. Por eso, las técnicas descritas en el capítulo 5 pueden ser de gran ayuda.

Unas palabras sobre el dolor crónico

El dolor crónico se extiende durante meses o años y a menudo es difícil de explicar. Actualmente, la mayoría de los expertos cree que casi todos los dolores crónicos inexplicables están causado por algún tipo de problema físico, manifestado en los nervios, vasos sanguíneos, músculos y otros tejidos dañados o inflamados. Estos problemas físicos subyacentes simplemente no se pueden señalar con precisión. Con lo antedicho se explica que, contrariamente a lo que se cree, no se trata de sentir "todo en la mente".

Su nivel de dolor día a día se basa en cómo su mente y cuerpo responden a él. Por ejemplo, el cuerpo rápidamente intenta limitar el movimiento de la zona dañada. Esto provoca tensión muscular, que a la vez puede causar más dolor. El dolor crónico con frecuencia conduce a la inactividad, haciendo que los músculos se debiliten y causen dolor con el menor uso.

Los sentimientos de ansiedad, ira, frustración y pérdida de control también amplifican la experiencia del dolor. Esto no quiere decir que el dolor no sea real sino que las emociones pueden empeorar una situación dolorosa.

A continuación hay cuatro ejemplos de interacción entre la mente y el cuerpo:

■ **La inactividad.** Debido al dolor se tiende a evitar la actividad física, que a su vez hace que usted pierda fuerza y flexibilidad. Cuanto más débil y fuera de condición usted esté, más frustrado y deprimido se sentirá. Estas emociones negativas pueden abrir las puertas del dolor y hacer que los niveles de dolor aumenten.

■ **Exagerar o trabajar demasiado duro**. Usted puede estar determinado a demostrar que todavía puede estar activo, por lo que probablemente se esfuerza demasiado. Esto aumenta el dolor y lleva a más inactividad, más depresión y más dolor.

■ **Los malentendidos**. Sus amigos, familiares, jefe y compañeros de trabajo no comprenden que usted está sufriendo y tienden a referirse a su dolor como "no real". Esto le provoca más enojo o depresión.

■ **La sobreprotección**. Los amigos, familiares y compañeros de trabajo lo consienten y son permisivos con usted. Esto lo puede llevar a sentirse y actuar más dependientemente, haciendo notar su discapacidad.

Afortunadamente, esta espiral descendente de la interacción entre la mente y el cuerpo se puede interrumpir. Que le digan que tiene que aprender a vivir con dolor no tiene que ser el punto final. Usted puede comenzar de nuevo aprendiendo las siguientes técnicas:

■ Redirigir la atención para controlar el dolor.

■ Desafiar los pensamientos negativos que aumentan el dolor.

■ Cultivar pensamientos y emociones positivos.

Llevar un diario para el dolor

Para obtener una idea clara de cómo su estado de ánimo, actividades y condiciones afectan el dolor, lleve un diario. Comience por anotar sus actividades y los niveles de dolor tres veces al día, en intervalos regulares.

1. Anote la fecha y la hora.
2. Describa la situación o actividad (por ejemplo, mirar la televisión, hacer las tareas domésticas, discutir con alguien, y así sucesivamente).
3. Evalúe su sensación física de dolor en una escala del 0 (ningún dolor) al 10 (el dolor más fuerte).
4. Describa la sensación de dolor (por ejemplo, "dolor profundo en la zona inferior izquierda de la espalda").
5. Evalúe la angustia emocional causada por el dolor en una escala del 0 (ninguna angustia) al 10 (angustia terrible).
6. Describa el tipo de malestar emocional (por ejemplo, "me sentí muy enojado" o "quería llorar").

7. Describa si hizo algo para aliviar el malestar (por ejemplo, "tomé la medicina, me di un masaje, hice un ejercicio de relajación, fui de paseo, etcétera) y cuál fue su efecto.

Luego busque patrones. Por ejemplo, ¿el dolor es más intenso después de estar sentado durante mucho tiempo? ¿Es menor cuando está ocupado con su pasatiempo favorito?

La percepción que usted tiene del dolor puede variar de acuerdo a su estado de ánimo, fatiga y tensión muscular. Es importante distinguir entre las sensaciones de dolor físico (por ejemplo, ¿es una sensación punzante, de ardor o un malestar sordo?) y la angustia emocional (¿es ira, ansiedad, frustración o tristeza?). Esto es útil porque aunque su dolor físico no pueda ser reducido, es posible que se sienta mejor y experimente menos angustia, ansiedad, impotencia y desesperación.

■ Aumentar poco a poco su actividad y reacondicionarse a sí mismo.

Herramientas para manejar el dolor

Hay muchas herramientas para el manejo del dolor. Así como uno no puede construir una casa con una sola herramienta, a menudo necesita varias para controlar el dolor.

Ejercicio físico

El ejercicio y actividad física pueden ser excelentes para aliviar el dolor. Los beneficios del ejercicio, así como algunos consejos para empezar un programa de ejercicio se discuten en los capítulos 6 a 8. Si usted no es capaz de hacer las cosas que quiere o necesita debido a limitaciones físicas, la ayuda de un terapeuta físico puede ser útil.

Estrategias cognitivas

Estas son las técnicas que utilizan activamente la mente para manejar el dolor. Incluyen relajación, imágenes guiadas, visualización y distracción (véase el capítulo 5). El pensamiento positivo es otra manera poderosa de desafiar el dolor. Usted puede aprender a controlar o desafiar los pensamientos negativos y la manera de pensar sobre sí mismo. Por ejemplo, cuando se despierta con dolor, en vez de decir algo negativo como "Voy a ser miserable durante todo el día, no voy a hacer nada", podría decir algo positivo como "Esta mañana tengo dolor, así que comenzaré el día practicando relajación y unos ejercicios de estiramiento. Luego voy a hacer algunas de las tareas menos exigentes que quiero cumplir hoy." Encontrará más información sobre la manera de pensar positivamente en el capítulo 5.

Uso del calor, frío y masaje

Para manejar el dolor en una zona localizada, como la espalda o rodilla, la aplicación de calor, frío y masaje es útil. Estas tres herramientas estimulan la piel y otros tejidos que rodean el área de dolor, lo que ayuda a incrementar el flujo sanguíneo al área afectada y a bloquear la transmisión del dolor por las fibras nerviosas.

La estimulación con calor se puede hacer aplicando paños o cojines calientes, o tomando baños o duchas de agua caliente (dirigida al área de dolor). Usted puede hacer su propio "paño caliente"; para ello llene una media con arroz o frijoles secos (no palomitas de maíz). Luego, haga un nudo en la parte superior de la media y póngala en el microondas por 3 o 4 minutos. Antes de usarla, asegúrese de probar la temperatura para no quemarse.

Algunas personas prefieren utilizar frío para calmar el dolor, especialmente si hay inflamación. Puede usar una bolsa de verduras o maíz congelados; así tendrá un paquete frío y barato que se puede volver a usar. Si utiliza terapias de calor o frío, asegúrese de colocar una toalla entre la fuente de temperatura y la piel. No se exceda; limite la aplicación a un período de 15 a 20 minutos cada vez para no quemarse o congelar la piel.

El masaje es una de las formas más antiguas del manejo del dolor. Es un procedimiento simple que puede llevarse a cabo con poca práctica o preparación. La presión aplicada estimula la piel, los tejidos adyacentes y los músculos. Algunas personas realizan el masaje con crema mentolada o ungüentos para obtener un efecto de enfriamiento.

El masaje, aunque relativamente simple, no es apropiado para todos los casos de dolor. No debe hacerlo si la zona de dolor está inflamada (hinchada, roja y caliente al tacto). Tampoco haga masaje si la zona de dolor presenta una infección o si usted padece de flebitis (inflamación de la membrana interna de las venas), tromboflebitis (inflamación y coágulo en las venas) o erupciones en la piel.

Medicamentos

El dolor agudo generalmente responde a los analgésicos, desde los leves para los dolores de cabeza, vendidos sin receta, hasta los poderosos narcóticos para el dolor postoperatorio y el cáncer. Algunas medicinas pueden abrir los vasos sanguíneos en el corazón y músculos, lo que ayuda a aliviar el dolor. Ciertos tipos de dolor crónico y artritis responden bien a los medicamentos antiinflamatorios. Asombrosamente, se ha demostrado que algunos medicamentos originalmente utilizados para tratar la depresión alivian el dolor sin crear problemas de adicción cuando se usan en dosis bajas. Sin embargo, los medicamentos narcóticos rara vez son adecuados para el dolor crónico, ya que pueden perder su eficacia con el tiempo, requiriendo un aumento de dosis constante, lo que puede llevar a la adicción. También pueden interferir con la respiración, equilibrio y sueño, y causar alteraciones en el humor y la capacidad de pensar con claridad. A veces, las inyecciones de un anestésico local o un procedimiento quirúrgico pueden bloquear las señales de dolor en determinada área. Esto proporciona un alivio temporal o a veces duradero del dolor crónico.

Unas palabras finales

- Si usted tiene medicamentos para el dolor en su casa, manténgalos en un lugar que no sea accesible a los jóvenes o las visitas. Hoy día, el botiquín familiar es la fuente más común de medicamentos recetados que se consumen ilegalmente en las escuelas.

- Si usted o alguien que cuida está llegando al final de la vida (estimando que le quedan a lo sumo seis meses) y el dolor es un problema, considere solicitar cuidados paliativos o atención para enfermos terminales. Las unidades de cuidados paliativos son atendidas por equipos especiales de profesionales de la salud. Ellos son expertos en el alivio del dolor al final de la vida, permitiendo que el paciente permanezca alerta. En este momento de la vida, la adicción no es una preocupación; la prioridad es la comodidad.

Si el dolor sigue teniendo una influencia mayor en su vida, puede pedirle a su médico que lo envíe a una clínica especializada en el manejo de dolor.

Dificultad para respirar

La dificultad para respirar, como tantos otros síntomas, puede tener varias causas, las cuales impiden que su cuerpo reciba el oxígeno que necesita. (Antes de leer esta sección, quizás desee leer el capítulo 17, que describe el funcionamiento normal de los pulmones así como los cambios que ocurren en ellos ante una enfermedad pulmonar crónica. El capítulo 16 discute la enfermedad cardíaca, que también puede causar problemas para respirar.)

El sobrepeso puede causar dificultad respiratoria debido a que el peso excesivo incrementa la cantidad de energía que usted utiliza y, por lo tanto, la cantidad de oxígeno requerido para realizar las tareas. Esto a su vez incrementa la carga de trabajo del corazón. Si el exceso de peso se une con la enfermedad pulmonar crónica o alguna enfermedad cardíaca, su organismo tendrá aun más dificultad en abastecerse del oxígeno que necesita.

La debilidad de los músculos o falta de condición física también puede conducir a la dificultad respiratoria. Esta debilidad puede afectar a los músculos respiratorios (los pectorales y el diafragma) u otros músculos del cuerpo. Cuando los músculos se debilitan son menos eficientes y necesitan más energía y oxígeno para realizar su función normal. En el caso de los músculos respiratorios debilitados el problema se complica. Si estos no son fuertes, se hace más difícil a toser y eliminar la mucosidad de los pulmones. Cuando hay mucosidad en los pulmones, hay menos espacio para el aire fresco.

Existen diferentes causas que producen la sensación de falta de aire para respirar; asimismo hay muchas cosas que usted puede hacer para manejar este problema.

Si durante una actividad usted tiene dificultad para respirar, no deje de hacer lo que está haciendo ni se apure para terminar pero hágalo en forma más lenta. Si la dificultad respiratoria continúa, deténgase por unos minutos. Si después de estos pasos no se mejora, tome la medicina recetada por su médico. Las personas con dificultad para respirar suelen asustarse y sentir miedo. Este miedo puede causar dos problemas adicionales: primero, puede causar que su organismo libere hormonas, como epinefrina, que a su vez pueden provocar más dificultad para respirar. Segundo, puede hacer que usted evite o deje de hacer sus actividades. Si esto sucede, nunca desarrollará la resistencia necesaria para ayudar a mejorar su respiración. Por eso es recomendable hacer las actividades lentamente, paso a paso, para controlar mejor la respiración.

Incremente gradualmente su nivel de actividad. Generalmente, este incremento no debe exceder más del 25% cada semana. Por ejemplo, si usted actualmente es capaz de trabajar en el jardín por 20 minutos, la siguiente semana puede incrementar ese tiempo en un máximo de 5 minutos. Una vez que se sienta confortable trabajando en el jardín por 25 minutos, nuevamente puede agregar 5 minutos más. Si lo hace gradualmente, con seguridad podrá incrementar el tiempo de duración de sus actividades.

No fume y evite a los fumadores. Lo último a veces puede ser difícil porque los amigos fumadores no se dan cuenta de cómo están complicando su vida; sin embargo evitarlos es tan importante como no fumar. Su trabajo consiste en explicarles que el humo le está causando problemas respiratorios y que les agradecería que no fumen cerca de usted. Además, asegúrese de hacer de su casa y, sobre todo, de su coche zonas de "prohibido fumar". Pídales a los fumadores que lo hagan fuera de la casa.

Si la mucosidad o las secreciones son un problema tome más líquidos (a menos que su doctor le haya indicado que no lo haga). Tomar más líquido le ayudará a suavizar la mucosidad, la que podrá ser eliminada con facilidad por la tos. El uso de un humidificador también puede ser útil.

Use sus medicinas y oxígeno como se lo prescriben. A menudo escuchamos que los medicamentos hacen daño o que no se deben tomar, lo cual a veces es cierto; sin embargo, cuando se tiene una enfermedad crónica, los medicamentos son útiles. Pueden ayudar a mejorar los síntomas, evitar complicaciones e incluso salvar la vida. Por eso, no escatime, reduzca, ni evite los medicamentos. Del mismo modo, tomar más medicina no significa que sea mejor, así que no tome más de la dosis prescrita. Si necesita hacer ajustes en la medicina, informe a su doctor y deje que él tome la decisión.

Herramientas para el manejo de la respiración

Aquí hablaremos de varias herramientas que pueden ayudar a mejorar la respiración. Encontrará más herramientas en el capítulo 17.

La respiración diafragmática (respiración abdominal)

La respiración diafragmática también se conoce como respiración abdominal (o del vientre), porque cuando lo hace correctamente el diafragma desciende hacia el abdomen. Es una técnica que le ayudará a fortalecer su respiración. Uno de los problemas que causa dificultad respiratoria, especialmente en las personas con enfisema, bronquitis crónica y asma, es el debilitamiento de los músculos respiratorios, incluido el diafragma. Cuando esta debilidad muscular ocurre los pulmones no son capaces de vaciarse apropiadamente, dejando menos espacio para el aire fresco.

La mayoría de nosotros usamos principalmente la parte superior de los pulmones y el pecho para respirar. Debido a que la respiración diafragmática es más profunda requiere práctica para dominarla y expandir completamente los pulmones. Esta respiración profunda fortalece los músculos de la respiración y hace que sean más eficientes. Estos son los pasos para la respiración diafragmática:

1. Acuéstese sobre su espalda con una almohada colocada debajo de la cabeza y otra debajo de las rodillas. (Debe estar en una posición cómoda con los hombros relajados.)

2. Coloque una palma de la mano en la zona abdominal, arriba del ombligo y debajo de la caja torácica o costillas, y la otra palma en el pecho superior.

3. Comience a respirar, inhalando lentamente por la nariz hasta sentir que la mano que está en el abdomen se mueve hacia arriba por el movimiento del diafragma. (Imagínese que los pulmones se están llenando con aire fresco.) La mano que está en el pecho no debe moverse, o hacerlo en forma muy leve.

4. Después exhale lentamente por la boca con los labios fruncidos (de manera que formen un pequeño orificio, como si estuviera silbando, soplando una vela o besando a alguien). Deje salir el aire en forma lenta y suave, pero forzando hacia fuera todo el aire que pueda. Al mismo tiempo, con la mano, empuje suavemente su abdomen hacia dentro y arriba.

5. Practique esta técnica de 10 a 15 minutos, unas tres o cuatro veces al día, hasta que lo pueda hacer en forma automática. Si comienza a sentirse un poco mareado, descanse o exhale más despacio.

También puede practicar la respiración diafragmática mientras está sentado en una silla:

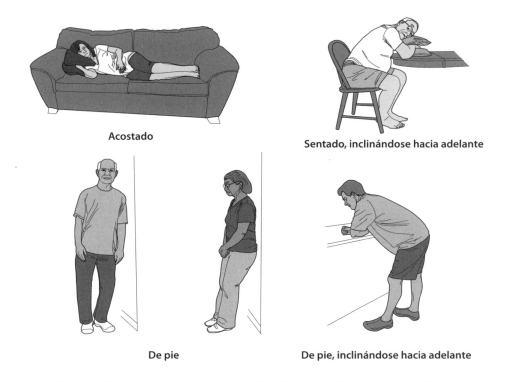

Acostado

Sentado, inclinándose hacia adelante

De pie

De pie, inclinándose hacia adelante

Posiciones que le ayudarán si tiene dificultad para respirar

1. Relaje los hombros, brazos, manos y pecho. No agarre los apoyabrazos de la silla ni sus rodillas.

2. Coloque una palma de la mano en el abdomen y la otra mano en el pecho.

3. Inhale por la nariz, llenando la zona que rodea la cintura con aire. La mano que está en el pecho no debe moverse, o hacerlo en forma muy leve, y la mano que está en el abdomen sí debe moverse.

4. Exhale sin fuerza ni esfuerzo.

Cuando se sienta confortable con esta técnica, puede practicarla en casi todo momento, mientras está acostado, sentado, de pie o mientras camina. La respiración diafragmática puede ayudar a fortalecer y mejorar la coordinación y la eficiencia de los músculos respiratorios. También ayuda a disminuir la cantidad de energía necesaria para respirar. Además, puede combinar la respiración diafragmática con cualquiera de las técnicas de relajación que utilizan el poder de la mente para manejar sus síntomas (descritas en el capítulo 5).

La respiración con labios fruncidos

Esta técnica suele ocurrir naturalmente en las personas que tienen problemas para vaciar los pulmones. También se puede realizar si se tiene dificultad para respirar o se siente corto de respiración.

1. Inhale por la nariz y luego forme un orificio pequeño con los labios, como si estuviera soplando una flauta o un silbato.

2. Realizando la respiración diafragmática, exhale por los labios fruncidos suavemente, sin fuerza.

3. Recuerde relajar el pecho superior, los hombros, los brazos y las manos mientras exhala. Reconozca dónde está la tensión y relájese. Debe tomar más tiempo en exhalar que en inhalar.

Al dominar esta técnica mientras hace otras actividades podrá manejar mejor la dificultad para respirar.

Las siguientes dos técnicas puedan ser útiles para eliminar las secreciones (mocos y flema).

Resollar o jadear

Esta técnica combina uno o dos jadeos con la respiración diafragmática (respiración controlada).

Es útil para eliminar las secreciones de las pequeñas vías respiratorias.

1. Realice una respiración como lo haría para la respiración diafragmática.
2. Sostenga la respiración por un momento.
3. Jadee (o resuelle); lo puede lograr manteniendo la boca abierta mientras aprieta los músculos del pecho y abdomen para forzar a que salga el aire.
4. Si es posible, hágalo otra vez antes de realizar otra respiración.
5. Realice dos o tres respiraciones profundas (diafragmáticas).
6. Jadee una o dos veces.

Tos controlada

Ayuda a eliminar secreciones (flema) de las vías respiratorias más grandes.

1. Realice lentamente una respiración profunda (respiración diafragmática).
2. Mantenga los hombros y las manos relajadas.
3. Sostenga la respiración por un momento.
4. Tosa (apriete los músculos abdominales y fuerce para que salga el aire).

Puede encontrar más información sobre la tos controlada en el capítulo 17.

Nota: Si experimenta un ataque de tos no controlado, las siguientes sugerencias pueden ayudar:

■ Evite el aire muy seco o el vapor.
■ Trague tan pronto como empiece el ataque.
■ Sorba agua.
■ Chupe pastillas o dulces duros.
■ Practique la respiración diafragmática, asegurándose de inhalar por la nariz.

Problemas para dormir

El dormir es el tiempo durante el cual el cuerpo puede concentrarse en curarse y recuperar energía. Durante el sueño se requieren mínimas cantidades de energía para mantener el cuerpo funcionando. Cuando hay alteraciones en el sueño, no se duerme lo suficiente y podemos experimentar una variedad de otros síntomas, como fatiga, falta de concentración, irritabilidad, dolor incrementado y aumento de peso. Pero esto no significa que todos estos síntomas estén siempre causados por la falta de sueño. Recuerde: los síntomas asociados con una enfermedad crónica pueden tener varias causas. Sin embargo, mejorar la calidad de sueño puede ayudarle a controlar muchos de ellos, sin importar la causa.

¿Cuánto sueño necesita?

La cantidad de sueño necesario varía de persona en persona. La mayoría de las personas necesita 7 horas y media. Hay quienes se sienten descansados con solo 6 horas, y otros que necesitan de 8 a 10 horas para funcionar bien. Si usted está atento, se siente descansado y funciona bien durante el día, lo más probable es que esté durmiendo lo suficiente.

El sueño es una necesidad humana básica, como los alimentos y el agua. Dormir menos una noche no es un gran problema, pero si duerme menos de lo que necesita noche tras noche, su calidad de vida y estado de ánimo pueden sufrir.

Dormir bien durante la noche

Las técnicas de manejo personal que ofrecemos aquí se han comprobado clínicamente, con una tasa de éxito del 75% al 80%. No son "soluciones rápidas", como los medicamentos para dormir, pero le darán resultados más eficaces (y seguros) a largo plazo. Permítase por lo menos de 2 a 4 semanas para ver algunos resultados positivos y por lo menos de 10 a 12 semanas para un mejoramiento a largo plazo.

Cosas que hacer antes de ir a la cama

■ **Asegúrese de que su cama sea confortable,** que le permita facilidad de movimiento y buen soporte corporal. Esto usualmente sig-

nifica un colchón firme de buena calidad que soporte la columna y no permita que el cuerpo se aloje en el centro de la cama. También puede usar un soporte para cama, como un panel de madera de 1 o 2 centímetros (1/2 a 3/4 pulgada) colocado debajo del colchón para darle más firmeza. Las camas de agua o de aire caliente son útiles para algunas personas con dolor crónico porque soportan el peso de manera pareja al adaptarse a la forma del cuerpo. Si usted está interesado en ellas, pruebe una en la casa de un amigo o en un hotel por unas noches antes de decidir si lo conforma. Algunas formas efectivas de mantener la cama a una temperatura cálida o tibia mientras duerme, especialmente en las noches frías y húmedas, son usar una frazada eléctrica, un cobertor eléctrico o de franela para el colchón, o sábanas de franela. Si decide usar un artículo eléctrico para su cama, asegúrese de leer cuidadosamente las instrucciones para evitar quemarse.

■ **Caliéntese las manos y pies** con guantes y medias. Para calentar las rodillas dolorosas es útil cortar los pies de unas medias cálidas y utilizar el resto como mangas para las rodillas.

■ **Encuentre una posición más confortable para dormir.** La mejor posición dependerá de su condición. A veces colocar pequeñas almohadas en los lugares adecuados puede ayudarle a aliviar el dolor y malestares físicos. Experimente con diferentes posiciones y el uso de almohadas. También, su proveedor de salud le puede dar recomendaciones específicas y consejos apropiados para su condición.

■ **Eleve la cabecera de la cama** con bloques sólidos de 4 a 6 pulgadas (10 a 12 centímetros) para hacer la respiración más fácil. Este mismo efecto puede conseguirse con el uso de almohadas que elevan el pecho, los hombros y la cabeza. Esto también le puede ayudar si tiene acidez y reflujo gastroesofágico.

■ **Mantenga el dormitorio a una temperatura confortable.** Esta puede ser tibia o fresca. Cada persona tiene distintas preferencias.

■ **Utilice un vaporizador si vive en un lugar de aire seco.** El aire húmedo y tibio a menudo hace más fácil respirar y conciliar el sueño.

■ **Haga de su dormitorio un lugar en el cual usted se sienta seguro y cómodo.** Tenga una lámpara y un teléfono cerca de su cama, fácil de alcanzar. Si usa bastón, manténgalo cerca de la cama donde no se tropiece con él, de manera que pueda utilizarlo cuando se levante durante la noche.

■ **Tenga un par de lentes cerca de su cama** si tiene problemas de la visión y usa anteojos o lentes de contacto. De esta manera, si necesita levantarse en la mitad de la noche no tendrá problemas para ver.

Cosas que debe evitar antes de ir a dormir

■ **Evite comer.** Aunque se sienta somnoliento después de comer una comida abundante, no es una manera adecuada de ayudarle a conciliar el sueño y dormir bien por la noche. Se supone que durante el sueño el cuerpo debe tener tiempo para descansar y recuperarse. Pero si usted come e inmediatamente duerme, el proceso digestivo toma un valioso tiempo del proceso recuperativo. Si

se da cuenta de que irse a dormir con hambre lo mantiene despierto, trate de tomar un vaso de leche tibia antes de acostarse.

■ **Evite el alcohol.** Contrariamente a la creencia popular de que el alcohol le ayudará a dormir mejor porque lo hace sentir más relajado, lo cierto es que las bebidas alcohólicas interrumpen el ciclo de sueño. El alcohol ingerido antes de ir a dormir puede conducir a un sueño ligero y fragmentado, lo que hará que se despierte frecuentemente a lo largo de la noche.

■ **Evite la cafeína durante las últimas horas del día.** La cafeína es un estimulante y puede mantenerlo despierto. El café, algunos tipos de té, las colas y otras bebidas, y el chocolate contienen cafeína.

■ **Evite fumar.** Además del hecho que fumar puede causar complicaciones y el empeoramiento de su enfermedad crónica, quedarse dormido con el cigarrillo encendido representa un riesgo de incendio. Adicionalmente, la nicotina contenida en los cigarrillos es un estimulante.

■ **Evite las pastillas para adelgazar.** Con frecuencia estas contienen estimulantes, lo cual puede interferir con la capacidad de dormirse.

■ **Evite las pastillas para dormir.** Aunque el nombre "píldoras para dormir" suena como la solución perfecta para los problemas del sueño, estas tienden a ser menos efectivas con el tiempo. Además, muchas píldoras para dormir tienen un efecto adictivo, es decir que si deja de tomarlas será más difícil poder dormir. Así, conforme más pastillas tome, menos eficaces serán, y como consecuencia usted tendrá más problemas de los que tenía cuando empezó a consumirlas. Por eso, es mejor usar otros métodos y evitar las pastillas para dormir.

■ **Evite usar la computadora o ver la televisión en la última hora antes de irse a la cama.** La luz de las pantallas de la computadora y televisión puede alterar los ritmos naturales del sueño.

■ **Evite tomar diuréticos (pastillas para eliminar líquido) antes de ir a la cama.** Puede tomarlas en las mañanas, de tal forma que su sueño no se interrumpa por la necesidad de ir al baño. A menos que su médico le haya recomendado lo contrario, no reduzca la cantidad total de fluidos que bebe porque estos son importantes para su salud. Sin embargo, puede limitar su ingesta justo antes de irse a la cama.

Cómo seguir una rutina

■ **Establezca y mantenga un horario regular de descanso y sueño.** Trate de ir a la cama a la misma hora todas las noches y levantarse a la misma hora todas las mañanas. Si desea tomar una siesta breve, tome una en la tarde pero no después de la cena. Permanezca despierto hasta que esté listo para ir a la cama.

■ **Ajuste su reloj de sueño interno (reloj biológico) cuando necesario.** Si su horario de sueño está fuera de lo normal (por ejemplo, se va a dormir a las 4 de la mañana y duerme hasta las 12 del mediodía), tiene que ajustar su reloj de sueño interno. Para hacer esto trate de ir a la cama una hora más temprano o más tarde cada día hasta que alcance la hora que se quiere ir a dormir. Esto puede parecer extraño pero es la mejor manera de restablecer su reloj interno.

■ **Haga ejercicios en horas regulares todos los días.** El ejercicio no solo le ayudará a tener una mejor calidad de sueño sino que también le servirá para establecer un patrón regular durante el día. Sin embargo, evite hacer ejercicios vigorosos antes de irse a dormir porque estos pueden alterar su sistema evitando que pueda dormirse con facilidad.

■ **Expóngase al sol cada mañana,** aun cuando solo sea por 15 o 20 minutos. Esto ayuda a regularizar su reloj y ritmos biológicos.

■ **Acostúmbrese a hacer las mismas cosas cada noche antes de ir a dormir.** Puede enfocarse en cualquier actividad, desde ver las noticias a leer un capítulo de un libro o tomar un baño caliente. Al desarrollar y cumplir actividades de rutina "antes de ir a la cama", le estará diciendo a su cuerpo que es tiempo de prepararse para descansar y relajarse.

■ **Use su cama y dormitorio solo para dormir y tener relaciones sexuales.** Si nota después de acostarse no puede dormirse, vaya a otro cuarto hasta que vuelva a darle sueño. Mantenga la iluminación baja en este otro cuarto.

Lo que debe hacer cuando no se puede volver a dormir

Mucha gente puede dormirse sin problema pero luego se despiertan y comienzan a preocuparse desde muy temprano. No pueden dejar de hacer funcionar su mente, y luego se preocupan porque no pueden volver a conciliar el sueño. Mantener la mente completamente ocupada con pensamientos placenteros o interesantes detendrá las preocupaciones y le ayudará a volverse a dormir. Por ejemplo, trate de calmar la mente utilizando una técnica de distracción, como contar regresivamente desde el 100 de tres en tres, nombrar una flor por cada letra del alfabeto o recitar una oración. Las técnicas de relajación descritas en el capítulo 5 pueden ser útiles. Si después de un tiempo sigue sin poder dormir, levántese y haga algo, como leer un libro, lavarse el pelo o jugar al solitario (no en la computadora). Después de 15 o 20 minutos, vuelva a la cama.

También puede ser útil establecer un "tiempo de preocupación", especialmente cuando los pensamientos le invaden la mente. Si es así, designe un "tiempo de preocupación" antes de acostarse, durante el cual anote sus problemas y preocupaciones, y después haga una lista de las cosas que puede hacer para sacarlos de su mente. Luego podrá relajarse y dormir bien durante la noche, sabiendo que puede preocuparse de nuevo al día siguiente, durante su "tiempo de preocupación".

No se preocupe si no consigue dormir lo suficiente. Si su cuerpo necesita dormir, usted dormirá. También recuerde que tendemos a necesitar menos horas de sueño según envejecemos.

Apnea del sueño y ronquidos

Si se duerme tan pronto como pone la "cabeza en la almohada" o se duerme viendo la televisión y se siente cansado al despertar en la mañana, aun después de haber dormido toda la noche, es posible que padezca trastornos del sueño. Las personas que tienen trastorno del sueño, o apnea obstructiva del sueño, no son conscientes de que tienen este problema. Cuando se les pregunta cómo duermen, generalmente responden "Yo duermo bien", y generalmente la única indicación es que otros se quejan de sus ronquidos fuertes. Los especialistas creen que la apnea obstructiva del sueño es un problema bastante común. Pero es alarmante saber que pasa desapercibida, que no se diagnostica y que no se la trata a pesar de ser una condición seria.

La apnea consiste en pausas involuntarias de la respiración durante el sueño. Esta pausa de respiración puede durar 10 segundos o más, y se repite más de 20 veces en una hora. La apnea ocurre porque, durante el sueño, los tejidos suaves y músculos de la nariz y garganta se relajan, obstruyendo el paso del aire y bloqueando la respiración. La persona batalla hasta por un minuto con el bloqueo del aire, con sensación de asfixia y dificultad para respirar. Esto hace que se despierte únicamente el tiempo necesario para respirar brevemente; luego se vuelve a dormir. Este ciclo se repite nuevamente, y la persona no está consciente de que se ha despertado una docena de veces durante la noche. Las interrupciones frecuentes del sueño profundo y reparador no permiten que la persona recupere la energía que necesita para hacer sus actividades diarias y mejorar su salud. Esto, con el tiempo, incrementa síntomas como fatiga y dolor.

La apnea del sueño es un problema médico muy serio que crea complicaciones en la salud y puede llegar a ser fatal. Está vinculada a ataques cerebrales y enfermedades cardíacas. Se cree que la apnea es la causa de muerte de muchas personas que han sufrido ataques al corazón mientras dormían. Los expertos en trastornos del sueño sugieren que la persona que se siente cansada todo el tiempo a pesar de haber dormido toda la noche, o que siente que necesita dormir más que cuando era joven, debería hacerse una evaluación para la apnea o algún otro trastorno del sueño, especialmente si su pareja o familia le deja saber que ronca fuertemente. Puede encontrar más información sobre la apnea en el capítulo 17.

Consiguien ayuda profesional

La mayoría de los problemas del sueño se pueden resolver con las técnicas mencionadas anteriormente, pero hay ocasiones en que necesita ayuda profesional. ¿Cuándo debería pedir ayuda?

■ Si el insomnio persiste durante seis meses o está afectando gravemente su funcionamiento durante el día (su trabajo o sus relaciones sociales), a pesar de seguir fielmente el programa de manejo personal (autoayuda) descrito aquí.

■ Si usted tiene una gran dificultad para mantenerse despierto durante el día, especialmente si esa somnolencia puede causar un accidente.

■ Si su sueño es perturbado por dificultades respiratorias, incluidos ronquidos muy fuertes con pausas largas, dolor de pecho, ardor de estómago, contracciones nerviosas de las piernas, dolor excesivo u otras condiciones físicas.

■ Si su dificultad para dormir va acompañada de depresión, problemas con el alcohol, medicamentos para dormir o drogas adictivas.

No posponga el pedir ayuda. La mayoría de los problemas del sueño se pueden resolver. Una vez que se hayan ido, usted disfrutará de un mejor sueño durante la noche y de una mejor salud.

Depresión

La mayoría de las personas con una enfermedad crónica suelen sentirse deprimidas. Al igual que hay muchos grados de dolor, también hay diferentes grados de depresión. Estos pueden variar desde sentirse triste o desanimado ocasionalmente a una grave depresión clínica. A veces no reconocemos que estamos deprimidos o lo ignoramos. Por lo general, admitir que estamos deprimidos puede ser difícil o inaceptable por considerarlo "tabú", ya que en algunas culturas erróneamente se conecta la depresión con perder la razón o estar "loco". La forma en que manejemos la depresión hará una gran diferencia.

Depresión y mal humor

Sentirse triste a veces es natural. La tristeza "normal" es un sentimiento temporal, a menudo asociado con un evento específico o una pérdida. Solemos utilizar la palabra "depresión" para describir sentimientos de tristeza o desilusión. Por ejemplo, "Estoy deprimida porque no pude visitar a mis amigos". En esas circunstancias nos sentimos tristes pero todavía podemos relacionarnos con otras personas y encontrar la alegría en otras áreas de nuestra vida. Sin embargo, la depresión puede durar más tiempo, como cuando perdemos a un ser querido o se nos diagnosticó una enfermedad grave.

Si su depresión o sentimientos de tristeza son graves, de larga duración y recurrente, puede estar experimentando depresión clínica. Esta agota el placer de la vida, haciendo que se sienta desesperado, impotente y sin valor. Con depresión grave, se puede producir una insensibilidad a las emociones, y ni siquiera llorar le trae alivio.

La depresión afecta todo: la forma de pensar, comportarse, interactuar con los demás e incluso la forma en que funciona su cuerpo.

¿Qué causa la depresión?

La depresión no está causada por una debilidad personal, pereza (flojera) o falta de fuerza de voluntad. La herencia, la enfermedad crónica y los medicamentos pueden jugar un papel en la depresión. La forma de pensar, especialmente los pensamientos negativos, también puede producir y mantener un estado de ánimo depresivo. Los pensamientos negativos pueden ser automáticos, repetirse sin cesar, y a menudo no están relacionados con ningún evento o causa desencadenante. Ciertos sentimientos y emociones también contribuyen a la depresión. Algunos de ellos son:

■ **Miedo, ansiedad o incertidumbre acerca del futuro.** Estos sentimientos que resultan de las preocupaciones acerca de su familia, su enfermedad, su tratamiento o su situación económica pueden conducirlo a un estado de depresión. Al reconocer y confrontar estas preocupaciones temprana-

mente, usted y su familia tendrán menos tiempo para preocuparse y más tiempo para buscar soluciones y disfrutar de su vida. Esto puede tener un efecto curativo. Hablamos más sobre estos asuntos y cómo manejarlos en el capítulo 20.

■ **Frustración.** Es un sentimiento muy común en las personas con enfermedades crónicas y puede tener varias causas. Es fácil dejarse invadir por pensamientos como: "No puedo hacer las cosas que hacía antes", "me siento inútil o incapacitado", "yo solía hacer esto por mí mismo", "soy una carga" o "¿por qué nadie me entiende?" Cuanto más tiempo tenga estos sentimientos, mayor será su frustración. Pensamientos como estos pueden hacerle sentir más solo, aislado y deprimido.

■ **Pérdida de control sobre su vida.** Muchas cosas pueden hacerle sentir como si estuviera perdiendo control. Especialmente si tiene que depender de sus medicinas para aliviar los síntomas, ver a su médico de manera regular y necesitar ayuda de otros para realizar sus actividades rutinarias, como bañarse, vestirse y prepararse los alimentos. Este sentimiento puede hacer que pierda la fe en sí mismo y en sus habilidades. Aunque ya no sea capaz de hacer todo por sí mismo, todavía puede hacerse cargo de las personas allegadas.

No todos los comportamientos que manifiestan la depresión son negativos. A veces una alegría o felicidad poco realista enmascara lo que la persona realmente está sintiendo. Si observamos atentamente, podemos reconocer la fragilidad de este sentimiento y la falsedad de este estado de ánimo. El no aceptar las ofertas de ayuda, incluso cuando la situación es agobiante y la necesidad es obvia, es un síntoma frecuente de la depresión no reconocida.

Los sentimientos de depresión pueden llevar al retraimiento, aislamiento y falta de actividad física, lo cual puede crear más sentimientos deprimidos. La paradoja del estado depresivo es que cuanto más deprimida se encuentre la persona, más alejará de su lado a los seres queridos que tratan de ofrecerle consuelo y apoyo en momentos difíciles. Con frecuencia sus familiares y amigos quieren hacerle sentir mejor, tratando de ayudar, pero a veces no saben cómo lograrlo. Ellos se sentirán frustrados cuando sus esfuerzos no den resultado. Esta frustración hará que en un momento dado decidan dejar de tratar y alejarse. La persona deprimida reaccionará dejándose invadir por pensamientos como "Mira, a nadie le importó" o "nadie se preocupa por mí". De nuevo, esto refuerza aun más los sentimientos de pérdida, abandono y soledad, aumentando la depresión.

Todos estos factores, junto con otros, pueden contribuir a un desequilibrio en las sustancias químicas del cerebro (neurotransmisores). Este desequilibrio puede resultar en cambios en su forma de pensar, sentir y actuar. Por lo tanto, cambiar la forma de pensar y actuar puede ser una manera poderosa y efectiva de cambiar la química de su cerebro, aliviar la depresión y mejorar un mal humor ordinario.

¿Estoy deprimido?

Esta es una breve prueba para poder identificar la depresión: Pregúntese lo que hace para divertirse. Si no tiene una respuesta rápida, considere los posibles síntomas adicionales de depresión enumerados abajo.

Considere su estado de ánimo durante las últimas dos semanas. ¿Cuál de los siguientes síntomas ha experimentado?

■ **Poco interés o placer en hacer las cosas.** No disfrutar de la vida o de otras personas puede ser un signo de depresión. Los síntomas incluyen no querer hablar con nadie, no querer salir, no contestar el teléfono o la puerta.

■ **Sentirse triste, deprimido o sin esperanza.** Sentirse triste constantemente puede ser un síntoma de la depresión.

■ **Dificultad para dormirse, permanecer dormido o dormir demasiado.** Los cambios en los patrones de sueño, interrupciones en el mismo, dormir más de lo normal, dormirse con facilidad y despertarse en corto tiempo sin poder conciliar el sueño nuevamente pueden señalar un problema.

■ **Sentirse cansado o con poca energía.** La fatiga o sentirse cansado todo el tiempo suele ser un síntoma claro de depresión.

■ **Falta de apetito o comer en exceso.** Estos cambios en los hábitos alimenticios pueden variar desde una pérdida de interés en los alimentos hasta comer en forma irregular, errática o excesiva.

■ **Sentirse mal, tener una pobre imagen de sí mismo o falta de estima personal.** ¿Ha sentido que usted es un fracaso o que ha fallado con usted mismo o con su familia? ¿Ha sentido que no vale como persona? ¿Ha tenido una imagen negativa de su cuerpo o apariencia física o dudas acerca de su propio valor?

- **Dificultad para concentrarse.** ¿Ha encontrado dificultad para hacer actividades, tales como leer el periódico o ver la televisión?

- **Letargo o inquietud (agitación).** ¿Hubo oportunidades en que se haya movido o hablado tan lentamente que otras personas lo hayan notado? O por el contrario, ¿ha estado tan inquieto o intranquilo que se haya movido más de lo habitual? Cualquiera de lo antedicho puede ser un signo de depresión.

- **Deseos de hacerse daño o pensamientos suicidas.** El hecho de pensar que sería mejor si estuviera muerto o de hacerse daño de alguna manera, es el signo revelador de la depresión severa.

Las personas deprimidas también pueden experimentar otros síntomas, tales como un aumento o pérdida de peso no intencional, pérdida de interés en la intimidad física o sexo, pérdida de interés en el cuidado y arreglo personal, inhabilidad para tomar decisiones y accidentes más frecuentes.

Si usted sufre algunos de estos síntomas, por favor consiga ayuda de su médico, sus buenos amigos, un miembro de la iglesia, un psicólogo o un trabajador social. No espere hasta que estos sentimientos pasen. Si está pensando en hacerse daño a sí mismo o a otras personas, busque ayuda **ahora.** *No deje que ocurra una tragedia.*

Afortunadamente, los tratamientos para la depresión, incluidos los medicamentos antidepresivos, terapia psicológica (psicoterapia) y manejo personal (autoayuda), son muy eficaces para disminuir la frecuencia, duración y gravedad de la depresión. Esta, al igual que otros síntomas, se puede manejar.

Cómo disminuir la depresión y el mal humor

Los tratamientos más eficaces para la depresión son los medicamentos, la psicoterapia y el manejo personal (autoayuda).

Medicamentos

Los medicamentos antidepresivos que ayudan a equilibrar la química del cerebro son muy eficaces. Muchos de ellos tardan desde varios días hasta varias semanas para hacer efecto y, por lo general, producir un alivio significativo. No se desanime si no se siente mejor inmediatamente. Es importante esperar. Para obtener el beneficio máximo podría ser necesario tomar ciertos medicamentos durante seis meses o más.

Los efectos secundarios suelen ser más notables en las primeras semanas, para ir luego disminuyendo o desapareciendo. Si los efectos secundarios no son especialmente graves, debe seguir tomando la medicación. Como su cuerpo se acostumbra al medicamento, usted comenzará a sentirse mejor. Es importante recordar tomar el medicamento todos los días. Si deja de tomarlo porque se siente mejor (o peor), puede recaer. Los medicamentos antidepresivos no son adictivos, pero debe hablar con su médico antes de cambiar la dosis o dejar de tomarlos.

Psicoterapia

Existen varios tipos de psicoterapia que también pueden ser muy eficaces en el tratamiento de la depresión. Pueden aliviar los síntomas en el 70% de los casos. Al igual que con los medicamentos, la psicoterapia rara vez tiene un efecto inmediato. Pueden pasar varias semanas (o más) antes de notar la mejoría. La terapia puede ser breve; por lo general requiere de una a dos sesiones por semana durante varios meses. Al aprender nuevas habilidades y maneras de pensar y de relacionarse, la psicoterapia también puede ayudar a reducir el riesgo de depresión recurrente.

El manejo personal (Autoayuda)

El uso de las técnicas del manejo personal también puede ser efectivo. Usted puede aprender muchas técnicas exitosas de psicoterapia y ponerlas en práctica por su cuenta. Las estrategias del manejo personal discutidas aquí son productivas para ayudar a mejorar una depresión leve a moderada o simplemente para levantar el ánimo. De hecho, un estudio demostró que leer y poner en práctica los consejos del manejo personal mejoraron la depresión en casi 70% de los pacientes.

Estas habilidades y estrategias se pueden utilizar solos o como complemento a los medicamentos y la psicoterapia.

■ **Eliminar lo negativo.** Primero vamos a hablar de lo que no ayuda a la depresión o al mal humor. Estar solo y aislarse, llorar mucho, enojarse y gritar, culpar a los demás de su fracaso o mal humor, o usar alcohol u otras drogas por lo general hacen que se sienta peor. ¿Está usted tomando tranquilizantes o analgésicos narcóticos tales como Valium, Librium, reserpina, codeína, Vicodin, medicamentos para dormir u otros "depresores"? Un efecto secundario de este tipo de medicina es que intensifica la depresión. Sin embargo, no es recomendable discontinuarlos sin consultar con el médico que se los prescribió, ya que puede haber razones importantes para continuar su uso o reacciones de abstinencia al dejar de tomarlas.

¿Está tomando bebidas alcohólicas para sentirse mejor? El alcohol es también un agente depresivo. Es muy difícil salir de la depresión si está bajo la influencia del alcohol. No hay manera de escapar a la depresión a menos que usted se libere de estas influencias negativas. Para muchas personas, tomar una o dos bebidas por la noche no es un problema; sin embargo, si recurre a tomar bebidas alcohólicas en los momentos difíciles, tiene deseos constantes de beber alcohol o no puede detenerse una vez que empieza a beberlo, es muy posible que tenga una adicción. Le sugerimos que busque ayuda hablando con su médico o llamando a un grupo de apoyo como Alcohólicos Anónimos.

■ **Planificar para el placer.** Cuando usted se siente triste o deprimido, la tendencia es retirarse, aislarse y disminuir las actividades. Esto es precisamente lo que no debe hacer. El mantenimiento o aumento de las actividades es uno de los mejores antídotos para la depresión. Salir a caminar, mirar una puesta de sol, ver una película divertida, ir a una sesión de masaje, aprender otro idioma, tomar clases de cocina o unirse a un club social, pueden ayudarle a mantener el ánimo y evitar que caiga en una situación en la cual puede deprimirse.

Pero a veces divertirse no es una receta tan fácil. Usted puede tener que hacer un esfuerzo deliberado para planificar actividades placenteras. Aunque no tenga ganas de hacerlo, trate de cumplir con el horario. Puede encontrar que un paseo por la naturaleza, una taza de té o media hora de escuchar música mejorará su estado de ánimo a pesar de sus dudas (recelos) iniciales. No deje las cosas buenas al azar. Es recomendable que prepare un horario para su tiempo libre durante la semana con lo que le gustaría hacer.

Si usted se siente casi sin emociones y el mundo parece desprovisto de color, haga un esfuerzo para poner otra vez un poco de sensación en su vida. Vaya a una librería y hojee los libros de su sección favorita. Escuche o baile al ritmo de una música viva. Haga ejercicios o pida que alguien le dé un masaje para que pueda volver a conectarse con su cuerpo. Coma un poco de comida picante. Disfrute de un baño muy caliente o prueba una ducha fría. Vaya a un centro de jardinería y huela las flores.

Haga planes y llévelos a cabo. Mire hacia el futuro. Plante algunos árboles jóvenes. Espere con ganas la graduación de sus nietos en la universidad, aunque sus propios hijos todavía estén en la escuela secundaria. Si siente que una época del año es especialmente difícil, como la Navidad o un cumpleaños, haga planes específicos para ese período. No espere a ver qué pasa. Esté preparado.

■ **Tomar acción.** Continúe con sus actividades diarias. Todos los días vístase, haga la cama, salga de la casa, vaya de compras, pasee al perro. Planee y prepare comidas. Exíjase hacer estas cosas, incluso si no tiene ganas. Tomar acción de inmediato para resolver los problemas que enfrenta es la forma más segura de aliviar el mal humor. Pero más importante que los cambios en sí son los sentimientos de confianza que provienen del éxito de cambiar algo, sea lo que fuere. Lo importante es tomar acción. Incorporar algunas cosas simples en su vida puede mejorar su estado de ánimo. Usted puede decidir limpiar o reorganizar una habitación, un armario o un cajón del escritorio. También puede conseguir una suscripción para una revista nueva o llamar a un viejo amigo.

Tenga cuidado de no fijarse metas o propósitos difíciles, ni de asumir una gran responsabilidad. Divida las tareas grandes en pequeñas, establezca prioridades y haga lo que pueda de la mejor manera posible. Aprenda algunos de los pasos comprobados para tomar acción con éxito (véase el capítulo 2). También es recomendable no tomar decisiones importantes cuando se sienta deprimido. Por ejemplo, no se mude a otro barrio sin visitar el área primero durante unas semanas y conocer los recursos disponibles en ese lugar. Mudarse puede ser una señal de retraimiento, y la depresión frecuentemente se intensifica cuando se está en un lugar extraño y lejos de sus amigos y conocidos. Si hace el cambio para evitar los problemas, recuerde que estos se mudarán con usted. A la vez el apoyo que tenía o necesitará para hacer frente a sus problemas se quedará lejos.

■ **Socializar.** Únase a un grupo ya formado en la iglesia, centro comunitario o club literario; tome una clase en el colegio comunitario, una clase de manejo personal de su enfermedad o un programa de ejercicio y nutrición para personas mayores. Si usted no puede salir de la casa, piense en participar en un grupo del Internet, asegurándose de que sea moderado, es decir, que alguien se encargue de hacer respetar las reglas del grupo. No se aísle. Trate de buscar personas positivas y optimistas que puedan aliviar sus sentimientos pesados.

■ **Cambiar su estado de ánimo.** La actividad física eleva la depresión y el mal humor. Las personas deprimidas a menudo se quejan de que se sienten demasiado cansadas para hacer ejercicio. Pero la fatiga asociada con la depresión no se debe al agotamiento físico. Trate de hacer algún tipo de ejercicio por lo menos 20 o 30 minutos cada día, por ejemplo, ejercicios con silla o caminar. Al moverse es posible que usted tenga más energía (véase los capítulos 6 a 8).

■ **Pensar positivamente.** Muchas personas tienden a criticarse demasiado a sí mismos, sobre todo cuando están deprimidos. Usted puede tener pensamientos negativos sin fundamento o ideas falsas sobre sí mismo.

Para desafiar a sus pensamientos automáticos negativos, trate de reescribir aquellos que se repiten (refiérase el capítulo 5). Por ejemplo, una de sus creencias subyacentes puede ser, "A menos que yo pueda hacer todo a la perfección, soy un fracaso". Tal vez esta creencia podría ser revisada a "El éxito es hacer lo mejor que puedo en cualquier situación". Además, cuando usted está deprimido, es fácil pensar que nada bueno ha sucedido en absoluto. Por lo tanto, para ayudarle a recordar, haga una lista de algunos de los eventos buenos o positivos en su vida.

■ **Hacer algo por otra persona.** Ayudar a otras personas es una de las maneras más efectivas para cambiar el mal humor, pero es una de las menos utilizadas. Haga arreglos para cuidar a los niños de un amigo, léale un cuento a alguien que está enfermo o sea voluntario en un comedor de beneficencia. Cuando uno está deprimido, podría pensar negativamente con respecto a la posibilidad de ayudar a los demás, diciendo por ejemplo: "Tengo suficientes problemas propios. Yo no necesito los problemas de los demás". Pero si puede tratar de ayudar a alguien, aunque sea de forma pequeña, se sentirá mejor consigo mismo. Sentirse útil es bueno para la autoestima, además de que se distraerá de sus propios problemas. Ayudar a otros más necesitados que usted puede ayudarle a apreciar sus propios bienes y capacidades. En comparación, sus problemas y dificultades no parecerán tan abrumadores. A veces, ayudar a los demás es la mejor manera de ayudarse a sí mismo.

No se desanime si tarda en sentirse mejor. Si estas estrategias de manejo personal por sí solas no son suficientes, pida ayuda de su médico o un profesional de salud mental. A menudo, un poco de "terapia" o el uso de medicamentos antidepresivos (o ambos) pueden ayudar mucho a aliviar la depresión. Buscar ayuda profesional y tomar medicamentos no son señales de debilidad; más bien, son signos de fuerza, la fuerza de ayudarse a sí mismo.

Para más información sobre la depresión clínica y otras enfermedades mentales véase el capítulo 19.

Enojo

El enojarse es una de las respuestas más comunes a una enfermedad crónica. La incertidumbre, el no saber qué va a suceder al vivir con una condición crónica, puede amenazar su independencia y control. Durante el curso de una enfermedad muchas personas puedan preguntarse: "¿Por qué yo? ¿Qué hice para merecer esto? o ¿Por qué me está castigando Dios?" Todas estas interrogantes son expresiones normales en una persona con enfermedad crónica.

Usted puede estar enojado consigo mismo, con la familia, los amigos, los proveedores de salud, Dios o el mundo en general. Por ejemplo, puede enojarse consigo mismo por no haberse cuidado mejor. Puede estar enojado con su familia y amigos porque no hacen las cosas de la manera que a usted le gustaría. O puede estar frustrado con su médico porque no puede arreglar sus problemas. A veces el sentimiento de enojo o disgusto se desarrolla a un nivel que no puede ser controlado, la persona se irrita y empieza a gritarle al perro, al gato o a todo el que se le acerca. Esto es bastante común y puede ser difícil de controlar, sobre todo si usted no se da cuenta de que el enojo está tomando control de su vida.

A veces el enojo o disgusto es el resultado del proceso de la enfermedad. Por ejemplo, un derrame cerebral (apoplejía) y la enfermedad de Alzheimer pueden afectar la habilidad de la persona para expresar o suprimir emociones. Por lo tanto, la persona puede presentarse con llantos inapropiados o tener cambios drásticos en el estado de ánimo y temperamento. Algunas personas que están deprimidas o que tienen trastornos de ansiedad expresan su depresión y ansiedad a través de la ira.

Un paso importante para manejar el enojo efectivamente es reconocer o admitir que se está enojado e identificar por qué, con quién y cuándo se siente así. La siguiente tarea debe ser encontrar formas constructivas y adecuadas de expresar su sentimiento de enojo. Esto evitará que el enojo y disgusto se acumulen y se hagan "explosivos". También evitará que reaccionemos ofendiendo a otros y a uno mismo.

Calmando el enojo

Las investigaciones ahora sugieren que las personas que desahogan sus sentimientos de enojo en realidad se enojan más. Pero la supresión de la ira tampoco es una respuesta adecuada porque los sentimientos de enojo suelen arder y explotar más tarde. Por eso, hay dos estrategias que puede utilizar para ayudar a reducir los sentimientos hostiles:

■ Puede trabajar para elevar su umbral de ira, es decir que usted permite que menos cosas desencadenen su ira inmediatamente, o

■ Puede elegir la manera en que va a reaccionar cuando se enoja, sin negar sus sentimientos o ceder a la situación.

Esto suena bastante simple, pero lo que interfiere es nuestra tendencia a creer que la ira viene de fuera de nosotros mismos, que es algo sobre lo cual tenemos poco control. Nos vemos como víctimas indefensas. Culpamos a otros y decimos, "¡Usted me hace enojar tanto! "Explotamos y luego decimos, "No pude evitarlo". Vemos a nuestro jefe como un esnob o un matón, y a nuestros amigos como egoístas, insensibles y desagradecidos. Pareciera que nuestra única opción es un bombazo de hostilidades. Pero con un poco de práctica, incluso un exaltado difícil de controlarse puede dominar un nuevo repertorio de respuestas saludables y más eficaces.

Hay varias cosas que usted puede hacer para ayudar a manejar o controlar su enojo.

Razonar consigo mismo

La manera en que usted interpreta y explica una situación determina si se siente enojado o no. Puede aprender a calmar la ira haciendo una pausa y examinando los pensamientos que la producen. Si cambia sus pensamientos podrá cambiar su respuesta. También puede decidir si desea enojarse o no y luego si va a actuar o no.

A la primera señal de ira, cuente hasta tres y hágase las siguientes preguntas:

■ **¿Es esto realmente tan importante como para enojarme?** Tal vez este incidente no sea lo suficientemente serio como para merecer el tiempo y la energía dedicados. Considere si el problema hará una gran diferencia en su vida.

■ **¿Tengo justificación para enojarme?** Puede ser necesario recopilar más información para comprender realmente la situación y evitar llegar a conclusiones precipitadas o malinterpretar las intenciones o acciones de otros.

■ **¿Hará una diferencia si me enojo?** Muy a menudo, enojarse y perder la calma no funciona e incluso puede ser agotador. Explotar o desahogar sus sentimientos puede aumentar el enojo, poner tensión en sus relaciones y potencialmente dañar su salud.

Calmarse

Cualquier técnica que lo relaje o distraiga, como la meditación o dar un paseo, le puede ayudar a apagar el fuego desde dentro. La respiración lenta y profunda es una de las maneras más rápidas y simples de calmarse (véase la página 148). Cuando se dé cuenta de que está enojándose, realice diez respiraciones lentas y relajadas antes de reaccionar. A veces, retirarse y estar unos momentos solo puede calmar la situación. Además, el ejercicio físico ofrece una buena salida natural para el estrés y la ira.

Expresarse verbalmente sin echar la culpa

Una técnica importante es aprender a comunicar su enojo o disgusto verbalmente, preferiblemente sin acusar ni ofender a otros. Puede hacer esto aprendiendo a usar los mensajes en primera persona ("yo" en vez de "tú" o "Ud."). (Refiérase al capítulo 11 para una discusión de mensajes en primera persona.) Sin embargo, el expresar su enojo a otra persona no necesariamente significa que la otra persona pueda ayudarlo. Es importante saber que muchas personas no se sienten cómodas cuando están cerca de otra enojada, aun cuando el enojo sea justificado. Por lo tanto, puede ser útil buscar consejería o unirse a un grupo de apoyo. Existen diferentes organizaciones comunitarias que ofrecen estos servicios. Las organizaciones voluntarias, como las asociaciones del corazón, pulmón, hígado y diabetes y la Fundación de Artritis, pueden ser recursos útiles en este tema.

Modificar sus expectativas

Otra estrategia que puede ser beneficiosa es tratar de modificar sus expectativas. Todos hemos aprendido hacer cambios lo largo de la vida. Por ejemplo, cuando éramos niños, pensábamos que podríamos convertirnos en lo que quisiéramos: bombero, bailarina, médico, etcétera. Sin embargo, conforme crecimos evaluamos estas expectativas junto con nuestras capacidades, talentos e intereses. Basándonos en esa evaluación, modificamos nuestros planes.

El mismo proceso se puede usar para manejar los efectos de la enfermedad crónica en su vida. Por ejemplo, es posible que no sea realista esperar curarse; sin embargo, sí es realista esperar que usted aún pueda hacer cosas muy placenteras o vivir una vida casi normal. Usted tiene la habilidad de afectar el progreso de su enfermedad retrasando el proceso o previniendo

que empeore. Cambiar sus expectativas puede ayudarle a cambiar su perspectiva. En vez de hundirse en el 10% de las cosas que ya no puede hacer, piense en el 90% de las cosas que todavía puede hacer. Incluso puede encontrar nuevas actividades o pasatiempos para reemplazar los otros. Desarrollar y usar el pensamiento positivo también puede ayudar a cambiar y aceptar su perspectiva.

Para resumir, el enojo es una respuesta común a tener una condición crónica. Parte de aprender a manejar esa condición implica reconocer dicha emoción y encontrar maneras constructivas para controlarla.

Estrés

El estrés es un problema común que afecta a toda persona. Pero, ¿qué es el estrés? En la década de 1950, el fisiólogo Hans Selye describió el estrés como "la respuesta corporal no específica ante cualquier demanda que se le haga al organismo". Otros han ampliado esta definición para explicar que es la preparación del organismo para enfrentar a las demandas, sean placenteras o no. Por ejemplo, usted puede sentir el estrés después de experimentar un evento triste, como la muerte de un ser querido, o incluso un evento alegre, como el matrimonio de un hijo.

¿Cómo responde su cuerpo al estrés?

Su cuerpo está acostumbrado a funcionar a cierto nivel. Cuando hay necesidad de cambiar este nivel (cuando la demanda externa excede los recursos disponibles), su cuerpo debe

ajustarse fisiológicamente para responder a esa demanda. Su cuerpo reacciona preparándose para la acción: su latido cardíaco se incrementa, sube la presión arterial, los músculos del cuello y hombros se tensionan, su respiración se hace más rápida, su digestión se hace lenta, su boca se seca y puede empezar a sudar. Estos son los signos de lo que llamamos "estrés".

¿Por qué ocurre esto? Para poder tomar acción los músculos se abastecen de oxígeno y energía. Su frecuencia respiratoria se incrementa para poder inhalar tanto oxígeno y eliminar tanto dióxido de carbono como sea posible. Su latido cardíaco se incrementa para llevar oxígeno y nutrientes a los músculos. Más aún, los procesos fisiológicos que no son inmediatamente necesarios, como la digestión y las respuestas naturales del sistema inmunológico del cuerpo se hacen más lentos. (Por extraño que parezca, estas respuestas también pueden ocurrir cuando el organismo no necesita más oxígeno, como cuando usted tiene miedo o está preocupado.)

¿Cuánto tiempo duran estas respuestas? En general duran solo hasta que el evento estresante pase. Luego su organismo regresa a sus niveles normales de funcionamiento. A veces, el cuerpo no regresa completamente a ese nivel confortable de funcionamiento, o sea que la reacción disminuye pero no desaparece. Si el estrés está presente por tiempo indefinido, su cuerpo empieza a adaptarse a ese estrés, que se convierte en crónico y puede contribuir al comienzo de otras condiciones crónicas tales como la hipertensión, dificultad para respirar o articulaciones dolorosas, y puede que los síntomas sean más difíciles de manejar.

Tipos comunes de estrés

Sin importar los factores que causan estrés (estresantes), la respuesta o cambios en el cuerpo son los mismos. Los factores estresantes, sin embargo, no son completamente independientes unos de otros. Con frecuencia un factor que causa estrés puede conducir a otros tipos de estresantes e incluso aumentar los factores de estrés ya existentes. También puede que ocurran varios factores estresantes simultáneamente. Por ejemplo, la dificultad para respirar puede causar ansiedad, frustración, inactividad y pérdida de resistencia. Vamos a examinar algunas de las fuentes más comunes de estrés:

Estresantes físicos

Los estresantes físicos pueden variar desde algo tan placentero como levantar a su nieto o hacer compras todos los días hasta síntomas físicos

de su enfermedad crónica. Lo único que estas tres situaciones tienen en común es que todas incrementan la demanda corporal de energía. Si su cuerpo no está preparado para afrontar esta demanda, los resultados pueden variar desde dolor muscular o fatiga hasta el empeoramiento de algunos síntomas de la enfermedad.

Estresantes mentales y emocionales

Los factores mentales y emocionales que causan estrés también pueden variar desde los placenteros hasta los desagradables, pero la respuesta de su organismo será la misma. Por ejemplo, la alegría que experimenta al ver que su hijo se casa o el conocer a nuevos amigos causará el mismo efecto o reacción de estrés en su organismo que el sentirse frustrado o deprimido por su enfermedad. Aunque parezca extraño, esto se puede explicar en la forma en que su cerebro percibe el estrés, reaccionando para superar el estímulo sin importar si es bueno o malo.

Estresantes ambientales

Los factores del medio ambiente que causan estrés también pueden ser buenos y malos. Estos estresantes pueden variar desde un día soleado, veredas desiguales que hacen difícil el caminar, los ruidos, el mal tiempo, los ronquidos de un cónyuge, hasta el humo del cigarrillo. Cada una de estas causas crea una excitación placentera o aprensiva que provoca una respuesta al estrés.

¿Es una contradicción decir que el estrés puede ser "bueno"?

Como mencionamos anteriormente, algunas situaciones que causan estrés pueden ser agradables o positivas. Algunos ejemplos son: un ascenso en el trabajo, una boda, los días de vacaciones, una nueva amistad o un nuevo bebé. Estos eventos lo hacen sentirse bien pero aun así causan algunos cambios fisiológicos en su organismo. Otro ejemplo de "factor de estrés bueno" es el ejercicio.

Cuando hace ejercicio o algún tipo de actividad física hay una demanda o exigencia a su organismo. El corazón y los pulmones tienen que trabajar más de lo normal para llevar el oxígeno y sangre a los músculos; por eso, aumentan la frecuencia del corazón y la respiración. Mientras tanto, los músculos están trabajando más fuerte para responder a las señales del cerebro que les dicen que se sigan moviendo.

Conforme usted mantenga un programa de ejercicio continuo por varias semanas, empezará a notar un cambio: lo que al principio le parecía difícil o imposible de realizar ahora es relativamente simple o requiere menos esfuerzo. Su cuerpo se ha adaptado a estas demandas. Además, el corazón, pulmones y otros músculos se fortalecen más para poder realizar esa actividad extra. Quiere decir que usted ha mejorado su condición física. Lo mismo puede suceder con estresantes psicológicos. Muchas personas se vuelven más resistentes y fuertes emocionalmente después de experimentar problemas emocionales a los que necesitan aprender a adaptarse.

Reconociendo cuando está estresado

Toda persona necesita un cierto nivel de estrés para funcionar eficientemente. El estrés actúa como factor de motivación para vencer y superar obstáculos. El estrés es útil mientras usted no sobrepase "el umbral de resistencia", o sea que no exceda completamente los límites. Algunas

veces puede tolerar más estrés que otras. Pero si usted no está consciente de los diferentes tipos de estrés que experimenta, puede ir más allá del umbral de resistencia de su organismo y sentir que su vida está completamente fuera de control. Generalmente es difícil reconocer cuánto estrés es excesivo. Algunos signos de alerta pueden ser:

- Comerse las uñas, jalarse el cabello, taconear el pie u otros hábitos repetitivos
- Rechinar los dientes o apretar la mandíbula
- Tensión en su cabeza, cuello u hombros
- Sentirse ansioso, nervioso, impotente, indefenso o irritable
- Accidentes frecuentes
- Olvidarse de las cosas que usualmente no olvida
- Dificultad para concentrarse
- Fatiga y agotamiento

En ocasiones usted se dará cuenta cuando se está comportando o sintiendo estresado. Si eso ocurre, deténgase unos minutos para pensar qué lo hace sentirse tenso. Realice unas respiraciones profundas y trate de relajarse. Además, puede hacer una exploración rápida de su cuerpo (que se describe en el capítulo 5) para ayudarle a reconocer la tensión en su cuerpo. También ofrecemos otras buenas ideas para lidiar con el estrés en el capítulo 5.

Ahora vamos a examinar algunas herramientas que nos pueden ayudar a manejar el estrés.

Manejando el estrés

Manejar efectivamente el estrés no tiene que ser complicado. De hecho, puede empezar con un simple proceso de tres pasos:

1. **Identifique sus factores de estrés haciendo una lista.** Considere cada área de su vida: familia, relaciones, salud, seguridad financiera, ambiente, hogar, etcétera.

2. **Clasifique sus factores de estrés.** Para cada factor de estrés, pregúntese: ¿Es importante o no? ¿Lo puede cambiar o no? Luego, coloque cada uno de los factores de estrés en una de las siguientes categorías:

   - Importante y variable
   - Importante e invariable
   - No importante y variable
   - No importante e invariable

   Por ejemplo, tener que dejar de fumar es algo que puede cambiar y, para la mayoría de las personas, es importante. La pérdida de un ser querido o un trabajo es importante pero algo que no puede cambiar. El mal desempeño de su equipo deportivo favorito, un atasco de tráfico o el mal tiempo son cosas que no puede cambiar, pero pueden o no ser importantes. Lo que realmente cuenta es lo que usted piensa de cada factor de estrés.

3. **Escoja su estrategia para cada factor de estrés.** Cada factor requiere de una estrategia apropiada. A continuación se presentan algunas estrategias que le ayudarán a ser más eficaz en el manejo de cada tipo de problema.

   - *Estresantes importantes y variables.* Estos tipos de estresantes se manejan mejor al tomar acción para cambiar la situación y reducir el estrés asociado con ellos. Las habilidades útiles para resolver problemas incluyen la planificación y el establecimiento de metas (véase el capítulo 2); la

relajación por imágenes guiadas (página 94), el pensamiento positivo y saludable (página 92), la buena comunicación (véase el capítulo 11) y la búsqueda de apoyo social.

- *Estresantes importantes e invariables.* Estos factores suelen ser los más difíciles de manejar. Pueden hacer que se sienta impotente y sin esperanza. No importa lo que haga, usted no puede hacer que la otra persona cambie. Tampoco puede resucitar un muerto ni eliminar las experiencias traumáticas de su vida. A pesar de que no sea capaz de cambiar la situación, puede utilizar una o más de las siguientes estrategias:

  a. Cambie su forma de pensar acerca del problema. Por ejemplo, piense que el problema podría ser peor, enfóquese en lo positivo y dé gracias (véase la la página 102), trate de negar o ignorar el problema, distráigase (véase la página 90) y acepte lo que no puede cambiar.

  b. Encuentra una parte del problema que pueda reclasificar como variable. Por ejemplo, usted no puede detener el huracán pero sí tomar medidas para reconstruir su casa.

  c. Reevalúe la importancia del problema considerando su vida en general y sus prioridades. Por ejemplo, tal vez la crítica de su vecino no sea tan importante después de todo.

  d. Cambie sus reacciones emocionales ante la situación y así reducirá el estrés. Por ejemplo, usted no puede cambiar lo que pasó pero puede ayudarse a sentirse menos angustiado sobre esa situación. Trate de escribir o confiar a alguien sus más profundos pensamientos y sentimientos (véase la página 104), busque apoyo social, ayude a los demás, disfrute de sus sentidos, practique la relajación, disfrute del humor o haga ejercicio.

- *Estresantes no importantes y variables.* Si el estresante no es importante, primero simplemente trate de soltarlo. Si lo puede controlar con relativamente poco esfuerzo, siga adelante y trate de manejarlo. La resolución de pequeños problemas le ayuda a desarrollar sus habilidades y le da confianza para hacer frente a los grandes. Utilice las mismas estrategias que acabamos de describir anteriormente para los estresantes importantes y variables.

- *Estresantes no importantes e invariables.* La mejor solución para estos problemas es ignorarlos. A partir de ahora, usted tiene permiso para dejar de lado las preocupaciones sin importancia. Hablamos de las molestias comunes; todo el mundo tiene su cuota de ellas. No deje que le molesten. Puede distraerse con humor, ejercicio, práctica de relajación por imágenes guiadas, o puede concentrarse en cosas más placenteras.

Utilizando la resolución de problemas

Hay algunas situaciones que usted reconoce como estresantes, como encontrarse en un embotellamiento de tráfico congestionado, viajar, preparar una comida o ir al médico. Primero, identifique objetivamente cuál es el factor estresante de esta situación particular. ¿Es que a usted le enoja llegar tarde? ¿Son los viajes estresantes por la incertidumbre acerca de llegar a su destino? ¿Hay demasiados pasos involucrados en la preparación de la comida o le demanda demasiada energía? ¿No se siente seguro de poder explicarle sus síntomas al médico?

Una vez que haya identificado el problema, puede empezar a buscar formas para disminuir el estrés que le causa esa situación. Por ejemplo, si el problema con el tráfico es llegar tarde, ¿puede usted salir más temprano? Si es que no le gusta manejar, ¿puede dejar que alguien más maneje? Si hay incertidumbre con su viaje, ¿puede llamar a alguien en el lugar de destino y preguntar por acceso a sillas de ruedas, transporte público local y otros recursos? Si tiene que preparar una comida, ¿puede preparar comida en la mañana? ¿Puede tomar una pequeña siesta en la tarde? Cuando va al médico, ¿puede preparar una lista de preguntas sobre su enfermedad para hacerle? ¿Puede llevar un familiar con usted que pueda ayudar a explicar cuando sea necesario?

Luego de que haya identificado posibles soluciones, seleccione una para probar la próxima vez que esté en esa situación. Luego evalúe los resultados. (Este es el enfoque de la resolución de problemas, descrita en el capítulo 2.)

Mientras usted puede tener éxito evitando algunos tipos de estrés al modificar o adaptarse a la situación, se pueden presentar otros factores estresantes cuando menos lo espera. La forma de manejar este tipo de estrés también implica solucionar problemas.

Si reconoce que ciertas situaciones pueden ser factores que causan estrés, desarrolle maneras de manejarlas antes de que ocurran. Trate de ensayar en su mente qué hará cuando la situación se presente, de forma que esté preparado. Inherente a este enfoque es el poner atención a las señales que envía su cuerpo cuando el estrés va aumentando. El identificar y entender las señales de su organismo le ayudará a prepararse para manejar mejor las situaciones estresantes y evitar el estrés.

Ciertas sustancias químicas también pueden incrementar el estrés. Estos químicos incluyen la nicotina, el alcohol y la cafeína. Algunas personas fuman un cigarro, beben un vaso de vino o cerveza, comen chocolate, o toman una taza de café para disminuir la tensión; sin embargo, esto incrementa la respuesta o reacción física del organismo hacia el estrés. Evitar el consumo de estos químicos puede ayudarle a sentirse más calmado.

Como mencionamos antes, otras herramientas para manejar el estrés incluyen dormir lo suficiente, hacer ejercicios y comer bien. Sin embargo, hay veces que el estrés es tan abrumador que estas herramientas no son suficientes. En esos momentos, las personas proactivas en el manejo personal de su salud recurren a consultores, como consejeros, trabajadores sociales, psicólogos o psiquiatras para más ayuda y apoyo.

En resumen, el estrés puede considerarse como cualquier otro síntoma, tiene muchas causas y muchas maneras de ser manejado. Depende de usted examinar el problema y tratar de encontrar las soluciones que van de acuerdo con sus necesidades y estilo de vida.

Los problemas de memoria

Muchas personas se preocupan acerca de los cambios en su memoria, sobre todo cuando envejecen. Aunque todos somos a veces olvidadizos, sí existen enfermedades graves que causan la pérdida de memoria, como la enfermedad de Alzheimer y otros tipos de demencia. Estas condiciones no son una parte normal del envejecimiento. Aunque los síntomas pueden variar ampliamente, el primer problema que muchas personas notan es el olvido suficientemente serio para afectar su capacidad de funcionar en casa o en el trabajo, o para disfrutar de los pasatiempos de toda la vida. La enfermedad de Alzheimer y otras enfermedades similares pueden hacer que una persona se confunda, se pierda en lugares conocidos, pierda cosas o tenga problemas con el lenguaje. La enfermedad empeora con el tiempo.

Si usted sospecha que usted o alguien que conoce, está experimentando los síntomas, es importante buscar un diagnóstico lo más pronto posible. Actualmente no existe una cura para la demencia pero la detección temprana le permite obtener el máximo beneficio de los tratamientos disponibles. Estos tratamientos pueden aliviar algunos síntomas y ayudarle a mantener su independencia por más tiempo. Un diagnóstico temprano permite que tome parte en las decisiones sobre su cuidado, transporte, opciones de vivienda, y asuntos financieros y legales. También puede empezar a desarrollar más rápido una red social y aumentar sus posibilidades de participar en ensayos clínicos con medicamentos, lo cual ayuda a avanzar la investigación en este campo.

Si usted está preocupado por la enfermedad de Alzheimer o una condición similar, póngase en contacto con la Asociación de Alzheimer. La ayuda está disponible las 24 horas, 7 días por la semana. La información de contacto se proporciona al final de este capítulo.

Picazón

La picazón es uno de los síntomas más difíciles de entender. Se puede manifestar como cosquilleo o irritación en la piel, que provoca la necesidad de rascarse en esa área. Al igual que otros síntomas, puede tener muchas causas diferentes, algunas fáciles de entender. Por ejemplo, cuando le pica un insecto o toca la hiedra venenosa, su cuerpo libera histaminas que irritan las terminaciones de los nervios y causan picazón. También, cuando el hígado está dañado no puede eliminar bien los productos de la bilis y estos se depositan en la piel, causando picazón. Otras causas no son tan fáciles de entender, como en las enfermedades de riñones, en que la picazón puede ser grave; o en casos de psoriasis, en los que las causas de la picazón no se explican fácilmente. Sabemos que otros factores, como el calor, ropa de lana y estrés pueden empeorar la picazón. Las siguientes son algunas maneras que pueden ayudarle a aliviar la picazón.

Humedad

La piel seca tiende a provocar picazón. Por lo tanto, es recomendable mantener la piel hidratada mediante la aplicación de cremas humectantes varias veces al día. Al elegir una crema hidratante, tenga cuidado; asegúrese de leer la lista de ingredientes antes de comprarlo, evitando productos que contengan alcohol o cualquier otro ingrediente que termina en "-ol" ya que tienden a secar la piel. En general, cuanto más grasiento sea el producto, mejor hidrata. Las cremas hidratantes son mejores que las lociones. Los productos tales como vaselina, aceite de oliva y manteca vegetal son también muy eficaces.

Al tomar un baño o ducha, es recomendable usar agua tibia y remojarse durante no menos de 10 minutos y no más de 20 minutos. También, es posible que desee agregarle al agua un aceite de baño, bicarbonato de sodio o "aceite de Sulzberger", este último un remedio casero. Para hacer este aceite casero, mezcle 2 cucharadas de aceite de oliva en un vaso grande de leche y viértalo en el agua de la bañera. Al salir del agua, debe secarse de inmediato y aplicar la crema.

Si la picazón está causada por la liberación de histaminas durante una reacción alérgica o por haber tenido contacto con una sustancia irritante, asegúrese de lavarse bien para quitar los aceites o agentes causantes. Luego, aplique compresas frías y tome *Benadryl* u otro medicamento antihistamínico para ayudar a detener la reacción.

Durante el tiempo frío puede ser especialmente difícil controlar la picazón debido a la calefacción en la casa, que tiende a secar la piel. Si esto es un problema para usted, el uso de un humidificador puede ayudar. Además, trate de mantener su hogar y la oficina a una temperatura tan fresca como sea posible sin estar incómodo.

Ropa

El tipo de ropa que usa también puede aumentar las sensaciones de picazón que tenga. Obviamente, la mejor recomendación es usar la ropa que le resulte más cómoda. Hablamos en general de ropa hecha de una tela que no raspe. Muchas personas notan que las fibras naturales, como el algodón, permiten que la piel "respire" mejor y son menos irritantes.

Medicamentos

Los antihistamínicos le ayudarán si la picazón está causada por la liberación de histaminas. Muchos de estos productos son de venta libre. Algunos ejemplos son triprolidina (*Actifed*), difenhidramina (*Benadryl*), maleato de clorfeniramina (*Chlor-Trimeton*), cetirizina (*Zyrtec*) y loratadina (*Claritin*).

También puede comprar cremas que ayuden a calmar los nervios, como *Bengay* y *Vicks VapoRub*. Si quiere una crema antipicazón, busque una que contenga benzocaína, lidocaína o pramoxina. Sin embargo, tenga cuidado porque algunas personas pueden tener reacciones alérgicas a estas cremas, especialmente a la benzocaína. Las cremas de capsaicina también pueden ayudar a calmar la picazón, a pesar de que causan una sensación de ardor. Las cremas de esteroides que contienen cortisona también ayudan a controlar algunos tipos de picazón. Si usted tiene dudas acerca del exceso de productos de venta libre, pregunte a su médico o farmacéutico.

Con la excepción de las cremas hidratantes, no deben utilizarse otras cremas a largo plazo sin consultar con su médico. Si la picazón continúa con el uso de estos productos de venta libre, es recomendable hablar con su médico acerca de probar versiones más fuertes de estos medicamentos que requieren una prescripción.

Estrés

Cualquier cosa que usted pueda hacer para reducir el estrés en su vida también ayudará a reducir la picazón. Ya hemos hablado de algunas de las técnicas para manejar el estrés en este capítulo, y hay algunas otras descritas en el capítulo 5.

Rascarse

Aunque nuestra tendencia natural es rascarse donde pica, esto realmente no ayuda, especialmente para la picazón crónica. Por el contrario, conduce a un círculo vicioso en que cuanto más se rasca, más tiende a picar. Desafortunadamente, es difícil resistir rascarse, pero puede intentar frotarse suavemente, presionar o acariciar la piel cuando se sienta la necesidad de rascarse. Si usted no es capaz de romper este ciclo por sí mismo, consulte a un dermatólogo, quien puede ayudarle a encontrar formas alternativas de controlar la picazón.

La picazón es un síntoma común y, sin duda, muy frustrante para tratar, tanto para los pacientes como para los médicos. Si los consejos del manejo personal que se describen aquí no le parecen útiles, ya es tiempo de buscar la ayuda de un médico. Es muy probable que su médico le recete medicamentos que pueden ayudar con algunos tipos específicos de picazón.

Incontinencia urinaria: Pérdida del control de la vejiga

La incontinencia urinaria significa que usted tiene problemas para controlar su vejiga. Los síntomas pueden variar desde una fuga de orina leve hasta una salida abundante e incontrolable. Si tiene problemas para controlar su vejiga, no está solo. Muchas personas hacen frente a este problema. Aunque la incontinencia urinaria puede ocurrir tanto en hombres y mujeres, es más común en las mujeres. En muchos casos, la incontinencia puede curarse, o en el peor de los casos puede controlarse.

Es común experimentar incontinencia durante o después del embarazo y también con la menopausia, envejecimiento o aumento de peso. Además, actividades que ponen mayor presión sobre la vejiga, tales como toser, reír, estornudar, y la actividad física, pueden causar la fuga de orina. La incontinencia puede estar relacionada con cambios en sus hormonas, debilitamiento de los músculos o ligamentos en el área pélvica, o uso de ciertos medicamentos. Las infecciones de vejiga también pueden causar una incontinencia temporal.

La incontinencia puede afectar la calidad de vida y a veces lleva a otros problemas de salud. Por ejemplo, muchas personas suelen evitar sus actividades sociales o sexuales al sentir vergüenza por este problema. Otras personas pueden experimentar una pérdida de confianza o depresión como resultado de la incontinencia. La fuga de orina también puede causar irritación de la piel e infecciones. La necesidad frecuente de orinar interfiere con el sueño profundo y restaurador. Incluso es posible que una persona resbale o se caiga en la orina derramada mientras corre al baño, lo que podría resultar en lesiones.

La buena noticia es que hay muchos tratamientos que pueden controlar e incluso curar esta condición. Puede ser reconfortante saber que muchas de esos tratamientos son pequeñas cosas que usted puede hacer en casa. Si ninguna de las siguientes sugerencias resuelve el problema, hable con su médico acerca de otros tratamientos. No se sienta avergonzado. Su médico ya ha escuchado estos problemas antes.

Hay tres tipos de incontinencia persistente o crónica:

- **La incontinencia de esfuerzo** se refiere a las pequeñas cantidades de orina que se escapan durante ciertas actividades, como ejercicio, tos, risa, estornudo u otros movimientos que aprietan la vejiga. Los ejercicios de Kegel (descritos más adelante en la sección "Tratamientos caseros") a menudo mejoran esta condición.

- **La incontinencia imperiosa** o vejiga hiperactiva, ocurre cuando la necesidad de orinar aparece tan rápidamente que usted no tiene tiempo suficiente para llegar al baño.

- **La incontinencia por rebosamiento** ocurre cuando la vejiga no puede vaciarse por completo lo cual lleva a que se presente goteo justo después de orinar.

Tratamientos caseros

Algunos pequeños cambios efectivos a su estilo de vida o comportamiento son los primeros tratamientos para la incontinencia urinaria. Para muchas personas, estos tratamientos controlan efectivamente el problema.

Los ejercicios de Kegel fortalecen los músculos del piso pélvico. Esto permite un mejor control de su flujo de orina y evita fugas. Aprender los ejercicios de Kegel requiere un poco de práctica y paciencia, pudiéndose tardar algunas semanas para notar una mejoría en sus síntomas. Los siguientes pasos describen cómo hacer los ejercicios de Kegel:

1. Primero, encuentre los músculos que impiden la orina. Puede hacer esto en varias ocasiones, deteniendo la orina a mitad de camino y comenzar de nuevo. Enfóquese en los músculos que siente apretando alrededor de la uretra (la abertura para la orina) y el ano (la abertura de los intestinos).

2. Practique apretando estos músculos cuando usted no está orinando. Si el estómago o los glúteos se mueven, no está utilizando los músculos correctos.

3. Contraiga los músculos durante 3 segundos y después relájese durante 3 segundos.

4. Repita el ejercicio de 10 a 15 veces por sesión.

Complete por lo menos 30 ejercicios de Kegel todos los días. Lo práctico de los ejercicios de Kegel es que usted puede hacerlos en cualquier lugar y en cualquier momento. Nadie sabrá lo que está haciendo.

Con la incontinencia imperiosa, el **reentrenamiento de la vejiga** puede ayudar.

■ Practique vaciar la vejiga dos veces cuando orina. Por ejemplo, vacíe su vejiga tanto como sea posible, luego relájese por un minuto, y trate de orinar de nuevo. Esto ayuda a vaciar la vejiga completamente.

■ A veces, también ayuda el hecho de esperar un tiempo determinado antes de orinar. Esto poco a poco vuelve a entrenar la vejiga para no necesitar vaciarse con tanta frecuencia.

■ Entrénese para orinar de acuerdo con un horario regular, aproximadamente cada 2 a 4 horas durante el día, así sienta la necesidad de orinar o no. Trate siempre de esperar a la siguiente hora programada. Por ejemplo, si ahora usted necesita orinar cada 30 minutos, tal vez usted puede esperar hasta 40 minutos, y gradualmente puede ir incrementando el tiempo hasta que llegue a orinar cada 2 a 4 horas sin goteo.

Consumir menos bebidas que estimulan la vejiga y la producción de orina, como el alcohol, café, té y otras bebidas que contengan cafeína, puede reducir sus idas al baño.

Si tiene sobrepeso, **trate de perder peso.** Esto puede reducir la presión sobre la vejiga. Los estudios demuestran que una pérdida de solo el 10 por ciento del peso total del cuerpo mejora los problemas de incontinencia para muchas personas.

Usar pañales absorbentes y ropa interior para adultos no cura la incontinencia, pero ayuda a manejar la condición.

Medicamentos y otros tratamientos médicos

Si los cambios en su estilo de vida o comportamiento no alivian la incontinencia urinaria, hable con su médico sobre otros tratamientos, como el uso de medicamentos, un pesario (un anillo delgado y flexible que se puede usar dentro de la vagina para apoyar el área de la pelvis), o en algunos casos, cirugía. Usted no tiene que sufrir en silencio si tiene incontinencia urinaria. Consulte con su médico y considere cuáles son las mejores opciones.

En este capítulo hemos discutido las causas comunes de algunos de los síntomas comunes que experimentan las personas con enfermedades crónicas. Además hemos descrito algunas herramientas que puede utilizar para hacer frente a esos síntomas. Tomar acción para lidiar físicamente con sus síntomas es necesario para manejar la enfermedad diariamente. Pero a veces no es suficiente. Van a existir momentos en que usted puede desear escapar de su ambiente. O tal vez solo desee tener "un tiempo" que le permita clarificar su mente o encontrar una perspectiva diferente. Por eso, en el siguiente capítulo presentamos otras técnicas que complementan el manejo físico de sus síntomas. Son estrategias o técnicas cognitivas en las que se utiliza la habilidad o poder de la mente para ayudar a reducir e incluso prevenir algunos de estos síntomas comunes.

Otros recursos

☐ Asociación Americana del Dolor Crónico (*American Chronic Pain Association*): http://www.theacpa.org/

☐ Asociación de Alzheimer (*The Alzheimer's Association*): 24/7 línea de ayuda que provee información, referencias y consultas para cuidado en 140 idiomas: (800) 272-3900; http://www.alz.org/

☐ Asociación Nacional para la Continencia (*National Association for Continence*): http://www.nafc.org/

☐ Fundación Nacional del Sueño (*National Sleep Foundation*): http://www.sleepfoundation.org/

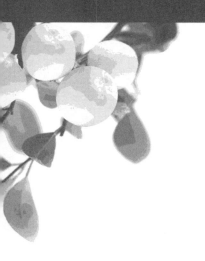

CAPÍTULO 5

Utilizando la mente para manejar los síntomas

HAY CADA VEZ MÁS PRUEBAS CIENTÍFICAS que demuestran la fuerte relación entre nuestros pensamientos, actitudes y emociones, y nuestra salud mental y física. Una persona proactiva en el manejo de su condición una vez dijo: "No siempre es cuestión de voluntad, pero nuestra mente sí importa". Mientras que nuestros pensamientos y emociones no son las causas directas de nuestra condición crónica, pueden tener una influencia en nuestros síntomas. Las investigaciones han demostrado que los pensamientos y emociones provocan ciertas hormonas u otros químicos que mandan mensajes por el cuerpo y afectan su funcionamiento. Por ejemplo, los pensamientos y emociones pueden alterar el ritmo cardíaco, la presión arterial, la respiración, los niveles de azúcar en la sangre, las reacciones musculares, la concentración, la fertilidad y aun nuestra habilidad para combatir otras enfermedades o infecciones (es decir, nuestra respuesta inmunológica).

Toda persona ha experimentado alguna vez el efecto y la influencia que tiene la mente en el cuerpo. Tanto los pensamientos agradables como los desagradables hacen que el cuerpo reaccione físicamente de distintas formas. Esta reacción puede manifestarse con la alteración de la frecuencia cardíaca y respiratoria; podemos experimentar sensaciones como transpirar, lagrimar, calor o frío, rubor o enrojecimiento del rostro. A veces solo el recuerdo de algún suceso o una imagen puede crear estas respuestas fisiológicas. Por ejemplo, pruebe este sencillo ejercicio: Imagínese por un momento que tiene una rodaja de limón bien amarrillo y maduro. Lo tiene cerca de su nariz y huele su aroma cítrico. Ahora lo muerde. ¡Es jugoso! El jugo llena su boca y le chorrea por la barbilla. Ahora lo empieza a chupar, sintiendo el sabor agrio del limón. ¿Qué está experimentando? Su cuerpo responde involuntariamente. Usted no tiene el limón, sin embargo, las glándulas salivales empiezan a secretar saliva y tal vez usted sienta el olor del limón. Todas estas reacciones se inician por la mente, ya que tenemos grabado en la memoria el efecto del limón.

Este ejemplo demuestra el poder que tiene la mente en las reacciones del cuerpo. Todos podemos desarrollar y utilizar esa habilidad mental para ayudarnos con el manejo de los síntomas. Con entrenamiento y práctica podemos aprender a usar la mente para relajar el cuerpo, reducir el estrés, la ansiedad y otros malestares físicos y emocionales. La mente también puede ayudarnos en forma efectiva a controlar el dolor y la falta de aire para respirar, asociados con varias enfermedades crónicas, y aun puede ayudar a que la persona dependa menos de algunos medicamentos.

En este capítulo describiremos algunas formas en que usted puede empezar a usar su mente para manejar sus síntomas. Estas generalmente se conocen con el nombre de estrategias o técnicas cognitivas, por estar relacionadas con el uso de nuestros pensamientos y habilidades mentales para provocar cambios en nuestro cuerpo. Sabemos por experiencia de muchas personas que las técnicas cognitivas son instrumentos muy poderosos en el manejo personal de sus síntomas.

Al leer, tenga en cuenta los siguientes principios fundamentales:

- **Los síntomas tienen muchas causas,** lo que significa que hay muchas maneras de manejar la mayoría de ellos. Si usted entiende la naturaleza y las causas de sus síntomas, podrá manejarlas mejor.

- **No todas las técnicas de manejo personal funcionan para todos.** Le toca a usted experimentar y descubrir lo que funciona mejor en su caso. Sea flexible. Esto incluye intentar diversas técnicas y evaluar los resultados para determinar cuál es más útil para cada síntoma y circunstancia.

- **Aprender nuevas habilidades y ganar control de la situación llevará tiempo.** Dese varias semanas para practicar antes de decidir si una nueva técnica le funciona o no.

- **No se dé por vencido fácilmente.** Al igual que con el ejercicio y otras nuevas habilidades, el utilizar la mente para manejar su condición de salud requiere práctica y tiempo antes observar beneficios. Por lo tanto, aunque sienta que no está logrando nada, no se rinda. Tenga paciencia y siga intentando.

■ **Estas técnicas no deben tener efectos negativos.** Si usted se asusta, enoja o deprime cuando utiliza alguna de estas técnicas, no siga utilizándola. Pruebe con otra.

Técnicas de relajación

Todos hemos oído o leído algo acerca de la relajación. Pero para muchos, el concepto de relajación, los beneficios que produce, o cómo podemos lograrla no es muy claro. Dicho simplemente, la relajación consiste en utilizar los pensamientos para reducir o eliminar la tensión corporal y mental Esto usualmente resulta en una mejor calidad de sueño y menos estrés, dolor y dificultad para respirar. La relajación no es una cura, sin embargo puede ser una parte efectiva en su plan de tratamiento.

Existen diferentes técnicas de relajación, y cada una tiene recomendaciones y usos específicos. Algunas solo se usan para relajar los músculos, otras están dirigidas a reducir la ansiedad, enojo, estrés y otras emociones desagradables o a desviar la atención, todo lo cual ayuda en el manejo de los síntomas.

Para cada persona, la palabra "relajación" tiene un significado diferente, porque la manera de relajarse es diferente en cada individuo. Por ejemplo, para lograrla podemos caminar, ver televisión, oír música, tejer, coser o trabajar en el jardín. Sin embargo, son diferentes a las técnicas de relajación que ofreceremos en este capítulo porque incluyen algún tipo de actividad física o requieren un estímulo, tal como la música, que está fuera de la mente. Las herramientas de relajación que describimos aquí requieren

concentración mental y utilizan la mente en forma activa para ayudar a relajar el cuerpo.

El objetivo de la relajación debe ser quitar o alejar de la mente toda preocupación para permitir que el cuerpo y la mente se descansen. Esto le ayudará a reducir la tensión que incrementa la intensidad o severidad de los síntomas.

A continuación se presentan algunas recomendaciones que le ayudarán a practicar la relajación.

■ **Escoja un lugar tranquilo y un tiempo** durante el día, en donde pueda permanecer en paz por lo menos durante 15 o 20 minutos. (Si esto le parece mucho tiempo, empiece con solo 5 minutos.)

■ **Trate de practicar la técnica 2 veces al día** y por lo menos 4 veces por semana.

■ **No espere milagros.** Algunas de estas técnicas toman por lo menos de 3 a 4 semanas de práctica para dominarse bien y empezar a observar los beneficios.

■ **La relajación debe hacerlo sentirse mejor.** Es normal que al principios la relajación le resulte aburrida, pero si se da cuenta de en realidad no le agrada, lo pone más nervioso o ansioso o no le resulta placentero practicarla, puede utilizar otra de las técnicas de manejo personal descritas en este capítulo.

Relajación rápida y fácil

La mayoría de los ejercicios de relajación requieren varios minutos de dedicación. Sin embargo, aquí hay algunas actividades que son rápidas y fáciles. Estas no son técnicas cognitivas sino que le ayudarán a relajarse.

- Tome una siesta o un baño caliente y relajante.
- Póngase cómodo y lea un buen libro o escuche música suave.
- Vea una película divertida.
- Vaya a que le dé un masaje.
- Disfrute de una copa de vino de vez en cuando.
- Cultive un pequeño jardín afuera o unas hermosas plantas de interior.
- Haga manualidades, como tejer, alfarería o carpintería.
- Vea su programa favorito de televisión.
- Lea un poema o una frase inspiradora.
- Dé un paseo.
- Inicie una colección (monedas, arte popular, conchas, o algo en miniatura).
- Escuche su música favorita.
- Cante.
- Mire el agua (las olas del mar, un lago o una fuente).
- Observe las nubes.
- Ponga la cabeza sobre su escritorio y cierre los ojos durante 5 minutos.
- Roce las manos hasta que estén calientes y luego póngalas sobre los ojos cerrados.
- Sacuda vigorosamente las manos y los brazos durante 10 segundos.

- Llame a un amigo o familiar para conversar.
- Sonría y preséntese a alguien nuevo.
- Haga algo agradable e inesperado para otra persona.
- Juegue con una mascota.
- Imagine que va a un lugar de vacaciones.

Herramientas de relajación que toman de 5 a 20 minutos

A continuación ofrecemos tres técnicas de relajación muscular que toman un poco más de tiempo para realizar pero son muy eficaces. Son técnicas con las que podemos sentir algunos resultados inmediatos, tales como la sensación positiva de la reducción del dolor, estrés y tensión muscular. También normalizan la respiración y superan las preocupaciones.

La relajación muscular progresiva de Jacobson

Hace algunos años el fisiólogo Edmund Jacobson descubrió que para poder relajarse, primero se debe reconocer la sensación de estar tenso. Jacobson diseñó una serie simple de ejercicios para asistir al proceso de aprendizaje de la relajación muscular, lo que es muy importante para lograr un descanso profundo.

Jacobson enfatizó la necesidad de identificar voluntariamente la tensión muscular poniendo tensión o presión en los músculos. Así se podrá localizar los lugares más tensos. Después de identificar esta tensión podrá relajarla. Una vez que domine esta técnica podrá localizar el dolor sin tener que tensionar los músculos voluntariamente.

Para las personas que tienen mucho dolor, especialmente en las articulaciones, la técnica de Jacobson tal vez no sea la más apropiada ya que puede causar más dolor, que no lo dejará concentrarse. Si esto le sucede, pruebe una técnica diferente o no tensione estas áreas; solo trate de identificar la tensión y liberarla.

La relajación progresiva es más efectiva cuando se acuesta de espaldas, en la cama o en una alfombra. Sin embargo, también puede hacerse sentado cómodamente. Escoja una hora del día y un lugar en donde no lo molesten por lo menos durante 15 o 20 minutos. Permítase tomar este tiempo exclusivo para usted. Trate de dejar pasar todas sus preocupaciones, no se detenga en ninguna de ellas.

El guion de la página 88 puede ayudarle a realizar esta actividad. Usted puede usarlo de estas dos maneras:

■ Lea el guion varias veces hasta que se familiarice. Luego, acuéstese o siéntese en un lugar tranquilo y trate de seguir las instrucciones. El ejercicio debe tomar de 15 a 20 minutos.

■ Pida que un familiar o amigo lea el guion lentamente, haciendo una pausa por unos 10 o 15 segundos cuando haya una serie de puntos (…).

■ Realice una grabación del guion para poder oírlo en vez de leerlo. Esto puede ayudarle a concentrarse durante la relajación y además puede escucharlo cuando quiera.

■ Utilice un disco compacto (CD) o archivo digital de audio que tenga un guion similar. Hoy día hay una variedad disponible en las tiendas o por el Internet. (Si es posible, asegúrese de escucharlo antes de comprarlo. Si no puede hacerlo, pregúntele al vendedor sobre la política devolución en caso de que no le guste la grabación después de probarla en su casa.)

Reconocimiento del cuerpo

Esta técnica es una alternativa a la relajación muscular progresiva. Es diferente porque no requiere ningún movimiento. Al igual a que la relajación muscular progresiva, es más efectiva cuando se encuentra acostado de espalda. Sin embargo, puede realizarse en cualquier posición que le resulte cómoda.

■ Póngase en una posición cómoda; sienta que su cuerpo está sostenido por la superficie en donde se encuentra. Ahora cierre los ojos gradualmente.

■ Pase algunos minutos concentrándose en la respiración. Observe cómo el aire entra y sale de su cuerpo. Durante la inhalación trate de dirigir el aire en hacia el abdomen. Al inhalar y exhalar, dese cuenta del ritmo natural de su respiración.

■ Ahora, sin alterar su respiración profunda, concéntrese en los pies. Note cualquier sensación diferente. No los mueva, solamente trate de sentir cómo los siente. No se preocupe si no siente nada. Si siente alguna tensión, respire profundamente y déjela escapar cuando exhala. Continúe respirando normalmente.

■ Después de concentrarse en los pies por algunos momentos, cambie su atención a los tobillos, pantorrillas y rodillas. No los mueva, solo enfóquese en cualquier tensión que tenga en esas zonas y permita que se libere al exhalar.

Guion: Relajación muscular progresiva

Póngase en una posición tan cómoda como le sea posible, ya sea sentado o acostado. Afloje la ropa apretada. Evite cruzar las piernas y los tobillos. Descanse los brazos a los lados o sobre sus piernas. Permita a su cuerpo sentirse sostenido por la superficie en donde está sentado o acostado.

Cierre los ojos… haga una respiración profunda hasta sentir a su abdomen expandirse, sostenga el aire… y al exhalar por la boca, deje que salga la mayor tensión posible de su cuerpo durante la exhalación. Permita a sus músculos sentirse pesados y a su cuerpo relajado…

Esta actividad va a guiarle por los grupos musculares mayores de su cuerpo. Le pedirá que contraiga los músculos y después los relaje. Al tensionar los diferentes grupos musculares, dese cuenta si existe dolor en alguna área en particular; si es así, no tensione más esos músculos, solo trate de relajarlos con su respiración.

Empiece con el reconocimiento de su cuerpo. Sienta cómo están sus pies y sus pantorrillas, estire los dedos de los pies hacia arriba. Deténgase allí un momento… perciba la tensión en sus pies en sus pantorrillas. Ahora, relaje y perciba cómo se va la sensación de incomodidad y es reemplazada por una sensación de alivio y calor.

Ahora contraiga los músculos de sus muslos y glúteos. Sostenga la contracción por algunos segundos sintiendo la tensión… relaje. Los músculos relajados se sienten pesados y sostenidos por la superficie en que descansan.

Tensione ahora los músculos de su abdomen y pecho. Observe la tendencia a retener la respiración cuando contrae los músculos… relaje. Es natural sentir la necesidad de respirar profundamente después de contraer los músculos. Haga otra respiración profunda y durante la exhalación deje salir a todas las tensiones… libere sus músculos.

Ahora, estire los dedos de las manos y los músculos de los brazos… y relaje. Sienta la tensión desvanecerse y regresar el flujo de la sangre.

Levante los hombros hacia las orejas, contrayendo los músculos del cuello y de los hombros. Este es otro de los lugares en donde muchos de nosotros llevamos mucha tensión… relájese, observe como los músculos se sienten ahora más cálidos y más vivos.

Para liberar más tensiones en el área de la espalda, junte los omóplatos (en la parte alta de la espalda), eche los hombros para atrás… relaje. Ahora, lentamente, haga movimientos circulares con los hombros. Observe qué bien se siente cuando la circulación regresa al cuello y a los hombros, trayendo consigo una sensación agradable de calor.

Contraiga o apriete los músculos de su cabeza y cara. Observe la tensión, especialmente alrededor de los ojos y en su mandíbula… ahora relaje, permita que se afloje la mandíbula y que su boca se abra ligeramente… dese cuenta de la diferencia.

Recorra su cuerpo tratando de encontrar tensiones. Si encuentra alguna, profundice su relajación imaginando que la tensión es un nudo. Visualice cómo el nudo se suelta gradualmente hasta que el músculo se vuelve suave, pesado.

Ahora haga otra respiración profunda hasta sentir a su abdomen expandirse y al exhalar, permita a su cuerpo hundirse en la superficie que lo sostiene, relajándose aún más profundamente.

Disfrute de esta sensación tan cómoda de relajación… recuérdela. Con práctica usted se volverá hábil en reconocer la tensión muscular y en soltarla…

Prepárese para regresar aquí y ahora. Respire profundamente una vez… y otra vez… y la tercera vez. Cuando esté listo, abra sus ojos.

■ Ahora concéntrese en los músculos, huesos y articulaciones de los muslos, glúteos y caderas. Libere cualquier tensión exhalando. Después de algunos minutos trate de percibir las sensaciones en esas partes del cuerpo y, en donde encuentre tensiones, relaje, usando la respiración profunda pero sin forzar.

■ Continúe este proceso, recorriendo cada parte de su cuerpo, yendo lentamente hacia arriba hasta la cabeza. Si siente alguna tensión, respire profundamente y déjela escapar cuando exhala.

■ Tome el tiempo necesario para lograr la relajación. Si su mente empieza a enfocarse en otra cosa, vuelva a concentrarse en las sensaciones de alguna parte de su cuerpo y respire profundamente hasta sentir cómo se expande el abdomen. Al exhalar, permita a su cuerpo hundirse en la superficie que lo sostiene, relajándose más profundamente.

■ Al finalizar este reconocimiento del cuerpo, prepárese para regresar aquí y ahora, trayendo consigo alguna sensación de relajación, confort, tranquilidad o cualquier otra de bienestar. Cuando esté listo, abra los ojos.

Usted puede hacer una exploración rápida de su cuerpo en 5 minutos o una más lenta de 30 minutos. Esta técnica también se puede utilizar para ayudarle a conciliar el sueño, ya que asi podrá despejar su mente de preocupaciones o pensamientos que lo pueden distraer. La clave es prestarle toda su atención a la exploración del cuerpo para encontrar la tensión y liberarla.

La respuesta de relajación

A principios de la década de 1970, el doctor Herbert Benson estudió en profundidad lo que él llamaba "respuesta (o reacción) de relajación". Según el Dr. Benson, nuestros cuerpos tienen varios estados naturales. Un ejemplo es la respuesta o reacción de "luchar o huir" cuando nos enfrentamos a un gran peligro. Primero el cuerpo se pone tenso y después se relaja, lo que es la tendencia natural. Esta es la respuesta o reacción de relajación. Conforme se vuelven más agitadas nuestras vidas, nuestros cuerpos tienden a permanecer tensos por períodos más extendidos y constantes, y perdemos la habilidad de relajarnos. Para poder ayudar a aliviar esa tensión corporal y relajarnos, necesitamos practicar conscientemente la respuesta de relajación.

Encuentre un lugar tranquilo donde no haya ninguna o muy pocas distracciones. Luego, encuentre una postura suficientemente cómoda para poder permanecer en esa posición por 20 minutos.

Escoja una palabra, un objeto o un sentimiento placentero en que pueda pensar o concentrarse. Por ejemplo, repita una palabra o sonido (como la palabra "uno"), mire fijamente un símbolo (como una flor) o concéntrese en un sentimiento o sensación (como la tranquilidad).

Tome una actitud pasiva. Este es el elemento más esencial. Vacíese la mente de cualquier pensamiento y distracción. Cuando note los pensamientos, imágenes y sentimientos escogidos, no se concentre en ellos. Solo deje que le pasen.

Para provocar la respuesta o reacción de relajación, siga los siguientes pasos:

■ Siéntese tranquilamente en una posición cómoda.

■ Cierre los ojos.

■ Relaje todos los músculos, empezando por los pies siguiendo hasta la cara. Manténgalos relajados.

■ Inhale por la nariz. Dese cuenta de su respiración. Mientras exhale por la boca, dígase en silencio la palabra que escogió. Trate de vaciarse la mente de todos los pensamientos y concéntrese en su palabra.

■ Siga con esto de 10 a 20 minutos. Abra los ojos solo para controlar el tiempo y no use un despertador. Cuando termine el ejercicio, quédese sentado y callado por unos minutos, al principio con los ojos cerrados. Después de abrir los ojos, espere unos minutos antes de levantarse.

■ Mantenga esta actitud pasiva y deje que la relajación pase naturalmente. Cuando ocurran pensamientos molestos, no les haga caso y no se concentre en ellos. Solo repita su palabra. No se preocupe si logra o no un nivel profundo de relajación. Esto vendrá con tiempo y práctica.

■ Practique este ejercicio una o dos veces al día.

Este ejercicio se parece mucho a la meditación, que tiene los mismos principios en que se basa la relajación. Hablaremos sobre la meditación más adelante en este capítulo.

Distracción

Debido a que nuestra mente tiene dificultad en concentrarse en más de una cosa a la vez, se puede disminuir la intensidad de los síntomas concentrándonos en algo distinto al cuerpo y sus sensaciones. Esta técnica, llamada distracción, puede ser de especial utilidad para las personas que se sienten abrumadas por sus síntomas o les preocupa que cada sensación corporal indique un nuevo o peor síntoma o problema de salud. (Es importante mencionar que con la distracción no está ignorando los síntomas sino que está eligiendo no concentrarse en ellos.)

A veces puede ser difícil quitarse de su mente los pensamientos ansiosos. Cuando intenta reprimir cualquier pensamiento puede llegar a pensar más sobre ello. Por ejemplo, trate de no pensar en un tigre que lo está llevando. Cualquier cosa que haga, no deje que el pensamiento del tigre entre en su mente. Aunque es muy probable que le resulte casi imposible no pensar en el tigre.

A pesar de que no pueda dejar de pensar en algo fácilmente, puede desviar su atención hacia otra parte. Por ejemplo, piense de nuevo en el tigre que lo está llevando. Ahora, póngase de pie rápidamente, golpee su mano sobre la mesa y grite: "¡Alto!" o "¡Basta!". ¿Qué le pasó al tigre? Desapareció, por lo menos por el momento.

La distracción funciona mejor cuando hacemos actividades cortas o cuando los síntomas son anticipados. Por ejemplo, si usted sabe que subir escaleras será doloroso y le causará molestias, o que es difícil conciliar el sueño por la noche, puede probar una de las siguientes técnicas de distracción:

■ Haga planes para lo que hará exactamente después de que la actividad desagradable pasa. Por ejemplo, si subir escaleras es incómodo o doloroso, piense en lo que tiene que hacer una vez que llegue a la cima. Si tiene problemas para conciliar el sueño, trate de hacer planes para algún evento en el futuro, incluyendo tantos detalles como sea posible.

■ Piense en el nombre de una persona, un pájaro, una flor u otra cosa, por cada letra del alfabeto. Si se queda atascado en una letra pase a la siguiente. (Estas son buenas distracciones para manejar el dolor, así como para conciliar el sueño.)

■ Propóngase contar hacia atrás desde 100 de tres en tres (100, 97, 94,...).

■ Para completar las tareas cotidianas desagradables (como barrer, lavar o pasar la aspiradora), imagine que su piso es como un mapa de su país o continente. Trate de nombrar a todos los estados, provincias o países que se desplazan de este a oeste o de norte a sur. Si la geografía no es de su interés, puede imaginar su tienda favorita y en dónde se encuentra cada departamento.

■ Trate de recordar las letras de sus canciones favoritas o los sucesos de un viejo cuento.

■ Si se encuentra preocupado o atrapado en una interminable repetición de pensamientos negativos, puede repetir el método que ya mencionamos: Póngase de pie, golpee la mesa o su muslo y grite, "¡Alto!" o "¡Basta!". Se puede practicar esta técnica siempre que su mente repita sin cesar los pensamientos negativos. Con la práctica, usted no tendrá que gritar. Solo necesitará a susurrar "¡Basta!" o apretar las cuerdas vocales y mover la lengua como si lo estuviera diciendo; esto a menudo le ayudará. Algunas personas solo tienen que imaginar una gran señal roja de alto y pueden detener los pensamientos negativos. Otras personas se ponen una banda elástica en la muñeca y la jalan, haciendo un ruido de chasquido que interrumpe los pensamientos negativos. O simplemente puede pellizcarse. El objetivo es hacer algo que desvíe su atención hacia otra cosa.

■ Puede redirigir su atención a una experiencia placentera:

• Mire la naturaleza.

• Trate de identificar todos los sonidos a su alrededor. Masajéese la mano.

• Huela un olor dulce o acre.

Por supuesto, hay muchas variaciones a estos ejemplos, todos los cuales ayudan a reenfocar la atención lejos de su problema.

Hasta ahora, hemos discutido técnicas de distracción cortas que involucran la utilización de la mente. Sin embargo, la distracción también puede emplearse para actividades o proyectos que requieren más tiempo, o en el caso de que los síntomas persistan por muchas horas, tales como la depresión y algunas formas de dolor crónico.

En esos casos tratamos de concentrarnos en algo afuera de nosotros mismos, es decir, enfocamos la mente en alguna actividad externa. Si usted padece de síntomas desagradables continuamente y se siente ligeramente deprimido, le sugerimos buscar una actividad de interés que le ayude a distraerse de su problema. Puede ser cualquier actividad, desde hacer jardinería hasta cocinar, pasear, leer, ir al cine o inclusive hacer algún trabajo voluntario. Una característica de las personas proactivas y exitosas en el manejo personal es que poseen una variedad de intereses y siempre parecen estar ocupadas.

Pensando positivamente —"Sé que puedo"

La mayoría de las personas tenemos el mal hábito de hablar y pensar negativamente acerca de nosotros mismos y pocas veces pensamos positivamente. Emitimos constantes juicios. Por ejemplo, cuando despertamos por la mañana a veces pensamos "Realmente no quiero levantarme de la cama. Estoy cansado y no me da la gana ir a trabajar hoy". Pero otro pensamiento podría ser "Me divertí mucho al salir esta tarde, debería hacerlo más seguido".

Gran parte de lo que hacemos y pensamos ha sido aprendido en el proceso de convertirnos en adultos. En cierta forma estamos programados por nuestras experiencias para decidir cómo nos comportamos y nos sentimos. Desafortunadamente, estos patrones de comportamiento aprendidos desde muy pequeños también pueden ser negativos. Las frases negativas que muchas veces repetimos inconscientemente se reflejan también en actitudes y comportamientos; por ejemplo, frases como: "No puedo…", "Si fuera más capaz…", "Si no fuera tan…", "No tengo la energía para…", etcétera; expresan dudas y temores acerca de nuestras habilidades para ser proactivos en el cuidado de nuestra condición y manejar nuestros síntomas. Es un hecho que la mente tiene un gran poder sobre nosotros; por esta razón los pensamientos negativos pueden tener efectos reales en nuestra estima personal o percepción de nuestro valor como personas. Pueden provocar resignación o conformismo, inactividad y, más aun, pueden aumentar síntomas como el dolor, la depresión y la fatiga.

Lo que pensamos y decimos sobre nosotros juega un papel muy importante en convertirnos en personas proactivas que tienen éxito en el cuidado de nuestra salud. Por lo tanto, aprender a reemplazar pensamientos negativos por positivos, puede ser de gran ayuda para el manejo de los síntomas de nuestra enfermedad. No obstante, hacer el cambio requiere de práctica y aprender a observarse a sí mismo para no caer en viejos hábitos o patrones de comportamiento. Los siguientes pasos pueden serle útiles en este proceso.

1. **Escuche atentamente lo que dice o piensa sobre sí mismo.** Si usted se siente ansioso, deprimido o enojado, trate de identificar algunos de los pensamientos que tiene justo antes de que empiecen estos sentimientos. Luego anote todos los pensamientos negativos, especialmente aquellos que surgen en momentos difíciles para usted. Por ejemplo, ¿qué piensa o se dice a sí mismo por la mañana cuando se levanta con dolor, cuando hace los ejercicios que no le agradan o cuando se siente triste o deprimido? Ponga en duda estos pensamientos negativos preguntándose por qué cree esto y qué parte de ese pensamiento o declaración es verdad o no. Por ejemplo, ¿está exagerando la situación, generalizando, preocupándose demasiado o suponiendo lo peor? ¿Está pensando en que las cosas deben ser blancas o negras? ¿Podrían ser de color gris? Tal vez esté haciendo una comparación injusta

o poco realista, asumiendo demasiada responsabilidad, tomando algo mal o esperando perfección. Mire bien la evidencia para que pueda cambiar estos pensamientos y declaraciones negativos por lo mejor.

2. **Luego, trabaje en cambiar o reemplazar los pensamientos, actitudes y declaraciones negativos que ha identificado por los positivos.** Anote sus nuevos pensamientos, actitudes o declaraciones. Estas son afirmaciones y deben ser el reflejo de la nueva persona proactiva que es usted y la decisión de controlar su condición y su vida. Por ejemplo, declaraciones negativas como: "No quiero levantarme", "Estoy demasiado cansado y me duele todo", "No puedo hacer actividades como antes, para qué molestarme" o "Ya estoy muy viejo y no sirvo para nada", pueden convertirse en declaraciones positivas tales como: "Todavía tengo la energía para hacer muchas actividades que disfruto" o "Sé que puedo hacer cualquier cosa que me propongo" o "Mi condición no me hace inferior a otros" u "Otras personas dependen de mí y cuentan conmigo, esto significa que valgo".

3. **Lea y repítase a sí mismo o a otras personas las afirmaciones positivas.** Para pensar positivamente se requieren la repetición y memorización de actitudes y pensamientos positivos para reemplazar los negativos con mayor facilidad.

4. **Practique las nuevas afirmaciones y pensamientos positivos en situaciones reales.** La práctica con paciencia le ayudará a hacer de sus nuevas actitudes positivas una respuesta automática.

5. **Ensaye el éxito.** Cuando usted no quede satisfecho con la manera en que maneja una situación particular, intente este ejercicio:

   - Anote tres maneras en que podría haber ido mejor.
   - Anote tres maneras en que podría haber ido peor.
   - Si usted no puede pensar en alternativas a la forma en que lo manejó, imagine cómo alguien a quien respeta mucho lo habría hecho.
   - Piense qué consejo le daría a otra persona que se enfrenta a una situación similar.

Recuerde que los errores no son fracasos. Son buenas oportunidades para aprender. Los errores le dan la oportunidad de ensayar otras formas de manejar diferentes cosas en la vida. Esta es una buena práctica para futuras crisis.

Cuando usted comience a intentar pensar más positivamente, le puede resultar difícil cambiar los pensamientos y declaraciones negativos. Un atajo para hacer esto es interrumpir el pensamiento o usar una afirmación positiva. Para interrumpir un pensamiento negativo, piense o visualice algo que sea significativo para usted. Por ejemplo, un niño riendo, un cachorro, unas flores o un árbol de madera roja. Cuando tenga un pensamiento negativo, cámbielo por este nuevo pensamiento o imagen. Sabemos que suena un poco tonto, pero debe intentarlo para saber si le funciona o no.

Una afirmación positiva es una frase positiva que se puede repetir una y otra vez cuando empiecen los pensamientos negativos. Por ejemplo, puede pensar: "Estoy mejorando cada día", "Yo puedo hacer esto" o "Dios me ama". Una vez más, se utiliza esta opción para poder empezar a reemplazar los pensamientos negativos.

Imágenes

Usted puede pensar que "la imaginación" queda en la mente. Sin embargo, los pensamientos, palabras e imágenes que fluyen de su imaginación pueden tener efectos reales en su cuerpo. Su cerebro a menudo no puede distinguir si usted se está imaginando algo o si realmente está sucediendo. Tal vez usted ha experimentado un ritmo cardíaco acelerado, respiración rápida o tensión en los músculos del cuello mientras mira una película de suspenso. Estas sensaciones fueron producidas por las imágenes y los sonidos de la película. De la misma manera, durante un sueño, su cuerpo respondió con miedo, alegría, ira o tristeza, todo provocado por su imaginación. Si cierra los ojos y se imagina vívidamente al lado de una piscina quieta o relajándose en la playa cálida, su cuerpo responde en cierto grado como si estuviera realmente allí.

Las imágenes guiadas y la visualización son técnicas que le permiten usar su imaginación para aliviar síntomas. También le ayudarán a enfocar sus pensamientos en imágenes y sugerencias curativas.

Imágenes guiadas

Esta herramienta es como un ensueño dirigido. Se le permite desviar la atención, reorientando su mente lejos de sus síntomas y transportándolo a otro tiempo y lugar. Tiene el beneficio adicional de ayudarle a lograr una relajación profunda, imaginándose un ambiente tranquilo y placentero.

Con las imágenes guiadas usted enfoca la mente en una imagen concreta. Las imágenes usualmente involucran el sentido de la vista, donde usted se concentra en imágenes visuales. Al añadir otros sentidos, como el olfato, el gusto y el oído, la imagen guiada será aun más vívida y poderosa.

Algunas personas pueden visualizar muy fácilmente y pueden ver las imágenes con el "ojo de su mente". Pero si las imágenes no son tan reales como las escenas de una gran película, no se preocupe. Es normal que la intensidad de las imágenes varíe. Lo importante es centrarse en tantos detalles como sean posibles y reforzar las imágenes mediante el uso de todos sus sentidos. Agregar música real de fondo también puede aumentar el impacto de la imagen guiada.

Al utilizar esta técnica usted está completamente en control. Es el director de la película y puede proyectar cualquier pensamiento o sentimiento que desee en su pantalla mental. Si no le gusta alguna imagen, pensamiento o sentimiento en particular, puede redirigir su mente a algo más cómodo. También puede utilizar otras imágenes para deshacerse de los pensamientos desagradables (por ejemplo, puede ponerlos en una balsa y verlos como se alejan flotando, barrerlos a la basura con una escoba grande o borrarlos con una goma gigante), o puede abrir los ojos y dejar de hacer el ejercicio.

El guion para la relajación por imágenes guiadas presentada en la página 95 puede ayudarle a tomar este paseo mental. Para usar esta técnica efectivamente, considere las sugerencias ya mencionadas en la sección sobre relajación muscular progresiva en la página 87.

Guión para la relajación por imágenes guiadas: Un jardín de flores

Póngase tan cómodo como le sea posible, sentado o acostado. Afloje la ropa apretada y evite cruzar las piernas y tobillos. Descanse ambos brazos a los lados o sobre las piernas. Permita a su cuerpo sentirse sostenido por la superficie en donde está sentado o acostado…

Cierre los ojos… haga una respiración profunda hasta sentir su abdomen expandirse… y al exhalar por la boca, relaje todo su cuerpo, permitiendo a sus músculos sentirse sueltos y pesados…

Empiece con un reconocimiento de su cuerpo de pies a cabeza buscando cualquier tensión… En donde encuentre tensiones, respire profundamente y déjelas ir en la exhalación…

Concéntrese en su respiración y sin modificarla, deje que fluya adentro, afuera y haga una pausa (a la que llamamos apnea), siempre siguiendo un ritmo, cada vez más profundo.

Deje ir cualquier tensión en su cara, su cabeza y su cuello, permitiendo a su mandíbula caer ligeramente. Sienta a los hombros pesados, respire profundamente y relaje su pecho y su abdomen. Sienta cómo sus brazos y piernas descansan en la superficie que los sostiene.

Ahora haga otra respiración profunda; al exhalar, libere cualquier tensión remanente. Permaneciendo profundamente relajado y tranquilo, pause unos segundos.

Imagínese paseando en una vereda en el campo… Es un día claro y cálido, sienta la brisa suave…

Pronto, se encuentra a la entrada de una reja de hierro antiguo… la abre y pasa del otro lado… De repente, está rodeado de flores de diferentes colores y formas, crecen por doquier, en donde han echado semillas… Hay enredaderas y flores silvestres sobre un tronco caído, pastos verdes y árboles frutales… Huela los distintos aromas de las flores y frutos… escuche el canto de los pajarillos.

Camine por la vereda internándose en un bosque de pinos más denso; hay tantos árboles que el sol apenas pasa entre sus ramas.

Sienta el aire más fresco, mire el musgo en su camino, cubriendo a los árboles… De pronto percibe un murmullo de agua corriendo… es un arroyuelo, camina a su lado.

A distancia escucha el sonido de una caída de agua… En donde se abre la vereda a un claro y aparece el sol de nuevo, se encuentra frente a una cascada, admire el arco iris que se forma en las gotitas de llovizna… Se siente muy bien disfrutando de este cálido y aislado lugar en paz y tranquilidad…

Ahora, es tiempo de regresar por la vereda de pinos adonde está el jardín de las flores y árboles frutales… Huela una vez más su aroma… Camine hasta la reja antigua por la que entró y salga…

Recuerde que este es su jardín secreto que le espera cuando usted desee volver.

Ahora respire profundamente, una, otra y la última vez… Cuando esté listo, abra los ojos.

Visualización

Esta técnica también se refiere a la imaginación vivida; es similar a la relajación por imágenes guiadas. La visualización le permite crear sus propias imágenes, lo cual es diferente de las imágenes guiadas, en donde las imágenes se le sugieren. Esta es otra manera de usar la imaginación para verse a sí mismo de la manera que desee hacerlo, haciendo lo que le gusta hacer. Todos nosotros utilizamos una forma de visualización cada día sin darnos cuenta. Por ejemplo, cuando soñamos, nos preocupamos, leemos un libro o escuchamos un cuento. En todas estas actividades la mente nos crea imágenes que podemos ver. También usamos visualización a propósito cuando hacemos planes para el día, teniendo en cuenta los posibles resultados de una decisión que tomamos o cuando necesitamos ensayar para un evento o actividad. La visualización puede hacerse de diferentes maneras, tomando el tiempo que desee o mientras realiza otras actividades.

Una manera de utilizar la visualización para manejar los síntomas es recordar escenas placenteras y agradables del pasado, o crear nuevas escenas en su mente. Para practicar la visualización trate de recordar cada detalle de una situación que le traiga alegría, como una fiesta familiar con sus seres queridos: ¿Quién estuvo presente?, ¿Qué sucedió?, ¿De qué hablaron? Puede aplicar este mismo concepto para recordar unas vacaciones u otro evento memorable y placentero.

La visualización también puede ser utilizada para hacer planes de un evento en el futuro: algo que desea realizar o un sueño que desearía que se cumpliera. Trate de llenar cada detalle con fantasías placenteras y agradables, por ejemplo, ¿cómo gastaría un millón de dólares si se ganara la lotería?, ¿cómo sería su cita romántica?, ¿cómo sería su jardín favorito?, ¿adónde iría y que haría en las vacaciones de sus sueños?

Otra forma de visualización implica usar la mente para pensar en símbolos que representan malestares físicos, como el dolor en diferentes partes de su cuerpo. Por ejemplo, una articulación adolorida puede estar representada por el color rojo. El pecho cerrado y la dificultad para respirar pueden estar representados por una banda elástica alrededor del tórax. Después de formar estas imágenes, usted trata de cambiarlas. El color rojo puede empezar a perder su intensidad hasta que desaparece, o la banda elástica puede empezar a expandirse hasta que se cae. Estas nuevas imágenes causan que cambie su percepción del dolor o malestar que tenga, muchas veces haciendo que ese dolor o malestar sea menos intenso.

La visualización puede aumentar la confianza y es una técnica que le puede ayudar a establecer y alcanzar sus metas y objetivos personales. (Véase el capítulo 2.) Después de fijarse propósitos de lo que desea realizar durante la semana, tome unos minutos para imaginarse a usted mismo caminando, haciendo ejercicio o tomando sus medicinas a la hora estipulada. Así usted estará ensayando mentalmente cada paso que necesita dar para lograr su meta y tener éxito.

Imágenes para diferentes condiciones

Usted tiene la habilidad de crear imágenes especiales para aliviar (aunque no curar) los síntomas o enfermedades específicas. Use cualquier imagen que sea fuerte y vivo para usted. Esto a menudo implica el uso de todos sus sentidos para crear esa imagen significativa. La imagen no tiene que ser exacta para que funcione. Solo tiene que utilizar su imaginación y confiar en sí mismo. Los siguientes son algunos ejemplos de imágenes que algunas personas han encontrado útiles:

Para la tensión y el estrés

Una cuerda tiesa y retorcida que se desenrosca lentamente.

La cera que se ablanda y se derrite.

La tensión que se arremolina fuera de su cuerpo y drena hacia abajo.

Para curación de cortes y lesiones

El yeso que cubre una abertura en la pared.

Las células y las fibras que se pegan con pegamento muy fuerte.

Un zapato que se ata apretadamente.

Las piezas de rompecabezas que se unen.

Para las arterias y enfermedades cardíacas

Un camión de plomería en miniatura que recorre rápidamente las arterias y limpia las tuberías obstruidas.

El agua que fluye libremente a través de un río ancho y abierto.

El equipo de un barco pequeño que rema con facilidad y eficiencia, arrastrando el barco delgado a través de la superficie del agua tranquila.

Para el asma y la enfermedad pulmonar

Las pequeñas bandas elásticas de goma que constriñen las vías respiratorias y se abren de golpe.

Una aspiradora que succiona suavemente el moco de las vías respiratorias.

Las olas que suben y bajan con calma en la superficie del océano.

Para la diabetes

Las llaves pequeñas de insulina que abren las puertas a las células hambrientas y permiten que entre el azúcar nutritivo de la sangre.

Suena una alarma, y un páncreas dormido se despierta con el olor del café recién hecho.

Para el cáncer

Un tiburón que engulle a las células cancerosas.

Los tumores que se marchitan como pasas al calor del sol y luego se evaporan por completo en el aire.

El grifo que controla el suministro de sangre al tumor se apaga, y las células cancerosas se mueren de hambre.

La radioterapia o quimioterapia que entra en su cuerpo, como los rayos curativos de luz, y destruye las células cancerosas.

Para las infecciones

Los glóbulos blancos con sus sirenas y luces intermitentes rojas que detienen y encarcelan a los gérmenes dañinos.

Un ejército equipado con poderosos misiles de antibióticos que ataca a los microbios enemigos.

Una llama fuerte que ahuyenta a los gérmenes de su cuerpo.

Para un sistema inmunológico debilitado

Los glóbulos blancos dormidos y lentos que se despiertan, se ponen la armadura protectora y entran en la lucha contra el virus.

Los glóbulos blancos que se multiplican rápidamente, como millones de semillas que brotan de una sola vaina madura.

Para un sistema inmunológico hiperactivo (alergias, artritis, psoriasis, etcétera.)

Las células inmunes que están excesivamente alertas en la estación de bomberos se sienten seguras de que los alérgenos hayan provocado una falsa alarma, y vuelven a jugar al póquer.

La guerra civil ha terminado y las partes enfrentadas se comprometen a no atacar a sus conciudadanos.

Para el dolor

Todo su dolor se coloca en una caja grande, hecho de metal fuerte, que está sellado firmemente y cerrado con un enorme candado fuerte.

Usted toma el control remoto de la televisión, y poco a poco baja el volumen hasta que apenas se pueda oír el dolor, y luego desaparece por completo.

El dolor que es arrastrado por un río fresco y tranquilo que fluye a través de su cuerpo entero.

Para la depresión

Sus problemas y sentimientos de tristeza se atan a grandes globos de colores vivos, lleno de helio, que se van volando por el cielo azul y claro.

Un sol fuerte y cálido que irrumpe entre las nubes oscuras.

Usted tiene una sensación de alejamiento y ligereza, lo que le permite flotar fácilmente por su día.

Utilice cualquiera de estas imágenes o cree una. Recuerde que las mejores imágenes deben ser vivas y significativas para usted. Use su imaginación para su salud y sanación.

Oración y espiritualidad

En la literatura médica existe mucha evidencia sólida sobre la relación entre espiritualidad y salud. Según la Academia Americana de Médicos de Familia, la espiritualidad es la forma en que podemos encontrar el significado, esperanza, consuelo y paz interior en nuestras vidas. Muchas personas encuentran espiritualidad a través de la religión. Otras la encuentran a través de la música, el arte o una conexión con la naturaleza. Hay quienes la encuentran en sus valores y principios.*

Muchas personas son religiosas y comparten su religión con los demás. Otros no tienen una religión específica, sino que tienen creencias espirituales. Nuestra religión y creencias pueden traer un sentido de significado y propósito a nuestra vida. Nos ayudan a poner las cosas en perspectiva y establecer prioridades. Nuestras creencias también nos pueden ayudar a encontrar consuelo en los momentos difíciles. Además, nos pueden ayudar con la aceptación y nos motivan a hacer los cambios necesarios. Ser parte de una comunidad espiritual o religiosa ofrece una fuente de apoyo en los momentos necesarios, además de la oportunidad de ayudar a otros.

Los estudios recientes determinan que las personas que pertenecen a una comunidad religiosa o espiritual, o que participan regularmente en actividades religiosas, como la oración, o de

---

*Adaptado de la Academia Americana de Médicos de Familia: http://www.aafp.org/afp/2001/0101/p89html

estudio, han mejorado la salud. Hay muchos tipos de oración, tales como pedir ayuda, dirección o perdón, ofrecer palabras de agradecimiento, alabanza, y bendición, entre otros. Todas estas pueden contribuir a una mejor salud. La oración no necesita una explicación científica, y es probablemente la más antigua de todas las herramientas del manejo personal que existe y se practica en todas partes del mundo.

Mientras que la religión y espiritualidad no se puedan prescribir, lo animamos a explorar sus propias creencias. Si usted es religioso, trate de rezar o meditar más regularmente. Si no es religioso, quizás quiera considerar adoptar alguna forma de meditación o reflexión. A continuación describimos un tipo específico de oración que puede usar: la oración centrante.

Además, si usted es religioso, considere decírselo a su médico y equipo de cuidado. La mayoría de los profesionales de la salud no preguntan sobre esto; por eso, usted puede ayudarles a comprender la importancia de sus creencias en el manejo de su salud y vida. La mayoría de los hospitales tienen capellanes (clérigos) o consejeros pastorales. Incluso si usted no está en el hospital, probablemente hablarán con usted. Elija a alguien con quien se sienta cómodo. Sus consejos y asistencia pueden complementar su cuidado médico y psicológico.

La oración centrante

Todas las religiones mayores del mundo tienen alguna forma de oración. Básicamente, la oración es nuestra forma de hablar con Dios, una manera para pasar el tiempo con Dios y expresar o compartir sus sentimientos. Podemos rezar en público con otros o en privado en cualquier lugar.

Puede ser que rece para dar las gracias y alabanzas, pedir ayuda para sí mismo u otros, o pedir perdón. Muchos tenemos oraciones de mucho sentido para nosotros; si usted las tiene, le instamos a usarlas. Si a usted le gusta orar y no sabe por dónde empezar, puede intentar una oración centrada. Esta puede ser utilizada por personas de todas las religiones. Requiere que escoja una palabra especial o sagrada. La palabra podría ser algo como Señor, Padre, Madre, Abba, Salaam, Omm, amor, paz, shalom, o cualquier otra palabra que le dé inspiración y exprese su intención para la oración.

Para empezar la oración centrante, necesitará reservar por lo menos 20 minutos de tiempo tranquilo, quizás inmediatamente después de despertarse en la mañana o en la media tarde, o a las primeras horas de la noche, pero no justo después de haber comido. Un estómago lleno puede afectar el cuerpo y su habilidad para relajarse; también puede darle sueño durante su tiempo de oración.

Luego, busque un lugar tranquilo y cómodo para sentarse, manteniendo la espalda derecha y los ojos cerrados. Cuando cierre los ojos, libérese de cualquier cosa que esté pasando alrededor y dentro de usted mismo. Una vez que se sienta cómodo, suavemente empezará a pensar y concentrarse en su palabra sagrada. Cuando se dé cuenta de otros pensamientos, sensaciones, emociones, imágenes, recuerdos, etcétera, no trate de analizarlos sino trate de enfocarse otra vez en su palabra sagrada. Al fin de su período de oración, quédese sentado en silencio con los ojos cerrados por unos minutos. Durante la oración es posible que note ciertas sensaciones físicas, tales como dolores ligeros, picores o contracciones nerviosas en partes de su cuerpo. Estos ocurren cuando el cuerpo libera tensión física y emocional. Mientras se pone más relajado y atento espiritualmente, también puede notar que los brazos y piernas se sienten pesados o ligeros. Cuando ocurra esto, permítase notar brevemente estas sensaciones y regrese a concentrarse en su palabra sagrada.

Es recomendable practicar la oración centrante dos veces al día: una vez en la mañana y una vez en la tarde o noche. Si no es posible, empiece con una vez por día. Con el tiempo, empezará a experimentar resultados positivos en su vida.

Otras técnicas que utilizan la mente

Hay otras técnicas importantes que nos pueden ser muy útiles. Ayudan a despejar la mente, cambiar positivamente el estado emocional y reducir la tensión y el estrés.

La atención plena

La atención plena consiste simplemente en mantener su atención en el momento presente, sin juzgarlo como feliz o triste, bueno o malo. Nos anima a vivir cada momento, incluso los dolorosos, tan plena y conscientemente como sea posible. La atención plena es más que una técnica de relajación; es una actitud ante la vida. Es una forma de observar con calma y conciencia y aceptar lo que está sucediendo, momento a momento.

Esto puede parecer bastante simple, pero en realidad no lo es. Nuestra mente inquieta y nuestra tendencia a juzgar hacen que sea sorprendentemente difícil enfocarnos en el momento presente. Al igual que un mono inquieto que salta de rama en rama o una mariposa que vuela de un lado a otro y nunca para, nuestras mentes también saltan de un pensamiento a otro.

Al practicar la atención plena, la mente se enfoca en el momento presente. El "objetivo" de la atención plena es simplemente observar, sin ninguna intención de cambiar o mejorar algo.

Pero con la práctica, la persona sí cambia positivamente. Observar y aceptar la vida tal como es, con todos sus placeres, dolores, frustraciones, decepciones e inseguridades, a menudo le permite estar más tranquilo, más seguro, y tener más capacidad de enfrentar lo que venga.

Para desarrollar su capacidad de practicar la atención plena, siéntese cómodamente en el piso o en una silla con la espalda, cuello y cabeza rectos pero no rígidos. Luego:

- Concéntrese en una sola cosa, como su respiración. Enfoque su atención en la sensación del aire que entra y sale lentamente de la nariz con cada respiración. No trate de controlar la respiración acelerándola o retardándola. Solo observe cómo es.

- Incluso cuando usted resuelva mantener su atención en la respiración, su mente pronto se desviará. Cuando esto ocurra, observe adónde fue su mente: tal vez a un recuerdo, una preocupación sobre el futuro, un dolor corporal o una sensación de impaciencia. Luego vuelva a poner lentamente su atención a la respiración.

- Use la respiración como un ancla. Cada vez que un pensamiento o sentimiento surja, reconózcalo por un momento. No lo analice ni lo juzgue. Solo obsérvelo y vuelva a poner atención en la respiración.

■ Suelte cualquier pensamiento sobre la obligación de ir a alguna parte, o que algo especial tiene que suceder. Solo siga conectando momentos de la atención plena, respiración por respiración.

■ Al principio, practique esto por cinco minutos, o incluso un minuto por vez. Es posible que desee ampliar gradualmente el tiempo hasta diez, veinte o treinta minutos.

Debido a que la práctica de la atención plena es simplemente la práctica de la conciencia de momento a momento, se puede aplicar con cualquier actividad: comer, bañarse, trabajar, hablar, hacer mandados o jugar con sus hijos. La atención plena no requiere tiempo extra. Muchas investigaciones han demostrado los beneficios de la práctica de la atención plena para reducir el estrés, aliviar el dolor, mejorar la concentración y aliviar una variedad de otros síntomas.

Reflejo de aquietarse

Esta técnica fue desarrollada por un médico llamado Charles Stroebel. Le ayudará a hacer frente al estrés a corto plazo, tales como las ganas de comer o fumar, ira al manejar u otras molestias. Alivia la tensión muscular, apretamiento de la mandíbula y la tendencia a contener la respiración, activando el sistema nervioso simpático.

Lo debe practicar frecuentemente durante el día, cada vez que comience a sentirse estresado. Se puede hacer con los ojos abiertos o cerrados.

1. Sea consciente de lo que está molestando: una llamada telefónica, un comentario

despectivo, el deseo de fumar, un pensamiento preocupante, etcétera.

2. Repítase a sí mismo la frase, "mente alerta, cuerpo tranquilo".

3. Sonría para sus adentros con los ojos y la boca. Esto evita que los músculos faciales hagan una expresión de miedo o enojo. La sonrisa interior es un sentimiento que experimentamos pero que no puede ser visto por los demás.

4. Inhale lentamente a la cuenta de 3, imaginando que el aliento entra por la parte inferior de sus pies. Luego, exhale lentamente. Sienta que su respiración se mueve hacia abajo hasta las piernas y sale a través de sus pies. Deje que la mandíbula, lengua y músculos de los hombros se relajen.

Con la práctica durante varios meses, el reflejo de aquietarse se convertirá en una habilidad automática.

Terapia de la naturaleza

Muchos de nosotros sufrimos de lo que se ha llamado "trastorno de déficit de naturaleza" (o falta de exposición a la naturaleza), pero puede ser fácilmente curado con unas dosis o visitas regulares a lugares naturales. Durante miles de años, la exposición a los ambientes naturales ha sido recomendada para la curación. Tomar un descanso de la iluminación artificial, el tiempo excesivo en frente de la pantalla de la computadora o televisión, y los ambientes interiores, puede ser restaurativo y relajante. Un breve paseo por el parque o una visita más larga a un ambiente hermoso al aire libre puede restaurar la mente y el cuerpo. Si eso no es posible, puede intentar traer la naturaleza adentro por medio de plantas, mascotas y fotografías. Incluso unos cuantos minutos de jugar o acariciar a una mascota puede disminuir la presión arterial y calmar una mente inquieta.

Tiempo para preocuparse

Los pensamientos preocupantes y negativos pueden fomentar la ansiedad. Cuando ignoramos nuestros problemas, solo tienden a meterse de nuevo en nuestra conciencia. Usted encontrará que es más fácil dejar a un lado estas preocupaciones si dedica tiempo durante el día para lidiar con ellos.

Le sugerimos que dedique de 20 a 30 minutos al día como su "tiempo para preocuparse". Cada vez que una preocupación le venga a la mente, anótela y dígase que va a lidiar con ella durante su tiempo para preocuparse. Anote las pequeñas cosas (si su hijo trajo o no su tarea a la escuela), junto con las grandes preocupaciones (si sus hijos serán capaces de encontrar trabajo después de la universidad). Durante el tiempo programado para preocuparse piense únicamente en sus preocupaciones; haga una lista de ideas para resolverlas y anote las posibles soluciones. Para cada una de sus preocupaciones, hágase las siguientes preguntas:

- ¿Cuál es el problema?
- ¿Qué tan probable es que el problema ocurra?
- ¿Qué es lo peor que podría pasar?
- ¿Qué es lo mejor que podría pasar?
- ¿Cómo puedo afrontar el problema?
- ¿Cuáles son las posibles soluciones?
- ¿Cuál es mi plan de acción?

Sea específico. Por ejemplo, en vez de preocuparse por lo que podría suceder si usted perdiera su trabajo, pregúntese, "¿Qué tan probable es que pierda mi trabajo?" Y si lo pierde, "¿Qué voy a hacer, con quién y cuándo? Sea proactivo y escriba un plan para buscar empleo.

Si hace un crucero y está ansioso por la posibilidad de marearse en el océano y no llegar a tiempo al baño, imagine cómo manejaría la situación. Pregúntese a sí mismo si esto es algo realmente insoportable. Dígase que aunque se sienta incómodo o avergonzado, sobrevivirá.

Recuerde, si una nueva preocupación aparece durante el día, anótela. Luego distráigase al enfocándose de nuevo e intensamente en lo que está haciendo en ese momento.

Programar un tiempo definitivo para preocuparse reduce por lo menos un tercio la cantidad total del tiempo de preocupación. Y cuando revisa más tarde su lista de preocupaciones, es probable que usted note que la mayoría de ellas nunca se materializó, o que no eran tan malas como había anticipado.

Una perspectiva saludable

A veces puede aliviar el estrés y romper el ciclo de pensamientos negativos cambiando su perspectiva. Si se siente molesto, pregúntese, "¿Qué tan importante será esto en una hora, un día, un mes o un año?" Esta reformulación a menudo saca a relucir cosas que son realmente importantes y requieren acción, a diferencia de las molestias de menor importancia que capturan nuestra atención.

Practicar la gratitud

Una de las maneras más efectivas de mejorar su estado de ánimo y felicidad en general es enfocar su atención en lo que va bien en su vida. ¿De qué está agradecido? Los psicólogos han realizado investigaciones para demostrar que las personas pueden aumentar su felicidad haciendo actividades que expresen gratitud. Lo animamos a probar estas tres:

■ **Escriba una carta de agradecimiento** y entréguesela a alguien que haya sido especialmente amable con usted, pero a quien nunca le había dado las gracias adecuadamente. Tal vez sea un maestro, un mentor, un amigo o un miembro de la familia. Exprese su agradecimiento por la amabilidad de la persona. La carta tendrá más impacto si incluye algunos ejemplos concretos de lo que el receptor ha hecho por usted. Describa cómo le hicieron sentir las acciones de esa persona. Lo ideal es leerle la carta en voz alta, cara a cara. Sea consciente de cómo se siente y observe la reacción de la otra persona.

■ **Reconozca por lo menos tres cosas buenas todos los días.** Cada noche antes de acostarse, anote por lo menos tres cosas que hayan salido bien ese día. Ningún evento o sentimiento es demasiado pequeño como para no tener en cuenta. Al poner su gratitud en palabras, usted aumenta la apreciación y la memoria de sus bendiciones. El saber que tendrá que escribir tres cosas cada noche cambia los filtros mentales durante todo el día. Tenderá a buscar y darse cuenta de las cosas buenas que le suceden. Si hacer esto todos los días le resulta demasiado o le empieza a parecer una tarea de rutina, lo puede hacer una vez por la semana.

■ **Haga una lista de las cosas que tiene por seguras.** Por ejemplo, si su enfermedad crónica ha afectado los pulmones, puede agradecer sus riñones sí funcionen. Tal vez puede celebrar un día en que no tenga dolor de cabeza o de espalda. Contar las bendiciones puede traerle un estado de ánimo mejor y más felicidad.

Compilar una lista de sus fuerzas

Haga un inventario personal de sus talentos, habilidades, logros y cualidades, grandes y pequeños. Celebre sus logros. Cuando algo sale mal, consulte su lista de cosas positivas y ponga el problema en perspectiva. Realice esto como una experiencia específica, y no como algo que define toda su vida.

Poner en práctica la bondad

Este mundo está plagado de actos de violencia. Cuando algo malo sucede, es noticia de primera página. Como un antídoto a la miseria, la desesperación y el cinismo, practique actos de bondad. Busque oportunidades para dar sin esperar nada a cambio. Aquí hay algunos ejemplos:

■ Mantenga la puerta abierta para la persona que viene detrás de usted.

■ Dé un pequeño regalo inesperado a un familiar (por ejemplo, unas entradas al cine o a un concierto).

■ Envíe un regalo anónimo a un amigo que necesita animarse.

■ Ayude a alguien que tiene una carga pesada.

■ Cuente historias positivas sobre la ayuda y amabilidad que usted conozca.

- Cultive una actitud de agradecimiento por la amabilidad que ha recibido.

- Plante un árbol.

- Sonría y deje que la gente se le ponga delante cuando está en una fila o cuando maneja por la autopista.

- Recoja la basura.

- Dele a otro conductor su espacio de estacionamiento.

Sea creativo. Esa bondad es contagiosa y tiene una reacción en cadena. En un estudio, las personas que recibieron un obsequio inesperado (galletas) luego fueron más propensas a ayudar a los demás.

Escribir para eliminar el estrés

Es un trabajo duro mantener ocultos nuestros profundos sentimientos negativos. Con el tiempo, el estrés acumulado socava las defensas de nuestro cuerpo y debilita nuestra inmunidad. Confiar nuestros sentimientos a los demás, o escribirlos, nos ayuda a ponerlos en palabras y solucionarlos. Las palabras nos ayudan a entender y absorber un evento traumático y, en determinado momento, dejarlo atrás. Nos da una sensación de liberación y control.

El psicólogo Jamie Pennebaker describió una serie de estudios que analizaron los efectos curativos de confiar o escribir. Se le pidió a un grupo de personas que expresaran sus más profundos pensamientos y sentimientos sobre algo malo que les había sucedido. Otro grupo escribió acerca de los asuntos ordinarios, tales como sus planes para el día. Ambos grupos escribieron de 15 a 20 minutos por día durante 3 a 5 días consecutivos. Nadie leyó lo que ambos grupos habían escrito.

Los resultados fueron sorprendentemente poderosos. En comparación con las personas que escribieron acerca de los acontecimientos ordinarios, los que escribieron acerca de sus malas experiencias reportaron menos síntomas, menos visitas al médico, un menor número de días personales en el trabajo, mejor humor y una perspectiva más positiva. Su función inmunológica se había mejorado por lo menos 6 semanas después de la escritura. Esto fue especialmente notorio en aquellos que expresaron sentimientos dolorosos no divulgados previamente.

Trate de escribir cuando algo le molesta. Por ejemplo, cuando se encuentra pensando (o soñando) demasiado en una experiencia, cuando evita pensar en algo porque es demasiado molesto, o cuando hay algo que le gustaría decirles a los demás pero no lo hace por miedo a la vergüenza o castigo.

Aquí hay algunas sugerencias para empezar a escribir como una manera de ayudarle a hacer frente a cualquier experiencia traumática:

- Establezca un horario específico para escribir. Por ejemplo, puede escribir 15 minutos por día durante 4 días consecutivos, o un día por semana durante 4 semanas.

- Escriba en un lugar donde no sea interrumpido ni se distraiga.

- No piense en compartir lo que escriba; esto podría detener su expresión honesta. Guarde lo que escriba o destrúyalo.

- Explore sus pensamientos y sentimientos más profundos y analice por qué se siente así. Escriba acerca de sus sentimientos negativos, tales como tristeza, dolor, odio, ira, miedo, culpa o resentimiento.

■ Escriba continuamente. No se preocupe por la gramática, ortografía, o de que tenga sentido. Si la claridad y coherencia vienen a medida que escriba, mejor. Si se queda sin cosas que decir, solo tiene que repetir lo que ya ha escrito.

■ Incluso si usted nota que es difícil escribir al principio, siga adelante. Se hace más fácil. Si usted no puede escribir, trate de hablar frente a un grabador durante 15 minutos sobre sus más profundos pensamientos y sentimientos.

■ No espere a sentirse mejor de inmediato. Es normal sentirse triste o deprimido cuando sus sentimientos más profundos comienzan a aflorar. Esto generalmente desaparece dentro de una o dos horas, o uno o dos días. La gran mayoría de las personas reportan una sensación de alivio, felicidad y satisfacción poco después de escribir durante varios días consecutivos.

■ Escribir puede ayudarle a aclarar las acciones que debe tomar. Sin embargo, no utilice la escritura como un sustituto para tomar acción o como una forma de evitar las cosas.

Una vez establecida, la relajación, las imágenes guiadas y los pensamientos positivos pueden ser algunas de las herramientas más poderosas que puede agregar a su caja de herramientas de manejo personal. Estas le ayudarán a controlar los síntomas así como a dominar las otras habilidades discutidas en este libro.

Al igual que con el ejercicio y otras destrezas adquiridas, utilizar la mente para manejar su condición de salud requiere práctica y tiempo antes de empezar a notar los beneficios. Así que si usted siente que no está logrando nada, no se dé por vencido. Tenga paciencia y siga tratando.

Otros recursos

☐ Instituto Nacional de la Salud Mental (*National Institute of Mental Health*), publicaciones en español: http://www.nimh.nih.gov/health/publications/espanol/index.shtml

☐ La relajación muscular progresiva y Un jardín de flores [audio CD]. Boulder, Colo.: Bull, 2012.

☐ La salud mental de América (*Mental Health America*): http://mentalhealthamerica.net/go/en-espanol

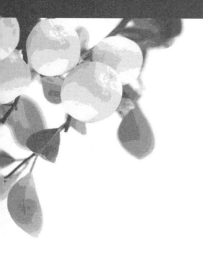

CAPÍTULO 6

Ejercicio y actividad física para todos

LAS PERSONAS ACTIVAS SON MÁS SANAS Y FELICES. Esto se aplica en personas de todas edades y con diferentes condiciones de salud. No moverse lo suficiente puede causar una enfermedad o empeorar una existente.

Usted probablemente ya sabe que la actividad física regular es importante, pero si tiene un problema crónico de salud es posible que no sepa qué actividad hacer o si la pueda hacer correctamente. Hace apenas 30 años, si usted tuviera artritis, diabetes o una enfermedad pulmonar, era difícil aprender a hacer ejercicios. Ahora hay mucha información. Nosotros le ayudaremos a empezar y tener éxito. Muchos países tienen programas de salud pública para ayudar a entender la importancia de la actividad física y ofrecer programas para empezar a hacer ejercicio. Existen recomendaciones para niños, adultos jóvenes y mayores, personas con enfermedades crónicas y personas con discapacidad. Estas especifican qué tipos de ejercicio o actividad física son los mejores y cuánto necesita. En este capítulo y los siguientes dos usted aprenderá acerca de recomendaciones y mejores opciones de ejercicio. Por supuesto, el aprendizaje no es suficiente. Depende de usted que su vida sea más agradable, cómoda y saludable a través de la actividad física. El objetivo de la información aquí ofrecida no es tomar el lugar de los ejercicios terapéuticos prescritos por su médico o terapeuta físico, sino proporcionarle mayor número de opciones que le pueden ser útiles y recreativas. Por eso, es recomendable que usted le muestre este libro a su médico o terapeuta físico y le pregunte qué piensa sobre estos consejos. En los capítulos 15 a 19 ofrecemos información adicional y sugerencias sobre ejercicios para personas con enfermedades crónicas específicas.

¿Por qué hacer ejercicio?

El ejercicio regular puede prevenir o manejar las enfermedades del corazón y diabetes. Mejora la presión arterial (sanguínea), los niveles de azúcar, colesterol y grasa en la sangre. El ejercicio puede ayudar a mantener un buen control del peso, que a su vez alivia estrés adicional de las articulaciones que sorportan peso (como las caderas y rodillas). El ejercicio también ayuda a mantener los huesos fuertes y tratar la osteoporosis. Hay evidencia de que el ejercicio regular puede ayudar a prevenir los coágulos sanguíneos, lo cual es especialmente beneficioso para las personas con enfermedades cardíacas y vasculares. El ejercicio regular mejora los niveles de fuerza, energía y confianza en sí mismo y disminuye el estrés, ansiedad y depresión. Además, hacer ejercicio regular puede ayudarle a dormir mejor y sentirse más relajado y feliz.

Por otra parte, los músculos fuertes ayudan a las personas con artritis a proteger sus articulaciones, mejorando la estabilidad y amortiguando los choques de los movimientos. El ejercicio regular también ayuda a nutrir las articulaciones y a mantener la salud del cartílago y los huesos. El ejercicio regular ha demostrado ayudar a las personas con enfermedad pulmonar crónica a mejorar su resistencia y reducir la falta de respiración (¡y las visitas a la sala de emergencia!). Al participar en un programa regular de ejercicios, muchas personas con dolor en las piernas debido a la mala circulación pueden caminar más distancia y con mayor comodidad. Los estudios de personas con enfermedades cardíacas demuestran que el ejercicio mejora la salud del corazón y la calidad de vida.

Las buenas noticias son que no es necesario pasar muchas horas haciendo ejercicio doloroso y agotador para lograr los beneficios de salud. Aun períodos cortos de una moderada actividad física puede mejorar la salud y estado físico, reducir los riesgos de desarrollar una enfermedad y mejorar el humor. La actividad física también ayuda a tener mejor control de su vida y a estar menos a la merced de su enfermedad crónica.

Desarrollando un programa de ejercicio

Para muchas personas que todavía no están activas, empezar un programa regular de ejercicio significa acostumbrarse a un nuevo hábito o rutina. Esto normalmente implica que usted dedique un período de tiempo, por lo menos varias días de la semana, para hacer ejercicio una parte de su día. Hoy día se recomiendan cuatro tipos de ejercicios para mejorar la condición física:

■ **La flexibilidad.** Ser flexible significa que usted puede moverse cómodamente para hacer todo que necesita y quiere hacer. Una flexibilidad limitada puede causar dolor, aumentar el riesgo de lesionarse y hacer que los músculos sean menos eficientes; es decir que trabajen más y se cansen más rápidamente. La flexibilidad tiende a disminuir con la inactividad y como resultado de ciertas enfermedades, pero usted puede aumentar o maximizar su flexibilidad haciendo ejercicios suaves como los descritos en el capítulo 7.

■ **La fuerza.** Los músculos necesitan ser ejercitados para mantener su fuerza. Con inactividad, los músculos se debilitan y se atrofian. Cuando los músculos se debilitan, usted se siente débil y se cansa rápidamente. Mucha de la incapacidad y falta de movilidad que experimentan las personas con enfermedades crónicas provienen de la debilidad muscular. Un programa de ejercicio que requiere que los músculos trabajen más (por ejemplo, levantar pesas) ayuda a fortalecer los músculos.

■ **La resistencia (aeróbicos).** Sentirse energético depende de la función del corazón, pulmones y músculos. El corazón y los pulmones deben trabajar eficientemente para hacer circular la sangre oxigenada a los músculos, y los músculos deben estar en buena condición para usar el oxígeno. El ejercicio aeróbico (que quiere decir "con oxígeno"), conocido también como ejercicio cardiovascular, involucra el uso de los músculos grandes del cuerpo (las piernas y los brazos), que llevan a cabo movimientos rítmicos y continuos a una intensidad moderada, como caminar, nadar, bailar, cortar el césped y montar bicicleta. El ejercicio aeróbico mejora la capacidad cardiovascular, disminuye el riesgo del ataque al corazón, y ayuda a controlar el peso. Además, el ejercicio aeróbico promueve un sentido de bienestar, aliviando la depresión y ansiedad, y mejorando el sueño, el humor y los niveles de energía.

■ **El equilibrio.** Un buen equilibrio ayuda a evitar caerse. Mantener los músculos del tronco tonificados, y las piernas fuertes y coordinadas es una parte importante de un buen equilibrio. La flexibilidad, fuerza y resistencia también contribuyen a mantener el equilibrio. Por supuesto, hay otras causas de caídas (mala visión, mala iluminación, tropezar con la alfombrilla, marearse), pero mantenerse fuerte y coordinado son también muy importantes. Ciertos ejercicios son especialmente buenos para mejorar el equilibrio.

Su programa de ejercicio

Un programa completo combina ejercicios y actividades para mejorar las cuatro necesidades: flexibilidad, fuerza, resistencia y equilibrio. El capítulo 7 muestra una serie de ejercicios de flexibilidad y fortalecimiento e incluye algunos ejercicios específicos para mejorar la postura y el equilibrio. El capítulo 8 contiene información sobre los ejercicios aeróbicos para mejorar la resistencia. Si usted no ha hecho ejercicio regularmente o hace mucho tiempo que lo ha hecho, o tiene dolor, rigidez, dificultad para respirar o debilidad que interfiere con sus actividades cotidianas, es recomendable discutir sus planes para hacer ejercicio con sus proveedores de salud (médico o terapeuta físico). Empiece su programa escogiendo varios ejercicios de flexibilidad y fortalecimiento que esté dispuesto a hacer día por medio. Una vez que pueda hacer estos ejercicios cómodamente por lo menos 10 minutos cada vez, estará listo para añadir algunas actividades de resistencia o ejercicios aeróbicos.

Usted puede preguntarse cómo elegir los ejercicios adecuados. La verdad es que los mejores ejercicios son los que le van a ayudar a hacer lo que desea. Muchas veces, la decisión más importante para empezar su programa es escoger una meta (algo que quiere hacer) para la cual el ejercicio le puede ayudar. Por ejemplo, subir 17 escaleras para que pueda visitar a un amigo especial. Al tener pensada su meta, es más fácil escoger los ejercicios convenientes. No hay ninguna duda de que el ejercicio es más eficaz si sabemos lo que deseamos lograr. Si usted no puede ver o entender cómo el ejercicio le puede ayudar, es difícil entusiasmarse con la idea de añadir otro quehacer a su día.

Escoja su meta y haga un plan

1. Escoja algo que desee hacer pero que no hace o no puede hacer ahora por alguna razón física. Por ejemplo, puede ser que quiera disfrutar de ir de compras o de pesca con sus amigos, cortar el césped, jugar con los niños o tomar vacaciones con la familia.

2. Piense por qué no puede o no lo hace, o por qué ya no le gusta hacerlo. Tal vez usted se canse antes de hacer ejercicios o antes de que se cansen sus compañeros de ejercicio. Quizás le resulte difícil levantarse de una silla baja, o a lo mejor subir las escaleras le provoque mucho dolor o cansancio en las piernas. Quizás los hombros estén demasiado débiles o rígidos para lanzar un sedal o levantar su maleta.

3. Identifique cuáles son las capacidades físicas que le hacen difícil realizar lo que desea. Por ejemplo, si es difícil levantarse de una silla, pueder darse cuenta de que sus caderas o rodillas estan rígidas y sus piernas débiles. En este caso, busque ejercicios de flexibilidad y fortalecimiento para las caderas y rodillas. Si decide que sus mayores problemas son los hombros rígidos y los brazos débiles, y que no puede levantar una maleta, escoja ejercicios de flexibilidad y fortalecimiento para los hombros y brazos.

4. Diseñe su plan de ejercicio. Para empezar, lea el capítulo 7 y escoja no más de 10 o 12 ejercicios al principio. Empiece haciendo 5 repeticiones de cada ejercicio. Conforme se sienta cómodo con los ejercicios, puede incrementar las repeticiones y añadir otros tipos. Si desea mejorar su resistencia, lea el capítulo 8 para más información sobre las actividades o ejercicios aeróbicos. Comience con períodos cortos de ejercicio y auméntelos gradualmente. La salud y buena condición física requieren tiempo para mejorar, pero cada día que usted haga ejercicio estará más saludable. Por eso es importante mantener la actividad y hacer ejercicio para poder disfrutar de los beneficios de la buena condición física.

Superando las barreras del ejercicio

Todos sabemos la importancia de tener buena salud y condición física. Pero ante la perspectiva de hacernos más activos físicamente, encontramos excusas, dudas y preocupaciones. Estas barreras nos pueden impedir que tomemos los primeros pasos. A continuación hay algunas barreras comunes y posibles soluciones:

"No tengo bastante tiempo." Todos tenemos la misma cantidad de tiempo. Solo escogemos usarlo de modo distinto. Es cuestión de prioridades. Algunos de nosotros encontramos tiempo para mirar la televisión pero no el tiempo para hacer ejercicio. Hacer ejercicio o estar más activo no requiere mucho tiempo. Hacer solamente 15 minutos al día es un buen comienzo y mucho mejor que no hacer ninguna actividad física. Tal vez usted pueda combinar actividades, como mirar la televisión mientras pedalea una bicicleta estacionaria o ir de paseo con su pareja mientras discuten asuntos familiares. Si usted agrega tres caminatas de 10 minutos, tiene 30 minutos de ejercicio durante el día.

"Estoy demasiado cansado." Cuando usted está en mala forma física o deprimido, puede sentirse cansado. Entonces no hace ejercicio porque está cansado. Tiene que romper este círculo vicioso de "estar demasiado cansado". Intente un experimento: La próxima vez que se sienta demasiado cansado, dé un corto paseo de 5 minutos o aun de 2 minutos. Se sorprenderá al sentir más energía. Cuando empiece ponerse en forma reconocerá la diferencia entre las sensaciones de sentirse lánguido y estar cansado físicamente.

"Estoy demasiado viejo." Nunca se está demasiado viejo para hacer alguna forma de actividad física. No importa su condición física o edad, siempre puede encontrar alguna manera para aumentar su actividad, energía y sentido de bienestar. Una buena condición física es sumamente importante cuando envejecemos.

"Estoy demasiado enfermo." Puede ser que usted esté demasiado enfermo para seguir un programa de ejercicio vigoroso o arduo, pero normalmente puede encontrar algunas formas de estar más activo. Recuerde, usted puede hacer un minuto de ejercicio a la vez, varias veces al día. El mejoramiento en su condición física puede ayudarle a manejar mejor su enfermedad y prevenir futuros problemas o complicaciones.

"Ya hago bastante ejercicio." Esto pueda ser verdad, pero para muchas personas el trabajo y las actividades diarias no nos proveen bastante ejercicio prolongado a un nivel moderado para mantenernos en buena condición física ni llenos de energía.

"El ejercicio es aburrido." Lo puede hacer más interesante y divertido. Haga ejercicio con otra gente. Entreténgase con audífonos, escuchando su música favorita. Varíe sus actividades y sus rutas al caminar. Utilice el tiempo de ejercicio como tiempo para pensar.

"El ejercicio me causa dolor." El dicho "Sin dolor no hay ganancia" no se aplica en este caso. Los beneficios para la salud provienen de la actividad física de una intensidad moderada. Si al terminar el ejercicio se siente más dolor que antes de empezar, examine lo que está haciendo; puede ser que no esté haciendo el ejercicio en forma correcta o que se esté esforzando demasiado para su condición. Es recomendable hablar con su instructor, terapeuta físico o médico. Es probable que solo tenga que disminuir la intensidad o cambiar el tipo de ejercicio que hace. Para algunas condiciones, como la artritis, el ejercicio en realidad reduce el dolor.

"Tengo vergüenza o me da pena." A algunas personas les gusta vestirse con ropa deportiva de moda para hacer ejercicio y trotar en público, pero otras sienten vergüenza. Afortunada-mente hay varias actividades o ejercicios que usted puede hacer en privado en su casa o en grupos sociales. No tenga dudas de que podrá encontrar una actividad que le convenga.

"Estoy asustado de que me vaya a caer." Asegúrese de que el área donde va a hacer ejercicio esté segura (por ejemplo, que tenga buena iluminación, que los pasillos y pasamanos estén bien mantenidos, y los pisos ordenados y sin cosas tiradas). Elija los ejercicios que le hacen sentir seguro, como los ejercicios acuáticos o andar en bicicleta reclinada, que proporcionan mucho apoyo para empezar. Recuerde, el mantenerse activo y mantener las piernas y rodillas fuertes y flexibles para que pueda balancearse en diferentes posiciones es importante para reducir los riesgos de caídas. Su médico o terapeuta físico puede recomendarle el uso de un bastón o andador para mejorar el equilibrio, pero es importante que el terapeuta lo ajuste a su medida y que usted aprenda a usarlo de manera segura. El uso incorrecto de un bastón o andador puede causar una caída.

"Tengo miedo de que me dé un ataque del corazón." En la mayoría de los casos, el riesgo de un ataque del corazón es mayor para quienes no están activos físicamente que para aquellos que hacen ejercicio regularmente. Pero si usted está preocupado por esto, hable con su médico. Si su enfermedad está controlada, es probable que sea más seguro hacer ejercicio que no hacerlo.

"Hace mucho frío afuera, hace mucho calor, está muy oscuro, etc." Si usted está flexible y puede variar los tipos de ejercicios o actividades que hace, generalmente podrá adaptarse a los cambios de tiempo que interfieren con ciertos tipos de ejercicio. Cuando el tiempo le impida estar al aire libre, pruebe actividades de interior como nadar, bailar, andar en una bicicleta estacionaria, una rueda de andar u otro tipo de equipo, o caminar en un centro comercial.

"Tengo miedo de no poder hacerlo bien. Tengo miedo de fracasar." Muchos de nosotros no empezamos un proyecto porque pensamos que fracasaremos o no podremos cumplirlo con éxito. Si usted se siente así antes de empezar un programa de ejercicio, recuerde dos cosas. Primero, cualquier actividad que pueda hacer, aunque sea corta o fácil, será mejor que hacer nada. Siéntase orgulloso de lo que ha hecho y no culpable de lo que no ha hecho. Segundo, muchas veces los proyectos nuevos nos parecen abrumadores hasta que empezamos y aprendemos a disfrutar de las aventuras y éxitos que logramos cada día.

Tal vez usted tenga otras barreras. La mente humana es increíblemente creativa. Pero en vez de usar la mente para frenarse, puede utilizar esta creatividad para combatir esas excusas y desarrollar actitudes y pensamientos positivos sobre el ejercicio. Si necesita ayuda con esto, pida sugerencias a otras personas o pruebe los consejos sobre pensar positivamente en el capítulo 5.

Mejorando su equilibrio

Es común para la gente que se ha debilitado o ha estado inactiva por algún tiempo tener menos equilibrio y preocuparse de caer. Frecuentemente, estas personas deciden que la mejor manera de no caerse es pasar más tiempo sentadas e inactivas. Al principio, usted puede pensar que si no camina, no está en peligro de caerse. Sin embargo, estar inactivo genera debilidad, rigidez, músculos y reflejos más lentos, e incluso el aislamiento social y depresión. En realidad estos efectos perjudican su capacidad para mantener el equilibrio y con el tiempo aumentarán el riesgo de caerse. Aun actividades simples como levantarse, sentarse en una silla, ir al baño o bajar un escalón podrán presentar problemas.

Las caídas pueden estar causadas por condiciones personales como debilidad, vértigo, rigidez, mala visión, pérdida de sensación en los pies, problemas con el oído interno, así como efectos secundarios de los medicamentos. También pueden estar causadas por condiciones externas, como mala iluminación, superficies desiguales o irregulares, tapetes o alfombras, y suelos desordenados. Para evitar caerse, es importante reducir los riesgos u obstáculos en el ambiente y mantenerse fuerte, flexible y coordinado. Los músculos fuertes y flexibles son más capaces de mantener el equilibrio y pueden ayudarle incluso en caso de tropezarse. Las investigaciones han demostrado que las personas que tienen las piernas y tobillos fuertes son más flexibles, practican las actividades requeridas para mantener y recuperar el equilibrio, tienen menos miedo de caer y, en realidad, se caen menos.

Si usted se ha caído o tiene miedo de caerse, es buena idea hablar con su proveedor de salud, pedir un chequeo para revisar su equilibrio y visión, y verificar si tiene problemas de oído interno. Además, asegúrese de que su hogar esté seguro y libre de obstáculos. Hacer ejercicio para mantenerse fuerte, flexible y activo también puede ayudarle a prevenir caídas. Véase el capítulo 7 para los ejercicios que ayudan a mejorar el equilibrio (indicados ME) y los ejercicios #27 a #32.

Cómo prepararse para una rutina de ejercicio

Como persona proactiva ha aceptado el compromiso que implica tiempo y energía para seguir un programa regular de ejercicios. Es un reto que bien vale la pena. Si usted tiene una enfermedad crónica también puede tener muchos retos diarios y necesidades especiales para el ejercicio.

Por ejemplo, las personas con artritis deben saber cómo adaptar o modificar su ejercicio conforme a los cambios que experimentan con la artritis y a los problemas que tienen en las articulaciones. Las personas con enfermedades cardíacas o pulmonares generalmente no deben hacer ejercicio mientras experimentan problemas más graves como dolor en el pecho, palpitaciones (latidos irregulares del corazón), dificultad o falta de aire para respirar, o fatiga excesiva. Es importante avisarle a su médico si experimenta cualquier empeoramiento de sus síntomas usuales o experimenta nuevos síntomas. Si su enfermedad no está bien controlada, si ha estado inactivo por más de seis meses, o si tiene dudas o preguntas acerca de empezar un programa de ejercicio aeróbico, es mejor consultar con su médico o terapeuta físico primero. Puede mostrarle este libro o puede preparar una lista de preguntas específicas.

Esperamos que este capítulo le ayude a satisfacer sus necesidades y disfrutar de los beneficios de la actividad física. Podría empezar definiendo sus necesidades y límites físicos y respetando su cuerpo. Si es posible, le sugerimos hablar con otras personas en condiciones similares a la suya que hacen ejercicio. También, hable con su médico y otros profesionales del campo de la salud que comprenden mejor su tipo de enfermedad crónica. De esta forma, puede obtener ideas acerca de las precauciones a tomar, ejercicios específicos u otras instrucciones que pueden ayudarle a comenzar su programa de ejercicio. Y finalmente, como persona proactiva siempre preste atención a su propia experiencia. Eso le ayudará a conocer mejor su cuerpo y tomar decisiones sabias.

Recomendaciones generales para la actividad física

Hoy día existen recomendaciones sobre qué tipos y cantidad de actividad física se debe hacer para mantener una vida activa y saludable. Las recomendaciones son más o menos las mismas en todo el mundo e incluyen las necesidades de los adultos con enfermedad crónica y discapacidad o sin ellas. Al leer estas recomendaciones, es importante recordar que son los objetivos y no el punto de partida. En promedio, solo el 25% de las personas de cualquier país hacen suficiente ejercicio para cumplir con estas recomendaciones. Así que no se preocupe de que todo el mundo menos usted pueda hacer esto. Su objetivo es aumentar gradualmente y de forma segura su actividad física a un nivel adecuado. Es posible que pueda llegar a ese nivel, pero tal vez no lo hará. El punto importante es utilizar esta información para empezar a ser más activo y saludable. Comience a hacer lo que pueda. Incluso unos cuantos minutos de actividad varias veces al día es un buen comienzo. Lo importante es hacer algo que funcione para usted; conviértalo en un hábito y poco a poco aumente el tiempo o el número de días a la semana.

Las indicaciones presentadas aquí provienen del Departamento de Salud y Servicios Humanos de los Estados Unidos, publicadas en 2008. Recuerde que estas son una guía de la dirección que podría tomar y no de donde debería estar ahora. Los capítulos 7 y 8 le darán más información para ayudarle a empezar con su plan de ejercicio.

Recomendaciones para la actividad física

Ejercicio aeróbico (resistencia) moderado por lo menos durante 150 minutos (2,5 horas) a la semana o una actividad de intensidad vigorosa por lo menos durante 75 minutos a la semana.

La actividad aeróbica se debe realizar por lo menos 10 minutos a la vez durante toda la semana.

Ejercicios de fortalecimiento muscular de intensidad moderada para todos los principales grupos musculares se deben hacer por lo menos 2 días a la semana.

Si las personas no pueden cumplir con estas recomendaciones, deben mantenerse tan activas como sea posible.

Ejemplos de actividades aeróbicas moderadas de 150 minutos a la semana

Un paseo de 10 minutos a una intensidad moderada tres veces al día, 5 días a la semana

Un paseo en bicicleta de 20 minutos a una intensidad moderada 3 días a la semana, y un paseo de 30 minutos 3 días a la semana

Una clase de baile aeróbico de 30 minutos a una intensidad moderada dos veces por semana y tres sesiones de un paseo de 10 minutos 3 días a la semana

Trabajos de jardinería (cavar, rastrillar, levantar) de 30 minutos al día, 5 días a la semana

Ejemplos de ejercicios de fortalecimiento muscular

Dos veces por semana haga diez ejercicios 8 a 12 veces, cada uno con suficiente peso o resistencia de manera que se sienta cansado al terminar cada ejercicio.

Practique yoga 2 veces por semana.

Puede levantar pesas, usar bandas o simplemente trabajar en contra de su propio peso corporal para hacer ejercicios para los brazos, tronco y piernas.

Oportunidades en su comunidad

La mayoría de las personas que hacen ejercicio regularmente disfruta hacerlo en compañía de otras personas. Dos o más personas pueden motivarse mutuamente y una clase completa puede convertirse en un círculo de amigos. Por otro lado, hacer ejercicio solo le permite desarrollar la disciplina y libertad de hacer lo que usted más necesite. Si cree que no le beneficia hacer ejercicio en compañía de otra persona o no existen clases que le satisfagan, empiece su propio programa; cuando progrese, es probable que esos sentimientos cambien.

La mayoría de las ciudades y vecindarios ofrecen una variedad de programas o clases de ejercicios que cubren necesidades especiales, inclusive programas para personas mayores de 50 años. Existen ejercicios adaptados a los problemas de diferentes enfermedades, caminatas organizadas en los centros comerciales, paseos para mejorar su condición física, tai chi y yoga. Además, puede llamar a la YMCA local, en donde a veces se cuenta con recursos bilingües, y a los centros de jubilados, centros comunitarios, parques y programas recreativos, centros de educación para adultos, colegios comunitarios y otros centros locales. También hay las organizaciones voluntarias en los Estados Unidos, como la Fundación Nacional de Artritis y las Asociaciones Americanas del Corazón, de la Diabetes y del Pulmón, que patrocinan o conocen de programas de ejercicio para personas con estas enfermedades. Póngase en contacto con la sucursal de la agencia adecuada de su zona para más información.

Existe una gran cantidad de variantes de estos programas y profesionales que pueden ser de gran ayuda. Las clases suelen tener precios razonables, y normalmente las personas a cargo responden a las necesidades de los participantes. Si usted no vive en los Estados Unidos, pida informes en los clubes deportivos o clubes de natación; a veces ofrecen programas para diversos grupos de edades. Los sistemas de salud pública y hospitales también cuentan con centros terapéuticos y de rehabilitación en donde ofrecen clases de ejercicio bajo la supervisión de personal médico. Estos servicios son más caros, pero tienen más supervisión médica en caso de que esto sea importante para usted.

Los clubes deportivos normalmente tienen salones para hacer ejercicios aeróbicos, salas con pesas y otro equipo de entrenamiento, equipo cardiovascular y algunas veces piscinas acondicionadas a la temperatura ideal. Para servicios como estos, las cuotas pueden ser bastante altas. Sin embargo, los aeróbicos de bajo impacto, las clases para principiantes y los ejercicios para personas que tienen más de 50 años de edad podrían tener descuentos especiales. Los gimnasios que enfatizan el levantamiento de pesas, normalmente no tienen programas o personal profesional que le ofrezcan un programa flexible e integral para mejorar su condición física. Existen ciertas cualidades que le sugerimos buscar en los gimnasios o clubes deportivos:

- **Clases diseñadas para hacer ejercicios de intensidad moderada y baja para principantes.** Deberán permitirle observar las clases y participar por lo menos en una antes de pagar por toda la sesión.

■ **Clases con ejercicios seguros y eficaces para mejorar la resistencia, fuerza, equilibrio y flexibilidad, que tienen componentes que se adaptan a sus necesidades.**

■ **Instructores calificados con entrenamiento y experiencia profesional trabajando con personas como usted.** Los instructores con conocimientos podrán comprender sus necesidades especiales y probablemente estarán dispuestos a trabajar con usted.

■ **Regulaciones que le permitan pagar por una sesión de clases o "congelar" su membresía cuando no pueda asistir a las clases temporalmente.** Algunos lugares ofrecen diferentes descuentos dependiendo de los servicios que utilice.

■ **Lugares de acceso fácil, donde haya estacionamiento disponible y cercano a la entrada.** Escoja sitios que cuenten con vestuarios y áreas de ejercicio accesibles y seguras, con empleados profesionales a su servicio.

■ **Una piscina que le permita nadar libremente, en horarios en que no haya mucha gente.** Además, averigüe cuál es el reglamento acerca de los niños en la piscina, porque la presencia de estos puede no ser compatible con su programa de ejercicio.

■ **Empleados y otros miembros con los cuales se sienta libre y cómodo para interaccionar.**

■ **Un protocolo de manejo de emergencias e instructores certificados en RCP y primeros auxilios.**

Además hay muchos DVD de ejercicios, muy buenos y prácticos para usar en casa. Estos varían en intensidad, desde rutinas ligeras en silla hasta rutinas más vigorosas de ejercicios aeróbicos. Consulte con su médico, terapeuta físico o a una agencia voluntaria, o revise por sí mismo los DVD antes de comprarlos.

Armando las piezas de su programa de ejercicio

La mejor forma de disfrutar y seguir su programa de ejercicio es planearlo a su conveniencia. Escoja lo que quiere hacer, un lugar accesible y cómodo y un horario compatible con sus otras actividades. Si tiene que recoger a sus hijos a las cuatro de la tarde, no podrá llegar a tiempo a su clase si comienza a las cinco. Si está jubilado y le agrada comer con sus amigos y después tomar una siesta, tal vez deberá hacer ejercicio temprano en la mañana.

Escoja dos o tres actividades que le gustarían y que lo harían sentir cómodo. Elija actividades que pueden ser fácilmente incorporadas a su rutina diaria. Si una actividad es nueva, pruébela antes de gastar dinero en comprar equipo especial o unirse a un club de salud. También trate de variar su programa para poder mantenerse activo durante las vacaciones, cambios de estacion o cuando tenga problemas de salud. La variedad previene el aburramiento.

Muchas veces nos olvidamos de la diversión y placer que causa hacer ejercicio. Lo consideramos un asunto demasiado serio. Sin embargo, la mayoría de las personas que practican un programa de ejercicio regularmente lo hacen porque también es divertido. Les gusta pensar en el ejercicio como una actividad recreativa en vez de una tarea difícil. Empiece su programa pensando que tendrá éxito. Dese tiempo para acostumbrarse a las nuevas experiencias y conocer a nuevas personas. Muy pronto se encontrará deseando que llegue el momento de hacer ejercicio.

La experiencia, práctica y éxito son necesarios para establecer un hábito. Para empezar su programa con facilidad, siga los principios del manejo personal descritos en el capítulo 2.

- **Tenga pensada una meta.** Revise la sección "Escoja su meta y haga un plan", anterior en este capítulo.

- **Seleccione los ejercicios que desea hacer.** Trate de escoger los que le van a ayudar a realizar mejor una actividad que le guste. Combine cualquier actividad que le haya prescrito su terapeuta físico con los ejercicios y algunas de sus actividades favoritas. Seleccione los ejercicios y actividades de los dos capítulos siguientes para empezar.

- **Escoja el lugar y hora adecuada para hacer ejercicio.** Informe a sus familiares y amigos que tiene un plan para hacer ejercicio y que necesitará de su apoyo y ánimo.

- **Hágase un plan de acción (propósito).** Decida cuánto tiempo va a hacer los ejercicios que ha elegido. Entre 6 y 8 semanas es un tiempo razonable para comprometerse.

- **Empiece su programa.** Recuerde empezar gradualmente, haciendo lo que pueda, sobre todo si no ha hecho ejercicio por mucho tiempo.

- **Podría hacer un calendario o diario personal de ejercicio.** Escriba sus experiencias personales, el tiempo que le dedica a los ejercicios, reacciones y sensaciones, para comunicárselo a su médico o para hacer comparaciones posteriores y observar su progreso.

- **Realice algunas pruebas físicas personales (autoexámenes).** Encontrará explicaciones de estas pruebas en los próximos dos capítulos. Escriba la fecha y resultados de las pruebas escogidas en su diario.

- **Repita las pruebas personales (autoexámenes).** Al finalizar el período de tiempo en que se propuso realizar su programa de ejercicio, repita las pruebas físicas personales, escriba los resultados y haga cambios. Si desea, puede escribir su progreso diaria o semanalmente. Repita las pruebas a intervalos regulares (cada 3 a 4 semanas), y anote los resultados.

- **Revise su programa.** Al final de 6 u 8 semanas, observe sus anotaciones o simplemente decida lo que le gustó, lo que sí ha funcionado, y también observe las dificultades que tuvo al hacer ejercicio. Modifique o ajuste su programa o su propósito si es necesario, y continúe llevándolo a cabo durante algunas semanas más. Puede decidir cambiar algunos ejercicios, el lugar u horario, o con quién lo hace.

- **Recompénsese por un trabajo bien hecho.** Los premios brindarán mejor salud y resistencia. Las recompensas pueden ser paseos agradables con la familia, conciertos, museos o un día de pesca. Incluso darse una palmada en la espalda o comprarse una ropa nueva pueden ser buenos premios.

Cómo mantenerse activo

Si usted no ha hecho ejercicio recientemente, indudablemente experimentará algunas sensaciones incómodas durante los primeros días (por ejemplo, tensión muscular, y tal vez se sienta más cansado por las noches). Si el dolor muscular o articular dura más de 2 horas después de haber hecho ejercicio o la sensación de cansancio se prolonga hasta el siguiente día, es una indicación de que hizo demasiado ejercicio o ejercicio muy intenso. Sin embargo, es importante que no deje de hacer ejercicio; al día siguiente haga ejercicios menos vigorosamente o por un período más corto.

Cuando hace ejercicio aeróbico, es natural que el corazón lata más rápido, la respiración se acelere y la temperatura corporal suba. Sin embargo, si siente dolor en el pecho o que le falta el aire, tiene náuseas o se siente mareado, estos son signos de que debe consultar con el médico. Si esto le sucede, deje de hacer ejercicios hasta que hablar con su médico. (Véase la Tabla 6.1.)

Las personas que tienen enfermedades crónicas suelen tener síntomas y malestares físicos que otras personas no tienen. Es necesario que observe y aprenda qué síntomas son normales en usted. Al inicio será difícil distinguir cuáles provienen de la enfermedad y cuáles del ejercicio. A veces, hablando con otra persona que tenga la misma enfermedad y que haga ejercicio puede ser una gran ayuda. Una vez que usted haya distinguido estas nuevas sensaciones sentirá más confianza en sí mismo para hacer ejercicio.

También sea realista y sepa que es común experimentar algunos reveses. Durante el primer

Tabla 6.1 Consejos para problemas de ejercicio

Problema	Consejo
Latidos del corazón irregulares o muy rápidos Dolor u opresión en el pecho, mandíbula, brazos o cuello Falta de aire para respirar que persiste después del período de ejercicio	Deje de hacer ejercicio. Hable con su médico inmediatamente. No haga ejercicio hasta que haya obtenido autorización o permiso de su médico.
Tener visión borrosa, mareo, desmayos, sudor frío o confusión	Acuéstese con los pies elevados o siéntese y ponga su cabeza entre las piernas. Busque consejos médicos inmediatamente.
Dificultad para respirar o dolor en las pantorrillas debido a los problemas circulatorios o respiratorios.	Haga un calentamiento, empezando su actividad despacio. Tome descansos cortos para recuperarse y continúe.
Cansancio o fatiga excesiva, especialmente si todavía se siente cansado al día siguiente.	No haga ejercicio tan vigorosamente la próxima vez. Si la fatiga excesiva persiste, hable con su médico.

año, es normal tener dos o tres interrupciones en su programa de ejercicio debido a necesidades familiares, lesiones menores o enfermedades no relacionadas con el ejercicio. Es posible que usted pueda sentirse descarrilado o fuera del terreno de juego temporalmente, pero no se desanime. Pruebe otras actividades o simplemente tómese el tiempo para descansar y recuperarse. Cuando se sienta mejor puede continuar con el programa. Como le llevará tiempo ponerse en forma otra vez, es importante empezar con un nivel más ligero y lento. Por ejemplo, si perdió 3 semanas de ejercicio se puede tomar por lo menos 3 semanas para regresar a su nivel anterior. Por eso, tenga paciencia y vaya con cuidado.

Empiece siendo o viéndose como su propio entrenador y animador. Piense que su cabeza es el entrenador y su cuerpo el equipo de jugadores que lo acompaña. Para tener éxito, todas las partes del equipo necesitan atención. Sea un buen entrenador. Dese ánimo, elija un programa adecuado para usted y que atraiga. Así podrá tener éxito. Si hace ejercicios fuera de casa, elija lugares seguros donde se sienta confortable. Un buen entrenador conoce a su equipo, establece buenas metas y ayuda al equipo a tener éxito y más confianza. Un buen entrenador es leal, no menosprecia, fastidia ni hace que otra persona se sienta culpable. Sea un buen entrenador para su equipo.

Además de un buen entrenador, todo el mundo necesita uno o dos animadores. Por supuesto, usted puede ser su propio animador, pero ser entrenador y animador a la vez es demasiado. Las personas exitosas con el ejercicio por lo general tienen al menos un pariente o amigo cercano que los anima. Esto le ayudará a obtener éxito. La persona que lo apoye puede hacer ejercicio con usted, ayudarle con actividades antes y después del ejercicio, darle ánimo en general, y proporcionarle ayuda física y psicológica. No sea tímido o vergonzoso para pedir ayuda.

La experiencia viene con la práctica. Haciendo ejercicio desarrollará un sentido de control sobre su enfermedad y su vida; le será más fácil alternar sus actividades para que estén en armonía con las necesidades de cada día. Sabrá cuándo hacer menos o cuándo hacer un poco más; sabrá cuándo no se siente bien y cómo graduar el período de inactividad que a veces es necesario como parte del cuidado de su enfermedad, y cómo volver a empezar a ser activo sin desanimarse.

Finalmente, le sugerimos que practique regularmente sus ejercicios y tenga paciencia hasta que le hagan efecto. Póngase metas realistas y disfrute de su éxito. Manténgase motivado porque cuando se trata de su condición física, su perseverancia le ayudará a alcanzar el éxito.

Otros recursos

☐ Centros para el Control y la Prevención de Enfermedades (Centers for Disease Control and Prevention): http://www.cdc.gov/spanish/hojas/actividad_fisica.html

☐ Departamento de Salud y Servicios Humanos de los Estados Unidos (U.S. Department of Health and Human Services): http://www.health.gov./paguidelines/pdf/PAG_spanish_Booklet.pdf

☐ Instituto Nacional Sobre el Envejecimiento (National Institute on Aging): http://www.nia.nih.gov/espanol

Ejercicios de flexibilidad, fortalecimiento y equilibrio: Haciendo la vida más fácil

*E*N EL CAPÍTULO ANTERIOR MENCIONAMOS que la actividad y el ejercicio físico regular ayudan considerablemente a mejorar la salud, reduciendo el riesgo de complicaciones con las diferentes enfermedades crónicas. También mencionamos que un buen programa de ejercicio incluye ejercicios de flexibilidad, ejercicios de fortalecimiento y ejercicios aeróbicos o cardiovasculares. Usted puede utilizar los ejercicios presentados en este capítulo de varias maneras para prepararse para ejercicios aeróbicos; mejorar su flexibilidad, fortalecimiento y equilibrio; estirar y fortalecer la espalda y pecho para una mejor postura y respiración; y calentarse y enfriarse durante sus rutinas de ejercicios aeróbicos.

Los ejercicios están ordenados en grupos, empezando desde la cabeza y cuello hacia los dedos de los pies. La mayoría de los ejercicios para la parte superior del cuerpo puede hacerse sentado o de pie. Los ejercicios que se hacen acostado se pueden realizar en el suelo o sobre un colchón firme. Hemos marcado los ejercicios que son especialmente importantes para la buena respiración y postura con la sigla "IPP" (Importante Para Postura) y los ejercicios que mejoran el equilibrio al fortalecer y estirar las piernas y tobillos con "ME" (Mejor Equilibrio). También hay una sección que describe ejercicios especialmente diseñados para ayudarle a practicar sus habilidades de equilibrarse.

Si usted ve este símbolo junto a un ejercicio, significa que también lo puede agregar pesas (para las manos o en los tobillos). Esto dificultará el ejercicio de fortalecimiento. Si usted puede hacer fácilmente un ejercicio al menos diez veces, puede agregar las pesas. Comience con 1 a 2 libras (0,5 a 1,0 kg) y agregue peso gradualmente a medida que sienta que se fortalece y el ejercicio se hace más fácil.

Puede usar pesas caseras (latas, bolsas de frijoles, botellas de plástico llenas de agua o arena) o comprar pesas de diferentes tamaños.

Puede hacer una rutina de ejercicios que fluyan juntos. Organice los ejercicios para que no tenga que subir y bajar con mucha frecuencia. Si lo desea, haga ejercicio con música. En la sección "Otros recursos", al final de este capítulo, vea los detalles sobre el disco compacto (CD) de ejercicio preparado para usar con este libro.

Las siguientes sugerencias se aplican a todos los ejercicios de este capítulo:

- Muévase a una velocidad cómoda, lentamente. No salte ni fuerce los músculos.

- Para eliminar la tensión muscular y disminuir la rigidez, estire hasta un punto donde se sienta un poco de tensión, mantenga de 10 a 30 segundos y relaje. Recuerde inhalar y exhalar.

- Deténgase si su cuerpo comienza a dolerle. El estiramiento debe hacerlo sentir bien y no debe ser doloroso.

- Empiece con no más de 5 repeticiones de cada ejercicio. Incremente gradualmente el número de repeticiones.

- Haga siempre el mismo número de repeticiones con cada lado del cuerpo (por ejemplo, 5 con el brazo derecho, 5 con el izquierdo).

- Respire con naturalidad. No sostenga la respiración. Puede contar en voz alta para asegurarse de que respira sin dificultad.

- Si experimenta síntomas (como dolor) que duran por más de dos horas después de hacer ejercicio, haga menos repeticiones la próxima vez. Si un ejercicio le da problemas, deténgase y trate con otro ejercicio. No deje de hacer ejercicio.

Los siguientes ejercicios son para ambos lados del cuerpo con un rango completo de movimiento. Si usted se siente limitado por la debilidad muscular o rigidez de articulaciones, haga el ejercicio hasta donde su cuerpo se lo permita. *El beneficio de hacer ejercicio se produce al realizar el movimiento hasta cierta posición (hasta donde pueda) y no necesariamente al hacer el movimiento perfecto o completo.* En algunos casos, es posible que después de un tiempo usted pueda aumentar el rango de movimiento y completarlo. En otras ocasiones, seguirá haciéndolo hasta donde pueda.

Ejercicios para el cuello

1. Retraer la barbilla (IPP)

Este ejercicio alivia el estrés de la mandíbula, cuello y parte superior de la espalda, y es el inicio para mantener una buena postura. Puede hacerlo cuando se encuentre manejando, sentado, leyendo, cosiendo o haciendo ejercicio. Siéntese o párese con la espalda recta, sin mirar hacia arriba. Comience el ejercicio llevando suavemente la barbilla hacia atrás hasta formar una papada. Continúe viendo hacia el frente durante este movimiento. Sentirá alargarse y estirarse la parte trasera de su cuello. Para ayudarse, ponga la mano sobre la barbilla y trace una línea recta imaginaria hacia atrás. Sostenga unos segundos y relaje.

Guías para una posición correcta:

- Orejas en línea perpendicular a los hombros. Hombros relajados.
- Cabeza a la altura del cuello y tronco. No hacia delante.
- Cuello en línea vertical y recta. No inclinada hacia delante.
- Formar una papada.

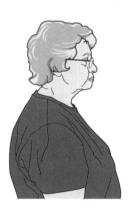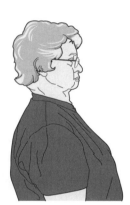

2. Estiramiento del cuello

En la posición del ejercicio #1, con los hombros relajados, voltee lentamente la cabeza hacia la derecha hasta ver sobre su hombro derecho y luego, hacia la izquierda. Después incline la cabeza a la derecha, acercando la oreja derecha hacia el hombro derecho sin levantar el hombro. Repita este movimiento del lado izquierdo.

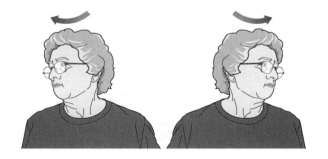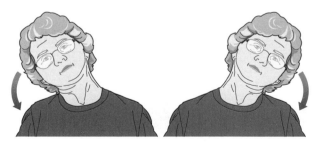

Ejercicio para las manos y las muñecas

Es recomendable hacer los ejercicios para las manos cuando esté sentado y pueda apoyar los antebrazos en una mesa. Puede hacerlos después de realizar actividades manuales, como lavar platos, después de bañarse o durante el descanso del trabajo.

3. "O.K." (Estiramiento de los dedos)

Comience este ejercicio manteniendo la mano frente a usted con la muñeca alineada con el resto de la mano, como lo muestra el dibujo.

Forme el símbolo "O.K.", o la letra "O" tocando la yema del pulgar con la de los otros dedos de la mano. Si es necesario, ayúdese con la otra mano.

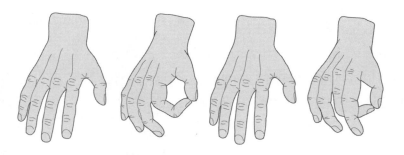

Ejercicios para los hombros y los codos

4. Encogimiento y rotación de los hombros

En la posición del ejercicio #1, levante lentamente los hombros hacia las orejas como si estuviera encogiéndolos, mantenga la posición y luego reléjelos. Después, levante los hombros de nuevo hacia las orejas y luego comience a girar (rotar) lentamente hacia atrás, apretando los omóplatos. Lleve los hombros hacia abajo y hacia adelante para completar un círculo. Regrese a la posición original. Finalmente, invierta la dirección de los círculos de hombro.

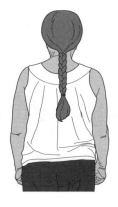 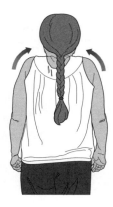 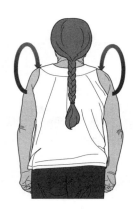

5. Saludo a la mañana (IPP)

Puede hacer este estiramiento sentado o de pie. Relaje los dos brazos a los lados; luego crúcelos al nivel de las muñecas, uno sobre el otro, cerrando los puños suavemente con los pulgares hacia abajo. El movimiento empieza con las manos. Inhale mientras voltea las palmas hacia arriba, estirando al mismo tiempo los dedos.

Continúe el estiramiento abriendo los brazos hacia los lados y hacia arriba, como queriendo alcanzar el cielo. Una vez que llegan los brazos a su máxima extensión, exhale y relaje volviendo a la posición inicial. Recuerde que va a empezar el movimiento inhalando por la nariz, y al relajar va a exhalar por la boca.

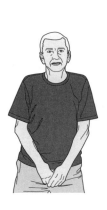
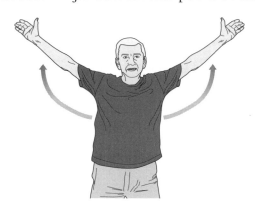

6. Ejercicio con barra/palo

Si siente uno o ambos hombros apretados o débiles, es posible que tenga que ayudarse. Este ejercicio y el siguiente permiten que los brazos se ayuden mutuamente.

Sentado, de pie o acostado, tome una barra (puede usar una vara de medir, el palo de la fregona o un bastón), y ponga una mano en cada extremo. Levante la barra con los brazos estirados arriba de su cabeza y regrese a la posición inicial. Puede realizar este ejercicio frente al espejo.

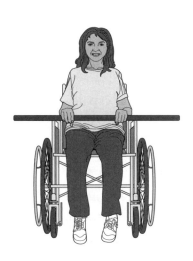
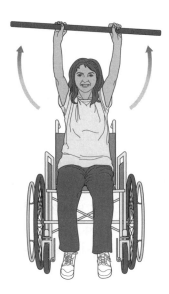

7. Alcanzar y darse una palmadita en la espalda

Este ejercicio ayuda a aumentar la flexibilidad y fuerza de los dos hombros. Levante un brazo, estirándolo hacia el techo, y doble el codo para darse una palmadita en la parte de arriba de la espalda. Ahora, lleve el otro brazo detrás de la espalda, doble el codo y trate de alcanzar la otra mano. ¿Se pueden tocar las puntas de los dedos? Relaje y cambie las posiciones de los brazos. ¿Se pueden tocar en este lado? En cada persona, una posición funcionará mejor que la otra. No se preocupe si no puede tocarse los dedos. Muchas personas no pueden hacerlo, pero usted va a mejorar con la práctica. Si lo desea, puede usar una toalla como si se estuviera secando la espalda; esto le puede ayudar con el movimiento y le informará de su progreso.

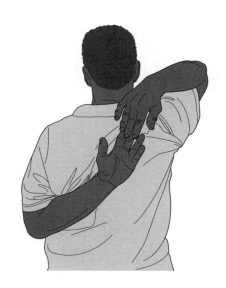

8. Ejercicios para fortalecer los músculos rotadores de los hombros (IPP)

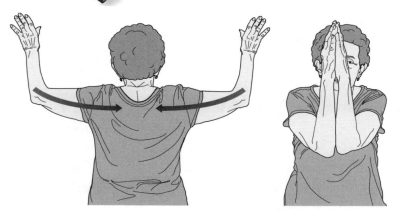

Este es un buen ejercicio para fortalecer la espalda media y superior, y para estirar los músculos del pecho. Tambien puede ser bueno para personas con problemas respiratorios. Sentado o de pie en la posición del ejercicio #1 (con la cabeza a la altura de los hombros), relaje los hombros y levante los brazos hacia los lados con los codos doblados. Continúe llevando los codos hacia atrás hasta que los omóplatos se junten en la mitad de la espalda. Los hombros deben moverse hacia atrás lo máximo posible. Sostenga por unos segundos esta posición y luego lleve los brazos hacia el frente de la cara como si rezara, tratando de juntar los codos hasta donde pueda. Relaje a la posición de inicio. Si este ejercicio es incómodo al principio, no levante los brazos hasta el nivel de los hombros, hágalo con los brazos más abajo o descanse las manos sobre los hombros.

Ejercicios para el abdomen y la espalda

9. Rodilla al pecho

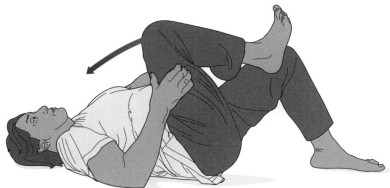

Este ejercicio ayuda a estirar la espalda inferior. Acuéstese sobre la espalda en una superficie plana (puede utilizar un colchón delgado o tapete). Doble las rodillas dejando apoyadas las plantas de los pies para aliviar la presión de la espalda baja. Con ambos brazos, tome la pierna derecha o izquierda por debajo de la rodilla y suavemente acerque la rodilla al pecho. Sentirá el estiramiento en la espalda y también en la parte tasera de la pierna. Sostenga la posición por lo menos durante 10 segundos, respirando profundamente. Baje lentamente la pierna. Repítalo con la otra pierna. Si desea, también puede hacerlo con ambas piernas al mismo tiempo. Relaje y disfrute del estiramiento.

10. Masaje de la columna (anteversión de la pelvis) (IPP)

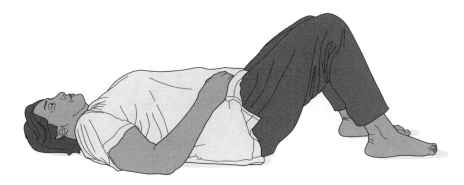

Este es un excelente ejercicio para aliviar el dolor en la espalda inferior o zona lumbar. Su propósito es incrementar el espacio entre los huesos (vértebras) que forman la columna. Comience el ejercicio acostado de espaldas sobre una superficie firme. Doble las piernas dejando apoyada la planta de los pies. Coloque las manos sobre el abdomen. Haga una respiración profunda y en la exhalación presione los músculos del abdomen hasta hacer contacto con el piso y sentir el estiramiento en la parte inferior de la espalda. Imagínese que su espalda está formada por una serie de cuentas o perlas, como las de un collar, y que debe poner cada una suavemente sobre la superficie. De la misma manera pone cada vértebra en la superficie donde está acostado, utilizando los músculos abdominales y el apoyo de las piernas para incrementar el espacio entre las vértebras. Sostenga la contracción de 5 a 10 segundos y relaje la espalda, respire naturalmente. Otra imagen que puede utilizar al mover su columna es la de una cadena de bicicleta. Una vez que haya dominado el movimiento de la pelvis en la posición acostada, puede practicarlo sentado, de pie o caminando.

11. Ejercicio para la espina dorsal (IPP)

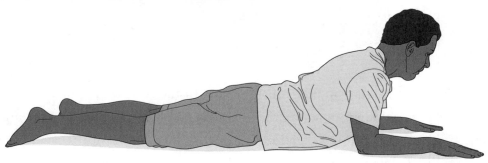

Este ejercicio mejora la flexibilidad de la columna dorsal (parte superior de la columna) y le ayuda a levantar el pecho para facilitar la respiración. Acuéstese boca abajo, sosteniéndose sobre los antebrazos, y trate de levantar la espalda superior, empujándose con los antebrazos. Mantenga la espalda relajada y el abdomen y las caderas sobre la superficie. Si esta posición le resulta cómoda, estire más los brazos para aumentar el rango de movimiento en la espalda. Respire naturalmente y relaje por lo menos 10 segundos. Si siente dolor de moderado a severo en la espalda inferior, no haga este ejercicio a menos que se le haya prescrito específicamente.

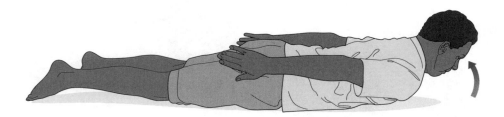

Para fortalecer los músculos de la espalda, acuéstese sobre su estómago con los brazos a su lado o por encima de la cabeza. Levante la cabeza, los hombros y los brazos. Use los músculos de la espalda. No mire hacia arriba, mire hacia abajo, manteniendo la cabeza derecha hasta que la barbilla forme una papada. Cuente en voz alta, sosteniendo la posición 10 segundos. Relaje. También puede levantar las piernas del suelo en vez de la cabeza y los hombros.

Tenga en cuenta que el levantamiento de los dos extremos de su cuerpo a la misma vez es un ejercicio bastante extenuante. Puede que no sea útil para una persona con dolor de espalda.

12. Mecer las piernas

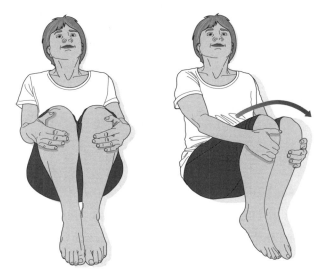

Este ejercicio sirve para liberar tensión de la espalda inferior y mejorar su flexibilidad. Comience acostado de espaldas en el piso, tómese las piernas por debajo de las rodillas y suavemente acerque las rodillas al pecho. Descanse 10 segundos en esta posición, luego lleve suavemente ambas piernas hacia un lado, tratando de mantener la parte superior de la espalda en el piso y girando desde la cintura. Respire profundamente. Ahora, lleve las dos rodillas hacia el otro lado y repita el ejercicio.

13. Abdominales altos (ME)

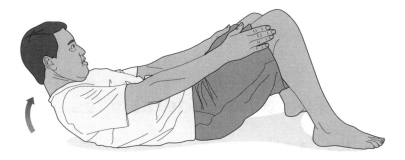

Este ejercicio le ayudará a mantener la buena postura y a fortalecer los músculos abdominales. Comience el ejercicio acostado de espaldas en el piso, flexione ambas piernas manteniendo las plantas de los pies en el piso. Mantenga la pelvis en anteversión (veáse el ejercicio #10). Muy despacio, usando los músculos abdominales y extendiendo los brazos hacia el frente como lo indica el dibujo, trate de levantarse hacia arriba (no hacia el frente). Sostenga la contracción durante 10 segundos y regrese lentamente a la posición de inicio. Recuerde exhalar al levantarse hacia arriba e inhalar al regresar a la posición inicial. Si sufre de problemas en el cuello o si le duele cuando hace este ejercicio, pase al próximo. ¡Nunca permita que nadie le sujete los pies; tampoco ponga los pies debajo de algo!

14. Abdominales bajos

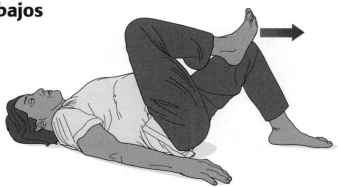

Este ejercicio fortalece los músculos abdominales y es menos extenuante para el cuello que el ejercicio anterior. Si no tiene problemas cervicales, entonces le sugerimos hacer los dos.

Comience el ejercicio acostado de espaldas (brazos relajados a los lados), doble las rodillas y apoye las plantas de los pies en el piso. Lleve una rodilla hacia el pecho y mantenga la pelvis en anteversión (véase el ejercicio #10) al mismo tiempo. Mantenga la contracción durante unos segundos, tratando de hacer desaparecer la curva normal de la espalda inferior al llevar la pierna al pecho; relaje regresando la pierna al piso.

Despacio y con cuidado, empuje la pierna hacia el frente (no muy alto), al mismo tiempo que estira su rodilla. Siga empujando su pierna hasta que sienta que la espalda inferior comienza a arquearse. Cuando esto sucede, regrese la pierna al pecho, vuelva a la anter versión de la pelvis, es decir a estirar la curva de la espalda baja utilizando los músculos abdominales. Exhale cuando estira la pierna hacia el frente. No sostenga la respiración. Repita con la otra pierna.

Los músculos abdominales se fortalecen al mantener la anteversión de la pelvis contra el peso de la pierna. A medida que usted se fortalezca, será capaz de estirar más lejos las piernas hacia fuera y mover ambas piernas juntas.

Ejercicios para las caderas y las piernas

15. Levantar las piernas derechas

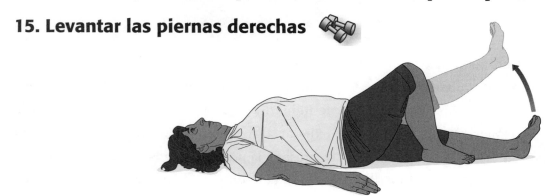

Este ejercicio fortalece los músculos que ayudan a doblar la cadera y enderezar la rodilla.

Acuéstese de espaldas con las rodillas dobladas y las plantas de los pies en el piso. Estire o tense el músculo de la parte de arriba de un muslo, y ponga esa rodilla tan derecha que sea posible. Manteniendo la rodilla derecha, levante la pierna uno o dos pies (aproximadamente 50 cm) del suelo. No arquee la espalda. Mantenga la pierna levantada y cuente en voz alta por 10 segundos. Relaje y repita con la otra pierna.

16. Abducción de las piernas (solamente parado)

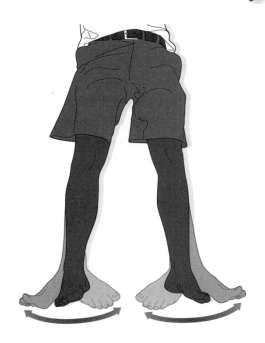 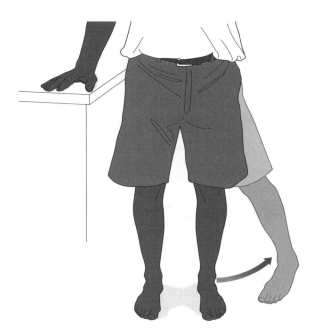

Este ejercicio se puede hacer parado o acostado de espaldas. Si se acuesta, abra y separe las piernas lo máximo posible. Mueva las piernas y los pies hacia fuera como un pato, y luego hacia dentro como los dedos de una paloma. Regrese las piernas a la posición inicial.

Si está parado, utilice una silla o superficie fija de apoyo. Permanezca derecho y mantenga las piernas paralelas. Comience el ejercicio levantando una pierna en abducción, es decir, hacia afuera de la línea media del cuerpo. El pie y la rodilla se sostienen dirigidos hacia el frente. Sostenga la contracción de la pierna brevemente antes de regresarla a su lugar. Cada vez que mueva la pierna exhale, y cuando la regrese controlando el movimiento, inhale. Al estar de pie puede hacer que los músculos trabajen más agregando un peso en el tobillo.

17. Lanzar la pierna hacia atrás con control (IPP)(ME)

Este ejercicio incrementa la movilidad de la espalda y fortalece las caderas. Apóyese en una superficie plana, utilizando los brazos. Manteniendo las piernas estiradas, comience el ejercicio lanzando con control una pierna hacia atrás, luego la otra. No arquee la espalda ni se incline.

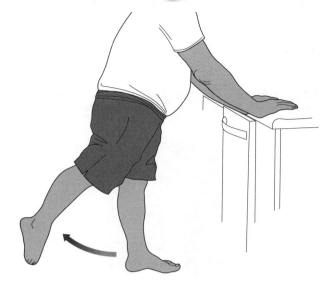

18. Fortalecedor de la rodilla I (ME)

Las rodillas fuertes son importantes para caminar y estar de pie cómodamente. Este ejercicio fortalece la rodilla. Sentado en una silla, estire la pierna hacia adelante, contrayendo el músculo más grande de la pierna, llamado cuádriceps. Ponga una mano sobre el muslo para sentir la contracción. Manteniendo la rodilla lo más derecha posible, empuje hacia afuera con el talón y apunte su pie al frente. Si desea, haga pequeños círculos con los pies. Le recomendamos sostener la pierna durante 10 segundos para empezar. Llegar a sostener la pierna durante 30 segundos puede ser una buena meta. Cuente en voz alta y no sostenga la respiración.

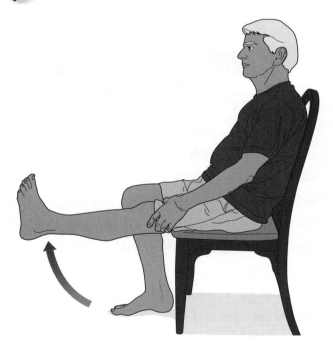

19. Fortalecedor de la rodilla II

Este ejercicio fortalece los músculos que flexionan y estiran la rodilla. Comience sentado en una silla y cruce las piernas un poco más arriba de los tobillos. Sus piernas pueden estar estiradas o flexionadas a su gusto. Pruebe las dos posiciones. Comience empujando la pierna de arriba hacia abajo al mismo tiempo que hace resistencia con la pierna de abajo hacia arriba.

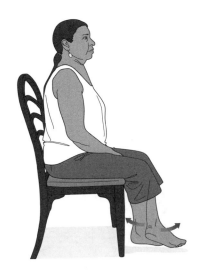

Ejercite la misma presión con ambas piernas de tal forma que ninguna se mueva. Cuente en voz alta 10 segundos antes de cambiar de pierna. Haga el mismo número de repeticiones con cada pierna. No olvide respirar profundamente.

20. Estiramiento y fortalecimiento de la rodilla (ME)

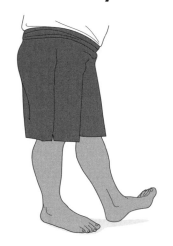

De pie, ponga una pierna frente a la otra, mantenga el tobillo en el piso y los dedos de los pies en el aire (sentirá que la parte trasera de su pierna se estira); en esta posición estire y apriete la rodilla de la pierna de adelante contrayendo los músculos del muslo. Cada vez que contraiga el muslo, manténgalo apretado durante 10 segundos. Relaje. Repita con la otra pierna. Recuerde contar en voz alta cada vez que contraiga o apriete el muslo.

21. Estiramiento de la parte posterior de la pierna

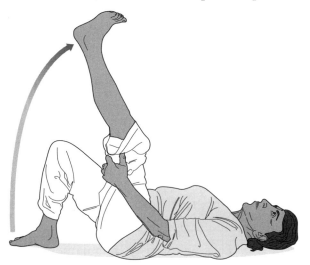

Este ejercicio previene los calambres musculares en la parte posterior de la pierna. Haga el autoexamen de flexibilidad de la parte posterior de la pierna (ejercicio 3 en la página 141) para ver si necesita hacer este ejercicio. Si tiene rodillas inestables o hiperextendidas (es decir, con una curvatura hacia atrás) no haga este ejercicio.

Si tiene los músculos tensos, comience el ejercicio acostado de espaldas con las rodillas flexionadas y las plantas de los pies en el suelo.

Lleve una pierna hacia el pecho, jalando suavemente con los brazos y las manos debajo de la rodilla. Luego extienda o estire la rodilla lentamente. Mantenga la pierna lo más recta posible y cuente hasta diez. Debe sentir un ligero estiramiento en la parte posterior de la rodilla y el muslo.

Tenga cuidado con este ejercicio. Es fácil estirar demasiado y producir dolor.

22. Estiramiento del tendón de Aquiles (ME)

Este ejercicio ayuda a mantener la flexibilidad del tendón de Aquiles, el tendón más grande ubicado entre el talón y la parte trasera de la pantorrilla. Es importante mantener su flexibilidad para disminuir el riesgo de lesiones, incomodidad en las pantorrillas y dolor en el talón. El estiramiento del tendón de Aquiles ayuda al enfriamiento después de caminar, montar en bicicleta o bailar. También es útil para personas que tienen calambres en las pantorrillas. Si tiene problemas con el equilibrio al estar de pie o espasmos musculares, puede hacer una versión de este ejercicio sentado. Siéntese en una silla con las plantas de los pies apoyadas en el suelo. Mantenga el talón en el suelo y mueva la parte superior del pie hacia arriba (un pie a la vez) hasta doblar el tobillo. Debe sentir alguna tensión en la parte posterior de la pantorrilla.

Comience el ejercicio frente a una pared o apoyado en el espaldar de una silla. Ponga un pie delante del otro, los dedos deben apuntar hacia el frente y los talones deben permanecer en el suelo. Inclínese hacia adelante, doble la rodilla de la pierna delantera y mantenga la rodilla de la

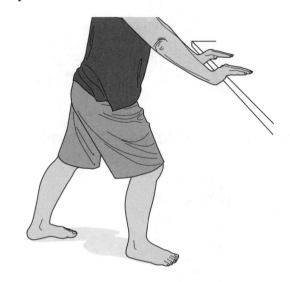

pierna trasera estirada, manteniendo el talón en el piso. Sentirá un buen estiramiento en la pantorrilla. Mantenga el estiramiento durante 10 segundos. No se mueva durante el estiramiento, hágalo suavemente. Puede ajustar este ejercicio para alcanzar el otro músculo grande de la pantorrilla al doblar la rodilla de la pierna delantera mientras estira la pantorrilla. ¿Puede sentir la diferencia?

Es fácil sentir dolor haciendo este ejercicio. Si ha llevado tacones todo el día, tenga cuidado con este ejercicio y empiece muy despacio.

23. De puntitas (ME)

Este ejercicio le ayudará a fortalecer los músculos de las pantorrillas y le facilitará caminar, subir escaleras y estar de pie. También puede mejorar su equilibrio. Apóyese en una mesa y comience el ejercicio subiendo las "puntas" de los pies lentamente como lo muestra el dibujo. Mantenga esa posición durante 10 segundos. Baje lentamente. Piense en subir con los músculos de sus piernas y glúteos y no solamente con los pies. No importa qué tan alto puede subir,

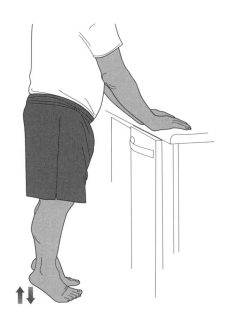

sino el control y equilibrio con que sube y baja. Es más fácil trabajar con ambas piernas al mismo tiempo. Si le molestan los pies, puede hacerlo sentado. Si al hacer este ejercicio los tobillos se sacuden, deje de hacerlo y consulte con un fisioterapeuta sobre otras maneras de fortalecer los músculos de las pantorrillas.

Ejercicios para los tobillos y los pies

Estos ejercicios se hacen sentado derecho en una silla y sin zapatos. Necesitará una toalla y 10 canicas o pelotitas de plástico. Estos ejercicios son para la flexibilidad, fortalecimiento y comodidad. Al hacer estos ejercicios puede observarse los pies para detectar señales de problemas circulatorios o de piel, y para ver si las uñas necesitan ser cortadas.

24. Ejercicio con toalla

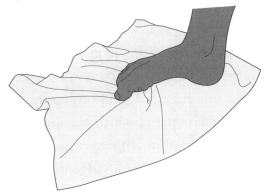

Sentado en una silla, ponga una toalla extendida frente a usted. Coloque los pies en el borde de la toalla y mantenga los tobillos en el piso. Comience jalando la toalla con los dedos de los pies como lo muestra el dibujo. Una vez que haya hecho lo más posible, invierta el movimiento de los dedos y empuje la toalla hacia adelante.

25. Recoger canicas

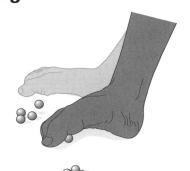

Haga este ejercicio con un pie a la vez. Ponga varias canicas en el piso. Coloque el pie sin levantar el talón del piso y manteniéndolo cerca de las canicas Comience el ejercicio recogiendo con los dedos una o dos canicas y llevándolas hacia un lado (en abducción) sin despegar el talón del piso, como si fuera una grúa que lleva las canicas de un lado a otro. Continúe el movimiento hasta que haya terminado de depositar todas las canicas en un lado, luego invierta el

ejercicio. También puede hacerlo con pelotas de plástico u otros objetos pequeños y fáciles de levantar con los pies.

26. Masaje del pie

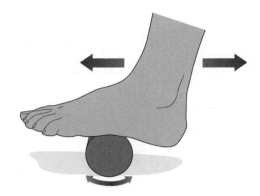

Ponga un rodillo de madera debajo del arco del pie y masajéese la planta hacia adelante y hacia

detrás. Este ejercicio estira los ligamentos del arco del pie.

Ejercicios para el equilibrio

Los ejercicios de esta sección le permiten practicar actividades para mejorar el equilibrio en una forma segura y progresiva. Los ejercicios se presentan en orden de dificultad. Empiece con el primer ejercicio y siga gradualmente con los más difíciles, según mejoren su fuerza y equilibrio. Si su equilibrio está muy mal, haga los ejercicios con otra persona para que le sirva de apoyo si fuera necesario. Además, siempre es recomendable practicar los ejercicios cerca de una mesa o silla estable para agarrarse si hace falta. Si usted puede mantenerse en la posición por más tiempo, o con los ojos cerrados, o sin

apoyo adicional, son signos de que se está mejorando su equilibrio.

En su comunidad también puede haber clases de ejercicios para el equilibrio, que le ayudarán a progresar. Por ejemplo, el tai chi es un programa maravilloso para ayudarle con el equilibrio y la fuerza. Es un programa de bajo impacto y bueno para las articulaciones. El Instituto Nacional Sobre el Envejecimiento ofrece una guía de ejercicios y un video con ejercicios para el equilibrio, pero usted puede empezar con los siguientes.

27. Empezar a mantener el equilibrio

Póngase de pie lentamente con los pies cómodamente separados. Coloque las manos en las

caderas y gire el tronco y la cabeza lo máximo posible hacia la izquierda y luego hacia la derecha. Repita este movimiento de 5 a 10 veces. Para incrementar la dificultad, haga el ejercicio con los ojos cerrados.

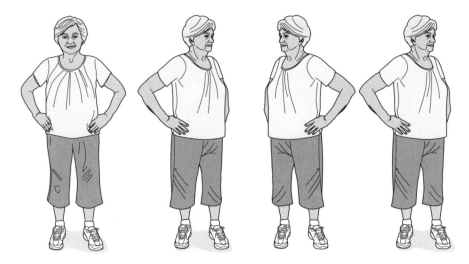

28. Mecerse y balancearse

Apoyándose en una mesa o el respaldo de una silla, haga los siguientes movimientos de 5 a 10 veces:

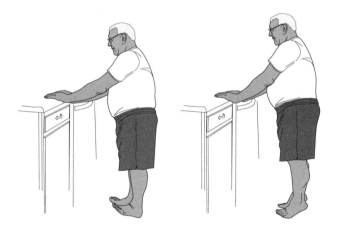

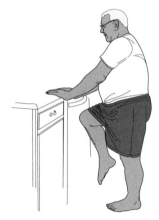

1. Balánceese primero en los talones, y luego suba las puntitas.

2. Dé un paso hacia atrás, hacia la izquierda, hacia adelante y hacia la derecha, formando una caja, como si estuviera bailando el rumba.

3. Marche en el lugar, primero con los ojos abiertos y luego con los ojos cerrados.

29. Base de apoyo

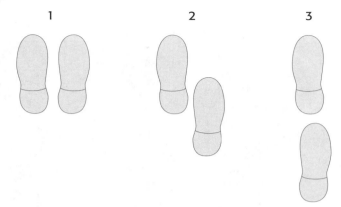

1   2   3

Haga estos ejercicios con alguien que le sirva de apoyo o cerca de una mesa. El propósito de estos ejercicios es ayudarle a mejorar su equilibrio yendo de una base de apoyo más grande a una más pequeña, como muestran los dibujos. Trabaje para poder mantener cada posición durante 10 segundos. Cuando pueda hacer cada ejercicio con los ojos abiertos, practíquelos con los ojos cerrados.

1. Párese con los pies juntos.

2. Párese con un pie delante y el otro detrás.

3. Párese con el talón de un pie tocando los dedos del otro pie.

30. Caminar de puntitas

El propósito de este ejercicio es fortalecer los tobillos y darle práctica para equilibrarse en una base de apoyo pequeña mientras se mueve. Apóyese en una mesa o mostrador. Suba las puntas de los pies y camine adelante y atrás al lado de la mesa, como muestra el dibujo. Cuando se sienta cómodo caminando en puntas de pie sin apoyo y con los ojos abiertos, trate de hacerlo con los ojos cerrados.

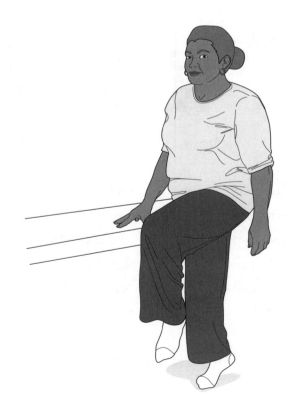

31. Caminar de talones

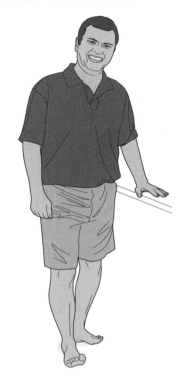

El propósito de este ejercicio es fortalecer la parte baja de las piernas y darle práctica para moverse sobre una base de apoyo pequeña. Apóyese en una mesa o mostrador. Manteniendo los talones en el piso, levante los dedos) y la parte de arriba de los pies, como muestra el dibujo. Ahora camine de talones hacia delante y detrás al lado de la mesa. Cuando se sienta cómodo caminando de talones sin apoyo y con los ojos abiertos, trate de hacerlo con los ojos cerrados.

32. Pararse en una pierna

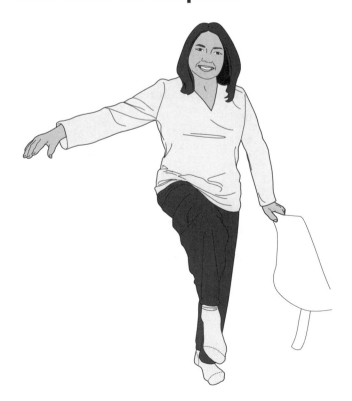

Agarrando al respaldo de una silla, mesa o mostrador, levante un pie completamente del piso. Una vez que se sienta equilibrado, levante la mano con la que se sostenía. La meta es mantenerse en esta posición durante 10 segundos. Una vez que lo pueda hacer por 10 segundos sin agarrar la silla, trate de hacerlo con los ojos cerrados. Repita con la otra pierna.

Un ejercicio para el cuerpo

33. Estiramiento para todo el cuerpo

Este ejercicio es un estiramiento para todo el cuerpo; se debe hacer acostado sobre la espalda. Empiece el movimiento con los tobillos como se explica abajo; también puede hacerlo en orden inverso, empezando con los brazos.

1. Apunte los dedos de los pies al frente y luego estírelos hacia arriba. Relaje.

2. Doble las rodillas. Luego estire las rodillas, regresando las piernas al piso y relájelas.

3. Arquee la espalda. Haga el ejercicio #10, la anteversión de la pelvis y relaje.

4. Inhale y estire los brazos arriba de la cabeza. Exhale y baje los brazos. Relaje.

5. Estire el brazo derecho arriba de la cabeza y estire la pierna izquierda, empujando hacia delante con el talón. Mantenga esta posición durante 10 segundos. Cambie de lado y repita.

Autoexámenes

No importa cuáles son nuestras metas, todos necesitamos ver que nuestros esfuerzos marcan una diferencia. Puesto que un programa de ejercicio produce cambios graduales, frecuentemente es difícil reconocer los mejoramientos y saber si los ejericicios funcionan. Por eso es recomendable realizar algunos de los siguientes autoexámenes de flexibilidad y fortalecimiento para medir su progreso. No todo el mundo podrá hacer todos los exámenes. Escoja los que le resulten más cómodos. Haga cada examen antes de empezar su programa de ejercicio y anote los resultados. Después de cada cuatro semanas repita los exámenes y verifique los mejoramientos.

1. Flexibilidad de los brazos

Haga el ejercicio #7 (Alcanzar y darse una palmadita en la espalda) en ambos lados del cuerpo. Pida a alguien que le mida la distancia entre las puntas de los dedos. *Meta:* Menos distancia entre las puntas de los dedos.

2. Flexibilidad de los hombros

Párese mirando la pared con los dedos de los pies tocando la pared. Extienda una mano a la vez hacia arriba, sobre la pared, justo delante de usted. Con un lápiz en la misma mano, marque la distancia que alcanzó, o pida que otra persona se la marque. También haga el ejercicio de lado, como muestra el dibujo, estando a 3 pulgadas (8 cm) de la pared, y marque la distancia. *Meta:* Llegar más arriba.

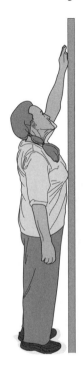
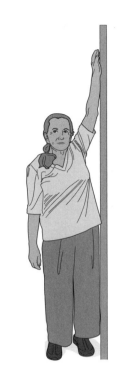

3. Flexibilidad de la parte posterior de la pierna

Haga el ejercicio #21 (Estiramiento de la parte posterior de la pierna), una pierna a la vez. Mantenga el muslo perpendicular al cuerpo. ¿Cuánto dobla la rodilla? ¿Qué tan tensa se siente la parte posterior de la pierna? *Meta:* Una rodilla más recta y menos tensión en la parte posterior de la pierna.

4. Flexibilidad de los tobillos

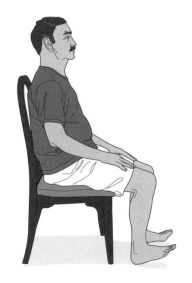

Siéntese en una silla con las plantas de los pies descalzos en el piso y las rodillas dobladas en un ángulo de 90 grados. Mantenga los talones en el piso y levante los dedos y la parte anterior del pie. Pida que alguien mida la distancia entre los pulpejos de los pies y el piso. *Meta:* De una a dos pulgadas (3 a 5 cm) entre los pies y el piso.

5. Fuerza abdominal

Haga el ejercicio #13 (Abdominales altos). Cuente cuántas repeticiones puede hacer antes de cansarse, o cuente las que puede hacer durante un minuto. *Meta:* Más repeticiones.

6. Fuerza de los tobillos

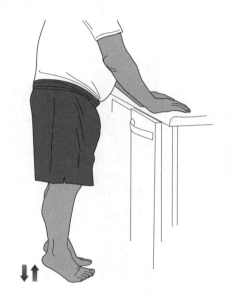 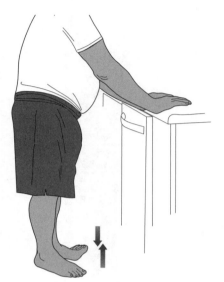

Esta prueba tiene dos partes. Párese apoyándose en una mesa o mostrador.

1. Haga el ejercicio #23 (De puntitas) lo más rápido y frecuente que pueda. ¿Cuántas repeticiones puede hacer antes de cansarse?

2. Párese apoyando las plantas de los pies en el piso. Ponga la mayoría de su peso en una sola pierna y toque rápidamente el piso con la parte anterior del otro pie. ¿Cuántos toques puede hacer antes de cansarse? *Meta:* Un total de 10 a 15 repeticiones de cada movimiento.

7. Equilibrio

Haga el ejercicio #31 (Caminar de talones) y anote cuánto tiempo puede pararse en cada pie sin necesidad de apoyarse. Anote los tiempos con los ojos abiertos y cerrados. Cuando esté listo para repetir este examen, verifique si puede pararse más tiempo sin apoyarse o si puede balancearse con los ojos cerrados. *Meta:* Poder balancearse en un pie con los ojos abiertos y cerrados durante 30 segundos.

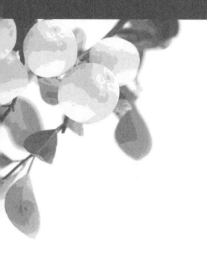

CAPÍTULO 8

Ejercicio para resistencia: Actividades aeróbicas

CUANDO SE PIENSA EN EL EJERCICIO AERÓBICO o cardiovascular (resistencia), muchas personas se confunden acerca de qué actividades deben hacer y cuánto hacer. En el capítulo 6 se describen las recomendaciones para el ejercicio aeróbico y los ejercicios de flexibilidad y fortalecimiento. Averiguar qué programa le corresponde puede ser un desafío. Las guías recomiendan que los adultos realicen al menos 150 minutos de ejercicio de una intensidad moderada durante toda la semana. Hay muchas maneras en que usted puede incorporar las actividades aeróbicas en su día. En este capítulo aprenderá sobre el esfuerzo del ejercicio, diversas actividades aeróbicas y cómo armar un programa a su medida. Lo más importante es recordar que hacer alguna actividad es mejor que hacer nada. Si usted comienza haciendo lo que le resulta cómodo y aumenta el esfuerzo poco a poco, lo más probable es que vaya a construir un hábito sano para toda la vida. Aprenderá a mantenerse activo y a volver a realizar actividades, incluso cuando los cambios en su condición lo hayan retrasado durante un tiempo. Por lo general, es mejor comenzar el programa haciendo menos en lugar de hacer demasiado.

Puede ajustar el esfuerzo de ejercicio y trabajar hacia su meta utilizando estos tres elementos básicos: frecuencia, tiempo e intensidad.

- La frecuencia es la cantidad de veces que hace ejercicio durante la semana. La mayoría de las guías sugiere que haga algo de ejercicio casi todos los días de la semana. De tres a cinco veces a la semana es una buena opción para hacer ejercicio aeróbico de intensidad moderada. Los dos días libres le dan la oportunidad a su cuerpo de descansar y recuperarse.

- El tiempo es la duración de cada período de ejercicio. De acuerdo con las guías, es mejor hacer ejercicio por lo menos 10 minutos cada vez. Usted puede hacer ejercicio en períodos de 10 minutos durante toda la semana para acumular 150 minutos totales de ejercicio. Por ejemplo, tres caminatas de 10 minutos al día durante 5 días le llevan a 150 minutos de ejercicio en la semana. Si 10 minutos es demasiado al principio, comience con lo que pueda y trabaje para llegar paulatinamente a los 10 minutos.

- La intensidad es el esfuerzo de ejercicio, qué tan duro o fuerte está trabajando. El ejercicio aeróbico es seguro y efectivo a una intensidad moderada. Al hacerlo así, se sentirá con más calor, respirará más profundo y rápido de lo usual, y el corazón latirá más rápido de lo normal. Al mismo tiempo, usted sentirá que puede continuar por más tiempo. La intensidad del ejercicio está relacionada con su condición física. Para un atleta, correr una milla en 10 minutos es, probablemente, un ejercicio de una intensidad baja. Para una persona que no ha hecho ejercicio desde hace mucho tiempo, una caminata de 10 minutos puede ser de moderada a alta intensidad. Para alguien con severas limitaciones físicas, una caminata lenta puede ser de alta intensidad. El truco, por supuesto, es averiguar lo que es una intensidad moderada para usted. Hay varias maneras fáciles de hacer esto.

Prueba de hablar

Mientras hace ejercicio aeróbico, hable consigo mismo u otra persona, recite un poema o cuente en voz alta. Podrá hacerlo cómodamente si el ejercicio que hace es a una intensidad moderada. Si por el contrario, no puede hablar cómodamente porque le falta aire para respirar, está haciendo demasiado esfuerzo. Disminuya su paso a un nivel más moderado. Esta prueba es una manera sencilla y rápida de reconocer su esfuerzo y de regular la intensidad del ejercicio aeróbico. Si tiene una enfermedad pulmonar, es probable que la prueba de hablar no le funcione bien. Si es así, utilice la prueba del esfuerzo percibido.

Esfuerzo percibido

Otra forma de vigilar la intensidad del ejercicio es clasificar el esfuerzo que hace en la escala de esfuerzo percibido. Hay dos escalas: del 0 al 10 y del 6 al 20. En la escala del 0 al 10, 0 es el extremo más bajo, cuando no hace ningún esfuerzo, por ejemplo cuando está acostado descansando. El otro extremo de la escala es 10, la medida más alta del esfuerzo realizado; esfuerzo que no puede sostener más de algunos segundos. Un buen nivel de esfuerzo en esta escala para el ejercicio aeróbico es entre 4 y 5. En la escala del 6 al 20, 6 se considera lo mismo que sentarse tranquilamente. El 20 se considera lo mismo que trabajar tan duro como sea posible. En esta escala, una intensidad moderada está entre 11 y 14.

Utilice la escala que prefiera.

Pulso (latidos del corazón)

A menos que se encuentre bajo tratamiento con medicinas para regular el corazón (como el beta-bloqueante propranolol), tomar el pulso es otra forma de medir la intensidad del ejercicio. El número de latidos del corazón refleja el esfuerzo que está haciendo. Cuanto más rápido late el corazón, más duro está trabajando. (El corazón también late más rápido cuando se está asustado o nervioso; sin embargo, aquí nos referimos a la respuesta del corazón al esfuerzo físico). El ejercicio aeróbico moderado levanta el pulso (ritmo cardíaco) entre el 55% y 70% de su máximo nivel seguro. El máximo nivel del pulso declina con la edad, por eso también declina su nivel seguro de pulso para hacer ejercicio. Puede utilizar las guías generales de la Tabla 8.1 para encontrar el nivel adecuado de su pulso al hacer ejercicio aeróbico moderado o puede calcular su propio pulso durante el ejercicio, utilizando la fórmula que ofrecemos a continuación. De cualquier manera, es necesario aprender a tomarse el pulso.

Tabla 8.1 **Nivel de pulso sugerido por edad al hacer ejercicio de intensidad moderada**

Edad	Rango de pulsaciones (latidos por minuto)	Rango de pulsaciones (en 15 segundos)
30s	105–133	26–33
40s	99–126	25–32
50s	94–119	24–30
60s	88–112	23–28
70s	83–105	21–26
80s	77–98	19–25
90 y más	72–91	18–23

Primero necesitará un reloj que marque los segundos. Apoye las yemas de los dedos índice y medio de una mano en la muñeca de la otra, debajo de la base del dedo pulgar en la parte anterior. No empuje hacia abajo, sino mueva los dedos hasta que sienta las pulsaciones de bombeo de la sangre con cada latido. Cuente cuántas pulsaciones siente en 15 segundos. Multiplique este número por 4 y obtendrá el número de latidos de su corazón por minuto. Empiece por tomar así el pulso y pronto conocerá la diferencia entre su esfuerzo cardíaco en reposo y durante ejercicio. La mayoría de personas tienen una frecuencia cardíaca (pulso) en reposo entre 60 y 100 latidos por minuto.

Esta fórmula describe cómo calcular su rango de pulsaciones cuando hace ejercicio:

1. Disminuya (o reste) de 220 su edad:
   $(220 - \text{su edad} = \underline{})$
   Ejemplo: $220 - 60 = 160$
   Usted sería: $220 - \underline{} = \underline{}$

2. Para encontrar el nivel más bajo de su rango de pulsaciones cuando hace ejercicio, multiplique el resultado del paso 1 por (0,55):
   Ejemplo: $160 \times 0,55 = 88$
   Usted sería: $\underline{} \times 0,55 = \underline{}$

3. Para encontrar el nivel más alto de su rango de pulsaciones cuando hace ejercicio, del

que no debe excederse, multiplique el resultado del paso 1 por 0,7):
Ejemplo: $160 \times 0,7 = 112$
Usted sería: $\underline{} \times 0,7 = \underline{}$

En nuestro ejemplo, el rango de pulsaciones cuando la persona hace ejercicio es de 88 a 112 latidos por minuto. ¿Cuál sería el suyo?

La mayoría de las personas cuentan sus pulsaciones por 15 segundos, no por todo el minuto. Para encontrar su pulsación de 15 segundos, divida ambos, el nivel bajo y alto entre 4. Para la persona de nuestro ejemplo, su número de pulsaciones en 15 segundos sería:

El rango más bajo: $88 \div 4 = 22$
El rango más alto: $112 \div 4 = 28$

La razón más importante para conocer su nivel sugerido de pulso cuando hace ejercicio es no sobrepasar sus límites o hacer ejercicio demasiado vigoroso. Después de haber entrado en calor y hacer 5 minutos de ejercicio aeróbico, tómese el pulso; si este es mayor que el número más alto que muestra la tabla en su categoría, no se asuste. Solo necesita disminuir su ritmo un poco. No tiene que trabajar tanto.

Si está tomando medicinas que regulan su pulso, tiene dificultades para percibirlo, o simplemente le parece un método complicado y fastidioso, utilice una de las otras pruebas para vigilar la intensidad del ejercicio.

Su programa de ejercicio aeróbico para estar en forma

Usted puede diseñar su propio programa usando los tres elementos básicos de ejercicio que mencionamos antes: la frecuencia con que hace ejercicio, la intensidad o lo duro que trabaja durante el ejercicio, y el tiempo que pasa al hacer ejercicio todos los días. Las guías recomiendan que haga ejercicio a una intensidad moderada por un mínimo de 150 minutos a la semana. Usted puede construir su programa de ejercicio variando la frecuencia, tiempo e intensidad de sus actividades. Recomendamos ejercicio de intensidad moderada, para que empiece lentamente y aumente la frecuencia y el tiempo mientras trabaja para llegar o superar los 150 minutos cada semana. Puede utilizar diferentes tipos o combinaciones de ejercicios. Los siguientes son algunos ejemplos de programas de intensidad moderada que alcanzan los 150 minutos cada semana:

Una caminata de 10 minutos a una intensidad moderada tres veces al día, 5 días a la semana

Un paseo en bicicleta de 20 minutos a una intensidad moderada (la mayoría en terreno plano) 3 días a la semana y una caminata de 30 minutos 3 días a la semana

Una clase de baile aeróbico de 30 minutos a una intensidad moderada dos veces por semana y tres caminatas de 10 minutos 3 días a la semana

Si usted apenas está comenzando a hacer ejercicio, podría comenzar así:

Haga una caminata de 5 minutos alrededor de su casa tres veces al día, 6 días a la semana (total = 90 minutos).

Tome una clase de aeróbicos en el agua durante 40 minutos dos veces por semana y dos caminatas de 10 minutos otros 2 días de la semana (total = 120 minutos).

Tome una clase de aeróbicos de bajo impacto una vez por semana (50 minutos), corte el césped durante 30 minutos y tome dos caminatas de 20 minutos (total = 120 minutos).

Una manera fácil de recordar la meta recomendada para la actividad física mínima es que se deben acumular 30 minutos de actividad física moderada casi todos los días de la semana. Esto podría ser una combinación de caminar, andar en bicicleta estacionaria, bailar, nadar o cumplir los quehaceres que requieren intensidad moderada. Es importante recordar que 150 minutos es una meta, no necesariamente el punto de partida. Si usted comienza a hacer ejercicio solamente 2 minutos por vez, es probable que sea capaz de alcanzar los 10 minutos recomendados tres veces al día. Casi todo el mundo puede alcanzar estas metas y lograr los beneficios importantes para la salud. Si usted tiene un revés y deja de hacer ejercicio durante un tiempo, empiece de nuevo haciendo ejercicio por menos tiempo y con menos vigor que cuando se detuvo. Toma un poco de tiempo recuperar la capacidad física de nuevo. Sea paciente con usted mismo.

Calentamiento y enfriamiento

Si usted va a hacer ejercicio a una intensidad moderada que le causa respirar más profundamente o que su corazón lata más rápido, es importante entrar en calor primero y enfriarse o relajarse después.

Entrar en calor

No haga ejercicio con los músculos fríos. Antes de hacer ejercicio a una intensidad moderada, es importante preparar su cuerpo para hacer un trabajo más extenuante. Esto significa hacer por lo menos 5 minutos de una actividad de baja intensidad para permitir que sus músculos, el corazón, los pulmones y la circulación aumenten gradualmente su trabajo.

El calentamiento puede consistir en una combinación de ejercicios de flexibilidad y un incremento gradual en el nivel de su actividad aeróbica durante cinco minutos o más; esto es realizar movimientos suaves con todas las extremidades del cuerpo. Otros ejemplos del calentamiento incluyen caminar despacio o pasear por 5 minutos antes de comenzar a caminar con mayor rapidez aeróbicamente, bailar despacio por 5 minutos antes de moverse más rápido a un ritmo acelerado o pedalear lentamente sin resistencia en una bicicleta por 5 minutos antes de hacerlo con más velocidad o cuesta arriba. El calentarse reduce el riesgo de lastimarse, de dolores musculares y de palpitaciones del corazón (latidos irregulares).

Enfriarse

Un período de enfriamiento y relajación gradual después del ejercicio de intensidad moderada ayuda al cuerpo a volver a su estado normal de reposo. Repitiendo la actividad de calentamiento de 5 minutos o dar un paseo lento después del ejercicio ayuda a que los músculos se relajen y el corazón y respiración se desaceleran. Los ejercicios suaves de flexibilidad durante el enfriamiento pueden ser relajantes, y los estiramientos suaves después del ejercicio ayudan a reducir el dolor muscular y la rigidez.

Ejercicios aeróbicos (de resistencia)

A continuación vamos a examinar algunos ejercicios aeróbicos comunes de bajo impacto. Todos estos ejercicios pueden mejorar la actividad del corazón y los pulmones, fortalecer los músculos, aliviar la tensión y ayudar a controlar su peso. La mayoría de estos ejercicios también pueden fortalecer los huesos (las excepciones son nadar y los aeróbicos acuáticos).

Caminar

Caminar es un ejercicio fácil, económico y seguro. Se puede hacer solo o acompañado y en casi cualquier sitio adonde vaya. Al caminar, tiene menor riesgo de lesionarse que al correr, pues se pone menos estrés en las articulaciones. Es una buena opción si usted ha sido sedentario o tiene problemas en las articulaciones o con el equilibrio.

La mayoría de las personas pueden incorporar esta actividad en sus actividades cotidianas. Si usted puede caminar para visitar a un amigo, ir de compras o al realizar tareas caseras, entonces puede caminar para hacer ejercicio. Utilizar un bastón o andador no debe ser obstáculo para empezar una rutina de caminar. Si utiliza muletas, está en silla de ruedas o experimenta dolor cuando camina distancias cortas, le recomendamos elegir otro tipo de ejercicio aeróbico o consultar con su médico o terapeuta físico.

Una buena forma de comenzar a caminar es tomando el tiempo. Le sugerimos comenzar despacio y con cuidado durante las dos primeras semanas. Si hace bastante que no ha caminado, 5 o 10 minutos serán suficientes. Alterne caminatas más enérgicas con caminatas lentas para aumentar el tiempo. Cada semana aumente el intervalo de caminar más vigorosamente no más de 5 minutos hasta que ya pueda caminar 20 o 30 minutos completos. Recuerde que su meta es caminar casi todos los días de la semana, a una intensidad moderada, para llegar como mínimo a los 10 minutos por vez. Antes de empezar, lea estos consejos para caminar.

Sugerencias para caminar

- **Escoger un lugar adecuado para caminar.** Camine en un terreno firme o plano. El terreno abrupto e inclinado presenta más dificultades para comenzar a caminar. Caminar en terreno montañoso o inclinado, tierra suave, arena o grava, implica mucho esfuerzo y puede ocasionar dolor en las caderas, rodillas y pies. Algunas sugerencias para empezar a caminar comprenden buscar pistas para caminar, como centros comerciales, pistas escolares, calles con aceras y vecindades tranquilas.

- **Calentarse y enfriarse caminando a un paso suave.** Es importante empezar a caminar despacio durante 5 minutos para estimular la circulación sanguínea y los músculos antes de empezar a caminar vigorosamente. Termine con el mismo paso suave para permitirle a su cuerpo desacelerarse gradualmente. La experiencia nos dice que, para evitar dolores en las espinillas, el área del tobillo y el pie, es necesario comenzar despacio y terminar despacio.

- **Establecer su propio paso.** Se necesita un poco de práctica para encontrar la velocidad adecuada para caminar. Para encontrar su ritmo adecuado puede empezar caminando despacio por algunos minutos; después aumente la velocidad a un paso un poco más rápido que su paso normal. Después de 5 minutos, observe la intensidad de su ejercicio utilizando la prueba de esfuerzo percibido o de hablare. Si está trabajando demasiado o se le dificulta respirar, camine más despacio. Si está trabajando por debajo de la intensidad deseada, trate de caminar un poco más rápido. Camine unos 5 minutos más y observe la intensidad de nuevo. Si usted está todavía por debajo de la intensidad de su objetivo, siga caminando a un paso cómodo y simplemente revise su intensidad en la mitad y al final de cada caminata.

- **Agregar movimientos vigorosos con los brazos para levantar su ritmo cardíaco en el rango de su objetivo.** (Tenga en cuenta que muchas personas con enfermedad pulmonar pueden querer evitar los ejercicios de brazos, ya que pueden causar más dificultad para respirar que otros ejercicios.) Doble los codos un poco y mueva los brazos con más fuerza. También pueda llevar pesas de 1 o 2 libras (0,5 o 1,0 kilogramos) en ambas manos. Las pesas pueden comprarse en las tiendas de artículos para el deporte. Si no desea comprar pesas, puede llevar una lata de comida en cada mano o poner un poco de arena, frijoles secos o monedas de un centavo en dos botellas de plástico pequeñas o calcetines. El trabajo adicional que hace con los brazos eleva la intensidad de ejercicio, sin necesidad de caminar a un ritmo más rápido de lo que sea cómodo para usted.

Zapatos

Es recomendable utilizar zapatos del largo y ancho correcto con suelas y plantillas que absorban los choques contra el pavimento. Asegúrese de que sean lo suficientemente grandes en el área de los dedos. La regla de oro es un pulgar de ancho entre el final de su dedo más largo y la punta del zapato. Usted no debe sentir la presión en los laterales o parte superior de los dedos de los pies. La talonera debe sostener con firmeza el talón en el zapato al caminar.

Use zapatos con una suela acolchada. Asegúrese de que sus zapatos están en buen estado. Los zapatos con cordones (agujetas) o velcro, le permiten ajustar el ancho como sea necesario y proporcionan mejor soporte para caminar que los zapatos sin cordones (slip-ons). Si tiene problemas para atarse los cordones, considere el material conocido como velcro, que es ajustable, o los cordones elásticos. Los zapatos de suelas de cuero con un tacón separado no absorben los choques de la misma manera que los zapatos deportivos o casuales. Los buenos zapatos no necesitan ser costosos; los zapatos que cumplen los criterios que acabamos de describir satisfarán sus propósitos.

Muchas personas prefieren los zapatos con plantillas removibles antes que los que absorben más el choque. Usted puede encontrar plantillas en tiendas de artículos deportivos y zapaterías. Cuando vaya a comprar plantillas, lleve sus zapatos. Pruebe el zapato con la plantilla insertada para asegurarse de que todavía hay suficiente espacio para el pie y que está cómodo. Las plantillas vienen en diferentes tamaños y se pueden recortar con unas tijeras para un ajuste personalizado. Si sus dedos de los pies ocupan espacio adicional, pruebe las plantillas de tres cuartos que terminan justo antes de los dedos del pie. Si se le ha recetado algún dispositivo, pregunte a su médico acerca del uso de plantillas.

Además, es recomendable evitar comprar zapatos demasiado pesados o con suela de goma muy gruesas o pegajosas, que puedan crear un peligro de tropiezo.

Posibles problemas

Si al caminar tiene dolor alrededor de las espinillas, probablemente no está tomando suficiente tiempo para calentarse. Haga ejercicios de calentamiento de los tobillos (ejercicios #24 a 26 en el capítulo 7) antes de empezar a caminar. Comience su caminata a un ritmo lento por lo menos 5 minutos, manteniendo los pies y los dedos relajados.

Otro problema común es el dolor en las rodillas. Caminar demasiado rápido pone estrés adicional en las rodillas. Para poder caminar despacio y levantar el ritmo cardiovascular, utilice los brazos. También le recomendamos hacer los ejercicios para fortalecer las rodillas y reducir el dolor como parte del calentamiento (ejercicios #18 a 20 en el capítulo 7).

Para eliminar los calambres en la pantorrilla y el dolor en el talón realice con frecuencia el estiramiento del tendón de Aquiles (ejercicio #22, capítulo 7) antes y después de caminar. Caminar despacio en el inicio también le será de gran ayuda. Si usted tiene problemas circulatorios en las piernas y experimenta dolor o calambres en las pantorrillas al caminar, alterne intervalos cortos de caminar rápido con intervalos de caminar despacio a un paso que pueda aguantar. Disminuya la velocidad antes de que experimente un dolor tan intenso que tenga que dejar de caminar. Con el tiempo, hacer ejercicio en intervalos pueda ayudarle a caminar más lejos con menos calambres o dolor. Si esto no le funciona, hable con su médico o terapeuta físico para más sugerencias.

Mantener una buena postura al caminar

Recuerde que la posición erecta mirando al frente (descrita en el capítulo 7) y mantener relajados los hombros, ayuda a reducir el dolor en el cuello y en la parte superior de la espalda.

Nadar

Nadar es otro ejercicio aeróbico excelente. La propiedad física de flotar en el agua nos permite mover las articulaciones a sus límites de movimiento completos con mayor facilidad, fortaleciendo los músculos y el sistema cardiovascular, y evitando poner estrés adicional en las articulaciones. Como al nadar se utilizan los brazos, se puede producir una notoria dificultad para respirar en personas con enfermedad pulmonar. Sin embargo, para las personas con asma, nadar puede ser el ejercicio preferido debido a que la humedad ayuda a reducir la dificultad para respirar. Las personas con enfermedad cardíaca, que tienen latidos irregulares y severos y han tenido un marcapasos (desfibrilador) implantado en el corazón deben evitar nadar. Para la mayoría de las personas con una enfermedad crónica, sin embargo, nadar es un ejercicio excelente. Cuando nade, utilice todo el cuerpo. Si no ha nadado durante algún tiempo, considere tomar alguna clase.

Para que sea un ejercicio aeróbico es necesario nadar continuamente durante 10 minutos. Es recomendable combinar los estilos de natación, cambiándolos cada una o dos vueltas para no agotar un área específica del cuerpo ni desarrollar problemas musculares.

Tenga en cuenta que aunque la natación es un excelente ejercicio aeróbico, no mejora el equilibrio ni proporciona el ejercicio esencial con pesas para mantener los huesos saludables. Sin embargo, incorporar la natación como una parte de su rutina de ejercicios es recomendable.

Sugerencias para nadar

- El nadar estilos pecho y crol requieren movimientos cuello que pueden resultar difíciles o incómodos. Para resolver este problema, utilice un visor o esnórquel para poder respirar sin la necesidad de voltear la cabeza de un lado a otro.

- El cloro es un químico irritante para los ojos. Un buen par de gafas los protegerán y le permitirán mantener los ojos abiertos bajo el agua. Incluso puede pedir que le hagan gafas con su receta de anteojos.

- Tomar un baño de agua caliente después del ejercicio ayuda a reducir la rigidez y dolor muscular. Recuerde no hacer demasiado esfuerzo para no cansarse. Si tiene dolor muscular por más de 2 horas después de haber hecho ejercicio, disminuya la intensidad del ejercicio la próxima vez.

- Nade siempre y cuando haya salvavidas profesionales presentes, o nade con un amigo. Nunca nade solo.

Ejercicios acuáticos

Si no le gusta nadar o le incomoda aprender nuevos estilos, puede caminar en el agua y de esta forma unirse a millones de personas que hacen ejercicios acuáticos.

Hacer ejercicio en el agua es muy cómodo, divertido y efectivo para incrementar la flexibilidad, fortalecimiento muscular y actividad aeróbica. El agua nos permite flotar y eliminar peso adicional de las caderas, las rodillas, los pies y la espalda. Las personas que tienen problemas al caminar debido a la falta de resistencia física, por lo general pueden hacer ejercicios acuáticos. La piscina es un buen lugar para empezar su propia rutina de ejercicio y tiene la ventaja de que nadie puede verlo al tener parte de su cuerpo sumergido en el agua.

¿Cómo empezar? Podría inscribirse en una clase de ejercicios acuáticos con un buen instructor; de esta forma le será más fácil comenzar su programa de ejercicio. La Fundación de Artritis y los centros comunitarios recreativos, como la YMCA ofrecen clases de ejercicios en el agua con instructores especialmente entrenados. Las Asociaciones de Corazón y Pulmón también pueden referirlo a programas de ejercicio que incluyen clases de ejercicio acuáticos. Comuníquese con su sucursal local para averiguar qué ofrecen. Muchos de los centros comunitarios y privados de salud también ofrecen clases de ejercicios acuáticos; algunos están dirigidos a los adultos de edad avanzada.

Si usted tiene acceso a una piscina y quiere hacer ejercicios por su cuenta, hay muchos libros disponibles sobre ejercicios acuáticos que lo pueden guiar. La temperatura del agua siempre ha sido un tema importante al hablar del ejercicio acuático. La Fundación de Artritis recomienda una temperatura de 29°C (84°F) y la temperatura del aire circundante debe ser igual. La mayoría de las piscinas deben estar acondicionadas, excepto en lugares de climas cálidos. Si usted apenas está comenzando a hacer ejercicios acuáticos, busque una piscina con esta temperatura. Si puede hacer ejercicio vigoroso y no padece la hipersensibilidad al frío, probablemente podrá hacer ejercicios

acuáticos en aguas más frías. Otra sugerencia es hacer ejercicios de calentamiento antes de empezar los ejercicios acuáticos; esto le ayudará a calentarse más rápido. Muchas piscinas donde la gente nada varios largos, están aproximadamente entre 80 y 83°F (27–28°C). Al principio se siente bastante frío al meterse en el agua, pero si empieza a caminar en el agua, correr o hacer otro ejercicio que utilice todo el cuerpo, le ayudará a calentarse rápidamente.

Al pararse en sectores más profundos, hay menos estrés en las articulaciones; sin embargo, si el agua está por encima del pecho será más difícil mantener el equilibrio. Para evitar eso sin dejar que su cuerpo quede cubierto con agua puede separar las piernas o doblar las rodillas un poco.

Sugerencias para hacer ejercicios acuáticos

- Utilizar zapatos para proteger los pies, sobre todo cuando el fondo de la piscina no está limado. Los zapatos proporcionan tracción en la piscina y alrededor de ella. Existe calzado especialmente diseñado para hacer ejercicios acuáticos. Algunos estilos poseen el material velcro, facilitándole ponerse los zapatos. Los zapatos diseñados para la playa con suelas de plástico (sandalias, chancletas, etc.) también pueden funcionar bien.

- Si es muy sensible al frío o padece de la enfermedad de Raynaud, puede utilizar un par de guantes de látex desechables para nadar. Puede conseguir cajas de guantes de látex en la mayoría de las farmacias. Los guantes aíslan las manos del frío circundante. Si tiene frío en el resto del cuerpo, puede utilizar playeras o mallas de licra (o los conocidos como trajes de buzo o *wetsuits*) para conservar el calor.

■ Utilice siempre la escalera para entrar a la piscina. Si no hay escalones, o le es difícil subir o bajar la escalera, sugiera que pongan un banco de cocina en la piscina junto a la escalera. Esta es una forma poco costosa para proporcionar escalones extra y facilitarle el acceso.

■ Utilice un cinturón de flotación o un chaleco salvavidas como una forma de aumentar la capacidad de flotación de su cuerpo y de aliviar el estrés adicional de sus caderas, rodillas y pies.

■ Como en el terreno, moviéndose despacio puede regular el esfuerzo que hace en el agua. Otra forma de regular la intensidad del ejercicio es cambiar la cantidad de agua que empuja cuando se mueve. Por ejemplo, en el braceo al nadar, en vez de hacerlo con las palmas hacia abajo, aumentando la resistencia del agua, voltee las palmas lateralmente. Así realizará menos esfuerzo.

■ Tenga en cuenta que la flotabilidad adicional permite un mayor movimiento de la articulación de lo que usted está probablemente acostumbrado, especialmente si está haciendo ejercicio en una piscina de agua caliente. Empiece lentamente y no extienda demasiado el tiempo en la piscina aunque le resulte placentero hasta que sepa cómo se va a sentir al día siguiente.

■ Si tiene asma, hacer ejercicio en el agua puede ayudarle a evitar el empeoramiento de los síntomas que ocurran durante otros tipos de ejercicio. Esto es probablemente debido al efecto beneficioso de la humedad o vapor de agua en los pulmones. Sin embargo, para otras personas con enfermedad pulmonar, los ejercicios que utilizan más los brazos pueden provocar mayor dificultad para respirar que los ejercicios que solo utilizan las piernas. Por eso, si hace ejercicios acuáticos tal vez quiera hacer más ejercicios que utilicen las piernas.

■ Si ha tenido un derrame cerebral o apoplejía, o tiene otra condición que afecte su fuerza y equilibrio, asegúrese de que alguien le ayude a subir y bajar de la piscina. También, para su seguridad, busque un lugar cerca de la pared de la piscina o un compañero en quien se pueda apoyar cuando sea necesario. Tal vez desee sentarse en una silla en la parte poca profunda mientras hace los ejercicios. Pida al instructor que le ayude a diseñar el mejor programa de ejercicio y a escoger el equipo y lugar apropiados para sus necesidades.

Bicicletas estacionarias

Las bicicletas estacionarias ofrecen los beneficios de la actividad física sin necesidad de exponerse a los riesgos derivados de andar en bicicleta al aire libre. Es una buena opción para las personas que no tienen la flexibilidad y fuerza muscular suficientes para pedalear constantemente y mantenerse en un solo camino. Algunas personas con parálisis en una pierna o brazo pueden usar una bicicleta estacionaria con accesorios especiales para la extremidad paralizada. Si vive en un área fría o montañosa, una bicicleta estacionaria podría ser lo mejor para usted.

La bicicleta estacionaria es un buen ejercicio alternativo. No pone tensión excesiva en las caderas, rodillas y pies. Además puede ajustar fácilmente la intensidad de trabajo, y el clima

Busque lo siguiente al escoger una bicicleta estacionaria...

- Debe ser estable y segura al montarla y bajarse de ella.

- Debe ser fácil programar y ajustar la resistencia. La resistencia se puede poner a cero.

- Debe tener un asiento cómodo que puede ajustarse para extender las rodillas completamente cuando los pedales están en su punto más bajo.

- Los pedales deben ser grandes, con tiras sueltas para que los pies se muevan un poco al pedalear.

- El cuadro de la bicicleta debe tener bastante espacio para las rodillas y tobillos.

- Los manubrios deben permitir buena postura y una posición cómoda del brazo.

no importa. Use la bicicleta los días que no quiera caminar ni hacer ejercicio más vigoroso, o cuando no pueda hacer ejercicio al aire libre.

Un toque de interés

La queja más común sobre una bicicleta estacionaria es que es un ejercicio aburrido. Si utiliza la bicicleta mientras mira televisión, lee un libro o escucha música, puede ponerse en forma sin aburrirse. Algunas personas mantienen el interés trazando recorridos de los lugares que les gustaría visitar, haciendo gráficos de su progreso en un mapa, indicando las millas recorridas. Otras personas establecen un horario para montar la bicicleta para que sea al mismo tiempo que pueden mirar las noticias o su programa favorito. Además, hay videos de paseos exóticos en bicicleta que lo ponen en la perspectiva del piloto. También puede usar un atril ajustable al manubrio, y allí apoyar su libro favorito para leerlo mientras pedalea.

Sugerencias para andar en bicicleta estacionaria

- Al andar en bicicleta estacionaria se utilizan diferentes músculos que al caminar. Por lo tanto, hasta que sus músculos se acostumbren a pedalear, solo podrá usarla algunos minutos. Empiece sin resistencia. Si desea incrementar la resistencia (el esfuerzo), hágalo poco a poco, a medida que le sea más fácil pedalear. Aumentar la resistencia tiene el mismo efecto que andar en bicicleta cuesta arriba. Si utiliza demasiada resistencia, es posible lesionarse las rodillas y tendrá que detenerse antes de obtener el beneficio del ejercicio aeróbico.

- Pedalee a una velocidad cómoda. Para la mayoría de las personas, 50–70 revoluciones por minuto (rpm) es una buena velocidad para comenzar. Algunas bicicletas proporcionan la lectura de las revoluciones por minuto; Si no es así, puede contar el número de veces que su pie derecho alcanza el punto más bajo al pedalear en un minuto. Al acostumbrarse a andar en bicicleta podrá aumentar su velocidad. Sin embargo, ir más rápido no es necesariamente mejor. Puede escuchar música para llevar un ritmo constante de pedaleo. La experiencia le dirá cuál es la mejor combinación de velocidad y resistencia para su capacidad.

■ Progrese gradualmente y a una intensidad moderada. Podría establecer la meta de pedalear durante 20 o 30 minutos a una velocidad cómoda. Aumente su tiempo de ejercicio alternando intervalos de pedaleo vigoroso e intervalos de descanso o menor resistencia. La prueba de hablar o de esfuerzo percibido son buenas formas de asegurarse de que no está haciendo demasiado ejercicio. Si está solo, una idea es cantar una canción al pedalear y si no puede respirar con facilidad, pedalee más despacio.

■ Lleve un registro de los tiempos y distancias de sus viajes en bicicleta. Se sorprenderá de la cantidad de ejercicio que puede hacer.

■ En los días "malos" o cuando no se sienta bien, puede mantener el hábito de hacer ejercicio pedaleando sin resistencia a un menor número de revoluciones por minuto o durante un período de tiempo más corto.

Otro tipo de equipo para hacer ejercicio

Si son muchos los obstáculos para comprar o andar en bicicleta estacionaria, o no tiene espacio en su casa, existen otros aparatos para hacer ejercicio aeróbico que son fáciles de instalar y poco costosos, tales como un velocípedo o manubrio para los brazos. Pida asistencia a su terapeuta físico o médico, o llame a una tienda de suministros médicos.

El velocípedo es un aparato pequeño con pedales, y puede ser instalado al pie de la cama o en una silla. Esta máquina mecánica le permite hacer ejercicio pedaleando. La resistencia es variable y puede ajustarse al largo de sus piernas y a la forma en que flexiona las rodillas. El velocípedo puede ser una buena alternativa a una bicicleta de ejercicio para personas que tienen problemas de equilibrio, debilidad o parálisis. Las personas con otras enfermedades crónicas, tales como la enfermedad pulmonar, pueden notar que el velocípedo es una forma agradable de comenzar un programa de ejercicio.

Otros aparatos como el manubrio y ergómetro de brazos, son las bicicletas para los brazos. Se colocan en una mesa, de manera que las personas que no pueden utilizar las piernas para hacer ejercicio pueden mejorar su condición cardiovascular y fortalecer la parte superior del cuerpo utilizando esta "bicicleta" para brazos. Es importante trabajar en conjunto con un terapeuta físico que le ayude a formular un programa personalizado de ejercicio, ya que utilizar exclusivamente sus brazos para hacer ejercicio aeróbico implica vigilar la intensidad del ejercicio, que es distinta a la utilizada para los músculos más grandes de las piernas. Como mencionamos anteriormente, muchas personas con enfermedad pulmonar pueden notar que los ejercicios de brazos son menos agradables que los ejercicios de las piernas, ya que pueden experimentar dificultad para respirar.

Además del equipo mencionado, existe una gran variedad de aparatos para hacer ejercicio. En los clubes deportivos o tiendas especializadas encontrará el equipo que mejor satisfará sus necesidades, como las cintas para caminar, máquinas para remar y esquiar, y escaleras elípticas. Si ha decidido comprar equipo especializado para hacer ejercicio, le recomendamos tener claros sus objetivos. Para mejorar la condición cardiovascular y la resistencia física, el mejor equipo es el que trabaja la mayor parte de los músculos de su cuerpo. El movimiento debe ser rítmico, repetitivo y continuo. El equipo debe sentirse cómodo y ser seguro, y no debe poner estrés en sus articulaciones. Si está interesado en una nuevo aparato, pruébelo una semana o dos antes de comprarlo. La mayoría de los fabricantes ofrecen un período de prueba de por lo menos 2 semanas.

El equipo de ejercicio para levantar pesas usualmente no mejorará su condición cardiovascular a menos que pueda diseñar un programa de entrenamiento individualizado. Un programa de levantamiento de pesas le ayuda a construir músculos; sin embargo, puede poner estrés excesivo en las articulaciones, músculos, tendones y ligamentos. Por eso, la mayoría de las personas experimentarán que los ejercicios de flexibilidad y fortalecimiento ofrecidos en este libro le ayudarán a lograr un aumento significativo de forma segura, tanto en fuerza como en flexibilidad. Consulte con su médico, terapeuta o entrenador físico antes de planear cualquier programa que requiera el uso de pesas u otra maquinaria pesada.

Ejercicios aeróbicos de bajo impacto

La mayoría de las personas está de acuerdo en que los ejercicios aeróbicos de bajo impacto o la danza aeróbica son formas divertidas de hacer ejercicio. "Bajo impacto" significa que un pie siempre está en el piso y no hay saltos. Sin embargo, el bajo impacto no necesariamente significa menos intensidad, y no todas las rutinas de aeróbicos de bajo impacto protegen las articulaciones. Si piensa participar en una clase de aeróbicos de bajo impacto, es probable que tenga que hacer modificaciones a algunos de los ejercicios para ajustarlos a su condición. También puede obtener los beneficios del ejercicio aeróbico de bajo impacto en clases que incluyen danza, como Zumba o Jazzercise. El baile regular, como la salsa, baile de salón y *square dance* proporcionan un buen ejercicio aeróbico.

¿Cómo empezar?

Le sugerimos expresar sus necesidades al instructor de la clase. Puede comenzar presentándose e informándole de su condición. Podría pedirle consejos o sugerencias para modificar algunos de los ejercicios. Además, al hablar con el instructor podrá conocer su personalidad y sus capacidades. Es más fácil empezar a hacer ejercicio con una nueva clase que con una clase que ya se ha reunido durante algún tiempo. Si lo cree necesario, puede explicar a sus compañeros de clase por qué hace algunos ejercicios de una manera diferente; ellos probablemente conocerán personas con necesidades físicas similares a las suyas.

Muchos instructores utilizan música o cuentan a un ritmo específico y hacen un número determinado de repeticiones por ejercicio. Existen muchas formas para modificar la rutina si es demasiado rápida o hay demasiadas repeticiones. Puede empezar haciendo la mitad de las repeticiones más lentamente o detenerse cuando crea que ha hecho suficiente. Si la clase hace ejercicio con los brazos y piernas, y usted está cansado, intente descansar los brazos y mover solamente las piernas, o marche en su lugar hasta que esté listo para continuar. Los instructores también pueden enseñarle a hacer ejercicios aeróbicos sentado, especialmente si necesita descansar por algunos minutos.

Muchas rutinas aeróbicas de bajo impacto incluyen movimientos con los brazos arriba del nivel de los hombros para acelerar el ritmo cardíaco. Recuerde que para las personas con enfermedades pulmonares, problemas en los hombros o alta presión sanguínea, hacer demasiado ejercicio con los brazos a este nivel puede empeorar la falta de aire, aumentar la presión sanguínea o causar dolor. Por lo tanto, modifique el ejercicio bajando el nivel de los brazos o tome descansos.

Ser diferente al resto del grupo en una sala con espejos puede ser difícil; demuestre valor, convicción y un poco de sentido del humor. Lo más importante es que haga lo que necesita hacer por usted mismo. Escoja al instructor que le anime a hacer ejercicio a su propio paso, además de una clase amigable y divertida.

Finalmente, le recomendamos observar las clases, hablar con los instructores y participar por lo menos en una sesión antes de adquirir cualquier compromiso.

Sugerencias para los ejercicios aeróbicos

- **Utilice zapatos para hacer ejercicio.** Muchos estudios tienen pisos acolchonados o alfombras suaves, tentadores para quienes les gusta hacer ejercicio sin zapatos. Es mejor utilizar zapatos porque protegen los huesitos pequeños de las articulaciones del pie, los músculos y tobillos con un soporte firme y una superficie plana. Además, los zapatos adecuados absorben el choque o impacto contra el piso.

- **Proteja las rodillas.** Para hacer esto, párese con las rodillas rectas pero relajadas. Muchas rutinas de bajo impacto se hacen con las rodillas dobladas y tensas, y con muchos movimientos de altibajos. Esto puede ser doloroso e innecesariamente estresante. Para evitarlo, recuerde mantener las rodillas relajadas (los instructores de ejercicios aeróbicos llaman a esto "rodillas suaves"). Mire el espejo para verificar que mantiene la parte superior de la cabeza estable al hacer ejercicio, y que no sube y baja.

- **No estire demasiado.** El inicio de la rutina de ejercicio (calentamiento) y el final (enfriamiento) consisten en ejercicios de estiramiento y fortalecimiento. Recuerde estirar solamente hasta un punto de tensión cómodo. Mantenga la posición y no rebote ni tire demasiado. Si el estiramiento duele, no lo fuerce. Pídale a su instructor que le demuestre un ejercicio menos fatigante o escoja algún sustituto que le resulte mejor.

- **No haga demasiadas repeticiones de un movimiento.** Cambie de movimientos para no lesionar los músculos. Al principio, es normal que experimente nuevas sensaciones alrededor de las articulaciones y músculos. Sin embargo, si siente dolor al realizar varias repeticiones del mismo movimiento, cambie de movimiento o deténgase durante unos momentos y descanse.

- **Combine los tipos de ejercicio.** Muchos gimnasios o clubes deportivos ofrecen oportunidades para hacer una gran variedad de ejercicios. Hay salas llenas de máquinas cardiovasculares, piscinas y salas de aeróbicos. Si usted tiene dificultades para completar una clase de una hora, averigüe si puede asistir a la clase exclusivamente durante el calentamiento y el enfriamiento y combine estos tipos de ejercicio con otro. Por ejemplo, puede utilizar una bicicleta estacionaria o una cinta para caminar durante la porción aeróbica. Muchas personas han notado que esta rutina les ayuda porque le da los beneficios de un programa individualizado y de grupo.

Pruebas para medir la condición física

Para algunas personas los sentimientos de un aumento en la resistencia y el bienestar son suficientes para indicar el progreso. Otros pueden necesitar una prueba de que su programa de ejercicios está marcando una diferencia apreciable. Medir los éxitos que logra con su programa de ejercicio le ayuda a motivarse. Puede utilizar una o ambas de estas pruebas para medir la condición física. No todo el mundo será capaz de hacer ambas pruebas, por lo que debe elegir la que mejor le resulte. Llévela a cabo antes de iniciar su programa de ejercicio y registre los resultados. El propósito es tener un punto de comparación para medir su progreso. Además, puede llevar notas sobre el mismo. Después de 4 semanas de hacer ejercicio, vuelva a realizar la misma prueba y observe su progreso. Puede repetir la misma prueba después de otras 4 semanas.

Prueba de distancia

- **Uno de los accesorios de ejercicio más baratos es el podómetro.** Los mejores podómetros son los que miden los pasos que toma. Si se acostumbra a llevárselo, será más fácil motivarse a añadir unos pasos cada día. Usted puede usar el podómetro para medir los cambios en la distancia que recorre y observar su progreso semana tras semana.

- **Mida la distancia.** Busque un lugar en donde pueda medir la distancia que camina, anda en bicicleta, nada o camina en el agua, por ejemplo, una pista para corredores o una calle cuya distancia puede medirse con el coche. Una bicicleta estacionaria con un odómetro (cuentakilómetros) proporciona la misma medida. Si ha pensado en nadar o caminar en el agua, puede contar el número de veces que cruza la piscina. Después del calentamiento, anote su punto de partida o el millaje (o kilometraje) al iniciar el ejercicio. Camine, nade o ande en bicicleta a un paso vigoroso durante 5 minutos; mantenga un movimiento constante. A los 5 minutos, marque su lugar o anote de nuevo la distancia o el número de vueltas, e inmediatamente tome el pulso o mida el esfuerzo percibido en una escala del 0 al 10. Continúe haciendo el ejercicio a un ritmo menos vigoroso de 3 a 5 minutos para enfriarse. Anote la distancia, el ritmo cardíaco y el esfuerzo percibido. La diferencia entre la medida inicial y final es la distancia recorrida.

- **Repita esta prueba** después de varias semanas de hacer ejercicio. Probablemente observará una mayor facilidad para recorrer la misma distancia. Es decir, su corazón no trabajará tanto como la primera vez. Puede ser que observe una diferencia (mejoramiento) después de 4 semanas, o pueden pasar de 8 a 12 semanas hasta notarla.

- *Meta:* Recorrer más distancia, disminuir su ritmo cardíaco (pulso) o disminuir el esfuerzo percibido.

Prueba de tiempo

- **Establezca un tiempo.** Mida la distancia que camina, nada o anda en bicicleta. Estime aproximadamente qué tan lejos puede ir entre 1 y 5 minutos. Puede escoger un número determinado de cuadras, una distancia que ya conozca, o cuántas veces cruzará la piscina de un lado al otro. Después de 3 o 4 minutos de calentamiento comience anotando el tiempo en su calendario y muévase a un paso vigoroso pero cómodo. Al finalizar su recorrido anote cuánto tiempo tarda en hacerlo, tómese el pulso y calcule el esfuerzo percibido.

- **Repita esta prueba** después de varias semanas de hacer ejercicio. Si puede recorrer la misma distancia en menos tiempo y sin gran esfuerzo, ya ha logrado mejorar su condición física. Probablemente verá cambios después de las primeras 4 semanas. Sin embargo, normalmente pasan de 8 a 12 semanas de ejercicio regular para mejorar la condición física.

- *Meta:* Recorrer la distancia en menos tiempo, disminuir el ritmo cardíaco (pulso) o disminuir el esfuerzo percibido.

Otros recursos

☐ *¡Hagamos ejercicio!* (audio CD) Boulder, Colo.: Bull Publishing, 2012

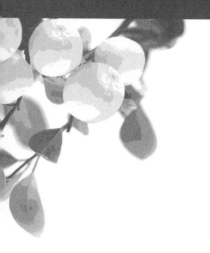

CAPÍTULO 9

Una alimentación saludable

S**I QUISIERA APOSTAR SOBRE CUÁL** es el factor más influyente en su salud en general, apuéstele a la alimentación saludable y ganará. No importa lo que haya oído de conocidos o desconocidos, no existen ni alimentos perfectos ni una sola forma de comer bien.

Comer saludablemente significa que la mayoría de las veces usted tome decisiones sabias sobre lo que come. No significa que sea perfecto ni tampoco inflexible. Se trata de encontrar la forma de escoger y preparar la comida que nos gusta de manera que tenga buen sabor y luzca bien en el plato. Dependiendo de la enfermedad, a veces sí tendrá que ser un tanto exigente y selectivo, pero no quiere decir que no podrá volver a comer lo que le gusta.

Un agradecimiento especial a Bonnie Bruce, DrPH, RD, por su ayuda con este capítulo.

Desafortunadamente, debido a que estamos bombardeados de información sobre lo que debemos o no debemos comer por el Internet, libros, revistas, televisión, amigos y parientes, nos confundimos y perdemos el interés en el tema. Así nos descuidamos y no tomamos decisiones inteligentes. En este capítulo nuestro propósito es brindarle información básica pero científica sobre nutrición y los principios de una dieta saludable. No le vamos a decir qué y cómo tiene que comer. Esa debe ser su decisión. Lo que si le vamos a decir es lo que hasta el presente se sabe sobre el tema de nutrición para adultos, para que usted la adapte a sus necesidades y preferencias. En las páginas 193 a 196 podrá encontrar además información de nutrición en casos de condiciones crónicas comunes. Esperamos que este capítulo le ayude a comenzar a hacer cambios saludables en su alimentación.

¿Por qué la alimentación saludable es tan importante?

No hay duda de que el cuerpo humano es una maquinaria maravillosamente compleja. Como un automóvil que funciona mejor cuando le echamos gasolina de calidad, nuestro cuerpo necesita la mejor combinación de alimentos (nuestra gasolina) para que funcione bien. Si no nos nutrimos bien o simplemente no comemos, no funcionamos bien.

No es cuestión solamente de llenar nuestro estómago. La calidad de lo que comemos, día a día, a través de meses y años, va a impactar otras áreas de nuestro cuerpo y nuestra mente, incluyendo la manera en que nuestro cuerpo responde a ciertas enfermedades.

¿Qué cree que ocurre cuando le da a su cuerpo el sustento apropiado? Lo siguiente:

- Tiene más energía y menos cansancio.

- Aumenta la posibilidad de que su cuerpo prevenga o disminuya complicaciones debido a enfermedades como problemas cardíacos, diabetes y cáncer.

- Alimenta su cerebro ayudándole a manejar mucho mejor las situaciones difíciles y las emociones fuertes.

¿En qué consiste la alimentación saludable?

La respuesta a esta pregunta es bastante sencilla. Se trata de las decisiones que tomamos sobre lo que comemos a largo plazo. Esto implica ser flexible con nuestro plan alimenticio, incluyendo comida saludable y de vez en cuando pequeñas cantidades de comida que nos gusta pero que sabemos que no es tan saludable. Nadie es perfecto ni hay tampoco un régimen de alimentación perfecto. Además, ser demasiado estrictos con nosotros mismos podría ser contraproducente, causando que nuestros mejores esfuerzos fallen.

Dependiendo de la enfermedad que tengamos, para algunos de nosotros la alimentación saludable significa ser bastante selectivos en lo que comemos. Los que tienen diabetes, por ejemplo, tienen que velar el consumo de carbohidratos para mantener un nivel deseable de glucosa en la sangre. Estas personas se benefician escogiendo cuidadosamente qué alimentos ricos en carbohidratos, como frutas, panes, frijoles, cereales y arroz, van a comer. Los que padecen o corren el riesgo de una enfermedad cardíaca vigilan la cantidad y tipo de grasa que comen. Los que tienen alta presión saben que comiendo frutas, vegetales, poca grasa y poca sal evitan que su presión suba demasiado. Los que quieren perder o ganar peso, deben estar pendientes de cuántas calorías ingieren.

Tiempo atrás se pensaba que un buen pedazo de carne frita, con arroz, frijoles y papas fritas era un buen plato de comida. Hoy en día, los expertos en nutrición nos dicen que los mejores alimentos para la salud son los vegetales, las frutas, granos enteros, leche descremada o productos lácteos hechos con leche sin grasa, carne de res sin grasa, aves y pescado. Por supuesto que también podemos comer la carne roja y frituras que tanto nos gusta, pero en cantidades moderadas y no todos los días.

El problema principal para la mayoría de nosotros no es con los alimentos saludables que escogemos sino con los menos saludables. Se estima que una de cada tres personas que viven en los Estados Unidos sigue una dieta que contiene demasiada azúcar, grasas sólidas (mantequilla, grasa de carnes, margarina y manteca) y

mucho sodio, además, alimentos que contienen mucha harina blanca y granos refinados. Toda esa azúcar, grasa y sodio contribuye a enfermedades como alta presión, diabetes y obesidad.

Como hemos mencionado antes, la clave de la alimentación saludable es saber escoger y escoger bien. De vez en cuando tenemos algún evento especial como un cumpleaños, boda o bautizo; ese día podemos planificar las comidas para saber si comeremos más o menos saludable. Saber negociar con nosotros mismos es una destreza como cualquier otra. Con el tiempo lo haremos cada vez mejor.

Un consejo muy común para aquellos que quieren mejorar sus hábitos alimenticios es empezar por comer más productos vegetales y menos animales. Por ejemplo, granos integrales, frutas, vegetales crudos, vegetales cocidos como zanahoria o col, lentejas, almendras y cacahuates. No hay por qué dejar de comer carnes y otros alimentos que tengan azúcar y grasa o sodio, solo hay que comer menos. Las recomendaciones actuales para una dieta saludable son cantidades moderadas de carnes sin o con poca grasa, aves y huevos. El balance entre el tipo de alimento y la cantidad es lo primordial.

Sabemos que esto suena simple pero en la práctica no es fácil. Cada día tenemos que vencer tentaciones que aparecen por todos lados. Es más fácil agarrar algún alimento no tan saludable que tener que pensar y preparar algo más saludable. ¿Cómo podemos entonces lograr nuestra meta de una comida saludable pero fácil y sabrosa a la vez? Veremos si podemos ayudarle con los siguientes principios.

Principios básicos de una alimentación saludable

- **Escoja alimentos en su forma natural.**
Mientras menos procesados, mejor. Cuando
decimos *procesados* nos referimos a alimentos que han sido transformados de su estado
natural ya sea al añadirles ingredientes como
azúcar o grasa, o quitándoselos, como fibra u
otros nutrientes, para alterarles el sabor. Por
ejemplo, los granos naturales se procesan y
se convierten en harina blanca refinada para
hacer productos de panadería. Ciertas carnes
se procesan y se rebanan para hacer sánd-
wiches. Un ejemplo de un alimento no procesado sería un trozo de pechuga de pollo
asada a la parrilla, a diferencia de trocitos de
pollo empanados y fritos (*chicken nuggets*).
Una papa horneada con su cáscara es un alimento no procesado, mientras que las papitas fritas constituyen un alimento procesado.
Pasta, pan y arroz integral son ejemplos de
alimentos no procesados; mientras que el
pan blanco y arroz blanco han sido procesados y refinados, alterando su estado natural.

- **Obtenga los nutrientes directamente de los
alimentos, no de suplementos alimenticios.**
Los alimentos en su forma natural contienen
la cantidad de nutrientes y otros componentes (como fibra) combinados óptimamente
para lo que nuestro cuerpo necesita. Cuando
quitamos los nutrientes de su estado natural, es posible que los nutrientes no actúen
como deberían. Incluso pueden tener efectos
secundarios dañinos.

Por ejemplo, el beta caroteno es fuente
de vitamina A y se encuentra naturalmente
en zanahorias y calabazas. Ayuda a la vista
y fortalece nuestro sistema inmunológico
el cual nos ayuda a contrarrestar infecciones. Sin embargo, los suplementos de beta
caroteno han aumentado en ciertos casos el
riesgo a contraer cáncer, lo cual no ocurre
cuando se consume vegetales que contienen
beta caroteno.

Otra razón para adquirir las nutrientes
directamente de los alimentos es que estos
pueden contener aun más sustancias saludables de las que hoy en día todavía no se han
descubierto. Cuando tomamos suplementos
en cápsulas o pastillas podemos estar priván-
donos de otros componentes que se elimi-
naron de los vegetales o frutas que se usaron
originalmente para producir el suplemento.

En casi todo el mundo, incluidos los
Estados Unidos, no hay regulaciones del
gobierno sobre la calidad o autenticidad de
los suplementos nutricionales. Contrariamente a las medicinas sin receta, para las
cuales si existen regulaciones de calidad,
los suplementos que usted compra no
tienen garantía de que contienen lo que
dicen o de que no le van a hacer daño.

¿Quiere esto decir que no debe tomar
suplementos alimenticios? No. Hay ocasiones en que es recomendable tomar suplementos precisamente para suplementar la
nutrición, ya que en esos casos necesitamos
más de lo que estamos comiendo naturalmente. Por ejemplo, las personas mayores
necesitan grandes cantidades de calcio para
prevenir o demorar la osteoporosis. Aunque
el calcio lo podemos obtener de la leche u
otros productos lácteos como el yogur o el

queso, obtener la cantidad necesaria puede ser difícil. Si está pensando tomar un suplemento nutricional, consulte a su médico o a un dietista certificado.

- **Coma una variedad de alimentos con color y procesados al mínimo.** Mientras más variedad tenga en su nutrición, mejor. Asimismo, mientras más colores vea en su plato y menos procesados sean sus alimentos, mejor.

  Al seguir estas reglas simples su cuerpo casi seguro recibirá todo lo que necesita. Imagínese un plato que contenga carne, pescado o pollo fresco acompañado por coloridos vegetales y frutas; piense en los colores morado y azul para las uvas y los arándanos, amarillo para la piña, anaranjado para las naranjas y zanahorias, rojo para las fresas, tomates y sandía, verde para las espinacas y los ejotes, junto con las tonalidades de blanco y marrón para la cebolla, coliflor y arroz integral.

- **Coma alimentos altos en fitoquímicos.** Fito significa "planta", por lo tanto, fitoquímicos son componentes que se encuentran solamente en alimentos vegetales y les dan a estos su color (frutas, vegetales, granos, semillas y nueces). Existen cientos de fitoquímicos que nos ayudan a combatir enfermedades y mantenernos saludables. Cuando los alimentos naturales son procesados, como cuando el trigo se convierte en harina blanca, los fitoquímicos se pierden. Mientras más veces escoja alimentos sin procesar, mejor para su salud.

- **Coma regularmente.** Así como un automóvil no camina sin gasolina o un fuego se extingue si no se le echa leña, nuestro cuerpo necesita nutrición regular para que funcione óptimamente. Comer pequeñas cantidades a distintas horas del día hace que su "fuego" no se extinga.

Comer a intervalos regulares también mantiene el balance de azúcar en la sangre. El azúcar le provee al cuerpo, especialmente al cerebro, energía. Usualmente, el cerebro solo usa el azúcar de la sangre para obtener energía. Si usted no come regularmente, el azúcar de la sangre baja, y si baja demasiado se sentirá débil y posiblemente experimentará sudores fríos, temblores, cambio de humor (irritabilidad, ansiedad, coraje), náuseas, dolor de cabeza y poca coordinación. El azúcar baja (hipoglucemia) puede ser muy peligrosa.

Comer regularmente le ayuda a obtener y utilizar los nutrientes necesarios. Además, comer regularmente o no dejar de comer una de las comidas regulares evita que le dé hambre. Cuando no comemos regularmente o evitamos una de las comidas, nos da un hambre voraz, lo que casi siempre resulta en comer en exceso y por lo tanto puede llevar a una indigestión, acidez estomacal y aumento de peso.

Comer con regularidad no quiere decir que tiene que comer igual todos los días o que tiene que ceñirse al patrón regular de tres comidas al día. Puede ser flexible.

Si usted tiene ciertas condiciones de salud, como cáncer, es muy posible que le guste comer más de tres comidas ligeras al día, aunque otros días prefiera comer menos veces al día, pero comidas más grandes. Si tiene diabetes, es importante espaciar las comidas regularmente y balancearlas. Esto puede significar que prefiera comer varias comidas ligeras al día, tres comidas principales y dos meriendas, o las tres comidas convencionales. Usted tiene que decidir el arreglo que más le convenga y que lo haga sentir mejor.

- **Coma la cantidad que su cuerpo necesita**. Esto es más fácil decirlo que hacerlo. La cantidad que necesita comer depende de:

  La edad (al envejecer necesitamos menos calorías)

  Si es hombre o mujer (usualmente los hombres necesitan más calorías que las mujeres)

  El tamaño y la forma de su cuerpo (por lo general, si usted es una personas alta o tiene más músculos puede comer más)

  Las necesidades de salud (algunas condiciones médicas afectan la manera en que el cuerpo usa las calorías)

  El nivel de actividad (las personas más activas físicamente suelen comer más)

La importancia del desayuno

El desayuno es importante porque es la comida que viene "después de ayuno"; reabastece el cuerpo después de estar sin comer durante muchas horas y le ayuda a resistir la tentación de comer bocadillos extras o comer en exceso durante el día.

Es posible que usted no quiera desayunar, ya sea porque no tiene tiempo o no tiene hambre, o tal vez porque no le gusten los alimentos típicos del desayuno. No hay reglas establecidas sobre lo que debe comer en la mañana. El desayuno puede incluir frutas, frijoles, arroz, pan, brócoli, e incluso las sobras de la noche anterior. Lo importante es empezar cada día dándole a su cuerpo la energía que necesita para funcionar bien.

Sugerencias para controlar cuánto comemos

- **Deje de comer en cuanto se sienta lleno**. Esto puede ayudarle a evitar comer en exceso. Al prestarle atención a las señales de su cuerpo, reconocerá el sentirse satisfecho. Con la práctica y un esfuerzo consciente podrá dejar de comer demasiado. Cuando comience a sentir que su estómago está lleno, retire el plato o levántese de la mesa.

- **Coma lentamente**. Tómese el tiempo para disfrutar la comida y saborearla. Esto le ayudará a no comer en exceso. Haga que sus comidas duren por lo menos 15 o 20 minutos. Eso es lo que tarda el cerebro en mandarle al estómago el mensaje de que está lleno. Si termina antes, espere por lo menos 15 minutos antes de servirse de nuevo. Vea las páginas 200–201 para más ideas.

- **Preste atención a lo que come**. Sin darse cuenta puede comerse una bolsa completa de chips o de galletas. Esto pasa si estamos entretenidos conversando con amigos, usando la computadora o viendo televisión.

En situaciones como estas es recomendable servirnos la porción apropiada y guardar la bolsa donde no la veamos.

■ **Conozca sus porciones.** Cuando hablamos de una taza (taza de medir de cocina) podemos compararla al tamaño aproximado de una pelota de tenis o de nuestro puño. Una porción de tres onzas de carne, pescado o pollo cocidos tiene aproximadamente el tamaño de una baraja o de la palma de su mano. El extremo final de su dedo pulgar equivale a una cucharadita. Tres veces esa cantidad equivale a una cucharada. Vale la pena usar una taza de medir para ver con seguridad lo que es una porción.

■ **Evite las ofertas de "más por menos" o las "superporciones".** En los últimos años, las porciones de los alimentos han ido aumentando. Años atrás, una hamburguesa típica contenía unas 330 calorías mientras que hoy en día contiene nada más y nada menos que 590 calorías. Veinte años atrás una galleta dulce medía 1½ pulgadas y tenía 55 calorías. Actualmente las galletas miden 3½ pulgadas y contienen 275 calorías, ¡cinco veces más calorías! Los refrescos o sodas antes venían en botellas de 6½ onzas y 85 calorías. Hoy en día vienen en botellas de 20 onzas y contienen 250 calorías.

Se requieren 3.500 calorías en exceso de lo que nuestro cuerpo necesita para ganar una libra de grasa. Esto significa que en un año, solo 100 calorías extras al día van a resultar en un aumento de 10 libras. Esto equivale a comer diariamente una rebanada extra de pan integral. Existen muchas guías de porciones recomendables para diferentes alimentos. En las páginas 181 a 188 de este capítulo hemos incluido listas de una variedad de alimentos y sus porciones.

■ **Cuando sea posible seleccione porciones individuales.** Los alimentos que vienen ya envasados en bolsas o paquetes de una porción le pueden ayudar a visualizar cuánto es una sola porción. Si dicha porción le parece muy pequeña comparada con la cantidad que usted usualmente come de este alimento, le sugerimos que vaya disminuyendo la porción poco a poco. Por ejemplo, si usted normalmente come una taza de arroz, trate de comer la mitad.

■ **Haga su comida visualmente atractiva.** ¡Es cierto que comemos con los ojos! ¿Se le hace agua la boca cuando piensa en un plato de pescado blanco con arroz blanco y coliflor, o cuando piensa en un plato de pollo asado y dorado, un pedazo de camote (batata o ñame) y espinaca verde. ¿Cuál de los dos le parece más apetitoso?

Planificar comidas saludables

La Figura 9.1 ilustra un modelo de lo que debe ser un plato saludable. Fue diseñado por el Departamento de Agricultura de los Estados Unidos. El modelo nos ayuda a visualizar un plato saludable.

Este plato nos ofrece una variedad colorida de alimentos, y nos motiva a comer más porciones de frutas y verduras (por lo menos 5 por día). También nos ayuda a escoger cantidades o

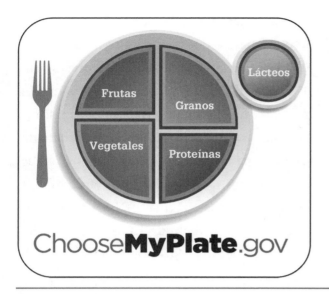

Figura 9.1 **MiPlato: Un modelo de un plato saludable**

porciones más adecuadas de los alimentos que incluimos en nuestras comidas regulares.

Un plato de comida saludable debe incluir:

- Una porción de alimentos ricos en proteínas, lo que compone aproximadamente una cuarta parte de su plato. En la *Guía de alimentos* adjunta (véase las páginas 181 a 188) encontrará algunos ejemplos de alimentos que contienen proteínas, por ejemplo, carnes magras, pescado, pollo, productos lácteos bajos en grasa o sin grasa, y sustitutos de la carne, como tofu, frijoles cocidos o lentejas.

- Otra cuarta parte del plato contiene una o más porciones de vegetales bajos en almidón (carbohidratos). Debido a que estos vegetales no contienen muchos carbohidratos, sus porciones no son definidas ni limitadas, y pueden ser consumidos al gusto. Los ejemplos de la *Guía* incluyen vegetales verdes, tomates, brécol, pepino, etc. Las verduras más verdes y oscuras nos proporcionan más nutrientes.

- Otra cuarta parte del plato incluye una porción de granos (preferiblemente granos integrales, es decir, no procesados), como panes de granos enteros, arroz y pasta integral, u otros vegetales ricos en almidón, como papa, malanga, camote o calabaza. Puede ser que deba limitar las porciones de estos alimentos en caso de que usted esté controlando los carbohidratos o calorías.

- El último cuarto del plato consiste en una porción de fruta o jugo de fruta. Como las frutas son ricas en carbohidratos, también deberá limitar las porciones si usted está controlando los carbohidratos o calorías.

- Además, una comida saludable debe incluir una porción de alimentos ricos en calcio, como la leche u otros productos derivados de la leche (preferiblemente descremada o baja en grasa), por ejemplo, queso, yogur natural, helado de yogur, pudín, natillas o leche de soya, que es un alimento fortificado con calcio.

Por supuesto, lo que usted seleccione para su plato y las cantidades exactas va a depender de sus gustos y necesidades. Para más información sobre este método para planear una comida saludable puede visitar la página web del Departamento de Agricultura de los Estados Unidos llamada *USDA's MyPlate* (MiPlato):

www.choosemyplate.gov/en-espanol.html.

Tenga en mente que este es un modelo para facilitarle la selección. Sin embargo, debe considerar seriamente el tamaño de la porción y las calorías contenidas. Hoy día los platos tienden a ser más grandes, lo cual nos tienta a consumir más de lo que realmente necesitamos. La Tabla 9.1 en las páginas 170 a 171 le puede ayudar, dándole ejemplos de las porciones diarias recomendadas para los distintos grupos de alimentos. Note que dichas cantidades son recomendaciones generales. Si usted tiene necesidades nutricionales especiales tendrá que adaptarlas. De tener dudas, pregúntele a su médico, dietista o nutricionista certificado.

Tenga precaución con personas que se anuncian en el Internet como expertos en nutrición; frecuentemente no lo son. Cerciórese de que esta persona esté certificada en dicho campo.

La Asociación Americana de la Diabetes recomienda un plato similar para las personas que tienen esta enfermedad (véase la página 194).

Nutrientes: Lo que el cuerpo necesita

Anteriormente señalamos la importancia de obtener nutrientes de los alimentos que consumimos. En esta sección vamos a hablar de carbohidratos, grasas, proteínas, agua, algunas vitaminas y minerales. También hablaremos de la fibra, que aunque técnicamente no es un nutriente, es un elemento importante en nuestra dieta.

Primero miremos la Tabla 9.1, Porciones diarias recomendables y ejemplos para planificar comidas saludables. En esta tabla vemos el número recomendado de porciones para mujeres y hombres así como ejemplos del tamaño de porción. Note que estas recomendaciones son para personas que hacen menos de 30 minutos de ejercicio moderado por día y comen entre 1.000 y 3.000 calorías diarias. Si usted tiene un problema de salud o condición especial es posible que necesite comer más de ciertos alimentos. Aun así, podrá seguir el modelo de plato saludable. Al final de este capítulo discutiremos situaciones especiales como la diabetes.

Carbohidratos: La fuente principal de energía para el cuerpo

Con contadas excepciones, los carbohidratos nutren su cerebro, el sistema nervioso central y los glóbulos rojos. En gran medida determinan su nivel de la glucosa (azúcar) en la sangre, más que la proteína o la grasa. Pero los carbohidratos hacen mucho más que eso. También nos proveen la materia básica para formar otras partes vitales de nuestro cuerpo. Casi todas las partes del cuerpo, desde la cabeza a los pies, probablemente utilizaron algún componente de un carbohidrato para formarse.

La mayoría de los carbohidratos se encuentran en alimentos vegetales. La leche y el yogur son prácticamente los únicos productos animales que contienen una cantidad de carbohidratos significativa. Los alimentos que contienen carbohidratos se pueden categorizar según contengan mucha azúcar o mucho almidón. Los alimentos altos en azúcar por lo general se procesan rápidamente en el cuerpo y llegan a la sangre enseguida, dándonos energía mucho más rápido que los carbohidratos altos en almidón. Muchos alimentos vegetales procesados al mínimo también contienen fibra. Aunque la fibra no es absorbida por el cuerpo y no tiene calorías, nos ayuda de varias maneras.

Los azúcares (carbohidratos simples) se encuentran en las frutas, jugos, leche, yogur, azúcar de mesa, miel, jalea, almíbares y bebidas endulzadas con azúcar. Existen muchas

Tabla 9.1 **Porciones diarias recomendadas con ejemplos para planificar comidas saludables**

Estas recomendaciones son para el adulto promedio (de 19 años o mayores) que hacen menos de 30 minutos de ejercicio diario y comen entre 1.000 a 3.000 calorías diarias. Estas guías tienen como base las Guías Alimenticias de los Estados Unidos. Si usted tiene una condición especial, es posible que usted necesite modificar las porciones de ciertos alimentos. Aun así, debe intentar mantener un balance general.

Porciones diarias recomendadas			
Alimentos ricos en proteínas	**Mujeres**	**Hombres**	**Ejemplos**
Animal (carne, pescado, pollo) y fuentes vegetales (frijoles, semillas)	5–5½ onzas	5½–6½ onzas	Una porción de 1 onza que *contiene poco o ningún carbohidrato* equivale a: 1 onza de carne sin grasa, pollo o pescado cocidos 1 huevo 1 cucharada de mantequilla de maní (cacahuate), de almendra, de soya, etc. Dos cucharadas (1/2 onza) de semillas (12 almendras, 7 mitades de nueces) Una porción de 1 onza que *contiene carbohidratos equivale a*: 1/2 taza de frijoles cocinados, guisantes o lentejas 1/2 taza de frijoles refritos u horneados 1 onza de tempeh cocido 2 cucharadas de hummus 1/2 taza de frijoles de soya tostados Hamburguesa de falafel de 4 onzas)
Leche, queso (no incluye queso crema) yogur, postres hechos con leche (Elija productos sin grasa o poca grasa)	3 tazas	3 tazas	Una porción de 1 onza que contiene *poco o ningún carbohidrato equivale a*: 1½ onzas de queso 1/3 taza de queso rallado 2 tazas de requesón Una porción de 1 onza que contiene *carbohidratos equivale a*: 1 taza de leche, yogur o kéfir 1 taza de natilla (pudín) o yogur helado 1½ tazas de helado 2 onzas de queso procesado o requesón

Tabla 9.1 **Porciones diarias recomendadas con ejemplos para planificar comidas saludables (*continuación*)**

Porciones diarias recomendadas			
Alimentos ricos en carbohidratos	**Mujeres**	**Hombres**	**Ejemplos**
Granos (por lo menos la mitad deben ser granos integrales)	5–6 onzas	6–8 onzas	Una porción de 1 onza es: 1 rebanada de pan de 1 onza 1/2 panecillo inglés (*English muffin*) 1 taza de hojaldra de cereal listo para comer 1/2 taza de arroz, pasta o cereal cocidos Una tortilla de harina o maíz de 6 pulgadas de diámetro
Vegetales	2–2½ tazas	2½–3 tazas	Una porción de 1 onza baja en almidón equivale a: 1 taza de vegetales cocinados (berro, col brécol, coliflor, col rizada, espinaca, habichuelas verdes) o jugo de vegetales 2 tazas de vegetales de hojas verdes sin cocinar 12 zanahorias pequeñas Una porción de 1 onza alta en almidón equivale a: 1 taza de camote papa o calabaza cocidos 1 taza de frijoles, guisantes o lentejas cocidas 1 taza (8 onzas) de tofu 1 taza de maíz o guisantes
Frutas	1½–2 tazas	2 tazas	Una porción de 1 taza es: 1 taza de frutas 1 taza de 100% jugo de fruta 1/2 taza de frutas secas 1 banana (8–9 pulgadas) 8 fresas grandes
Aceites y grasas	5–6 cucharaditas	6–7 cucharaditas	Una porción de 1 cucharadita es: 1 cucharadita de aceite de ensalada o de cocinar, margarina, mayonesa o aderezo para ensaladas 1 cucharadita de mantequilla o margarina

Sugerencias para escoger los carbohidratos saludables y aumentar el consumo de fibra

- Llene por lo menos la mitad de su plato con diferentes vegetales y frutas.

- Por lo menos la mitad de los granos que consume deben ser integrales, no procesados (arroz y pasta integral, pan y tortillas de grano integral).

- Elija alimentos en que el trigo integral o un grano entero (como avena) aparecen en primer lugar en la lista de ingredientes de la etiqueta nutricional.

- Escoja frijoles, guisantes, lentejas o pasta integral en vez de carnes, o como un plato acompañante varias veces por semana.

- Elija frutas en vez de jugos. Las frutas contienen fibra, toma más tiempo comérselas, nos llenan más que los jugos y ayudan a no comer demasiado.

- Escoja para el desayuno cereales altos en fibra, como hojaldras de trigo, *Grape-Nuts* o salvado con pasas.

- Coma galletas altas en fibra, como centeno no procesado, multisemillas u otros granos no procesados.

- Coma meriendas que incluyan galletas de granos no procesados, frutas naturales y yogur sin grasa en vez de dulces, pasteles o helados.

- Añada fibra a su dieta de manera gradual durante varias semanas. Tome mucha agua para ayudar a procesar la fibra y prevenir el estreñimiento.

otras formas de azúcar (como la maltosa y la dextrosa) que se encuentran naturalmente en ciertos alimentos y también son añadidas a alimentos procesados.

Los almidones (carbohidratos complejos) se encuentran en vegetales como maíz, guisantes, papas, calabazas, frijoles y chícharos, lentejas y granos, como el arroz. La pasta, las tortillas y el pan también son alimentos altos en carbohidratos. La cantidad de carbohidratos en granos no procesados, como el arroz integral y el pan de trigo, es similar al número de carbohidratos en el pan y el arroz blanco. La gran diferencia entre los dos es que los granos refinados han perdido nutrientes, fitoquímicos y fibra durante el proceso de refinamiento.

La fibra se encuentra naturalmente en alimentos vegetales no procesados o procesados al mínimo que todavía tienen cáscara, semillas y fibras. Ejemplos de ellos son los granos integrales, frijoles, guisantes, lentejas, frutas, vegetales, semillas. Algunos alimentos tienen fibra adicional (como cuando se le añade pulpa a los jugos). Los alimentos animales y alimentos procesados y refinados (harina blanca, pan y alimentos horneados) tienen muy poca o nada de fibra a menos que la compañía manufacturera se la añada.

Hay diferentes tipos de fibra, cada uno de los cuales ayuda al cuerpo de manera diferente. El trigo, algunas frutas y vegetales, y granos enteros actúan en el organismo como si fueran la "escoba" del sistema digestivo, ya que previenen el estreñimiento, haciendo que el sistema se mantenga en movimiento. La fibra de la avena, cebada, semillas, frijoles, manzanas, frutas cítricas, zanahorias y semilla de psilio pueden ayudar a controlar el azúcar en la sangre. Estos alimentos hacen que el azúcar demore más tiempo en llegar a la sangre. También ayudan a bajar el colesterol. Se piensa que las dietas altas en fibra también ayudan a reducir el riesgo de cáncer de recto y colon.

Aceites y grasas sólidas: Las buenas, las malas y las mortales

La mayoría de nosotros pensamos que toda grasa es mala. Sin embargo, necesitamos grasa para sobrevivir y para que el cuerpo funcione bien. Necesitamos alrededor de una cucharada de grasa al día. Vale señalar que nuestro cuerpo puede almacenar prácticamente toda la grasa que no usamos como energía en grasa corporal.

Aunque todos los tipos de grasa tienen el mismo número de calorías por porción, algunas grasas son más saludables que otras. A estas las llamamos grasas buenas, mientras que otras pueden ser dañinas cuando las consumimos en exceso, y por eso las llamamos grasas malas.

Las grasas buenas (también llamadas grasas no saturadas) son principalmente los aceites que se mantienen líquidos a temperatura ambiental. Esas nos ayudan a mantener nuestras células saludables y algunas hasta pueden reducir el colesterol. Ejemplos de grasas buenas son los aceites de soya, alazor, maíz, maní o cacahuate, girasol, colza y oliva. Las semillas, las aceitunas y los aguacates también son ricos en grasas buenas.

Existe otro grupo de grasas, las omega-3, que pueden reducir en algunas personas el riesgo de enfermedades del corazón y síntomas de artritis reumatoide. Estas grasas se encuentran en pescados como el salmón, caballa (macarela),

trucha y atún. Otras fuentes incluyen germen de trigo, linaza y nueces, aunque el cuerpo puede que no aproveche el omega-3 de las plantas tan bien como el que proviene de pescados.

Las grasas malas (llamadas también grasas saturadas) se distinguen por endurecerse a temperatura ambiental (manteca, mantequilla y grasa de tocino). Estas grasas pueden aumentar el colesterol y el riesgo de problemas del corazón. La mayoría de las grasas saturadas (grasas malas) provienen de animales (mantequilla, grasa de carne [sebo], grasa del pollo y grasa de cerdo [manteca]). Otros alimentos también altos en grasas malas incluyen margarina (envasada en cubos), carnes rojas, carne molida regular, carnes procesadas (salchichas, tocino, mortadela, fiambre de jamón), pellejo del pollo, leche entera y leche con poca grasa, quesos regulares y con poca grasa, incluidos el queso crema y la crema agria. También se consideran grasas malas el aceite de palma kernel, el aceite de coco y la mantequilla de cacao, porque contienen mucha grasa saturada.

Las grasas consideradas "mortales" son las grasas trans. Estas tienen un efecto dañino en nuestro nivel de colesterol y presentan el riesgo de desarrollar enfermedades del corazón; peor que el efecto de las grasas malas. Las grasas trans se encuentran a menudo en alimentos procesados incluyendo dulces horneados, pasteles (bizcochos), galletas, merengue, margarina y la mayoría de las palomitas de maíz listas para hacerse en el horno de microondas. Aparecen en las etiquetas de nutrición como aceite "parcialmente hidrogenadas" o "hidrogenadas". Pero, ¡ojo! las compañías manufactureras de estos productos pueden legalmente decir que un producto no contiene grasas trans si la cantidad no pasa de 0.5 gramos

Sugerencias para escoger grasas buenas y más saludables

Ofrecemos las siguientes ideas para ayudarle a consumir menos grasas malas y más grasas buenas. Solo le advertimos que al comer más grasas buenas debe asegurarse de comer menos grasas malas. La cantidad total de grasa que coma no debe aumentar.

Cómo escoger alimentos

- Mantenga las porciones de carne, pescado y pollo entre 2 a 3 onzas (50–100 g). Esta cantidad es comparable al tamaño de una baraja o de la palma de su mano.

- No coma el pellejo del pollo.

- Coma más pescado que provenga de aguas profundas, como salmón, atún o caballa (macarela).

- Escoja cortes de carnes bajas en grasa (lomo o aguayón, bola o pulpa, y falda).

- Quite la grasa visible de las carnes antes de cocinarlas.

- Consuma leche y productos lácteos bajos en grasa o sin grasa (queso, crema agria, requesón, yogur y helado)

- Para cocinar y hornear, use aceite (de oliva o colza) y margarinas blandas en vez de manteca, mantequilla o margarina dura.

Cómo preparar las comidas

- Use ollas o sartenes que no se peguen al cocinar o use pequeñas cantidades de aceite en aerosol.

- Cocine las carnes al vapor, al horno o a la parrilla.

- Evite freír, especialmente en abundante aceite o manteca.

- Quite la grasa que sube a la superficie de los guisados, sopas o cocidos. (Si los guarda en el refrigerador durante la noche, será más fácil remover la grasa después de que se enfríe.)

- Use menos mantequilla, margarina, salsas espesas (hechas con crema o base de carnes), y aderezos cremosos para ensaladas.

---

por porción. Nuestro mejor consejo es que consuma grasas trans lo menos posible.

No existen recomendaciones específicas sobre cuánta grasa debemos comer diariamente. Sabemos, sin embargo, que la mayoría come más que suficiente. La mejor recomendación es comer muy pocas grasas malas o mortales y reemplazarlas por las buenas grasas sin aumentar la cantidad total de grasa que ingerimos.

Hay otra cosa importante que debemos saber sobre las grasas. Todas las grasas contienen el doble de calorías por cucharadita que las proteínas o los carbohidratos. Las calorías de las grasas se acumulan rápidamente. Por ejemplo, 1 cucharadita de azúcar tiene aproximadamente 20 calorías pero una cucharadita de aceite o grasa sólida tiene aproximadamente 35 calorías. Cuando comemos más calorías de las que necesitamos —no importa de dónde provienen— las calorías extras se almacenan en el cuerpo como grasa corporal, resultando en sobrepeso.

Proteínas: Fabricantes de músculos y mucho más

Las proteínas son vitales para cientos de actividades que nos mantienen vivos y saludables. Son parte de los glóbulos rojos y de enzimas y hormonas que ayudan al cuerpo y los músculos a regularse. Ayudan al sistema inmunológico a combatir infecciones y a construir y reparar tejidos. Las proteínas también nos dan algo de energía, pero al igual que las grasas, no son una buena fuente de energía para el cuerpo como son los carbohidratos.

Existen dos tipos de proteínas, dependiendo de cómo se originan. Existen las proteínas completas, las cuales contienen todos los componentes en las cantidades correctas. El cuerpo las usa tal y como son. Las proteínas completas se encuentran en alimentos animales: carnes, pescado, pollo, huevos, leche y otros productos lácteos, y también en frijoles de soya, tofu y tempeh. Las proteínas incompletas, por su parte, carecen de uno o más componentes. Estas se encuentran en alimentos vegetales, como legumbres (frijoles secos, guisantes o chícharos y lentejas), granos y semillas. La mayoría de las frutas y verduras contienen muy poca o ninguna

proteína. Para que el cuerpo pueda utilizar las proteínas incompletas se recomienda que se coman con otra proteína incompleta o con una proteína completa.

Por siglos, los seres humanos hemos aprendido a sobrevivir comiendo combinaciones de proteínas. Dos ejemplos clásicos de proteínas incompletas que muchas personas comen juntas son arroz y frijoles, y pan con mantequilla de cacahuates (maní). Aunque casi todas las proteínas que provienen de plantas son incompletas, estas no dejan de ser centrales en la alimentación saludable. Cuando comemos una porción pequeña de una proteína animal, como pollo, con una proteína vegetal, como lentejas o frijoles negros, obtenemos todos los beneficios de una proteína completa. Además, algunos alimentos vegetales, como las semillas (cacahuates, almendras), son fuentes de grasa buena y de fibra. Los alimentos vegetales no contienen colesterol y contienen muy poco o nada de grasa trans.

Las buenas noticias son que la mayoría de las personas comen suficientes proteínas. A menos que usted tenga una condición médica especial, no tiene por qué preocuparse. Por otra parte, desafortunadamente, muchas personas obtienen las proteínas principalmente de carnes, las cuales tienden a tener gran cantidad de grasas malas. La mejor manera de obtener proteínas es de fuentes vegetales acompañadas de cantidades pequeñas de carne, pollo o pescado.

Vitaminas y minerales

Las vitaminas le ayudan al cuerpo a regular sus funciones internas. Los minerales son parte de muchas de las células y causan reacciones

muy importantes en el cuerpo. Todas las vitaminas y minerales son esenciales para sobrevivir y para conservar nuestra salud. La mayoría de las personas pueden adquirir las vitaminas y minerales de una alimentación saludable. Sin embargo, tenemos que prestarle atención especial al sodio, al potasio y al calcio porque estos minerales se asocian de forma particular a ciertos problemas de salud y tienden a consumirse en exceso o no suficientemente.

El sodio

Para algunas personas, demasiado sodio puede elevarle la presión arterial. Esto a su vez puede derivar en una enfermedad cardíaca (del corazón), derrame cerebral o fallo renal (de los riñones). Disminuir el consumo de sodio nos ayuda a reducir la alta presión o prevenir que nos suba.

Es relativamente fácil obtener suficiente sodio para satisfacer la necesidad de nuestro cuerpo. El problema es que la mayoría de nosotros consumimos demasiado. Solo necesitamos alrededor de 500 miligramos al día (equivalente a menos de una quinta parte de una cucharadita de sal de mesa). La mayoría de las personas comen de 8 a 12 veces esa cantidad. Los adultos deben limitar el consumo diario a 2.300 miligramos. Esto equivale a una cucharadita de sal de mesa. Las personas que tienen la presión alta, enfermedad de los riñones, diabetes, o que son de raza negra, o de edad mediana, no deben consumir más de 1.500 miligramos de sodio al día.

Obtenemos sodio de la mayoría de los alimentos que consumimos. Desde cantidades muy pequeñas en alimentos vegetales hasta cantidades mayores en alimentos animales. Sin embargo, los principales responsables de nuestro alto consumo de sodio son los alimentos procesados, a la mayoría de los cuales se les ha añadido diferentes tipos de sodio.

Debemos saber que nuestro gusto por el sodio es aprendido. No nacemos con esa preferencia; la adquirimos al desarrollar hábitos alimenticios. Disminuir el sodio nos puede tomar tiempo, pero con el tiempo podemos lograr a disfrutar los sabores naturales de los alimentos. A continuación ofrecemos ideas prácticas para ayudarle a controlar el consumo de sodio:

- Pruebe la comida antes de echarle sal. Muchas veces notará que no es necesario echarle más sal.

- Cuando esté cocinando, primero deles sabor a las comidas con especias e ingredientes, como el ajo, la cebolla, el limón, orégano, etc. Deje la sal para el final. Verá que necesita menos sal de lo que pensaba para lograr un buen sabor.

- Si puede, prepare carnes, aves, pescado frescos o congelados en vez de enlatados, empanados o previamente adobados.

- Escoja alimentos que digan "bajo en sodio" en la etiqueta de nutrición o los que indiquen que el contenido de sodio es de 140 miligramos o menos por porción.

- Reserve alimentos altos en sodio para ocasiones especiales en vez de todos los días. No sirva todos los días tocino, fiambre de carnes, comidas congeladas, mezclas envasadas, semillas y nueces saladas, aderezos de ensaladas y sopas enlatadas.

- Cuando coma en restaurantes, pida que no preparen su plato con sal.

El potasio

Entre otras cosas, este mineral ayuda a regular los latidos del corazón. Contrariamente al sodio, que sube la presión arterial, el potasio ayuda a bajar la presión. Es fácil obtener la cantidad de potasio necesaria si seguimos el modelo de plato saludable. Muchos vegetales son buenas fuentes de potasio. Entre estos se encuentran: brécol, guisantes, habichuelas, tomates, papas, camote y calabaza, también las frutas cítricas, melón, bananas, kiwi, ciruelas y damascos (albaricoques o chabacanos) y nueces, así como carnes, aves, algunos pescados (salmón, bacalao, platija y sardinas), leche, suero de leche y yogur.

El calcio

El calcio, sabemos, ayuda en el desarrollo de los huesos. Lo que no todo el mundo sabe es que el calcio también es importantísimo para la coagulación de la sangre y para la presión arterial. También se cree que el calcio ofrece cierta protección contra el cáncer de colon, piedras del riñón y cáncer de seno.

Desafortunadamente, la mayoría de las personas, mujeres y niños especialmente, no consumen suficiente calcio. La mayoría de las mujeres menores de 60 años deberían estar recibiendo el calcio equivalente a 3 tazas de leche diarias. Otras fuentes de calcio son el yogur y el kéfir (una bebida muy parecida al yogur); soya, arroz, leche de almendras y jugo de naranja, que son fortificados con calcio, alga, vegetales verdes como el repollo chino, col rizada, repollitos de Bruselas, brécol, grelo, berza y otros. Nuestro cuerpo, sin embargo, no puede usar el calcio contenido en las espinacas, acelga y ruibarbo. La mayoría de las frutas contienen poco calcio con excepción de los higos secos (tenga presente que no hay suficiente higos en las galletas de higos) y la chirimoya (fruta tropical).

El agua

El agua es el nutriente más importante. Al igual que sin el aire, sin agua no podemos vivir. Más de la mitad de nuestro cuerpo está compuesto por agua y cada célula está bañada en agua. El agua mantiene nuestros riñones funcionando, evita el estreñimiento y nos ayuda a comer menos al hacernos sentir llenos. Además, ayuda a disminuir o eliminar efectos secundarios de algunas medicinas.

Podemos sobrevivir semanas sin comer, pero apenas duramos una semana sin tomar agua. La mayoría de los adultos pierden alrededor de 10 tazas de agua al día. Es relativamente fácil consumir de 6 a 8 vasos de agua al día —lo que los expertos recomiendan— si consideramos que los líquidos y alimentos sólidos que consumimos contienen agua. Nuestro cuerpo obtiene agua tanto del agua que bebemos como de la comida que comemos. Hasta las galletas más crujientes tienen algo de agua.

Si quiere saber si está tomando suficiente agua, chequee su orina. Si es de color claro, está bien. Cuando comience a sentir sed, necesita tomar agua. Leche, jugo y muchas frutas y otros vegetales son buenas fuentes de agua. Pero, cuidado, el café, té y otros líquidos con cafeína, así como el alcohol, pueden causar que pierda agua. No dependa de estas bebidas para mantenerse hidratado.

Si usted tiene problemas con sus riñones o insuficiencia (falla) cardíaca, o está tomando medicinas especiales, es posible que su necesidad de agua varíe. Consulte a un dietista registrado o a su médico.

Las etiquetas de nutrición:
¿Qué contiene ese envase de alimento?

Las etiquetas de nutrición de cada producto que consumimos son la herramienta más útil para tomar decisiones sobre nuestra alimentación. A través de ellas conocemos qué contiene esa botella, caja, bolsa o lata. Las etiquetas tienen dos partes: los datos nutricionales y la lista de ingredientes. Es sumamente importante que aprendamos a leer las etiquetas y que las entendamos, ya que de primera intención nos pueden parecer impo-sibles de entender. Nos concentraremos en lo más importante para nuestro propósito: el tamaño de la porción, las calorías, el total de grasas, las grasas trans, el colesterol, el sodio y el total de carbohidratos.

Comencemos por aprender ciertos términos clave tanto en inglés como en español. Como se dará cuenta, las palabras en su mayoría son similares en ambos idiomas. Veamos los ejemplos de etiquetas una al lado de la otra:

Información Nutricional

Tamaño de la porción	1 paquete (28 g)
Porciones por envase	1

Cantidad por porción

Calorías 280	Calorías provenientes de grasa 45

	% Valor diario*
Total de grasa 5 g	7%
Grasa saturada 2 g	10%
Grasa *trans* 0 g	
Grasa poliinsaturada 1 g	
Grasa monoinsaturada 2 g	
Colesterol 20 mg	7%
Sodio 540 mg	22%
Total de carbohidratos 49 g	16%
Fibra 3 g	12%
Azúcares 7 g	
Proteínas 10 g	

Vitamina A 4%	Vitamina C 4%
Calcio 15%	Hierro 4%

*Los porcientos del valor diario están estimados a partir de una dieta de 2.000 calorías. El valor para usted puede ser más alto o más bajo, dependiendo del número total de calorías que necesite.

	Calorías:	2000	2500
Total de grasa	Menos de	65g	80g
Grasa saturada	Menos de	20 g	25 g
Colesterol	Menos de	300 mg	300 mg
Sodio	Menos de	2400 mg	2400 mg
Potasio	Menos de	3500 mg	3500 mg
Total de carbohidratos		300 g	375 g
Fibra		25 g	30g

Nutrition Facts

Serving Size	1 package (28 g)
Servings Per Container	1

Amount Per Serving

Calories 280	Calories from Fat 45

	% Daily Value*
Total Fat 5 g	7%
Saturated Fat 2 g	10%
Trans Fat 0 g	
Polyunsaturated Fat 1 g	
Monounsaturated Fat 2 g	
Cholesterol 20 mg	7%
Sodium 540 mg	22%
Total Carbohydrate 49 g	16%
Dietary Fiber 3 g	12%
Sugars 7 g	
Protein 10 g	

Vitamin A 4%	Vitamin C 4%
Calcium 15%	Iron 4%

*Percent Daily Values are based on a 2,000 calorie diet. Your daily values may be higher or lower depending on your calorie needs.

	Calories:	2000	2500
Total fat	Less than	65 g	80 g
Sat fat	Less than	20 g	25 g
Cholesterol	Less than	300 mg	300 mg
Sodium	Less than	2,400 mg	2,400 mg
Potassium	Less than	3,500 mg	3,500 mg
Total Carbohydrate		300 g	375 g
Fiber		25 g	30 g

Tamaño de la porción

Esto es lo primero que tenemos que determinar ya que toda la información que sigue está basada en el tamaño de la porción indicada. La mayoría de las porciones se miden por taza (una taza de medir estándar; no es cualquier taza), onzas o pedazos del alimento. Muchos envases contienen más de una porción. Sin embargo, el tamaño de la porción no necesariamente va a corresponder con lo que usted come regularmente o con lo que usted quisiera comer. Tenga en cuenta que si decidiera comer más o menos de la porción indicada en la etiqueta tendrá que ajustar las cantidades de los nutrientes. Por ejemplo, si la porción de arroz es de 1/3 de taza pero usted decide comer una taza completa, quiere decir que está comiendo tres porciones.

Calorías

El total de calorías indicado en la etiqueta corresponde con el tamaño de porción indicado. Insistimos, si usted come más o menos de una porción, quetiene que sumar o restar apropiadamente para determinar el total. En la etiqueta del ejemplo también se indica el número de calorías que provienen de la grasa contenida en ese alimento. Esto es importante si usted está interesado en saber cuánta grasa está comiendo. Sin embargo, tenga en cuenta que esto no le dice el tipo de grasa. Para sacar el porcentaje de calorías que provienen de grasa, divida las calorías que provienen de grasa entre el total de calorías por porción, y multiplique por 100. En la etiqueta del ejemplo, esto sería: 45 dividido entre 280 es igual a 0,16, que multiplicado por 100 resulta en 16. El 16% de las calorías en cada porción de este producto proviene de grasas.

Total de grasa, colesterol y sodio

El número total de grasa incluye tanto las grasas buenas (poliinsaturadas y monoinsaturadas) como las grasas malas (saturadas) y las grasas trans. Se miden por gramos. Usted puede convertir gramos en calorías multiplicando por 9. En la etiqueta del ejemplo, si multiplica 5 gramos (total de grasa) por 9 obtiene un total de 45 calorías. Este es el mismo número que aparece en la línea que indica el número de calorías provenientes de grasas. La cantidad de calorías en la cantidad total de grasas debe sumar lo mismo o aproximarse al total de calorías provenientes de grasas o bastante cerca.

¡No se olvide de nuestra advertencia sobre las grasas trans! Debido a las regulaciones, las compañías no tienen que informar el contenido de grasas trans si este es igual o menor que medio gramo por porción. Esto significa que aunque no lo diga la etiqueta, usted puede estar consumiendo en efecto y sin saberlo, grasas trans en pequeñas cantidades que sumadas pueden ser muchas, dependiendo de la cantidad que consuma de ese producto. Para saber con exactitud, mire la lista de ingredientes. Si ve en esa lista las siguientes palabras, ese producto contiene grasas trans: *"partially hydrogenated"* (hidrogenado parcialmente) o *"hydrogenated"* (hidrogenado).

El contenido de colesterol también está indicado por porción. Debido a que el colesterol se encuentra solo en productos animales, esta línea va a indicar cero en productos que no provienen de animales. Si usted está velando su consumo de colesterol, debe tener mucha precaución. Hay productos que no tienen colesterol, pero puede que sí contengan grasas malas o grasas trans, particularmente si es un alimento procesado. ¡Las grasas trans pueden elevarle el nivel de colesterol más que los alimentos que contienen colesterol!

Para poder saber si las grasas, colesterol o sodio de un producto se presentan en niveles altos o bajos, vea el porcentaje del valor diario. Cualquier valor que supere el 20% es alto. Si usted quiere consumir menos, o comer más de una porción de ese producto, busque valores de 5% o menos. En la etiqueta del ejemplo podemos ver que los valores totales de grasa, grasa saturada y colesterol son bajos pero el de sodio es alto. Note que el porcentaje de valores diarios de grasas trans y proteínas no aparece, ya que no hay recomendaciones diarias para ellos.

Total de carbohidratos, fibra y azúcares

Estos valores son importantes para aquellos que tienen que controlar el consumo de carbohidratos. El valor de fibra es importante ya que cada vez hay más personas interesadas en aumentar el consumo de fibra dietética. Sin embargo, note que no se indica el porcentaje del valor diario para azúcares. Para la mayoría de las personas con diabetes el total de carbohidratos es la medida más importante. El rango recomendado es de 45 a 60 gramos de carbohidratos por comida, considerando tres comidas al día.

Lista de ingredientes

Siempre lea la lista de ingredientes ya que solo así va a saber qué contiene ese producto. Los ingredientes aparecen enumerados de acuerdo al peso. Si usted ve azúcar primero en la lista, quiere decir que ese producto contiene más azúcar que cualquier otro ingrediente. Recuerde, cuando vea las palabras *"partially hydrogenated"* o *"hydrogenated"*, ese producto contiene grasas trans aun si la línea correspondiente a grasas trans dice 0 o no aparece.

Cómo utilizar la Guía de alimentos

En las siguientes páginas encontrará la *Guía de alimentos*. Revísela para familiarizarse con el contenido y trate de utilizarla para seleccionar alimentos y porciones para un menú saludable. Note que los alimentos se han agrupado en varias categorías y subgrupos: proteínas (sin y con carbohidratos), carbohidratos (almidones, vegetales bajos en carbohidratos, vegetales ricos en carbohidratos y frutas); aceites y grasas sólidas, alimentos extras, bebidas alcohólicas y alimentos libres. Aprecie la variedad de alimentos que contiene cada grupo.

La información en negrita al comienzo de cada categoría indica el nombre del grupo de alimentos y los valores nutritivos de una porción. Mencionamos antes que los alimentos contienen una gran variedad de nutrientes, pero en esta guía solo nos enfocamos en proteínas, carbohidratos, grasa y calorías.

En la sección de proteínas los alimentos se han vuelto a clasificar en subgrupos de acuerdo al tipo de alimento, como carnes, carnes de órganos internos, huevos, queso y sustitutos de la carne. El tamaño de la porción y el valor

Guía de alimentos para planificar comidas saludables

Valores nutricionales tomados del banco de datos del Departamento de Agricultura de los Estados Unidos y de la Asociación Americana de la Diabetes.

Abreviaturas:

g = gramos, mg = miligramos; oz = onza, t = taza, cda= cucharada; cdta = cucharadita

Proteínas

Fuentes de proteína animal con poco o nada de carbohidrato

RES, CERDO, CORDERO, TERNERA, AVES y PESCADOS

Tamaño de porción: 3–4 oz, cocidas, SIN empanizar, sin freír y sin grasa extra (a menos que así se especifique al cocinar). Esta porción equivale a la palma de su mano y de un grueso de 1/2 a una pulgada (1–2,5 centímetros).

Cada porción contiene aproximadamente 21–28 g de proteínas; las grasas y calorías varían

Bajos en grasa (hasta 9 g de grasa, 135–180 calorías)

Carne de res, sin grasa (pulpa, lomo, falda, carne molida de pulpa)

Carne de cerdo: fresco, curada, jamón hervido, jamón canadiense, filete o lomo de cerdo, chuleta del centro

Cordero y ternera: chuleta, pierna

Pollo y pavo: carne blanca u oscura, sin pellejo

Pato, ganso: sin grasa, sin pellejo

De caza: búfalo, avestruz, conejo, venado

Pescado (fresco o congelado): bagre, bacalao, platija, eglefino, halibut, huachinango, salmón, tilapia

Pescado enlatado: atún, en agua o aceite, escurrido; arenque, sin crema o ahumado, 6–8 sardinas

Mariscos en su concha: almejas, cangrejo, langosta, vieiras, camarones, productos con sabor a mariscos

Ostras (frescas o congeladas): 18 tamaño mediano

Carnes procesadas, fiambres, pavo y jamón en fetas, salchicha kielbasa, pastrami, res en trozos

Moderados en grasa (12–21 g de grasa, 150–300 calorías)

Carne de res molida, pastel de carne cocido, carne en conserva, costillas, lengua

Cerdo: hombro, media paleta, milanesa

Cordero: trozo y chuletas, molido

Ternera: milanesa

Pollo y pavo con pellejo, frito, molido

Faisán, paloma, pato salvaje, ganso salvaje

Pescado frito

Altos en grasa (24 g o más de grasa, 300–400 calorías)

Cerdo: costillas, molido

Salchichas: alemana, chorizo, italiana, polaca, ahumada, salchichón

Carnes procesadas, fiambres, deli, bolonia, salame

Tocino, 6 fetas

Carne de órganos internos

Tamaño de porción: 2–3 oz

Por porción: 14–21 g de proteínas; la grasa y calorías varían; altos en colesterol

Riñón (1–3 g de grasa, 70–105 calorías)

Hígado, corazón (6–9 g de grasa, 55–100 calorías)

Huevos

Por porción: 7 g de proteína

Huevo entero, 1 grande, cocinado (5 g de grasa, 75 calorías)

Clara de huevo: 2 grandes, cocidas (0–1 g de grasa, 35 calorías)

Quesos

Por porción: 7 g de proteínas; las grasas y calorías varían

Sin grasa o con poca grasa (0–1 g de grasa, 35 calorías)

Queso fresco (mexicano) y otros quesos sin grasa, 1 oz

Requesón, sin grasa, 1/4 taza

Moderados en grasa (4–7 g de grasa, 75 calorías)

Queso feta, mozarela, queso palmito, queso suave procesado de grasa reducida, 1–2 oz

Ricota, 1/4 de taza (2 oz)

Parmesano rallado, 2 cdas

Alto en grasa (8 g de grasa por onza, 100+ calorías)

Todos los quesos regulares: americano, azul, brie, suizo, chedar, Monterey jack, provolone, mozarela regular, de cabra 1–2 oz

Sustitutos de carnes

Por porción: Poco o cero carbohidratos; la grasa y calorías varían

Nueces y semillas* (5 g de grasa, 45 calorías)

Tahini (pasta de semillas sésamo), 1 cucharada

Almendras, castañas de cajú, mezcla de nueces y frutos secos, 6 unidades

Semillas de calabaza, de girasol, 1 cucharada

Maní o cacahuates, 10 unidades

Mantequilla de maní/cacahuates, de almendra, etc. 2 cucharadas (8 g de grasa)

Pacanas, nueces, 4 mitades

Sustituto de huevo, regular, 1/4 de taza (1 g de grasa, 50 calorías)

Estos contienen grasas buenas (vease la página 173)

Fuentes de proteína animal con carbohidratos

Leche

Tamaño de porción: 1 taza

Por porción: 8 g de proteínas, 12 g de carbohidratos; la grasa y las calorías varían

Leche sin grasa, fresca o evaporada de 1%, suero de leche sin grasa o baja en grasa (0–3 g de grasa, 100 calorías)

Leche acidophilus baja en grasa (2%) (5 g de grasa, 120 calorías)

Leche regular (entera), leche de cabra (fresca o evaporada), suero de leche (8 g de grasa, 160 calorías)

Yogur

Por porción: 8 g de proteínas, 12 g de carbohidratos; las grasas y las calorías varían

Yogur sin grasa, sin sabor, endulzado con edulcorante artificial, 2/3 de taza (6 oz) (0–3 g de grasa, 90–100 calorías)

Yogur bajo en grasa, endulzado con azúcar, con fruta, 2/3 taza (6 oz) (5 g de grasa, 210 calorías)

Yogur regular, kéfir, 3/4 de taza (8 g de grasa, 150 calorías)

Yogur sin grasa con sabor a frutas, endulzado con azúcar, 1 taza (30+ g de carbohidratos, 0–3 g de grasa, 100–150 calorías)

Yogur sin grasa o bajo en grasa con sabor a frutas, endulzado con edulcorante, 1 taza (0–3 g de grasa, 90–130 calorías)

Sustitutos de proteína

Por porción: según se señala a continuación

Leche de soya regular, 1 taza (4 g de grasa, 100 calorías)

Frijoles y guisantes secos, lentejas, cocinados, 1/2 taza (15 g de carbohidratos, 7 g de proteína, 0–1 g de grasa, 80 calorías)

Edamame (vaina de soya), 1/2 taza (8 g de carbohidratos, 7 g de proteína, 0–1 g de grasa, aproximadamente 60 calorías)

Hummus (pasta de garbanzos), 1/3 taza (15 g de carbohidratos, 7 g de proteína, 0–3 g de grasa, aproximadamente 100 calorías)

Frijoles refritos, enlatados, 1/2 taza (15 g de carbohidratos, 7 g de proteínas, 0–3 g de grasa, aproximadamente 100 calorías)

Tofú, regular, 1/2 taza (4 oz) (3 g de carbohidratos, 8 g de proteínas, 5 g de grasa, 75 calorías)

Carbohidratos

Por porción: 15 g de carbohidratos, 3 g de proteína, 0–1 g de grasa, 80 calorías.

Nota: Escoja granos integrales (no procesados) siempre que pueda.

Panes, rollos, bolillos, magdalenas o panecillos, tortillas

Rosquilla, grande, 1/4 (1 oz)

Pan de perro caliente o hamburguesa, 1/2

Panecillo inglés, regular, 1/2

Bolillo, regular 1/2

Panqueque de 4 pulgadas de diámetro, 1

Pita de 6 pulgadas de diámetro, 1/2

Tortilla de maíz o harina de 6 pulgadas de diámetro, 1

Gofre, cuadro de 4½ pulgadas, bajo en grasa, 1

Pan blanco o de trigo integral*, pan de centeno, pan negro, 1 rebanada (1 oz)

Cereales

Cereal de hojuelas de salvado, de trigo molido* tamaño de cucharita, 1/2 taza

Granola* regular o baja en grasa, Grape-Nuts* 1/4 de taza

Cereal inflado no azucarado, 1½ taza

Avena* cocida, 1/2 taza

Granos

Trigo de bulgur*, sémola , cocido, tabule, preparado, 1/2 taza

Pasta, cebada, cuscús, quínoa, cocidos, 1/3 taza

Arroz blanco o integral*, cocido, 1/3 taza

Germen de trigo*, seco, 3 cdas

Zizania*, cocido, 1/2 taza

Galletas y meriendas

Galletas graham, cuadrados de 2½ pulgadas, 3

Matzá, 3/4 oz

Galletas tostadas (2 x 4 pulgadas), 4

Pretzels, 3/4 oz

Galletas de arroz, 4 pulgadas de diámetro, 2

Galletas de agua 6

Galletas de trigo integral, sin grasa añadida, 3–4 oz (2–5 galletas)

Buena fuente de fibra

Vegetales bajos en carbohidratos (almidón)

Por porción: aproximadamente 5 g de carbohidratos, 2 g de proteínas, nada de grasa, 25 calorías.

Tamaño de porción: 1/2 taza de vegetales cocidos o 1/2 taza de jugo de vegetales, 1 taza de vegetales crudos frescos, (congelados y enlatados pueden tener mucho sodio)

Achicoria	Alcachofas	Berenjena	Brócoli
Ajíes dulces (verde, rojo, naranja)	Amaranta	Berro	Brotes de bambú
	Apio	Berza	Calabaza (de verano)
Ajo			

Calabacín	Col rizada	Hojas de mostaza	Rábano
Cebollas	Coliflor	Jícama	Remolacha
Cebollas chinas	Ejotes (habichuelas)	Lechuga	Repollo/repollo chino
Champiñones	Ensalada de hojas verdes	Nabo	Tomates/jitomates (crudo, enlatado, salsa)
Chayote	Espárrago	Nopales	
Chiles picantes	Espinaca	Pimiento morrón y verde	Zanahoria
Col	Germinados	Pepinos	Jugo de vegetales (alto en sodio)
Col china	Guisantes	Quimbombó	
Col de Bruselas			

Vegetales altos en carbohidratos (almidón)

Por porción: aproximadamente 15 g de carbohidratos, 0–3 g de proteínas, 0–1 g de grasa , aproximadamente 80 calorías.

Calabazas (de invierno) 1 taza

Camote, (ñame o batata) 1/2 taza

Chirivías 1/2 taza

Maíz (elote) 1/2 taza o 1/2 mazorca grande (5 oz)

Plátano maduro 1/3 taza

Papa, al horno o hervida, grande con cáscara, 1 (3 oz)

Guiso de frijoles y maíz, 1/2 taza

Malanga, 1/2 taza

Vegetales mixtos (con maíz, arvejas y pasta) 1 taza

Yautía, yuca, 1/2 taza

Frutas

Por porción: 15 g de carbohidratos, 0 proteínas, 0–1 g de grasa, aproximadamente 80 calorías

Frutas frescas

Banana, pequeña (platanito, guineo), 1 (4 oz)

Albaricoques (chabacanos o damascos), 4

Cerezas, 1/2 taza (aproximadamente 12)

Ciruela, pequeña, 2

Coco fresco, rallado, 1/2 taza

Cóctel de fruta, 1/2 taza

Durazno o nectarina, mediano, 1

Fresas, frambuesas y arándanos, 3/4–1 taza

Guayaba, mediana, 2

Higos, grandes, 2

Kiwi, grande, 1

Lima, grande, 1

Limón, grande, 1

Mango, en trozos cuadrados, 1/2 taza

Manzana, pequeña, 2 pulgadas, 1 (4 oz)

Melón, 1/4

Naranja, pequeña, 1

Mandarina, pequeña, 2

Frutas (*continuación*)

Papaya, pequeña, en trozos cuadrados, 1 taza

Pera, 1/2

Caqui, mediano, 1

Piña, en trozos cuadrados, 3/4 taza

Sandía, en trozos cuadrados, 1/2 taza

Toronja (pomelo) pequeña, 1/2

Uvas, pequeñas, 1/2 taza

Frutas enlatadas

Sin azúcar, 1/4–1/2 taza

En almíbar, 1/4 taza

Frutas secas

Albaricoque/chabacano, 8 mitades

Ciruelas, 3

Higos, 2

Pasas, 1 cda

Jugo de frutas sin azúcar (si la etiqueta no dice 100% jugo de fruta, usualmente contiene azúcar adicional)

Manzana, toronja, naranja, piña, 1/2 taza

Uva, ciruela, mezclas de jugos, 1/3 taza

Néctar de albaricoque, 1/2 taza

Otros néctares (pera, guayaba), 1/3 taza

Bebidas de frutas, con azúcar

Bebidas de jugos con gas, 1/2 taza

Cóctel de arándano, 1/3 taza

Tamarindo, 1/2 taza

Aceites y grasas sólidas

Por porción: poco o nada de carbohidratos, 5 g de grasa, 45 calorías

Nota: Escoja grasas buenas siempre que pueda.

Grasas buenas (insaturadas), (véase la página 173)

Aceites para ensaladas y para cocinar (de maíz, oliva, girasol, soya, etc.), 1 cdta

Aguacate (palta), mediano, 1/4

Aceitunas (olivas), todas las variedades, 5

Margarina (suave), grasa reducida, 1 cdta

Mayonesa, regular, 1 cdta

Mayonesa, baja en grasa, 1 cda

Aderezo, 1 cda

Grasas malas (saturadas), (véase la página 173)

Mantequilla regular, 1 cdta

Mantequilla, baja en grasa, 1 cda

Grasa de cerdo, 1 cdta

Crema, crema líquida (no láctea), 1 cda

Crema, leche semidescremada, batida, 2 cdas

Queso crema, 1 cda

Margarina de barra, regular, hecha con grasa hidrogenada, 1 cda

Crema agria, regular, 1 cda

Manteca, 1 cdta

Postres y dulces

Nota: Estos alimentos son altos en grasa, azúcar o ambas. Deben consumirse en ocasiones especiales.

Pastel/bizcocho decorado, 1 rebanada pequeña de 2 pulgadas

Almíbar regular, 1 cda

Almíbar bajo en azúcar, 2 cdas

Bollo de hojaldre, pequeño, 1

Crema batida, 2 cdas

Dona, no glaseada, pequeña, 1

Dona glaseada, 1

Empanada, pequeña, 1

Factura o ensaimada, pequeña, 1

Flan, con leche, 1/2 taza

Galletas dulces, pequeñas, 2

Helado, regular, 1/2 taza

Jalea o mermelada, regular, 1 cda

Jalea o mermelada, baja en azúcar, 2 cdas

Miel de abeja, 1 cda

Paleta de jugo de fruta (100% de jugo), 1

Pudín, 1/2 taza

Sorbete, 1/2 taza

Tarta/pastel de frutas, 1 rebanada

Bebidas alcohólicas

Por porción: sin proteína, sin grasa; los carbohidratos y calorías varían

Licores destilados, 80 grados, 1½ oz (0 carbohidratos, 80–110 calorías)

Licores dulces, 1½ oz (aproximadamente 20 g carbohidratos, 125 calorías)

Vino, rojo, blanco, seco, con burbujas (champaña), 4 oz (1–2 g carbohidratos, 80 calorías)

Vino dulce, de postre, 4 oz (aproximadamente 14 g carbohidratos, 120 calorías)

Cerveza, regular, 12 oz (aproximadamente 13 g carbohidratos, 160 calorías)

Cerveza, dietética o sin alcohol, 12 oz (aproximadamente 5 g carbohidratos, 60–120 calorías)

Bebidas mezcladas (margarita, mojito, Cuba Libre, ginebra y agua tónica, etc.), 1 trago (aproximadamente 12 g carbohidratos, 150–250 calorías)

Alimentos libres

Por porción: hasta 5 g de carbohidratos, hasta 20 calorías; sírvase moderadamente cada vez que guste

Agua de cacao o chocolate en polvo (3 cdtas), 1 taza

Agua mineral con o sin gas

Agua tónica, sin azúcar

Atole, bajo en azúcar, 1 taza

Caldo o consomé (de pollo o carne)

Café o té sin leche o azúcar, o con edulcorante

Cátsup, ketchup (salsa de tomate), 1 cda

Alimentos libres (*continuación*)

Dulces duros sin azúcar, 1 dulce

Gelatina, sin azúcar o sin sabor

Goma de mascar (chicle) sin azúcar

Hierbas y especias

Horchata, baja en azúcar

Mostaza, 1 cda

Gaseosa de dieta sin azúcar

Salsa de soya

Salsas picantes (de chiles)

Salsa de Worchestershire

Sustitutos del azúcar (edulcorantes artificiales)*

Equal® (aspartame)

Splenda® (sucralosa)

Sprinkle Sweet® (sacarina)

Sweet One® (acesulfamo K)

Sweet-10® (sacarina)

Sugar Twin® (sacarina)

Sweet 'n Low® (sacarina)

*Estos sustitutos del azúcar han sido aprobados por la Administración de Comidas y Drogas de los Estados Unidos incluyen los siguientes.

nutritivo por porción se indica en cursiva debajo del título de la categoría principal. En algunos subgrupos, esta información puede estar encima o a la derecha de ese alimento.

Si usted revisa la *Guía de alimentos* va a encontrar algunos que come regularmente. Como práctica, elija un alimento y búsquelo en la *Guía*. Una vez encontrado el alimento, revise la parte que indica el valor nutritivo de una porción recomendada. Esta porción generalmente se indica a la derecha de cada producto o alimento.

- Tomemos como ejemplo el arroz. ¿Usted come arroz? Ahora busque en la *Guía* a qué grupo pertenece. El arroz está debajo la categoría de **carbohidratos** en el subgrupo *granos*. Ahora lea al inicio de la categoría, donde nos indica que en UNA PORCIÓN, el valor nutritivo es de 15 gramos de carbohidratos, 3 gramos de proteínas, 0–1

gramo de grasa (condimento que se le agrega) y 80 calorías. ¿Cuál es la porción recomendada de arroz que nos indica? Vemos a la derecha que la porción de arroz cocido es de 1/3 taza. Quiere decir que un tercio de taza de arroz contiene 15 gramos de carbohidratos y 3 gramos de proteínas. Si usted come una taza de arroz, estará comiendo 3 veces el valor nutritivo indicado; es decir 45 gramos de carbohidratos (3 veces 15 = 45) y 9 gramos de proteínas (3 veces 3 = 9). El valor de grasa de 0–1 gramo de grasa se considera si agrega aceite o mantequilla a la preparación.

- Otro ejemplo: Busque en la *Guía* dónde se encuentra la carne. Está en la categoría de proteínas animales (con pocos o sin carbohidratos). Note que la parte en cursiva solo indica que una porción (3 a 4 onzas)

Ejemplo de menú saludable para el desayuno

Recomendaciones por cada comida regular:

1. Proteínas (15–35 gramos)
2. Carbohidratos (45–60 gramos)
3. Grasas (10 gramos o menos)
4. Sodio/sal (400 miligramos)

Porción	Alimento	Proteínas (g)	Carbohidratos (g)	Grasas (g)
Una 2 oz	**Proteínas** Queso fresco	14 g	0 g	3 g
Una 1/2 taza	**Vegetales** Jugo de verduras (V-8)	2 g	5 g	0 g
Dos 1/2 taza 1	**Almidones** Frijoles hervidos Tortilla de maíz	7 g 3 g	15 g 15 g	1 g 1 g
Una 1	**Fruta** Pera, pequeña	0 g	15 g	0 g
Una 1 taza	**Bebida** Café sin leche ni azúcar	0 g	0 g	0 g
Totales		26 g	50 g	5 g

Ejemplo de menú saludable para el almuerzo o la cena

Recomendaciones por cada comida regular:

1. Proteínas (15–35 gramos)
2. Carbohidratos (45–60 gramos)
3. Grasas (10 gramos o menos)
4. Sodio/sal (400 miligramos)

Porción	Alimento	Proteínas (g)	Carbohidratos (g)	Grasas (g)
Una 2 oz	**Proteínas** Pechuga de pollo sin pellejo (baja en grasa)	14 g	0 g	3 g
Una o más 1/2 taza 1 taza	**Vegetales** Brócoli al vapor Ensalada de lechuga, tomate, pimiento, pepino con aceite de oliva y vinagre	2 g 2 g	5 g 5 g	0 g 3 g
Una 1/3 taza	**Almidones** Arroz integral cocido	3 g	15 g	1 g
Una 1	**Fruta** Mango, pequeño	0 g	15 g	0 g
Una 1 taza	**Bebida** Leche sin grasa	8 g	12 g	0 g
Totales		29 g	52 g	7 g

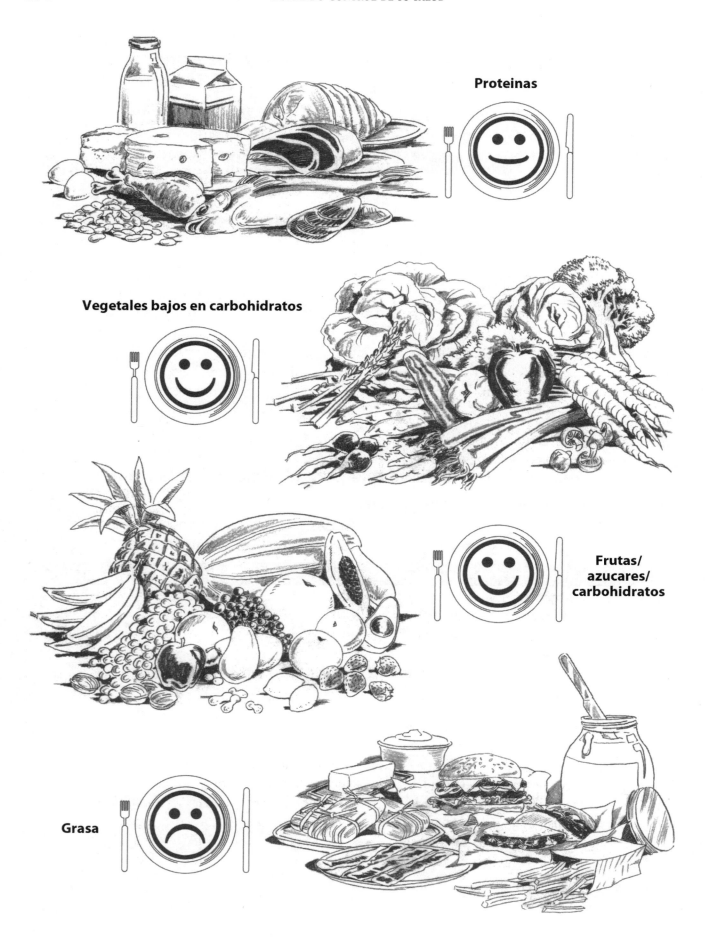

Proteinas

Vegetales bajos en carbohidratos

Frutas/ azucares/ carbohidratos

Grasa

Vegetales ricos en carbohidratos

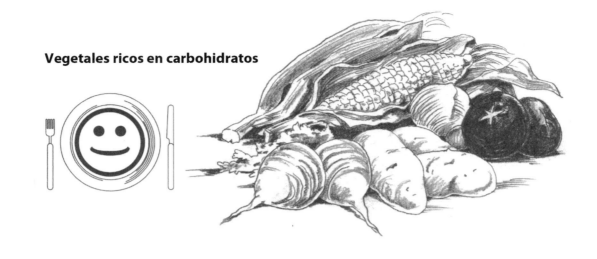

Almidones carbohidratos

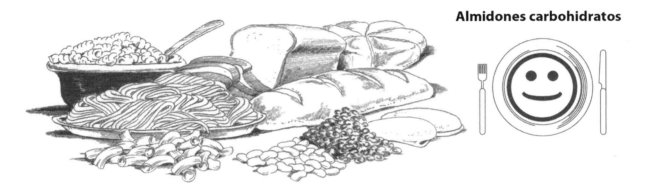

Dulces, pasteles, licor

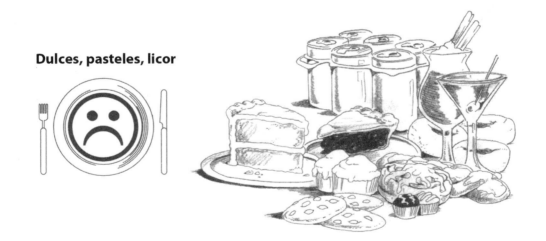

equivale aproximadamente a 21 a 28 gramos de proteínas (7 gramos por onza), y que la grasa y las calorías varían. Mencionamos antes que las proteínas se han agrupado en sub-grupos y que el valor nutritivo de la grasa y las calorías se indican encima de cada uno. Vemos que el valor de la grasa indicada varía según los productos sean "bajos en grasas", "moderados en grasas" o "altos en grasas"; también si se agrega aceite o mantequilla a la preparación.

Como en los ejemplos, usted puede identificar una porción de alimento y encontrar su valor nutritivo. Cada grupo y alimento tienen la porción o medida indicada, con la excepción de la categoría de alimentos libres. Generalmente este grupo no tiene porción definida porque se pueden comer libremente.

La cantidad total de proteínas recomendable en cada comida regular es de 35 gramos (nuestro cuerpo produce algo de proteínas). Si come 35 gramos en cada comida regular se completa la cantidad requerida por el organismo. En casos especiales, debido a enfermedades pulmonares (especialmente enfisema), es posible que se deba aumentar el consumo de proteínas para ganar energía y resistencia.

La cantidad total de carbohidratos recomendable en cada comida regular es de 45 a 60 gramos, y es preferible obtenerlos de los vegetales, almidones y frutas. Limitar el consumo de carbohidratos es importante para las personas con diabetes; esto ayuda a controlar el nivel de azúcar en la sangre. Si no tiene diabetes, puede aumentar un poco el consumo de carbohidratos.

La cantidad total de grasa recomendable en cada comida regular es de menos de 10 gramos. Las personas con problemas cardíacos, presión arterial alta o colesterol alto deben reducir el consumo de grasas. Esto evitará un ataque cardíaco o un derrame cerebral. Si tiene diabetes, una dieta baja en grasa le ayudará a controlar el sobrepeso y el nivel de azúcar en la sangre. (Véase las sugerencias para reducir la cantidad de grasa en la página 174). Las personas muy delgadas que no pueden mantener una nutrición adecuada posiblemente necesitarán aumentar el consumo de grasa para obtener más energía.

La cantidad total de sodio recomendable en cada comida regular es de 400 miligramos a menos. Reducir el consumo de sodio y/o la sal de mesa es importante para controlar la presión alta y evitar la retención de líquido en el cuerpo.

Utilizando esta guía de alimentos con el modelo de plato saludable para preparar un menú, usted puede obtener una nutrición balanceada. Le sugerimos revisar los ejemplos del menú (en la página 189) y utilizar la hoja de práctica (en la página 202), escogiendo los alimentos que desea comer basándose en el modelo de plato saludable y la *Guía de alimentos*. Elija su menú ya sea para el desayuno, almuerzo o cena. Tenga en cuenta las porciones que se indican en la *Guía* y el valor de carbohidratos, proteínas y grasas. Sume estos valores para saber cuánto de cada uno de estos nutrientes está ingiriendo en total. Le recomendamos usar este ejemplo menú para ayudarle a planear sus comidas durante la semana. Encontrará una gran variedad de alimentos para que pueda cambiar el menú todos los días. Si sigue estos pasos es muy probable que obtenga todos los nutrientes que necesita.

Alimentación específica para ciertas condiciones crónicas

El modelo del plato saludable nos ofrece un plan general de alimentación saludable para la mayoría de las personas. No obstante, hay quienes tienen necesidades específicas o preferencias muy particulares debido a su edad, sexo, tamaño, nivel de actividad, estado de salud, e inclusive al precio de los alimentos o su accesibilidad. En esta sección le ofrecemos algunas guías más específicas para algunas condiciones de salud.

Diabetes

Cuando usted ingiere comida, el cuerpo convierte los carbohidratos en glucosa, la cual es la principal fuente de energía usada por las células del cuerpo. Las proteínas y las grasas contribuyen muy poco al azúcar en la sangre. La hormona insulina es la que transporta la glucosa a las células. Cuando se tiene diabetes, la insulina no es suficiente o no funciona bien, y las células no absorben la glucosa como deberían. La glucosa se acumula en la sangre y con el tiempo puede ocasionar problemas de salud serios. Manejar los niveles de azúcar en la sangre es una de las metas principales para los que tienen diabetes. Esto incluye hacer una variedad de cosas como tomar medicamentos, hacer ejercicio y mantener una dieta saludable. Para más información sobre la diabetes, véase el capítulo 15.

En el pasado, a las personas con diabetes se les aconsejaba que no comieran dulces y que comieran solo cierta clase de carbohidratos. Sin embargo, hoy en día sabemos que las personas con diabetes no tienen por qué eliminar alimentos de su dieta. No obstante, deben controlar qué y cuánto comen. Esto, por supuesto, varía de una persona a otra.

La Asociación Americana de Diabetes recomienda que las personas con esta enfermedad sigan el modelo de plato saludable con algunos cambios simples. Lo llaman *"calcular su plato de comida"* (visite el sitio web: http//www.diabetes.org/español). Cuando se siente a comer, mire su plato y dibuje una línea imaginaria para dividirlo en dos partes. Luego, divida otra vez un lado del plato en dos partes. Debe tener ahora tres secciones en su plato.

■ Una mitad del plato consiste en vegetales bajos en almidones, como espinacas, ensalada, hojas verdes, zanahorias, lechuga, repollo, brócoli, habichuelas, tomates, coliflor, salsa, pepino, pimientos, hongos, remolacha.

■ Una cuarta sección consiste en alimentos con almidones, como panes integrales, arroz, pasta, tortillas, guisantes y frijoles cocidos, papas, maíz, chícharos, camote, palomitas sin grasa, galletas bajas en grasa.

■ La otra sección debe contener carne o un sustituto de la carne, como pollo o pavo (sin pellejo), pescado, cortes de res o cerdo bajos en grasa, huevos, queso bajo en grasa o tofu.

Además de esto, agregue una taza de 8 onzas de leche baja en grasa o desnatada, o 6 onzas de yogur bajo en grasa y un trozo pequeño de fruta o 1/2 taza de ensalada de fruta.

A continuación ofrecemos algunos otros puntos importantes sobre una alimentación saludable para personas con diabetes.

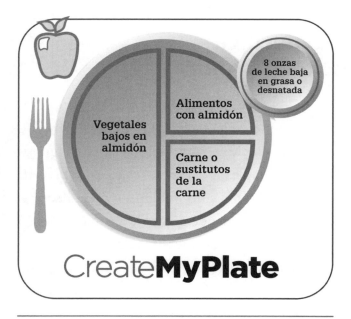

Figura 9.2 **"Calcular su plato de comida"
de la Asociación Americana
de la Diabetes**

- Siga el modelo de plato saludable. Las personas con diabetes tienen mayor riesgo de tener problemas del corazón y otras condiciones crónicas. Seguir este modelo es especialmente importante para prevenir posibles problemas.

- Coma algo al levantarse para literalmente "deshacer el ayuno". Su cuerpo recibirá el alimento que necesita para iniciar las tareas del día después de horas sin comer.

- Distribuya sus comidas a lo largo del día y no omita ninguna. El espaciar sus comidas le da a su cuerpo la oportunidad de producir y usar la insulina, y si toma medicinas le permitirá que estas funcionen y mantengan su nivel de energía. El número de comidas y el tiempo entre una y otra va a variar y a depender de su condición de salud y estilo de vida. Muchos comen tres comidas al día, mientras que otros prefieren comer menos comida pero más veces al día.

- Coma aproximadamente la misma cantidad en cada comida. Esto también le ayudará a mantener un nivel de energía uniforme, así como una cantidad de azúcar en la sangre más nivelada. Si deja de comer o si come demasiado, no solo puede desnivelar su energía sino también comer en exceso o escoger alimentos menos saludables. A su vez, esto puede resultar en irritabilidad, temblores, cambios de humor, dolor, dificultad para respirar, indigestión, inflamación, acidez y hasta problemas con el sueño.

Es importante que usted aprenda a controlar los carbohidratos que come. La mayoría de los carbohidratos se convierten en glucosa, por lo tanto afectan su nivel de azúcar en la sangre como ningún otro nutriente. Si ingiere muchos carbohidratos, la glucosa va a aumentar; si ingiere pocos, esta puede bajar demasiado. La guía general es de 45 a 60 gramos en cada comida. Este rango, no obstante, puede variar bastante de una persona a otra.

Para la mayoría de las personas con diabetes no existe tal cosa como un carbohidrato malo que nunca pueda comer. Lo más importante es la cantidad total de carbohidratos, no el tipo específico. Aun así, algunas personas pueden experimentar que ciertos alimentos los afectan en formas diferentes. Los carbohidratos se encuentran mayormente en productos vegetales con excepción de la leche y el yogur. Los carbohidratos vienen en forma de azúcares (miel, jalea, azúcar, etc.) y de almidones (frijoles secos, calabazas y granos, como el arroz y la harina). El mejor beneficio alimenticio se obtiene al escoger la mayoría de los carbohidratos de granos enteros (arroz integral, avena y trigo integral), frutas (preferiblemente de la fruta misma; no de jugos), vegetales y granos secos, guisantes y lentejas. Estos alimentos tienen muchas vitaminas, minerales, fibra y otros ingredientes que mantienen a nuestro cuerpo saludable y protegido de enfermedades. Además, alimentos como cebada, granos secos, avena, manzanas, frutas cítricas, zanahorias y semillas de psilio son absorbidos por el cuerpo más lentamente, lo cual ayuda a mantener el nivel de azúcar en la sangre. Estos alimentos también ayudan a mantener el colesterol bajo, lo cual disminuye el riesgo de ataque al corazón.

Debido al riesgo de enfermedades cardíacas y derrame cerebral, es muy importante comer menos o nada de grasas malas (grasas saturadas y grasas trans; véase las páginas 173 a 175). Reemplácelas por grasas buenas como aceite de oliva o canola. Coma también más vegetales y menos alimentos provenientes de animales. Ingiera menos sodio comiendo menos comidas procesadas. En su lugar, cocine las comidas poniéndoles menos sal. Si usted está un poco pasado de peso, perder unas libras le puede ayudar a reducir el azúcar en la sangre. Una pérdida de tan solo 5-10 libras (2–4 kilos) puede hacer una diferencia significativa en el nivel de azúcar de su sangre. Vea las sugerencias de comidas saludables en la página 172 y las sugerencias para escoger grasas buenas en la página 174.

Enfermedades del corazón y derrame cerebral

La comida saludable para personas con enfermedades del corazón o aquellas que han tenido un derrame cerebral, usualmente consiste en mantener las arterias limpias y flexibles. El estrechamiento y endurecimiento de las arterias provoca los ataques al corazón (para más detalles sobre las enfermedades cardíacas, véase el capítulo 16). Por eso, para las personas con enfermedades cardíacas es importante reducir la cantidad de grasa y colesterol en los alimentos que comen. La mayoría de la grasa que se consuma debe ser buena (insaturada) y muy poca de grasas malas (saturadas). Se debe comer muy poca o nada de grasa trans.

Además, es recomendable aumentar la cantidad de fibra, especialmente comiendo avena, cebada, granos secos, guisantes, lentejas, manzanas, frutas cítricas, zanahorias y semillas de psilio. Esto puede ayudar a manejar el colesterol alto, un factor de riesgo principal de enfermedades cardíacas.

De la misma manera, reducir la sal y el sodio ayuda a prevenir o controlar la hipertensión (alta presión arterial). Intente limitar la sal que agrega a su comida a no más de una cucharadita al día (alrededor de 2.300 miligramos). Use hierbas, otras especias, limón y vinagre para darle sabor a las comidas. En las páginas 172 y 174 puede ver sugerencias para incrementar la fibra en su alimentación y seleccionar grasas saludables.

Enfermedades pulmonares

Para las personas con enfermedades pulmonares, especialmente enfisema, a veces es necesario aumentar la cantidad de proteínas que consume. Esto le ayuda a aumentar la energía, fuerza y habilidad del cuerpo de combatir infecciones en los pulmones. Las personas que tienen dificultad para comer la cantidad suficiente, como cuando no tienen apetito, deben comer alimentos altos en calorías. Por ejemplo, néctares de frutas en vez de jugos; fruta seca en vez de fruta fresca, camote (batata) en vez de papa blanca o comer nueces durante el día. La información del capítulo 10 sobre los "Problemas para ganar peso" ofrece algunas sugerencias para aumentar la cantidad de nutrientes y calorías en su alimentación.

Si tiene preguntas específicas sobre su alimentación, consulte con su médico, un dietista registrado o un nutricionista para ayudarle a identificar, elegir y adaptar las opciones adecuadas para su salud.

Osteoporosis

La osteoporosis hace que los huesos se debiliten y se rompan fácilmente. Se la conoce como la enfermedad silenciosa porque el primer síntoma por lo general es una fractura, especialmente de la espina dorsal, cadera o muñeca. No obstante, nunca es tarde para hacer que progrese mucho más lentamente. Usted puede ayudarse consumiendo suficiente calcio y vitamina D, haciendo ejercicios para fortalecer los músculos utilizando pesas (véase el capítulo 7), y siguiendo las recomendaciones de su médico, como tomar medicinas para contrarrestar la pérdida de hueso.

Técnicamente, la osteoporosis no es una enfermedad de deficiencia de calcio. Una vez que se ha perdido hueso, tomar calcio no lo va a reemplazar, pero el tomar vitamina D a la par de obtener suficiente calcio ayuda al cuerpo a absorber el calcio. Todos necesitamos calcio diariamente. Las mejores fuentes de calcio son la leche y sus derivados. A algunas personas, sin embargo, no les gusta la leche o no comen productos animales. Más aun, tienen dificultad para digerir la lactosa, que es un tipo de azúcar que contiene la leche naturalmente. En estos casos, se puede obtener suficiente calcio tomando leche en cantidades pequeñas o en combinación con otros alimentos, como cereal con leche. Otras opciones son tomar tabletas que ayudan en la digestión de la lactosa o sustituir la leche con kéfir o yogur. Hay algunas frutas y vegetales que contienen bastante calcio, como la col rizada, la berza, el repollo chino, el brócoli, el tofu con calcio extra, granos secos cocidos, y otros alimentos fortalecidos con calcio, como leche de soya, jugos, cereales y pasta. Si usted sospecha que no está ingiriendo suficiente calcio, consulte con su médico o dietista acerca de su dieta o de la posibilidad de tomar suplementos de calcio.

Conexión entre los hábitos alimenticios y el estado de ánimo

¿Alguna vez se ha dado cuenta que ha comido por sentirse aburrido, deprimido o triste? Muchas personas encuentran alivio o simplemente algo que hacer en el acto de comer. Si algo nos agobia y queremos quitarnos un problema de la mente, comemos. Si estamos molestos, ansiosos o deprimidos, comemos. Fácilmente perdemos idea de qué comemos, cuánto y cuántas veces.

Veamos algunas ideas para contrarrestar esos impulsos que todos tenemos en algún momento de nuestra vida:

- Mantenga un diario de alimentación o use un calendario. Diariamente, apunte qué come, la cantidad y en qué momento del día lo come. También puede anotar los sentimientos que experimenta cuando tiene el impulso de comer. En poco tiempo se dará cuenta de ciertos patrones, y esta información le servirá para anticipar momentos de impulso de comer cuando realmente no tiene hambre.

■ En los momentos en que se da cuenta de que está aburrido (enfadado sin nada que hacer) y tentado de comer, pregúntese "¿Tengo hambre realmente?". Si la respuesta es "No", distráigase haciendo algo por unos minutos. Dé una caminata de 3 a 5 minutos de su casa a la esquina y de regreso, o inclusive dentro de su casa. Póngase a armar un rompecabezas o entreténgase con un juego electrónico.

■ Mantenga las manos y la mente ocupadas. La jardinería u otros proyectos fáciles en su casa o la casa de familiares pueden ser muy útiles.

■ Escriba o haga mentalmente un plan de acción para cuando se presenten situaciones difíciles. Al estar preparado, cuando los problemas surjan no le sorprenderán totalmente y podrá reaccionar de manera positiva.

Obstáculos y retos comunes al tomar decisiones sobre una alimentación saludable

"¡La comida saludable no sabe tan bien como la comida que me gusta! Cuando como, quiero algo que me satisfaga y me guste."

Seleccionar alimentos saludables no significa que nunca pueda comer lo que le gusta o que no pueda complacer sus antojos de vez en cuando. Significa que puede hacer un trueque consigo mismo y reservar darse un gusto en ocasiones especiales, seleccionando alimentos saludables la mayoría de las veces. Se pueden encontrar algunas sugerencias al final de este capítulo y en el capítulo 10. También hay muchos libros de cocina e información en el Internet que ofrecen buenas ideas y recetas saludables.

"¡Mi problema es que me encanta *cocinar!"*

Si le gusta cocinar, entonces tome esta oportunidad para experimentar con otras recetas o tomar clases de cocina, compre un nuevo libro de recetas de comida saludable o busque recetas en el Internet. Si tiene sobras o varios ingredientes y no sabe qué hacer con ellos, haga una búsqueda en el Internet para ver qué recetas puede encontrar para usarlos. Pregúnteles a otras personas que, como usted, estén cambiando sus hábitos alimenticios. Experimente con nuevas formas de elegir y preparar sus alimentos favoritos, utilizando menos sal, grasa y azúcar. ¡Comparta sus nuevas invenciones con otros!

"Ahora vivo solo y cocinar para una sola persona es difícil. A veces tengo que comer más de lo que quiero para no desperdiciar la comida."

Este puede ser un verdadero problema particularmente si es una situación nueva. Tal vez esté comiendo más de lo necesario para pasar el tiempo o coma cada vez que tenga la comida frente a usted. Cualquiera que sea la razón, las siguientes sugerencias pueden ayudarle:

- No ponga toda la comida en la mesa. Sírvase un plato de acuerdo a las porciones recomendadas para un plato saludable o a lo que usted piense que le va a satisfacer. Lleve solo su plato a la mesa.

- Tan pronto termine de comer, o inclusive después de servirse su plato, guarde la comida en el refrigerador o congelador. Utilice envases pequeños (del tamaño de porciones adecuadas) para que no saque toda la comida nuevamente. Deje preparado lo que será su próxima comida o lo que quiera comer cuando no tenga ganas de cocinar.

- Invite a sus amigos a comer de vez en cuando para que no se prive de compartir una comida y fomentar amistades. Asista o inclusive organice una comida "a la canasta" con sus vecinos, parientes, miembros de la iglesia u otro grupo comunitario.

"La comida no sabe tan bien como antes."

Varias cosas pueden afectar el sabor de las comidas. Si ha tenido una cirugía, está tomando ciertas medicinas o está recibiendo oxígeno por conducto nasal, o inclusive si tiene catarro, puede experimentar una reducción en el sentido del gusto. Es posible que la comida le sepa mal o diferente. Cuando esto pasa, la tendencia es comer menos o automáticamente añadir sal. Desafortunadamente, grandes cantidades de sal pueden causar retención de líquido o una hinchazón que a su vez puede resultar en una presión arterial elevada. Para evitar esto, puede tratar de mejorar el sabor de la comida haciendo lo siguiente:

- Experimente con especias o hierbas frescas (albahaca, orégano, perejil, cilantro, comino, jengibre, canela, ajo, cebolla, etcétera).

- Use jugo de limón fresco.

- Use pequeñas cantidades de vinagre en comida caliente o fría. Hay muchos tipos de vinagre, del balsámico a los de diferentes frutas; experimente con diferentes sabores.

- Añada ingredientes saludables a lo que ya le gusta comer (zanahorias o cebada a las sopas, o frutas secas y nueces a las ensaladas) para darles diferentes texturas y sabores a las comidas.

- Mastique bien y lentamente. Al mantener el alimento por más tiempo en la boca se estimula más el sentido del gusto.

Si la falta de gusto está causando que coma menos y no lo suficiente, tal vez necesite aumentar la cantidad de calorías en sus comidas y meriendas. Algunas sugerencias para hacer esto se discuten en la página 219.

"Me toma tanto tiempo preparar las comidas que cuando termino ya se me ha quitado el hambre."

Este es un problema común, especialmente cuando se siente con falta de energía en general. En este caso es recomendable desarrollar un plan para asegurarse de que coma. A continuación ofrecemos algunas sugerencias:

- Cuando tenga energía, cocine suficiente para dos, tres o más comidas, particularmente si es algo que a usted le gusta mucho. Congele porciones individuales. De esta forma, cuando no desee cocinar, no tendrá que hacerlo.

- Póngase de acuerdo con amigos, vecinos o parientes para hacer un intercambio de comidas, y congele algo de lo que recibe en envases pequeños (del tamaño de porciones adecuadas). Así habrá días en que no tendrá que cocinar, especialmente cuando se sienta cansado.

■ Prepare sus comidas en varias etapas, dándose tiempo para descansar.

■ Pida ayuda, especialmente cuando tiene que preparar alimentos para un grupo grande u ocasiones festivas.

"A veces, el comer me causa molestias."

"Temo que vaya a tener dificultad para respirar mientras estoy comiendo."

"Simplemente, no tengo apetito."

Algunas personas no disfrutan de la comida debido a que les causa dificultad para respirar y otras molestias físicas, haciendo que comer no sea placentero. Por lo tanto tienden a bajar de peso o a permanecer muy delgados. Para algunos, comer en grandes cantidades puede causar indigestión, incomodidad o náuseas. La indigestión, junto con un estómago lleno, reduce el espacio que los músculos asociados a la respiración tienen para expandirse y contraerse. Esto, por supuesto, puede agravar problemas respiratorios. Si usted tiene alguno de estos problemas, siga estas sugerencias:

■ Coma de 4 a 6 veces al día y en pequeñas cantidades en vez de 3 comidas regulares. Este reduce la energía que necesita para masticar y digerir cada comida regular.

■ Evite comer alimentos que producen gases o que le hinchan el estómago. Puede determinar cuáles son los que le producen molestias, observando sus efectos después de comerlos. Estos incluyen los vegetales crucíferos como la coliflor, el repollito de Bruselas o el brócoli, ciertas variedades de cebolla, frijoles y frutas, como la manzana, melones y aguacates, especialmente si los come en grandes cantidades.

■ Coma despacio y mastique durante un buen rato. Es bueno hacer pausas ocasionales durante la comida. Comer rápido ante la posibilidad de falta de aire puede resultar precisamente en lo que se quiere evitar: falta de aire. Comer despacio y respirar uniformemente reduce la cantidad de aire que traga cuando come.

■ Practique un ejercicio de relajación media hora antes de comer, o tome tiempo durante las comida para respirar profundamente varias veces.

■ Escoja alimentos fáciles de comer, como yogur o pudín, o tome un batido (licuado) o néctar de fruta.

"No puedo comer mucho de una sentada."

■ No existe ninguna regla que nos obligue a comer 3 veces al día. De hecho, muchas personas notan que 4, 5 o 6 comidas al día les resultan mejor. Si usted decide hacer esto, incluya alimentos fáciles de preparar y que contengan bastantes calorías. Por ejemplo, batidos (licuados), magdalenas (bollos o panecillos) y otros panes horneados ricos en proteínas, o barras de proteínas. Si aun así no puede terminarse la comida, asegúrese de comer primero los alimentos más ricos en calorías. Deje los vegetales, frutas y bebidas para el final.

Obstáculos y retos comunes de una alimentación saludable

"A mí me encanta comer en restaurantes (o no me gusta cocinar). ¿Cómo sé si estoy comiendo bien?"

Ya sea que usted no tiene tiempo para cocinar, le fastidia hacerlo, o simplemente no tiene energía para ir de compras y preparar las comidas, comer en restaurantes puede ser lo más conveniente. Esto no es necesariamente malo si sabe elegir las mejores opciones. Aquí tenemos algunas sugerencias que pueden ayudarle:

- Seleccione restaurantes que ofrezcan una gran variedad de alimentos en el menú y flexibilidad en su preparación para que sean más saludables. Por ejemplo, platos horneados, a la parrilla o al vapor en vez de fritos.

- Pregunte qué contienen los platos y cómo los preparan, especialmente en restaurantes que no conoce. Usted puede pedir cambios en la forma de preparación para que sean más saludables.

- Antes de salir a comer, decida qué tipo de comida va a comer y cuánto. Muchos restaurantes tienen el menú accesible en sus páginas del Internet o en la entrada.

- Cuando sea posible, ordene platillos más pequeños o media porción. Pida aperitivos en vez de platos principales.

- Si va a comer acompañado, pida su platillo primero para no tentarse con lo que pidan los demás.

- Considere la posibilidad de compartir un plato principal. Igualmente puede decidir de antemano pedir un plato principal pero solo comer la mitad y llevarse a casa la otra mitad. Pida que le traigan el envase para guardar la comida que se llevará antes de empezar a comer.

- Si no le importa desperdiciar comida, puede echarle tanta sal y pimienta a la mitad de la comida, de manera que sea imposible comérsela.

- Escoja platillos bajos en grasas, sal o azúcar, o pida que sean preparados de esa forma.

- Cuando sea posible, pida platillos asados al horno, a la parrilla o al vapor en vez de rebozados, fritos, salteados, con salsas espesas o crema, o cubiertos en queso.

- Pida verduras al vapor o crudas sin salsas, quesos ni mantequilla.

- Coma pan sin mantequilla o simplemente pida que no le traigan mantequilla o aceite con el pan.

- Pida ensalada con el aderezo aparte y en vez de echarle el aderezo a la ensalada, moje su tenedor en el aderezo antes de tomar el bocado. También, puede pedir vinagre y aceite de oliva, o simplemente use jugo de limón como aderezo. Inclusive podría llevar el aderezo de su casa.

- Para el postre puede seleccionar frutas, yogur sin grasa, helado descremado o sorbete. También puede compartir el postre.

"Me gusta comer bocadillos entre comidas o cuando estoy ocupado en otras cosas, como mirando la televisión, trabajando en la computadora o leyendo."

Si reconoce esto como un problema, planifique y tenga bocadillos saludables a la mano. Por ejemplo:

- En vez de papitas fritas en bolsas, galletas, pan o dulces, puede comer fruta fresca, verduras crudas (como zanahorias, jícama, pepinos) o palomitas de maíz sin grasa.

- Envase porciones individuales de sus meriendas y reduzca la tentación de comer más.

- Denomine ciertas áreas en su casa o su trabajo como "áreas para comer" y no lo haga en otro lugar.

Comer saludablemente se trata de las decisiones que tomamos la mayoría de las veces. No se trata de dejar de comer ciertos alimentos. No existen ni alimentos perfectos ni alimentos malos. Comer saludable significa disfrutar una cantidad moderada de una variedad de alimentos procesados mínimamente. Además, significa comer la cantidad apropiada para usted y en ocasiones darse un gusto especial. Comiendo de esta manera podrá mantener una buena salud, prevenir futuros problemas y manejar los síntomas de su enfermedad de la mejor manera posible. Comer saludablemente, sin embargo, también significa que tendrá que hacer ciertos cambios a su rutina. Esos cambios incluyen escoger alimentos que contienen más grasas buenas y fibra, y reducir o eliminar alimentos que contienen grasas malas y grasas trans, azúcar y sodio. La alimentación saludable también se aplica cuando queremos perder peso y no volverlo a ganar, mantenerlo o aumentarlo (véase el capítulo 10).

Si usted decide hacer algunos de los cambios sugeridos en este capítulo, piense que está haciendo algo positivo y conveniente para usted; no lo vea como un castigo o una condena. Como persona proactiva en el manejo de su salud, usted y solo usted puede buscar y encontrar lo que más le conviene. Cuando encuentre obstáculos o sienta que da un paso atrás, identifique los problemas y proceda a resolverlos. ¡Usted sí puede lograr lo que se proponga!

Otros recursos

- ☐ Asociación Americana de la Diabetes (*American Diabetes Association*):
  http://www.diabetes.org/espanol/nutricion-y-recetas/

- ☐ Departamento de Agricultura de los Estados Unidos (*United States Department of Agriculture*):
  http://www.choosemyplate.gov/en-espanol.html

- ☐ Sociedad Americana del Cáncer (*American Cancer Society*):
  http://www.cancer.org/Espanol/index

Práctica de un menú saludable

Recomendaciones por cada comida regular

Recomendaciones por cada comida regular:

1. Proteínas (15–35 gramos)
2. Carbohidratos (45–60 gramos)
3. Grasas (10 gramos o menos)
4. Sodio/sal (400 miligramos)

Porción	Alimento	Proteínas (g)	Carbohidratos (g)	Grasas (g)
Una	Proteínas			
Una o más	Vegetales			
Una	Almidones			
Una	Fruta			
Una	Bebida			
Totales				

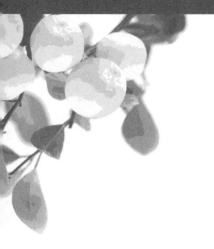

CAPÍTULO 10

Manejando un peso corporal saludable

N̶O SOLO NUESTRA SALUD EN GENERAL, sino también la forma en que lucimos, nuestra habilidad para movernos y hasta cómo nos sentimos con nosotros mismos se relacionan con el peso. No es pura coincidencia entonces que a la mayoría, si no a todos, nos interese de una manera u otra nuestro peso. Por ejemplo, el exceso de peso contribuye a la artritis poniéndole estrés a las coyunturas. También contribuye a la diabetes, subiendo el azúcar en la sangre, y a la presión arterial. Pesar menos de lo debido puede debilitar nuestro sistema inmunológico y hacernos vulnerables a infecciones. También puede aumentar la probabilidad de desarrollar osteoporosis (debilitamiento de los huesos) y, en mujeres jóvenes, provocar problemas menstruales y hasta afectar su fertilidad. Así es que tanto el sobrepeso como el peso insuficiente pueden afectarnos seriamente.

Un agradecimiento especial a Bonnie Bruce, DrPH, RD, por su ayuda con este c

¿Por qué es importante el peso corporal?

Lograr y mantener un peso saludable es importante para toda persona porque nos ayuda a obtener una mejor salud y calidad de vida. Un peso saludable nos ayuda a manejar síntomas como la fatiga, el dolor articular y la dificultad para respirar. También puede ayudarnos a prevenir o retardar otros problemas de salud, como la diabetes y la alta presión arterial (hipertensión).

Además, mantener un peso saludable le puede ayudar a estar más activo y dormir mejor. En general, un peso saludable le ayuda a poder hacer todas las tareas que desea y necesita hacer. En este capítulo explicamos la verdad sobre lo que es un peso saludable, cómo hacer cambios, cómo decidir si debe o no debe perder o ganar peso, y cómo mantener los cambios realizados.

¿Qué se considera un peso saludable?

El peso de casi todas las personas tiende a fluctuar a través del tiempo; inclusive en el curso de varios días. Por lo tanto, el peso saludable no es un número específico que vemos en la balanza cuando nos pesamos ni un número "ideal". No existe el peso "ideal". Cuando nos referimos al peso saludable nos referimos a un rango (números entre un número mínimo y un número máximo) de libras o

Tabla 10.1 **Índice de Masa Corporal (IMC)**

	Normal						Sobrepeso				
IMC	**19**	**20**	**21**	**22**	**23**	**24**	**25**	**26**	**27**	**28**	**29**
Altura (pies-pulgadas)	**Peso (libras)**										
4'10"	91	96	100	105	110	115	119	124	129	134	138
4'11"	94	99	104	109	114	119	124	128	133	138	143
5'0"	97	102	107	112	118	123	128	133	138	143	148
5'1"	100	106	111	116	122	127	132	137	143	148	153
5'2"	104	109	115	120	126	131	136	142	147	153	158
5'3"	107	112	118	124	130	135	141	146	152	158	163
5'4"	110	116	122	128	134	140	145	151	157	163	169
5'5"	114	120	126	132	138	144	150	156	162	168	174
5'6"	118	124	130	136	142	148	155	161	167	173	179
5'7"	121	127	134	140	146	153	159	166	172	178	185
5'8"	125	131	138	144	151	158	164	171	177	184	190
5'9"	128	135	142	149	155	162	169	176	182	189	196
5'10"	132	139	146	153	160	167	174	181	188	195	202
5'11"	136	143	150	157	165	172	179	186	193	200	208
6'0"	140	147	154	162	169	177	184	191	199	206	213
6'1"	144	151	159	167	174	182	189	196	204	212	219
6'2"	148	155	163	171	179	186	194	202	210	218	225
6'3"	152	160	168	176	184	192	200	208	216	224	232
6'4"	156	164	172	180	189	197	205	213	221	230	238

kilos que es único, personal y variable. Este rango es el que se anticipa va a mantener el riesgo de desarrollar problemas de salud a un mínimo y lo va a hacer sentir bien física y emocionalmente.

Ahora bien, llegar a determinar ese rango y decidir si tenemos que cambiar nuestro peso depende de varios factores. Estos son la edad, nivel de actividad física, estado de salud, cantidad de grasa que tiene en su cuerpo, lugar donde está localizada esa grasa y el historial familiar de problemas de salud relacionados con el peso (alta presión, diabetes).

¿Cómo puedo determinar mi peso saludable?

Para tener una idea del rango de peso apropiado, mire la Tabla 10.1, preparada por el Instituto Nacional de Salud (*National Institute of Health*). Esta tabla le dará una idea de su Índice de Masa Corporal (IMC) (conocida en inglés como BMI). Aunque no es una herramienta perfecta, el IMC es una guía general, útil y fácil de calcular basándose en el peso y estatura de un adulto. Para muchos, el IMC está relacionado con la cantidad total de grasa en su cuerpo y los riesgos para la salud. En la tabla, primero localice su estatura en pies y pulgadas, en la columna de la izquierda. De ese punto, mueva su dedo hacia la derecha hasta que localice su peso actual. Observe (primera línea, arriba) cuál es el número correspondiente a su IMC y bajo

Tabla 10.1 **Índice de Masa Corporal (IMC) (*continuación*)**

IMC	30	31	32	33	34	35	36	37	38	39	40	41	42
				Obesidad							Obesidad Extrema		
Altura (pies-pulgadas)	Peso (libras)												
4'10"	143	148	153	158	162	167	172	177	181	186	191	196	201
4'11"	148	153	158	163	168	173	178	183	188	193	198	203	208
5'0"	153	158	163	168	174	179	184	189	194	199	204	209	215
5'1"	158	164	169	174	180	185	190	195	201	206	211	217	222
5'2"	164	169	175	180	186	191	196	202	207	213	218	224	229
5'3"	169	174	180	186	191	197	203	208	214	220	225	231	237
5'4"	175	180	186	191	197	204	209	215	221	227	232	238	244
5'5"	180	186	192	198	204	210	216	222	228	234	240	246	252
5'6"	186	192	198	204	210	216	223	229	235	241	247	253	260
5'7"	191	198	204	211	217	223	230	236	242	249	255	261	268
5'8"	197	204	210	216	223	230	236	243	249	256	262	269	276
5'9"	203	210	216	223	230	236	243	250	257	263	270	277	284
5'10"	209	216	222	229	236	243	250	257	264	271	278	285	292
5'11"	215	222	229	236	243	250	257	265	272	279	286	293	301
6'0"	221	228	235	242	250	258	265	272	279	287	294	302	309
6'1"	227	235	242	250	257	265	275	280	288	295	302	310	318
6'2"	233	241	249	256	264	272	280	287	295	303	311	319	326
6'3"	240	248	256	264	272	279	287	295	303	311	319	327	335
6'4"	246	254	263	271	279	287	295	304	312	320	328	336	344

qué categoría está (Normal, Sobrepeso, Obesidad, Obesidad extrema). Para tener un mejor entendimiento del significado de estas categorías, refiérase a la Tabla 10.2.

También puede seguir las siguientes pautas para juzgar su peso actual. Las mujeres en general deben pesar 105 libras por los primeros 5 pies de altura y 5 libras adicionales por cada pulgada extra. Los hombres deben pesar 106 libras por los primeros 5 pies de altura y 6 libras adicionales por cada pulgada de altura adicional. Para ambos sexos también se estima una variación del 10%. Por ejemplo, para una mujer que mide 5 pies 5 pulgadas, su peso saludable debería ser alrededor de 125 libras, el cual puede variar entre 112 a 138 libras. Note que este rango de peso pone a esta mujer en la categoría de IMC "Normal".

Una tercera forma de juzgar su peso es usar la medida alrededor de su cintura a la cual nos referimos comúnmente como "circunferencia de la cintura". Si usted tiene sobrepeso y la mayoría de la grasa corporal se encuentra alrededor de su cintura (en vez de las caderas y muslos), corre un riesgo mayor de tener problemas del corazón, alta presión y diabetes tipo 2. Para mujeres que no están embarazadas, esto significa que el riesgo aumentan si su cintura mide 35 pulgadas (88 centímetros) o más. Para medir su cintura correctamente, póngase de pie y ponga la cinta de medir (una que no esté vieja y estirada) alrededor de la cintura, debajo de la ropa e inmediatamente encima del hueso de la cadera. No aguante la respiración; mida la cintura después de exhalar.

Tabla 10.2 Clasificación del peso de acuerdo al Índice de Masa Corporal (IMC)

IMC	Clasificación del peso	Significado
Menos de 19	Bajo peso	A menos que tenga otros problemas de salud, el estar en esta categoría probablemente no sea problemático si usted tiene un cuerpo pequeño.
19 a 24,9	Peso adecuado	Este es el rango deseable.
25 a 29,9	Sobrepeso	Este rango sugiere que usted tenga unas libras de más. Esta situación no necesariamente es preocupante si no tiene ningún otro problema de salud o muy pocos, no tiene factores de riesgo significativos, se mantiene físicamente activo y tiene suficiente músculo.
30 a 39,9	Obesidad	Este rango sugiere la posibilidad de que usted tenga una cantidad considerable de grasa en su cuerpo. Esto lo pone en riesgo elevado de problemas de salud relacionados con el peso excesivo.
40 o más	Obesidad extrema (morbosa)	Este rango sugiere que una porción significativa de su cuerpo es grasa. Esto lo pone en un alto riesgo de desarrollar o empeorar serias complicaciones de salud.

La decisión de cambiar su peso

Alcanzar y mantener un peso saludable va a requerir que cambie algunos de sus hábitos alimenticios y su estilo de vida, ya sea si quiere ganar peso o perderlo. Un consejo importante es que usted debe decidir esto por sí mismo, no para complacer a otros. Haga cambios que piense que puede mantener por largo tiempo. Si decide hacer cambios para complacer a otros sin estar convencido, o si su plan de cambio es de corta duración, lo más probable es que no tenga éxito y pierda el tiempo.

Para comenzar, revise la información sobre hacerse propósitos y un plan de acción, que se encuentra en el capítulo 2. Si quiere cambiar su peso considere pedirle a su médico que lo refiera a un dietista certificado. No piense que esto es algo que debe hacer solo.

Cuando tome la decisión de cambiar su peso, es necesario que se haga dos preguntas esenciales:

■ **¿Por qué quiero perder peso?** Cada persona tiene sus propias razones para ganar o perder peso. Para algunos, la salud física es la razón principal; para otros puede que se trate de sentirse mejor con su aspecto. Para ayudarle en este paso inicial y aumentar la posibilidad de éxito, piense en sus razones. Aquí hay unos ejemplos:

Para mejorar mis síntomas (dolor, fatiga, dificultad para respirar, etc.)

Para manejar el azúcar en la sangre

Para tener más energía para hacer las cosas que me gustan hacer

Para sentirme mejor conmigo mismo

Para cambiar la forma en que otros piensan de mí

Para sentirme más en control de mi salud o mi vida

Escriba sus razones aquí:

_____

_____

_____

_____

■ **¿Estoy listo para hacer cambios permanentes?** El próximo paso es determinar si este es un buen momento para comenzar a cambiar hábitos alimenticios y de actividad física. Si realmente no está listo y prosigue, es posible que vaya camino al fracaso. Por otro lado, la verdad es que nunca va a haber el momento "perfecto". Analice su situación considerando lo siguiente:

¿Cuenta con alguien o algo que le pueda facilitar este proceso?

¿Anticipa que tendrá algún problema u obstáculo que le podría impedir cambiar sus hábitos alimenticios o de actividad física?

¿Tiene preocupaciones acerca de parientes, amigos, problemas de trabajo o financieros que puedan impedirle el progreso y el éxito?

Use la Tabla 10.3 en la siguiente página para identificar estos factores. Si encuentra

Tabla 10.3 **Factores que afectan la decisión de ganar o perder peso *ahora***

Cosas que me facilitan realizar los cambios deseados	Cosas que me impiden hacer los cambios deseados
Ejemplo: Cuento con el apoyo de mi familia y amigos.	*Ejemplo:* Las fiestas de fin de año se acercan y con ellas las tentaciones de comidas y bebidas.

obstáculos, puede usar la herramienta de la resolución de problemas del capítulo 2.

Después de haber examinado todo lo que le impide y le facilita hacer cambios, cabe la posibilidad de que se dé cuenta de que ahora no es el momento para iniciar cambios. Si se encuentra en esta situación, elija una fecha en unas semanas o meses para evaluar su situación nuevamente. Mientras tanto, acepte que esa es su realidad y dirija sus energías a otras metas importantes. Si decide que ahora es el momento para empezar a hacer cambios, comience con cambios sencillos, fáciles y cómodos. Su éxito depende de ir paso a paso, como cuando un niño aprende a caminar. Como adulto, esto significa que debemos trabajar en no más de dos metas a la vez. No debe apresurarse o tratar de hacer demasiado muy rápidamente. Esto puede resultar contraproducente. No ponga en peligro su éxito y recuerde que "más vale lento pero seguro".

Por dónde empezar

Es recomendable, principalmente al comienzo, llevar un diario minucioso de lo que come y cuánta actividad física hace. Hágalo por lo menos una semana. El diario le puede dar mucha y muy buena información de lo que debe cambiar. Sin embargo, esto solo funcionará si usted es totalmente honesto consigo mismo. En el diario, escriba:

■ Qué come y dónde come

■ Por qué está comiendo (¿porque tiene hambre o porque no tiene nada más que hacer?)

■ Cómo se siente cuando come (sus emociones o estado de ánimo)

■ Su ejercicio (qué tipo de actividad hace y no hace)

En su diario podría tener además una sección para ideas de lo que desea hacer de manera diferente. No se preocupe; si algunas de sus ideas no producen resultados inmediatos, siempre puede volver a tratarlas o modificarlas más tarde. Nuestro ejemplo de diario de estilo de vida (véase la Tabla 10.4 en la página 210) puede ser útil.

Cómo efectuar cambios

Existen dos ingredientes sumamente importantes para efectuar cambios efectivos y duraderos respecto a su peso. Uno es comenzar con metas modestas e ir poco a poco; el otro es trabajar en cambiar lo que usted piensa le va a resultar. Ya sea que quiera perder o ganar peso, no nos engañemos; la gran mayoría de las personas van a tener que cambiar la cantidad y la forma en la que actualmente comen. Esto nos podrá parecer imposible de lograr y provocarnos miedo, pero si comenzamos con metas realistas, que sí se pueden lograr, las probabilidades de éxito serán altas. Si quiere perder peso, tendrá que comer un poco menos; si quiere ganar peso, tendrá

Tabla 10.4 **Diario de estilo de vida**

Día o fecha	Hora	Qué comí	Dónde comí	Por qué comí	Mi estado de ánimo o emociones	Mi ejercicio

que comer más. Por ejemplo, en vez de comer 1 taza de arroz, coma media taza (un poco menos, para perder peso) o coma taza y media (un poco más, para ganar peso). Como ayuda para comer menos, coma más despacio; y si quiere ganar peso, coma alimentos con más calorías y más a menudo.

Como ya recomendamos anteriormente, cuando ya sepa lo que quiere cambiar, comience a trabajar en no más de dos cosas a la vez. Repetimos esto porque es muy importante. Dese a sí mismo el tiempo necesario para adaptarse a los cambios gradualmente. Más adelante podrá añadir otros cambios. Si usted dice: "Voy a caminar 5 millas cada día todos los días de la semana y nunca más comeré papas o pan", no podrá mantener esas promesas por mucho tiempo. Tampoco perderá peso. Casi seguro se sentirá frustrado y desanimado. Por el contrario, si su plan es comer pan solo en el desayuno, y solo un pedazo en vez de tres, y además decide caminar 10 minutos cuatro veces a la semana y lo mantiene uniforme, estará haciendo cambios que podrá mantener. Usted habrá aumentado sus probabilidades de éxito.

Cuando cambia su peso lentamente tendrá más probabilidad de mantener ese cambio a través del tiempo. Esto se debe en parte a que su cerebro comienza a reconocer esos cambios como parte natural de una rutina o hábito, no como una moda pasajera. Las destrezas de establecer metas y hacerse propósitos (o un plan de acción) discutidas en el capítulo 2 le pueden ayudar. Recuerde, el mejor plan es aquel que combina la alimentación saludable con actividad física; es el plan que procede lento pero seguro y con el cual se siente bien internamente.

El Plan 200

Un plan sencillo y práctico que puede ayudarle a comenzar es el Plan 200. Este plan incluye hacer cambios pequeños y diarios en lo que come y en la actividad física que hace. Deberá efectuar pequeños cambios que equivalen a 200 calorías al día. En un año, esto puede significar un cambio total de 20 libras de peso. El Plan 200 es bueno para balancear comida con ejercicio y mantener cambios de peso a través del tiempo. Veamos en qué consiste.

Sencillamente, cada día coma 100 calorías menos de lo que come actualmente, y queme 100 calorías más por día con ejercicio extra. Si su meta es aumentar de peso, añada 100 calorías diarias y mantenga su ejercicio al nivel recomendado, de 20 a 40 minutos casi todos los días de la semana. Es necesario llevar a cabo este plan de manera uniforme para obtener éxito.

Cómo comer 100 calorías más o menos al día

Comience revisando la *Guía de alimentos* en las páginas 181 a 188, en dónde encontrará información sobre porciones y calorías. Veamos un ejemplo sencillo. Una rebanada de pan de 1 onza tiene alrededor de 100 calorías. Si deja de comer una rebanada de pan en sus emparedados diarios habrá comido 100 calorías menos de lo usual. Por el contrario, si lo que quiere es aumentar calorías, añada 2 cucharadas de nueces a su comida diaria y fácilmente habrá añadido alrededor de 100 calorías a las que actualmente come.

Cómo quemar 100 calorías más al día

Añada de 20 a 30 minutos a su rutina diaria de ejercicios. Puede caminar, montar bicicleta, bailar o trabajar extra en el patio o jardín. En vez de usar el ascensor vaya por las escaleras con más frecuencia, o estacione su auto más lejos y camine más. Si el tiempo representa un problema, divida el ejercicio en intervalos de 5, 10 o 15 minutos hasta completar 30 minutos extras.

El ejercicio y la pérdida de peso

No hay duda de que el ejercicio ayuda a perder peso y a mantenerlo. Sin embargo, es muy difícil perder peso solo haciendo ejercicios sin cambiar lo que comemos. El ejercicio aeróbico, llamado también cardio (cardiovascular) es el mejor para poder perder peso. Este es el tipo de ejercicio que, al hacerlo al nivel apropiado, hace que el corazón lata más rápido. Caminar, trotar, correr, montar bicicleta, nadar y bailar son buenas opciones. El ejercicio aeróbico ayuda a perder peso porque pone a trabajar a los músculos más grandes del cuerpo, lo que quema más calorías. Al presente, las recomendaciones sobre el ejercicio (capítulo 8) indican que para mantener la salud se debe hacer ejercicio moderado o un poco más intenso por un total de 150 minutos a la semana. Esta es la recomendación también para perder peso y mantenerlo después de alcanzar su meta. El ejercicio repartido en varios períodos cortos de 10 minutos a la vez se considera tan efectivo como aquel que se realiza en períodos de tiempo más largos. Si puede añadir más minutos es aun mejor.

Es cierto que mientras más calorías queme con el ejercicio, más será el peso que pierda. Sin embargo, esa es solo una parte de la verdad. También es importante entender que el ejercicio, acompañado de cambios en la forma y cantidad que comemos, es lo que más efectivamente nos llevará al éxito.

Cuando usted aumente el ejercicio, sea honesto consigo mismo y haga lo que le resulte seguro y placentero. Si trata de hacer mucho ejercicio o demasiado intenso para su cuerpo, corre el riesgo de tener que parar toda su rutina debido a lastimaduras, fatiga, frustración o simplemente desinterés. En realidad, cualquier cosa que haga para aumentar la cantidad de ejercicio y quemar más calorías solo será provechoso si lo hace regularmente y a un paso apropiado para usted.

Algunas personas se desaniman después de un tiempo. Quizás las libras no desaparecen tan pronto como quieren o simplemente dejan de perder peso. Eso pasa, inclusive si la persona continúa ejercitándose y es cuidadosa con la comida. Existen varias razones por las cuales esto sucede. El ejercicio puede estar desarrollando músculo así como reduciendo la grasa. El músculo pesa más que la grasa, así que es posible que esté perdiendo grasa pero la balanza no lo indique. Si usted apunta sus medidas de la cintura y caderas, y comprueba que ha perdido pulgadas o nota que la ropa le queda más suelta, puede ser la señal de que el ejercicio sí está funcionando. Además, cuando usted hace ejercicios con regularidad, aun si no pierde peso, está haciendo algo muy bueno para su cuerpo y su salud en general. El ejercicio aeróbico regular puede ayudar aumentando la energía, y le ayuda a una persona prediabética a evitar la diabetes. El ejercicio disminuye la cantidad de azúcar y la grasa (triglicéridos) en la sangre mientras que aumenta el colesterol bueno, reduce el riesgo de ataque al corazón y ayuda a contrarrestar la depresión y la ansiedad.

Consejos útiles para perder peso

Muchos estudios han demostrado que comer menos calorías y estar físicamente activo son dos factores importantes para perder peso. El solo hecho de comer menos no es suficiente. La actividad física no solo ayuda a quemar calorías; también ayuda a desarrollar músculos. En el cuerpo, el músculo en sí mismo quema más calorías que la grasa y nos da más energía. Con el ejercicio usted sentirá que puede moverse y respirar mejor, y que su nivel de energía será mayor. En los capítulos 6 a 8 encontrará más información acerca de ejercicios y recomendaciones para escoger actividades que se ajusten a sus gustos y estilo de vida. Cuando decida perder peso, le recomendamos lo siguiente:

- **Establezca metas para perder peso que sean modestas y graduales.** Divida el peso total que desea perder en varias metas, pequeñas, realistas y razonables. Lo razonable es pensar que podrá perder entre 1 y 2 libras a la semana o entre 5 y 7 libras al mes. Es más efectivo pensar en metas pequeñas en vez de pensar en el número total de libras a perder, particularmente si son muchas las libras que quiere perder. Para la mayoría de las personas, la meta de 1 a 2 libras (0,5 a 1 kg) a la semana es realista y posible de lograr.

- **Identifique los pasos específicos que tomará para perder peso.** Por ejemplo, caminar 20 minutos al día 5 días de la semana, no comer entre comidas, y comer más despacio.

- **Dele seguimiento a su plan.** Esté atento a lo que está pasando así como al progreso o retroceso que tiene. Haga esto de acuerdo a su itinerario diario y semanal, según le convenga. Algunas personas deciden que si ganan 3 libras tienen que analizar y quizás cambiar su plan, o asegurarse de seguirlo al pie de la letra.

- **Piense a largo plazo.** En vez de pensar "Necesito perder 10 libras en las próximas dos semanas", dígase a sí mismo "Perder peso gradualmente me ayudará a mantenerlo para siempre".

- **Manténgase en el presente cuando coma.** Concentre su mente en lo que está comiendo y no en otras cosas que esté haciendo. Si está mirando la televisión cuando come, se estará privando de disfrutar su comida a plenitud. Concentrándose en lo que come se sentirá satisfecho más pronto y comerá menos.

- **Coma lentamente.** Si usted tarda menos de 15 o 20 minutos en comer, probablemente esté comiendo demasiado rápido y consecuentemente no se esté dando la oportunidad de disfrutar de sus comidas.

Es sorprendente pero cierto que muchos de nosotros podemos a la vez disfrutar de las comidas y comer menos, simplemente comiendo más despacio. Si a usted se le hace difícil lograr esto, trate lo siguiente: deje el tenedor en la mesa entre bocados y recójalo solo después de haber masticado y tragado el alimento.

- **Manténgase absolutamente consciente de su estómago.** Su mente debe estar conectada a su estómago para detectar cuándo comienza a sentirse lleno y poder parar de comer a la primera señal de saciedad. Esto va a tomar práctica al principio. Cuando ya logre reconocer esa sensación, retire su plato o levántese de la mesa.

- **Separe la porción en su plato.** Especialmente al comienzo de los cambios que se ha propuesto hacer, mida sus porciones y continúe haciéndolo frecuentemente mientras dure su plan. Se sorprenderá al descubrir cuán rápido o fácil 1/3 de taza de arroz puede "crecer" como si estuviera comiendo una taza. En lo posible, consuma alimentos que ya estén separados en porciones individuales.

- **Escoja porciones más pequeñas.** Cuando coma fuera de su casa, escoja aperitivos o platos pequeños en vez de platos principales. También puede pedir el menú para niños. Esto le ayudará a comer menos calorías. Tan solo toma comer 100 calorías de más cada día para aumentar 10 libras al año. Esto equivale a comer una tortilla o rebanada de pan más al día. Existen diferentes recomendaciones de lo que constituye una porción de diferentes alimentos. La *Guía* de las páginas 181 a 188 incluye tamaños de porciones para una variedad de alimentos, además de información nutricional.

- **Mida su tiempo.** Desarrolle el hábito de esperar 15 minutos antes de comer otra porción o de comer el postre o una merienda. Con frecuencia encontrará que el impulso de comer algo o continuar comiendo se disipa.

Retos comunes de perder peso

"Necesito perder 10 libras en dos semanas. Quiero lucir bien para un evento especial."

¿Le suena familiar? Casi todo el mundo que ha tratado de perder peso quiere hacerlo rápidamente. Existen cientos de dietas para perder peso que prometen ser rápidas y fáciles. Sin embargo, estas promesas son falsas. No existe una dieta "mágica". Si suena demasiado bueno para ser cierto, es muy posible que así sea.

Durante los primeros días de cualquier plan para perder peso, su cuerpo va a perder principalmente agua y un poco de músculo. Esto puede llegar a ser entre 5 y 10 libras (2 a 5 kilos). Es por eso que las dietas de moda que se anuncian rápidas y fáciles pueden hacerlo. Pero las libras regresan rápidamente tan pronto usted regresa a sus hábitos anteriores. Además, cuando sigue estas dietas de moda, es posible que experimente mareos, dolores de cabeza, estreñimiento, fatiga y problemas del sueño, ya que dichas dietas suelen ser desbalanceadas en la cantidad y el tipo de alimento que incluyen. La pérdida de grasa, que es realmente lo que usted quiere lograr, típicamente ocurre algunas semanas después de estar comiendo menos calorías de las que necesita su cuerpo.

En vez de perder su tiempo con dietas de moda, haga lo que tiene más probabilidad de éxito. Establezca metas realistas, hágase sus planes de acción (propósitos), y practique el pensamiento positivo. (Estas técnicas se discuten en detalle en los capítulos 2 y 5). Recuerde que el peso que quiere perder no lo ganó de la noche a la mañana. Tampoco desaparecerá de un día al otro.

"No puedo lograr perder las últimas libras que quiero perder."

Casi todo el mundo que pierde peso experimenta un estancamiento a pesar de trabajar ardua y consistentemente para lograrlo. Esto es muy frustrante y con frecuencia nos damos por vencidos. Pero en determinado momento esos estancamientos desaparecen. Puede que lo que esté sucediendo es que su cuerpo ahora necesita menos calorías y se ha adaptado a un consumo menor y a un nivel de actividad más alto. Aunque su impulso sea reducir aun más el consumo de calorías, esto puede, aunque le parezca raro, causar que su cuerpo queme menos calorías, haciendo más difícil la pérdida de peso.

Este es un buen momento para preguntarse cuánta diferencia representarían esas últimas 1, 2 o inclusive 5 libras. Si se siente bien, su nivel de azúcar, colesterol y otros problemas de salud están bajo control, lo más probable es que no necesite perder más peso. Si está relativamente

bien de salud, se mantiene activo y continúa comiendo saludablemente no es tan problemático cargar unas libritas de más. Por otro lado, es probable que haya reemplazado grasa con músculo, que pesa más. Este es un tipo de peso que es bueno. No obstante, usted decide que sí quiere perder esas últimas libras, utilice las siguientes tácticas:

- En vez de enfocarse en la pérdida de peso, enfóquese en mantenerlo y no ganar más por lo menos en varias semanas; luego regrese a su plan para perder peso.

- Aumente la actividad física. Su cuerpo puede haberse ajustado a su nuevo peso (menor) y por eso necesita menos calorías. Así que es probable que necesite quemar más calorías. Aumentar el ejercicio puede darle un empujoncito a su cuerpo para que queme más calorías. (Para consejos sobre cómo aumentar el ejercicio de una manera segura, véase el capítulo 6).

- No deje de pensar positivamente. Recuerde todo lo que ha logrado. Haga esto: apunte ese mensaje en un papel y péguelo en algún lugar donde lo pueda ver a menudo.

"Cuando trato de perder peso siempre me siento privado de los alimentos que más me encantan."

Usted es una persona especial. Por eso, los cambios que decida hacer tienen que corresponder con sus gustos, disgustos y necesidades. Desafortunadamente a veces nos sugestionamos con pensamientos rígidos sobre qué debemos hacer o no hacer en vez de concentrarnos en darnos a nosotros mismos el apoyo y el ánimo que necesitamos para perder peso.

Cuando pensamos lo hacemos de dos maneras, con imágenes y con palabras. Esto significa que debemos educarnos para visualizar imágenes positivas y decirle al cerebro que reemplace mensajes e imágenes negativas por positivas. (Véase el capítulo 5 para más información sobre el pensamiento positivo). Aquí le ofrecemos unos ejemplos:

- Reemplace pensamientos que incluyan las palabras *nunca, siempre* y *evite*. En su lugar, dígase a sí mismo que puede darse gustos de vez en cuando pero que "las opciones saludables son mejores para mí la mayoría del tiempo".

- Repítase que usted está reentrenando su paladar y que el saber escoger bien es lo que le va a ayudar a manejar su peso y sentirse mejor.

"Como muy rápido, termino de comer antes que todos los demás y me sirvo por segunda vez."

Si usted tarda pocos minutos en terminar de comer o termina antes que los demás, en efecto está comiendo demasiado rápido. Puede que esté muy hambriento porque ha esperado mucho tiempo entre una comida y otra. Cuando esto sucede tendemos a devorar la comida cuando finalmente es hora de comer. Otra posible razón es que usted esté apurado, ansioso o estresado cuando se sienta a comer. Si logra alargar el tiempo durante sus comidas resultará en que comerá menos y disfrutará más las comidas. Los siguientes consejos le pueden ser útiles:

- No saltee ninguna comida; evitará así estar demasiado hambriento.

- Haga el juego de no ser la primera persona en la mesa que ha terminado de comer.

- Si después de haber comido piensa "me parece que la comida estuvo buena, voy a probarla otra vez para asegurarme", usualmente significa que no estaba prestando atención cuando estaba comiendo. Intente cambiar eso pensando en la comida cuando se la está comiendo, al mismo tiempo de pensar cuánto la está disfrutando. Cerciórese de que cuando practique esto no tenga distracciones, como la presencia de otras personas, la televisión o juegos.

- Coma bocados pequeños. Mastique lentamente y asegúrese de tragar la comida completamente antes del siguiente bocado. Masticar bien las comidas ayuda a disfrutarla y sentirse físicamente mejor evitando malestar de estómago.

- Pruebe métodos de relajación media hora antes de comer. Varios de estos métodos se discuten en el capítulo 5.

"No puedo hacer esto por mí mismo."

Perder peso es un reto y muchas veces necesitamos apoyo y consejos de otras personas. Para ayuda, puede ponerse en contacto con cualquier de los siguientes recursos:

- Un dietista certificado a través de su plan de seguro médico u hospital local.

- Un grupo de apoyo como *Weight Watchers*, donde puede conocer a otras personas como usted, que están tratando de perder peso o mantener un peso saludable.

(Usando el Internet, solo tiene que buscar "Weight Watchers en español" para encontrar información, reuniones en su área y recetas en español.)

- Un programa o clase para reducir peso ofrecido por su plan de seguro médico, el departamento de salud local, un hospital local, una escuela comunitaria o aun a través de su empleador.

Retos comunes de mantener un peso saludable

"¡He probado muchas dietas y he perdido mucho peso, pero siempre lo vuelvo a recuperar, incluso más de lo que había perdido. Es muy frustrante y no entiendo por qué pasa esto!"

Esto les sucede a muchas personas. De hecho, es la desventaja más común de las dietas rápidas y fáciles, las que típicamente requieren cambios drásticos. Este tipo de dieta no se orienta en cambios a largo plazo ni en cambiar hábitos alimenticios, de ejercicio o de estilo de vida. Típicamente lo que sucede es que después que ya está cansado de la dieta y ha alcanzado su peso meta, usted regresa a los hábitos antiguos y el peso regresa. Con frecuencia, el aumento de peso es mayor que el peso original.

La clave para mantener un peso saludable es desarrollar hábitos alimenticios y de ejercicio saludables, que usted disfrute y que se ajusten a su estilo de vida de manera que sean fáciles de seguir. Ya le hemos dado una variedad de consejos en este capítulo, y aquí tenemos otros:

- Póngase un rango de peso que desee alcanzar y que considere saludable, en lugar de un peso específico. El peso tiene fluctuaciones normales; si usted se pone un rango estará permitiéndose cierta flexibilidad.

Digamos que este rango es 3 libras. Quiere decir que si en algún momento aumenta 3 libras, regresará a su programa para perder peso lo más pronto posible. Mientras más pronto empiece más pronto desaparecerán las libras.

- No descuide el ejercicio. Vigile el nivel de actividad. Una vez que haya perdido algo de peso, mantenga la rutina de hacer ejercicios de tres a cinco veces por semana, para aumentar las posibilidades de mantener el peso deseable. Si es posible, aumente el nivel de actividad. Las investigaciones realizadas en este campo nos sugieren que para mantener la pérdida de peso, algunas personas necesitan ejercitarse una hora al día. No se alarme, ya que esto incluye las actividades físicas rutinarias así como el ejercicio planeado. También recuerde que aumentar la actividad no necesariamente significa hacer ejercicios por más tiempo. Puede hacer los ejercicios más rápido u optar por ejercicios más difíciles. Por ejemplo, caminar cuesta arriba, nadar con remos o agregar más resistencia al montar la bicicleta estacionaria.

"Yo no tengo problema en mantener el peso deseado por un tiempo. Pero algo pasa que

está fuera de mi control y dejo de controlar lo que como. Antes de darme cuenta, ya estoy repitiendo mis viejos hábitos alimenticios."

Todos, en algún momento vamos a descuidarnos. Si es un pequeño desvío, no se preocupe. Solo continúe como si nada hubiese pasado y siga su plan. Si su desvío fue grande, busque la razón. Pregúntese, ¿por qué pasó esto? ¿Hay algo más en su vida que está tomando prioridad? De ser así, su plan de perder peso quizás tenga que ser aplazado por el momento. Esto sucede; es normal. Es mejor estar consciente de lo que está sucediendo. Le recomendamos en estos casos, fijar una fecha para empezar de nuevo.

Quizás quiera unirse a un grupo de apoyo por un periodo de 4 a 6 meses. Busque un grupo de apoyo que haga lo siguiente:

- Pone énfasis en comer saludable.
- Pone énfasis en cambios de vida, en patrones de alimentación y estilo de vida.
- Ofrece apoyo a través de reuniones regulares o seguimiento a largo plazo.
- No le hace promesas milagrosas ni le da garantías. (Recuerde, si algo suena demasiado bueno para ser cierto, probablemente no lo es.)
- No depende de comidas especiales ni suplementos alimenticios.

Retos comunes de ganar peso

A veces algunos problemas de salud dificultan el ganar y mantener peso. Con frecuencia la condición de salud o el tratamiento médico hacen difícil el comer normalmente ya sea porque la persona no tiene apetito, está triste o deprimida, o porque el cuerpo quema las calorías más rápidamente o no puede procesar apropiadamente la comida que recibe.

Cuando usted no tiene hambre o tiene dificultad para comer, la comida no le parece apetitosa. Sin embargo, es en esos momentos cuando es más importante comer cualquier tipo de alimento que preocuparse si es "saludable" o no. Usted necesita comer para obtener energía y fuerza y darle a su cuerpo la nutrición que necesita. Su prioridad en esos momentos es comer, independientemente de si la comida es "saludable" o no. Coma lo que pueda cuando pueda. Es probable que esta situación sea temporal y que luego pueda volver a comer saludablemente.

En situaciones como esta es recomendable proceder en una manera lenta y constante. Siga el *Plan 200* (véase la página 211) asegurándose de comer 100 calorías extras diariamente. Esto puede resultar en un aumento de 10 libras al año. Escoja alimentos que realmente le gusten. Cerciórese de que tenga comida fácil de preparar o ya preparada, de manera que no tarde mucho tiempo en cocinar.

Si usted nota que no puede mantener el peso que desea, que está perdiendo peso continuamente o que pierde mucho peso de golpe, sepa que no está solo. Veamos los problemas más frecuentes relacionados con la pérdida de peso y algunas sugerencias para manejarlos.

"No sé cómo añadirle calorías a mi dieta."

A continuación le ofrecemos ideas para aumentar las calorías y nutrientes que consume sin aumentar la cantidad de comida:

- Escoja alimentos altos en grasa pero grasas buenas (véase la página 173). Las grasas nos dan muchas más calorías que los carbohidratos y las proteínas. Coma meriendas que contengan alimentos altos en calorías, como aguacates, nueces, semillas o mantequilla de nueces.

- Coma frutas secas o néctares en vez de frutas frescas o jugo regular.

- Coma camotes (batatas) en vez de papas blancas regulares.

- Use leche entera en vez de leche sin grasa o con poca grasa. También utilice leche entera en vez de caldo o agua para hacer sopas y salsas.

- Tome un suplemento nutricional líquido con sus comidas o entre ellas.

- Tome bebidas altas en calorías, como batidos, malteadas y licuados de frutas.

- Añádale queso rallado, nueces, frutas secas o semillas a sus ensaladas, sopas u otros platos.

"Simplemente no tengo apetito."

Consulte con su médico o un dietista certificado para determinar si los siguientes consejos son apropiados para usted:

- Coma pequeñas comidas varias veces al día.

- Tenga nueces y frutas secas a la mano y coma un puñado varias veces al día.

- Coma los alimentos altos en calorías primero y deje los bajos en calorías para el final de las comidas. Por ejemplo, coma pan con mantequilla antes de comer espinaca cocida.

- Añádale leche entera o leche en polvo a salsas, cereales, sopas y guisos.

- Añádale queso fundido a vegetales y otros platos.

- Añádale mantequilla, margarina o crema agria a algunos alimentos.

- Considere tener siempre un bocadillo cerca de la cama para comer si se despierta durante la noche.

En el capítulo 9 se discuten otros problemas comunes relacionados con hacer cambios en los hábitos alimenticios. Además, al final de este capítulo encontrará una lista de recursos que incluyen información sobre el control del peso corporal.

Recuerde, algunos de los tantos pesos y estructuras con los que los seres humanos venimos a este mundo pueden afectar nuestra salud y los síntomas que experimentamos, algunos por exceso de peso, otros por falta de peso. No existe un solo peso que podamos decir que es "ideal" pero si podemos hablar de un rango recomendable. Mantener nuestro peso dentro de ese rango nos ayuda a alcanzar o mantener una buena salud, tanto física como mental y emocional. El método más inteligente y mejor para lograr un peso saludable implica tanto la alimentación saludable como la actividad física. Una vez que se alcanza un peso saludable, lo más importante es mantenerlo dentro un rango adecuado. La mejor forma de lograr esto es encontrar el término medio entre satisfacer sus necesidades para una vida saludable y su estilo de vida. Escoja metas realistas que pueda sostener por largo tiempo en vez de pensar en métodos fáciles y rápidos; estos últimos usualmente causan más y peores problemas. Centre su atención en el éxito que desea alcanzar al añadir pequeños cambios con tiempo.

Otros recursos

☐   Biblioteca Nacional de Medicina (*National Library of Medicine*). Información sobre el control de peso: http://www.nlm.nih.gov/medlineplus/spanish/weightcontrol.html

☐   Biblioteca Nacional de Medicina (*National Library of Medicine*). Información sobre la obesidad: http://www.nlm.nih.gov/medlineplus/spanish/obesity.html

☐   Red de Información sobre el Control de Peso (*Weight-control Information Network*). Para publicaciones en español: http://win.niddk.nih.gov/publications/index.htm#spanish

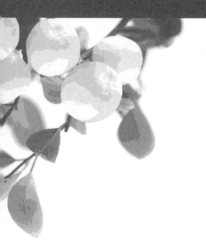

CAPÍTULO 11

Mejorar la comunicación

"¡Tú no me entiendes!"

¿**C**UÁNTAS VECES ESTA FRASE, expresada literalmente o no, resume un intercambio verbal frustrante? En cualquier comunicación entre dos personas, la meta es: primero, que la otra persona entienda lo que usted está tratando de decir. La persona que no se siente entendida comienza a sentirse frustrada, y cuando la frustración es prolongada, puede llevar a la depresión, el enojo y la indecisión (sintiéndose sin ningún poder). Estos sentimientos no son buenos para nadie, especialmente para las personas con enfermedades crónicas. Hacerle frente a una enfermedad crónica es muy frustrante de por sí, sin añadir los problemas de comunicación. Cuando la comunicación fracasa, no solo experimentamos emociones negativas como la frustración y el enojo, sino también se pueden experimentar otros síntomas físicos. Por ejemplo, el ritmo del corazón puede acelerarse y los niveles de colesterol y azúcar en la sangre pueden subir. Tenemos más tendencia a experimentar dolores de cabeza, malestares del cuerpo y molestias estomacales, así

221

como a estar más sensible al dolor. La preocupación debido al conflicto y malentendido nos puede irritar y causar una falta de concentración que nos puede llevar a tener accidentes. Entonces, es claro que la mala comunicación no es beneficiosa para nuestra salud física, mental o emocional.

La mala comunicación es el factor principal que afecta las relaciones interpersonales, ya sea entre esposos, otros miembros de la familia o amigos, compañeros de trabajo, o entre los miembros de su equipo de salud. Hasta en las relaciones casuales la mala comunicación causa frustración. ¿Cuántas veces se ha enojado y frustrado con alguien, y con frecuencia ha sido por la mala comunicación?

Cuando uno tiene una enfermedad crónica, la buena comunicación se convierte en una necesidad. Su equipo de salud, en particular, debe "entenderle". El convertirse en una persona proactiva implica interesarse en aprender las habilidades necesarias para lograr comunicarse en forma más efectiva.

En este capítulo, vamos a discutir cómo mejorar el proceso de comunicación; específicamente las herramientas que nos ayudan a expresar nuestros sentimientos en una forma más positiva, reducir conflicto, pedir ayuda y decir "no" cuando sea necesario. También discutiremos cómo escuchar mejor, reconocer las expresiones corporales (lenguaje corporal), los diferentes estilos de comunicación y finalmente cómo conseguir más información de otras personas.

Al leer este capítulo, recuerde que la comunicación es como una calle de doble vía. Puede ser que al principio se sienta incómodo al expresar sentimientos y pedir ayuda, y es posible que las otras personas también se sientan así. Usted podría ser el primero en abrir las líneas de comunicación. Para empezar, recuerde estas dos claves importantes para una mejor comunicación:

- No suponga que los demás ya "deben saber." Las personas no pueden leer la mente. Si usted quiere estar seguro de que saben algo, pregúnteselo.

- Usted no puede cambiar la comunicación de los demás. Lo que puede hacer es cambiar su comunicación para asegurarse de que ellos le entienden a usted.

Expresar los sentimientos

Cuando la comunicación es difícil, es importante expresar los sentimientos de una manera positiva y constructiva. Para poder hacer esto, siga estos pasos. Primero, empiece tomándose unos minutos para revisar exactamente cuál es la situación. ¿Exactamente qué le está molestando? ¿Qué está sintiendo? Por ejemplo, Juan y Pedro estaban de acuerdo en ir juntos a un evento deportivo. Cuando Juan pasó por Pedro, este no estaba listo ni seguro de poder ir, porque estaba teniendo problemas con sus rodillas por la artritis. Esta es la conversación que tuvieron:

Juan: *¿Por qué siempre me arruinas mis planes? Al menos deberías haberme llamado, así podría haberle pedido a mi hijo que viniera.*

Pedro: *¡Tú no me entiendes! Si tuvieras dolor como yo, no me criticarías tan* *fácilmente. Tú no piensas en las otras personas, solo piensas en ti.*

Juan: *¡Bueno! Veo que debo ir solo.*

En esta conversación, ni Juan ni Pedro se pusieron a pensar en qué era realmente lo que les estaba molestando y cómo se sentían. Por lo contrario, ambos acusaron al otro por una situación lamentable.

La siguiente es la misma conversación en la cual ambas personas emplean un tipo de comunicación más profunda o más personal.

Juan: *Cuando nosotros hacemos planes para salir juntos y, al último minuto, tú no estás seguro de poder ir, yo me siento frustrado y me enojo, y no sé qué hacer, si irme solo o quedarme aquí y cambiar nuestros planes, o no hacer planes en el futuro.*

Pedro: *Cuando me dan dolores repentinos por la artritis, yo también me siento confundido. Intento ir y por eso no te llamo, porque no quiero que te enojes y también porque deseo ir contigo. Tengo la esperanza de que mis rodillas se mejoren durante el día.*

Juan: *Yo te entiendo.*

Pedro: *Vamos al partido. Me puedes dejar cerca de la entrada del centro deportivo antes de estacionar el carro, así yo no tendría que caminar mucho. Yo podría ir caminando despacio y estar en nuestros asientos antes que llegues. Yo deseo seguir haciendo planes contigo. En el futuro, te dejaré saber lo antes posible si pienso que la artritis me va a molestar.*

Juan: *Me parece bien. Me gusta mucho tu compañía y también saber cómo ayudarte.*

Cuando las cosas me llegan de sorpresa, me enojo.

En este diálogo Juan y Pedro hablaron acerca de la situación específica y cómo se sintieron al respecto. Ninguno de los dos culpó al otro.

Desafortunadamente, a menudo vivimos situaciones donde la otra persona usa formas de comunicación acusadoras, o nosotros no escuchamos y nos comunicamos usando acusaciones. Aun en esta situación, usar una comunicación meditada puede ayudar. Revise el siguiente ejemplo:

Rosa: *¿Por qué siempre me arruinas los planes? Al menos deberías llamar para avisarme. Estoy cansada de planear cosas contigo.*

Berta: *Yo entiendo. Cuando tengo un ataque de ansiedad imprevisto, me siento confundida; quiero pensar que puedo ir y por eso no te llamo. Tampoco quiero que te enojes, ya que realmente deseo salir contigo. Trato de pensar que me voy a sentir mejor durante el día.*

Rosa: *Bueno, espero que en el futuro me avises porque no me gustan las sorpresas.*

Berta: *Entiendo. Si te parece bien, vámonos de compras ahora mismo. Si comienzo a sentirme demasiado ansiosa voy a tomar un descanso en la cafetería leyendo un libro mientras tú continúas haciendo compras. Deseo que sigamos haciendo planes juntas. En el futuro, te avisaré lo antes posible si pienso que la ansiedad me está molestando.*

En este último ejemplo, solamente Berta usó una comunicación meditada. Rosa continuó culpando a Berta. No obstante, el resultado todavía es positivo porque ambas personas van logrando lo que querían. A continuación ofrecemos algunas sugerencias para lograr una buena comunicación y relaciones de apoyo.

1. **Sea respetuoso.** Siempre hay que demostrar consideración y respeto hacia la otra persona. Trate de no predicar ni ser muy exigente, y evite comentarios acusadores como cuando Rosa dice, "¿Por qué siempre me arruinas los planes?" El uso de la forma "tú" es una señal de que la comunicación puede ser acusadora. Un poco de tacto y cortesía pueden ayudar mucho a calmar una situación difícil. (Véase la sección sobre el enojo en el capítulo 4, página 70.)

2. **Sea claro.** Describa la situación o sus observaciones específicamente, usando los hechos. Evite usar palabras como "siempre" o "nunca". Por ejemplo, Berta dijo: "Cuando tengo un ataque de ansiedad repentino, me siento confundida, quiero pensar que puedo ir y por eso no te llamo. Tampoco quiero que te enojes, ya que deseo salir contigo. Trato de pensar que voy a sentirme mejor durante el día."

3. **No haga suposiciones.** Pida aclaraciones o más detalles. En el caso de Rosa, ella no lo hizo. Ella supuso que Berta fue descortés por no avisarle que no podía ir en vez de aclarar por qué Berta no la llamó para avisarle. Las suposiciones rompen una buena comunicación. Muchas discusiones surgen cuando una persona piensa que la otra persona puede leer su mente. Una señal de que está haciendo suposiciones es cuando usted piensa "él o ella debería saber…". No trate de leer la mente, sino más bien exprese sus propias necesidades y sentimientos de forma directa y clara, y haga preguntas si no entiende algo.

4. **Sea abierto.** Trate de expresar abierta y honestamente sus sentimientos. No haga que los demás adivinen lo que está sintiendo; lo más probable es que estén equivocados. Berta hizo lo correcto cuando expresó que realmente quería ir y que la razón por la cual no llamó era que no quería molestar a Rosa, ya que pensaba que se iba a sentir mejor durante el día.

5. **Acepte los sentimientos de otros.** Trate de entenderlos. Esto no siempre es fácil. Algunas veces debe pensar lo que va a decir antes de responder de inmediato. Recuerde que es siempre aceptable decir la frase "Yo entiendo" o "Yo no te entiendo muy bien. ¿Puedes explicarme un poco más?"

6. **Use el humor con moderación.** A veces el uso de un poco de humor funciona de maravilla, pero al mismo tiempo es importante saber cuándo hay que ser serio. También, evite usar el sarcasmo o el humor degradante.

7. **Evite el papel de víctima.** Usted se convierte en una víctima cuando no expresa sus necesidades y sentimientos, o espera que otros "deberían" actuar de una manera determinada. A menos que haya hecho algo para ofender a otra persona, usted no debe pedir perdón por sus sentimientos. Disculparse todo el tiempo es una señal de que usted se ve como una víctima. Usted merece respeto y tiene derecho a expresar sus deseos y necesidades.

8. **Aprenda a escuchar bien a los demás.** Los buenos oyentes raramente interrumpen. Debe esperar unos segundos cuando alguien termine de hablar antes de responder. Esta persona pueda tener más que decir.

Mensajes en primera persona

Muchos de nosotros nos sentimos incómodos expresando nuestros sentimientos. Esta incomodidad se puede agravar si el compartir esos sentimientos podría parecer una crítica a la persona a quien le estamos hablando. Especialmente cuando las emociones son fuertes, es posible que, al expresar nuestra frustración, usemos mensajes en forma de "tú" que sugieren culpabilidad. La comunicación parece ir en una sola dirección, causando que la otra persona se sienta atacada. De repente, la otra persona se pone a la defensiva y levanta barreras para protegerse. La persona que está expresando sus sentimientos, a su vez siente una gran ansiedad frente a las barreras defensivas, y la situación hace surgir sentimientos más fuertes que la frustración, como el enojo y el resentimiento.

Sin embargo, las declaraciones en primera persona ("yo") son expresiones directas y asertivas de su punto de vista y sentimientos. Esta forma de comunicación ayuda a expresar cómo *yo* me siento, en vez de cómo la otra persona me hace sentir. El uso de "yo" no es acusador ni ataca como el uso de "tú". Por ejemplo, "Me gusta que baje el volumen de la televisión mientras yo hablo", en vez de, "Usted nunca me hace caso". A continuación ofrecemos algunos ejemplos para cambiar mensajes en "tú" a mensajes en "yo":

Mensaje en "tú": *¿Por qué siempre llegas tarde? Nunca podemos llegar a tiempo a ningún lado.*

Mensaje en "yo": *Me desespero cuando llegas tarde. A mí me gusta llegar a tiempo.*

Mensaje en "tú": *No puedes entender lo mal que me siento.*

Mensaje en "yo": *No me siento bien. De veras que hoy necesito un poquito de ayuda.*

Hay que tener cuidado con los mensajes con el "tú" escondido. Estos son mensajes en "tú" que comienzan con algo como "yo me siento..." A continuación hay algunos ejemplos:

Mensaje en "tú": *Tú siempre caminas muy rápido.*

Mensaje en "tú" (Escondido): *Yo me enojo cuando tú caminas rápido.*

Mensaje en "yo": *Yo tengo dificultad para caminar rápido.*

La clave de los mensajes en "yo" es evitar usar la palabra "tú", y en cambio tratar de expresar los sentimientos usando la palabra "yo". Dominar este tipo de comunicación toma tiempo. Empiece por escucharse a sí mismo y luego a los demás. Tome algunos de los mensajes en "tú" que oye y conviértalos en su mente en mensajes en "yo". Este juego de palabras pensado, pronto se convertirá en un hábito de comunicación.

Si el uso de los mensajes en "yo" le parece difícil, trate de adoptar este formato para empezar:

"Me doy cuenta de... " (*mencione solo los hechos*)

"Creo que... "(*exprese sus opiniones*)

"Me siento... "(*diga cuáles son sus sentimientos*)

"Yo quiero... "(*diga exactamente lo que le gustaría que la otra persona haga*)

Por ejemplo, usted hace un pan especial para llevarle de regalo a un amigo. Alguien viene a la cocina, ve el pan y come una rebanada grande. Usted se siente enojado porque ahora el regalo ya no sirve. Podría decirle a la persona que comió el pan: "Usted cortó y comió parte de mi pan especial (*observación*). Me debería haber pedido permiso primero (*opinión*). Estoy muy enojado y decepcionado porque ya no puedo darlo de regalo (*sentimiento*). Me gustaría una disculpa, y quiero que la próxima vez me pida permiso primero (*deseo*)."

Hay algunas precauciones que debe tomar en cuenta cuando usa los mensajes en "yo". Primero, que los mensajes no son remedios. Algunas veces la persona que escucha necesita tiempo para entender bien, cosa que ocurre si los mensajes en "tú" y las acusaciones son maneras usuales de comunicación. Aunque en el comienzo los mensajes en "yo" no parezcan efectivos, continúe usándolos para mejorar esa habilidad.

También, algunas personas pueden usar los mensajes en "yo" como una forma de manipulación. Si se usan de esta manera, los problemas pueden escalar. Para que los mensajes en "yo" sean efectivos tienen que expresar realmente sentimientos.

Finalmente, note que los mensajes en "yo" son una excelente manera de expresar sentimientos positivos y halagadores. Por ejemplo, "Doctor, realmente aprecio todo el tiempo que me dedicó hoy".

Las buenas habilidades de comunicación ayudan a hacerles la vida más fácil a todos, especialmente a aquellos con problemas de salud a largo plazo. En el cuadro adjunto se resumen algunas palabras que pueden ayudar o dificultar esta comunicación.

Asegurando una comunicación clara

Palabras que ayudan:	Palabras que impiden:
Ahora mismo, en este momento	Nunca, siempre, cada vez, constantemente
Yo	Tú
¿Quién, cuál, dónde, cuándo?	Es obvio... , obviamente
¿Qué significa con eso?, Por favor me puede explicar un poco más, no entiendo	¿Por qué?

Evitar el conflicto

Además del uso de los mensajes en "yo" hay otras técnicas de comunicación que también facilitan la comunicación y evitan el conflicto. Estas incluyen los siguientes.

■ **Cambie el enfoque.** Cuando una discusión parece desviarse del tema y las emociones empiezan a surgir, trate de cambiar el enfoque de la conversación. Es decir, dirija la discusión a lo que se acordó discutir al principio, y no a las emociones u otros problemas que surjan. Por ejemplo, puede decir "Nos enojamos ahora y no estamos hablando de lo que nos acordamos" o "Pienso que estamos hablando de otras cosas y no de lo que acordamos, y me estoy enojando. Podemos hablar de estos otros asuntos después y continuar ahora con la conversación original."

■ **Pida tiempo.** Otra táctica que puede prevenir un conflicto o un arranque de emociones negativas es pedir tiempo para pensar y responder después, cuando las emociones no estén tan intensas. Por ejemplo, puede decir "Creo que entiendo tus preocupaciones pero ahora necesito más tiempo para pensar antes de contestarte." o "Escucho lo que me dices pero me siento demasiada frustrada ahora y no quiero responder. Necesito más información para poder contestarte."

■ **Asegúrese de que se entiendan las preocupaciones, sentimientos y puntos de vista de cada uno.** Puede hacer esto resumiendo lo que escuchó o entendió, y pidiendo aclaración de lo que no entendió bien. Tal vez quiera cambiar papeles. Trate de explicar la posición o punto de vista de la otra persona de la forma más completa y analítica posible. Esto le ayudará a entender todos los lados de un asunto, así como respetar y valorar el punto de vista de la otra persona. También le ayudará a desarrollar tolerancia y empatía por otras personas.

■ **Busque un compromiso.** Es posible que no siempre encuentre una solución perfecta para un problema, ni que llegue a un acuerdo total, sino que puede llegar a un arreglo aceptable. Busque algo en que las dos partes puedan ponerse de acuerdo durante algún tiempo. Por ejemplo, lo pueden hacer a su manera esta vez, y a la manera de la otra persona la próxima vez. Pónganse de acuerdo en una parte de lo que usted quiera, y en una parte de lo que quiera la otra persona. O decida lo que usted hará y lo que la otra persona devolverá. Todos estos ejemplos son formas de arreglo que le pueden ayudar a manejar las dificultades de una relación cuando se sienta como si nunca pudiera estar completamente de acuerdo.

■ **Diga que lo siente.** Todos hemos dicho o hecho cosas que han ofendido a los demás, intencionalmente o no. Muchas relaciones se dañaron, a veces durante años, porque no hemos aprendido la habilidad poderosa de disculparnos. A menudo solo se necesita una simple disculpa sincera para restaurar una relación. En lugar de ser un signo de un carácter débil, una disculpa muestra una gran fuerza. Para que una disculpa sea eficaz, debe cumplir con lo siguiente:

Admitir el error específico y aceptar la responsabilidad por ello. Usted debe nombrar la ofensa sin restarle importancia con un simple "Lo siento por lo que hice". Sea específico. Podría decir, por ejemplo, "Siento mucho que haya hablado de ti a tus espaldas". Explique las circunstancias particulares que le llevaron a hacer lo que hizo.

No ofrecer excusas ni eludir la responsabilidad. Exprese sus sentimientos. Una auténtica y sincera disculpa implica cierto sufrimiento. Su tristeza muestra que la relación es importante para usted. Para reconocer el impacto de las malas acciones, podría decir: "Yo sé que te he hecho daño y que mi comportamiento no tiene disculpa. Por eso lo siento sinceramente".

Ofrecer a hacer las paces. Pregunte qué puede hacer para mejorar la situación u ofrezca sugerencias específicas.

Tener que disculparse no es agradable pero es un acto de valor, generosidad y curación. Brinda la posibilidad de una relación renovada y más fuerte. También puede generar paz interior.

Cómo pedir, aceptar y rechazar ayuda

Los problemas de comunicación acerca del tema de pedir ayuda son muy comunes. Por alguna razón, algunas personas se sienten incómodas al pedir ayuda o al rechazarla. Aunque esto es un problema universal, suele suceder con mayor frecuenica en personas con problemas de salud crónicos.

Es difícil para algunos de nosotros pedir la ayuda que necesitamos. Nos puede dar vergüenza necesitar ayuda para algo que antes podíamos hacer muy fácilmente. Quizás no queremos admitir que ya no somos capaces de hacer cosas por nosotros mismos. O es posible que no queramos ser una carga para los demás. Cuando esto sucede, tendemos a evadir o hacer peticiones muy vagas.. Por ejemplo, podríamos decir algo como: "Me da pena pedirte esto…", "Yo sé que pregunto mucho…", "No me gusta preguntar esto, pero…". Preguntar con evasivas tiende a poner a la otra persona a la defensiva, quien quizás se pregunte: "Oh, ¿por qué pensará que está pidiendo demasiado?" Es mejor ser directo, concreto y proveer toda la información. Una petición general puede llevar a un malentendido y la persona puede reaccionar negativamente por la poca información que tiene.

Petición general: *"Sé que esto es lo que menos quieres hacer, pero necesito ayuda para mudarme de casa. ¿Me puedes ayudar?"*

Reacción negativa: *"Mmm… no sé, déjame mirar mi agenda y te llamo para confirmar."* (*¡Probablemente el año entrante!*)

Petición específica: *"Me voy a mudar de casa la próxima semana y me gustaría llevar mis libros y las cosas de la cocina antes que nada. ¿Podrías ayudarme a cargar y descargar las cajas de mi auto el sábado por la mañana? Creo que solo tendré que hacer un viaje."*

Reacción: *"Estaré ocupado el sábado por la mañana, pero te puedo ayudar el viernes por la noche, si quieres."*

Muchas veces nuestra familia y amigos nos ofrecen ayuda. Frecuentemente oímos "¿Cómo le puedo ayudar?". Nuestra reacción podría ser "No sé" o "Gracias, pero no necesito ayuda", mientras estamos pensando que "deberían saber…" En vez de pensar esto y sentirse ofendido porque no saben exactamente lo que necesita, esté listo para aceptar la ayuda, contestando con una respuesta específica. Por ejemplo, en vez de decir "no sé", diga algo así: "Me ayudaría mucho si nosotros pudiéramos salir una vez al mes porque me gusta pasar tiempo contigo. Salir contigo me hace sentir mejor" o "¿Por favor, me puedes ayudar a sacar la basura? Está pesada y no puedo levantarla". Recuerde que la gente no puede leer su mente y es necesario decirles qué tipo de ayuda desea, cuándo la necesita, y agradecerles después por la ayuda. Piense cómo puede ayudar cada persona. Si es posible, dele a cada uno una tarea que fácilmente pueda lograr. Usted le está dando un regalo. A todos nosotros nos gusta ser útiles y nos sentimos rechazados cuando no podemos ayudar a la persona que queremos. También es beneficioso estar agradecidos por la ayuda que recibimos (ver "Practicar la gratitud" en el capítulo 5, las páginas 102–103).

Las personas con problemas de salud también tienden a recibir ofertas de ayuda que no necesitan o desean. En la mayoría de los casos provienen de personas generosas y con buenas intenciones. Con un mensaje en la forma "yo" puede rechazar la ayuda con el tacto necesario sin herir sentimientos, por ejemplo: "Gracias por ser tan amable pero hoy puedo hacerlo solo" o "Voy aceptar tu oferta en otra ocasión, gracias".

Ojalá que estos consejos sencillos le puedan facilitar el hecho de pedir, aceptar y rechazar ayuda cuando llegue el momento o situación.

Decir que no

Supongamos que alguien le pide ayuda. No es aconsejable contestar rápidamente ni "sí" ni "no". A menudo necesitamos más información antes de poder responder a la petición.

Si la petición no tiene mucha información para poder dar una respuesta, algunas veces nuestros primeros sentimientos son negativos y la tendencia sería decir "no". El ejemplo que discutimos acerca de ayudar a alguien que se está mudando de casa es apropiado. "Ayudar a mudarme" puede significar cargar muebles o solo conseguir una pizza para los que hacen el trabajo. En casos como este, sería importante entender mejor el pedido, consiguiendo más detalles antes de responder. Una forma de pedir más detalles específicos y evitar malentendidos es repetirle a la persona lo que nos propone, para obtener la información precisa. Por ejemplo, puede decirle: "Antes de aceptar, dime exactamente lo que quieres que haga". Usar una frase como esta puede evitar que la persona que

pide ayuda no se entusiasme pensando usted dirá que sí a su petición.

Una vez que conoce la petición específica y ha decidido negarse a ella, es importante reconocer la importancia de lo que la otra persona le pide. De esta manera le hace ver a la persona que solo rechaza su petición y no a la persona misma. "Yo sé que el proyecto que estás llevando a cabo vale mucho, pero esta semana no tengo tiempo para nada extra". Reiteramos, la clave es ser específico. Trate de ser claro en las condiciones de su rechazo. ¿Será para siempre este rechazo o está diciendo que no puede ayudar en este momento, hoy o esta semana? Si usted se siente abrumado, el decir "no" puede ser una herramienta útil. También es posible que desee hacer una oferta contraria, como "No voy a ser capaz de ayudarte hoy, pero lo puedo hacer mañana o la próxima semana". Pero recuerde, usted siempre tiene el derecho legítimo a rechazar una petición, aunque esta sea razonable.

El arte de escuchar

Saber escuchar es sin duda la habilidad más importante en la comunicación. La mayoría de nosotros somos mejores hablando que cuando escuchamos. Realmente para escuchar necesitamos saber lo que la otra persona está diciendo y sintiendo en ese momento. Casi todos estamos preparados para responder en vez de escuchar. Se necesitan varios niveles para ser un buen receptor en la comunicación.

1. **Escuche las palabras, el tono de voz y observe las expresiones corporales de la persona.** (Véase la próxima sección.) A veces es difícil empezar una conversación si existen problemas. Las palabras empleadas no revelan claramente si hay algo que está perturbando a la otra persona. Observe ciertas señales: ¿Le tiembla la voz? ¿Tiene dificultad en expresarse? ¿Percibe alguna tensión en su cuerpo? ¿Parece distraído? ¿Oye el sarcasmo? ¿Cuál es la expresión de la cara? Si reconoce estos signos, es probable que la persona piense algo más que no ha podido expresar.

2. **Comuníquele a la otra persona que la está escuchando.** Esto puede ser con un simple "Ajá". Muchas veces la persona solamente quiere ser reconocida o saber que la están escuchando, porque con solo hablar con una persona que escucha atentamente ya se comienza a recibir ayuda.

3. **Reafirme a la otra persona que sí prestó atención tanto al contenido de lo que dijo como a las emociones subyacentes.** Puede lograr esto con frases que hablen del problema que acaba de escuchar, como: "Estás planeando un viaje". También puede responder reconociendo las emociones de la otra persona: "Debe ser muy difícil para ti" o "Me imagino cómo te sientes". Cuando se responde a un nivel emocional, los resultados son asombrosos. Estas repuestas abren las puertas de comunicación para expresar pensamientos y sentimientos. Responder al contenido central o a la emoción del mensaje puede facilitar la comunicación, y hace que no sea necesario repetir todo el mensaje para hacer ver que uno está escuchando bien. Sin embargo, no debe intentar cambiar los sentimientos de quien los expone. Es así como sienten, y será suficiente escuchar y reflexionar.

4. **Responda pidiendo más información.** Esto es especialmente importante si lo que la otra persona dice o quiere no queda completamente claro. A continuación ofrecemos varios métodos para conseguir información.

Conseguir más información

Conseguir más información de otras personas es una especie de arte, para lo que se requiere práctica. Esto puede incluir el uso de técnicas simples y complicadas.

El método más simple para conseguir más información es pedirla. Los siguientes ejemplos representan diferentes maneras de hacer esto: "Me puedes decir más al respecto de…", "No entiendo…, por favor explícame otra vez", "Me gustaría saber más acerca de…", "¿Me lo puedes decir de otra manera?", "¿Qué quieres decir?", "No estoy seguro de lo que me dices, ¿me puedes explicar más?". Todas estas oraciones nos ofrecen la oportunidad de obtener la información necesaria para aclarar y mejor nuestra comunicación con otros.

El repetir el mensaje con sus propias palabras también es un buen método para obtener más información si quiere reafirmar que entendió el mensaje (o sentido) de lo que acaba de decir la otra persona. Esta técnica, sin embargo, puede tanto ayudar como impedir una comunicación efectiva, dependiendo de la manera en que se repite el mensaje. Es importante repetir el mensaje en forma de pregunta. Por ejemplo, si alguien dice:

> *"Bueno, no sé… hoy no me siento muy bien. A la fiesta van a llegar muchas personas, y tal vez lleguen muchos fumadores, y tampoco conozco muy bien a los que organizan la fiesta."*

Quizás se repita el mensaje en forma "provocadora":

> *"Obviamente, me estás diciendo que no quieres ir a la fiesta."*

La reacción a este "mensaje provocador" podría ser una respuesta enojada: *"¡No quise decir eso! Si eso es lo que piensas, prefiero quedarme en casa."* Otra repuesta podría ser silencio, o no contestar nada… lo que lleva a ninguna comunicación debido al enojo o desesperación ("No me entiende"). Además, a nadie le gusta que le digan lo quisieron decir.

Es mejor repetir lo que la otra persona dijo en forma de "pregunta":

> *"¿Estás diciendo que prefieres quedarte en casa en vez de ir a la fiesta?"*

La reacción a esta "pregunta" podría ser que la persona aclare su mensaje:

> *"No quise decir eso. Es que me pongo nerviosa cuando no conozco a las personas. Me sentiría mejor si te quedaras junto a mí durante la fiesta".*

El mensaje repetido en forma de pregunta promueve una mejor comunicación y así se puede descubrir la verdadera razón por la que la persona expresaba dudas acerca de ir a la fiesta. En resumen, usted obtiene más información y aclaración al repetir con preguntas lo que dice la otra persona.

Sea específico. Si desea información específica, debe hacer preguntas específicas. Por ejemplo:

Doctor: *¿Cómo se ha sentido?*

Paciente: *No muy bien.*

Con esta repuesta el doctor no tiene mucha información acerca de la condición del paciente. El siguiente diálogo ayuda al doctor a conseguir más información:

Doctor: *¿Sigue sintiendo dolores agudos en su brazo izquierdo?*

Paciente: *Sí, mucho dolor.*

Doctor: *¿Son frecuentes?*

Paciente: *Sí, varias veces al día.*

Doctor: *¿Cuánto tiempo le dura el dolor?*

Paciente: *Mucho tiempo.*

Doctor: *¿Cuántos minutos duran?*

Paciente: *30 minutos.*

. . . y así sucesivamente.

Los médicos y otros profesionales de la salud han sido entrenados para conseguir información específica, aunque a veces también hacen preguntas generales. La mayoría de nosotros, sin embargo, no hemos recibido tal entrenamiento pero sí podemos aprender. Para empezar, puede pedir detalles específicos, como "¿Puede ser más específico acerca…?" o "¿Está pensando en algo especial?". Dicho simplemente, si sus preguntas son específicas, probablemente pueda conseguir una repuesta específica. Por eso, es recomendable evitar la pregunta "¿Por qué?", que es demasiado general. La pregunta "¿Por qué?" hace que la persona piense en términos de causa y efecto. También puede hacer que se sienta responsable y se muestre defensiva. Una persona puede responder a un nivel completamente diferente de lo que usted tenía en mente. Por lo tanto, si quiere saber "¿Por qué?", pregunte sobre algo específico.

La mayoría de nosotros hemos tenido la experiencia de preguntar "¿Por qué?" a los tres años de edad. Lo repetíamos una y otra vez hasta que finalmente obteníamos la información deseada (o los padres corrían del cuarto, gritando frustrados). Los pobres padres no tienen a menor idea de lo que el niño tiene en mente y contestan "Porque…", aumentando cada vez más la respuesta, hasta que el niño tenga una respuesta lo suficiente completa. Sin embargo, algunas veces las respuestas al "¿Por qué?" toman rumbos diferentes y el niño nunca consigue la información que desea. En vez de usar "¿Por qué?", podemos empezar con las palabras "Quién", "Cuál", "Cuándo" o "Dónde". Estas palabras promueven respuestas específicas.

Además debemos señalar que algunas veces no conseguimos la información correcta porque no sabemos cómo preguntar ni qué preguntar. Por ejemplo, puede hacer una llamada de teléfono a un asilo de ancianos y preguntar si tienen servicios de abogado y colgar si la respuesta es no, en vez de seguir preguntando dónde se puede conseguir ayuda legal para personas de bajos ingresos, y así conseguir dos o tres referencias de lugares que tengan servicio legal. Por lo tanto, es una buena idea pensar y preparar varias preguntas con anticipación cuando usted busque información importante.

Las expresiones corporales y los diferentes estilos de conversar

Como mencionamos antes, una parte de escuchar lo que dicen otras personas incluye observar cómo lo dicen; es decir, observando sus expresiones corporales.. Incluso cuando no estamos diciendo nada, nuestros cuerpos sí están hablando; a veces están gritando. Las investigaciones demuestran que más de la mitad de lo que comunicamos se expresa con el cuerpo ("lenguaje corporal") en vez de hacerlo con palabras. Por eso, si queremos mejorar nuestras habilidades de comunicación, debemos darnos cuenta del lenguaje corporal, las expresiones de la cara y el tono de la voz. Estas expresiones deben corresponder con lo que decimos con palabras; si no, mandamos mensajes no muy claros y creamos más malentendidos. Por ejemplo, si usted quiere hacer una declaración firme, mire directamente a la otra persona y mantenga una expresión simpática. Póngase de pie, con buena postura y confianza, relaje los brazos y piernas, y respire. Tal vez quiera inclinarse hacia delante para demostrar su interés. Trate de no hacer una cara de desprecio ni morder los labios; estos signos indican incomodidad o duda. Tampoco, no se aleje de la otra persona ni si ponga encorvado, porque estas expresiones comunican desinterés e incertidumbre, lo cual contradice lo que quiere afirmar la otra persona.

Cuando usted se da cuenta de que las expresiones corporales y las palabras de otra persona no se corresponden, menciónele esto discretamente y pídale aclaración para evitar cualquier malentendido. Por ejemplo, puede decir "Querido, me estás diciendo que quieres ir conmigo al picnic, pero cuando te miro, veo que pareces muy cansado y estás bostezando mientras me hablas. ¿Quisieras quedarte en casa para descansar mientras voy sola?"

Además de leer o entender las expresiones corporales de otras personas, es útil reconocer y apreciar que todos nos expresamos de diferentes maneras. Muchos factores influyen en nuestro estilo de conversar; este varía según la región donde nacimos, la forma en que nos criamos, nuestra ocupación, cultura y especialmente nuestro sexo. Por ejemplo, las mujeres tienden a hacer más preguntas personales para demostrar interés y formar relaciones, mientras que los hombres tienden a interrumpir, ofrecer opiniones o sugerencias, y exponer hechos en conversaciones. Los hombres tienden a discutir problemas para resolverlos, mientras que las mujeres desean compartir más los sentimientos y experiencias. Ningún estilo es mejor o peor, solo diferente. Al reconocer y aceptar estas diferencias, podemos reducir o evitar malentendidos, frustraciones y resentimientos que sentimos al comunicarnos con los demás.

Comunicación con sus proveedores de salud

Una de las claves para obtener buen cuidado médico es lograr una buena comunicación con nuestros proveedores de salud. Sin embargo, lograr esto puede ser un reto porque muchos de nosotros nos intimidamos o tenemos miedo de hablar francamente con ellos. Es posible que sintamos que no hay tiempo suficiente. Algunos profesionales usan palabras muy técnicas y extrañas que no entendemos o que nos confunden. Frecuentemente esto nos acobarda y dudamos en pedir explicaciones. También tenemos miedo de compartir información personal con los proveedores de salud porque no los conocemos bien ni confiamos mucho en ellos. Estos temores y sentimientos pueden impedir la comunicación y perjudicar nuestra salud.

Los proveedores de salud también comparten la responsabilidad de la mala comunicación porque frecuentemente se sienten demasiado ocupados o importantes, y no toman el tiempo necesario para hablar con sus pacientes ni conocerlos mejor. Tal vez se apuren en hacer su trabajo y no hagan caso de nuestras preguntas o de cómo sus acciones o inacciones nos ofenden.

Aunque no tenemos que hacernos muy amigos de nuestros proveedores de salud, debemos esperar que sean atentos, se muestren interesados y sean capaces de explicarnos con claridad lo que necesitamos saber sobre nuestra condición, especialmente si tenemos un problema de salud crónico. Tal vez pensamos que solo podemos obtener la "mejor" atención si consultamos a los especialistas. A veces, esto puede ser cierto pero también puede complicar mucho la atención que recibimos. Usted puede ver a varios especialistas pero es posible que ellos no lo conozcan bien. Tampoco saben lo que los otros proveedores de salud están haciendo, pensando o recetando. Por estas razones es recomendable tener un médico de cabecera (PCP por sus siglas en inglés). La relación que tenga con su proveedor de salud debe ser a largo plazo. Es una relación que debe ser constante para funcionar bien, así como lo es una sociedad de negocios o incluso un matrimonio, y puede hacer una gran diferencia en su salud.

Su proveedor probablemente conocerá más detalles íntimos acerca de su salud que cualquier otra persona, con la excepción quizás de su pareja o sus padres. Por eso es importante que se sienta cómodo expresando sus temores, preguntando francamente, aunque ciertas preguntas le parezcan poco importantes, y negociando su plan personal de tratamiento para la satisfacción de ambos, sin que usted sienta temor por la autoridad médica o que su médico no le pone interés.

Existen dos factores que le permitirán mantener abiertas las vías de comunicación en la consulta. El primero es tener claro lo que espera de sus proveedores. Muchas veces esperamos que nuestro proveedor actúe con afabilidad extrema hacia nosotros y que sepa todo acerca del cuerpo humano, especialmente de nuestro cuerpo. Además, queremos que sea capaz de analizar la situación y darnos una solución inmediata y efectiva a nuestro problema de salud, por ejemplo, el diagnóstico, el pronóstico y el tratamiento.

La mayoría de los proveedores quisieran ser así y hacer lo mejor para satisfacer las necesidades de sus pacientes. Desafortunadamente, ningún proveedor puede cumplir con todos sus pacientes. Son seres humanos y se cansan, sienten dolor de cabeza y pies. También tienen una familia que requiere de su tiempo y atención; además, deben enfrentarse constantemente a sistemas burocráticos difíciles y exigentes.

La mayoría de los médicos y otros profesionales de la salud soportaron un entrenamiento exigente y decidieron entrar en esta profesión para ayudar a los demás. Es frustrante para ellos no poder curar a las personas que tienen condiciones crónicas como la diabetes, enfisema o artritis. Muchas veces tienen que contentarse con los mejoramientos de sus pacientes en vez de lograr las curaciones, o incluso aceptar el mantenimiento de las condiciones existentes como única opción ante el debilitamiento. Es cierto que a veces los médicos nos causan frustración, enfado o desánimo, porque las soluciones que nos dan no siempre satisfacen nuestras expectativas. Sin embargo, los médicos experimentan sentimientos similares que surgen de su inhabilidad de encontrar una cura. En esto, usted y su proveedor son parejas de verdad.

El segundo factor que amenaza una buena relación entre el paciente y proveedor de salud es la falta de tiempo. Si usted o su proveedor tuvieran una fantasía sobre lo mejor que podría suceder en su relación, probablemente implicaría más tiempo, cara a cara, durante la visita médica. A todos nos gustaría tener más tiempo para obtener todas las explicaciones, explorar todas las opciones y salir más satisfechos. Sin embargo, la realidad es otra. Muchos pacientes se ven en situaciones angustiosas debido al corto tiempo de su visita. Cuando el tiempo es corto, la ansiedad resultante puede llevar a una comunicación apresurada donde el uso de los mensajes en "usted" y los malos entendidos son muy comunes.

La mayoría de los médicos y otros proveedores trabaja en horarios muy restringidos. Esto se hace dolorosamente evidente cuando usted ha tenido que esperar en el consultorio del médico debido a una emergencia o a otro paciente que llegó tarde a su cita y ha causado un retraso con los otros pacientes. Los médicos tratan de mantenerse en horario. Por eso, los pacientes y los médicos a veces se pueden sentir apurados.

Los siguientes elementos tienen el propósito de mejorar la comunicación y ayudarnos a organizar el tiempo disponible para obtener los máximos beneficios de la consulta con su proveedor de salud:

Preparar → Preguntar → Repetir → Tomar acción

Preparar

Antes de una visita médica o de llamar a su proveedor de salud, prepare su agenda. ¿Cuáles son las razones de su visita? ¿Qué espera del médico?

Tómese su tiempo para hacer una lista escrita de sus preocupaciones o preguntas. Todos alguna vez nos dijimos al salir de la oficina del doctor, "¿Por qué no pregunté sobre…?" o " Me olvidé de mencionar…". Hacer una lista de antemano le ayudará a asegurarse de que sus preocupaciones principales se tendrán en cuenta. Sin embargo, es importante ser realista. Si usted tiene 13 problemas o preguntas diferentes, no es probable que su médico pueda contestarlas en sola una visita. Por eso, marque con un asterisco o destaque los dos o tres problemas más importantes.

Entréguele a su médico la lista al inicio de la visita y explíquele que ha marcado las preocupaciones más importantes. Así, el médico va a saber qué es lo que más le preocupa y también verá todo lo que escribió en caso de que haya algo de importancia médica que no esté marcada. Si usted espera hasta el final de la cita para mostrarle las preocupaciones, no habrá tiempo suficiente para hablar de ellas. El siguiente ejemplo ilustra cómo presentar sus preocupaciones al inicio de la visita:

El proveedor le pregunta: *"¿Qué puedo hacer por usted hoy?"* Usted podría decir algo así como: *"Tengo un montón de cosas que quiero discutir en esta visita"* (mirando el reloj y pensando en el horario de cita, el médico de inmediato comienza a sentirse ansioso), *"pero sé que tenemos una cantidad limitada de tiempo. Las cosas que más me preocupan son mi dolor en el hombro, mis mareos y los efectos secundarios de uno de los medicamentos que estoy tomando."* (Inmediatamente el médico se siente aliviado porque las preocupaciones son específicas y pueden ser manejadas dentro del tiempo disponible para la cita).

Además de hacer una lista de preguntas y preocupaciones, debe preparar y llevar una lista de todos sus medicamentos (recetados y no recetados) y las dosis correspondientes. Si esto le parece difícil, puede llevar los envases de los medicamentos en una bolsa y enseñárselos al médico. No se olvide de incluir las vitaminas y otros suplementos que esté probando.

Y por último debe preparar también su historia. Debido a que la duración de la visita es corta es importante reportar sus síntomas y malestares de una forma clara y concisa. Muchas veces, el proveedor le preguntará cómo se siente. Algunas personas hablan por varios minutos sobre sus síntomas, cuando sería mejor decir: *"Creo que en general mi ansiedad es menor, pero ahora tengo más problemas para dormir."* Por eso, usted debe estar preparado para describir sus síntomas contestando las siguientes preguntas:

¿Cuándo empezaron?

¿Cuánto tiempo duran?

¿En dónde se localizan?

¿Qué los hace sentir mejor o peor?

¿Ha tenido problemas similares antes?

¿Ha cambiado su dieta, su forma de hacer ejercicio, sus medicamentos o la forma en que los toma, lo cual podría afectar los síntomas?

Mencione lo que más le preocupa acerca de los síntomas y qué cree que puede estar causándolos.

Si usted estaba probando un nuevo medicamento o tratamiento, debe estar preparado para reportar cómo le fue o cuáles fueron los efectos. Si usted consulta con varios proveedores, debe llevar todas las pruebas que se ha hecho en los últimos 6 meses.

Al contar su historia, asegúrese de mencionar las tendencias de su condición; por ejemplo,

¿se está mejorando, empeorando o está igual? También, hable acerca de la frecuencia de los síntomas (¿son más o menos frecuentes?, ¿más o menos intensos?). Es importante no decir únicamente cómo se siente el día de la cita ya que el médico necesita saber las tendencias y la frecuencia para poder tratar bien una condición crónica. Entonces es mejor decir algo como, *"En general, poco a poco siento que estoy mejorando, aunque hoy no me siento bien"*.

Sea lo más abierto posible en compartir sus pensamientos, sentimientos y temores. Recuerde que su proveedor no puede leerle la mente. Si usted está preocupado, explique por qué: *"Me preocupa que yo no sea capaz de trabajar"* o *"Mi padre tenía síntomas similares antes de morir"*. Cuanto más abierto sea, más probabilidad habrá de que su proveedor le pueda ayudar. Si tiene un problema, no espere a que el proveedor lo "descubra". Exprese su preocupación de forma inmediata, por ejemplo, *"Tengo este lunar en el pecho y estoy preocupado de que pueda ser serio"*.

Cuanto más específico sea (sin exagerar con detalles innecesarios), mejor entenderá el médico su problema, y menos tiempo perderán ambos.

Comparta con su proveedor sus intuiciones o suposiciones de lo que podría ser la causa de sus síntomas, ya que a menudo proporcionan indicios vitales para un diagnóstico preciso. Aun cuando resulte que sus suposiciones no son correctas, le da al médico la oportunidad de tranquilizar o atender sus preocupaciones ocultas.

Preguntar

Otra clave para lograr una comunicación efectiva entre médico y paciente es hacer preguntas. Como una persona proactiva en el manejo de su enfermedad es necesario preguntar sobre el diagnóstico, pruebas, tratamientos y seguimiento para obtener la información necesaria para tomar decisiones importantes.

- **Diagnóstico.** Pregúntele a su médico cuál es el problema, qué causó el problema y si es contagioso. Pregunte sobre el futuro (pronóstico) de la condición o enfermedad, y qué puede hacer para prevenir o manejar las posibles complicaciones.

- **Pruebas.** Si el médico quiere hacer pruebas, pregunte qué pruebas son necesarias, cómo los resultados afectarán el tratamiento, y qué sucedería si no las llevará a cabo. Si decide hacerse pruebas, averigüe cómo prepararse para ellas, qué pasará o cuáles son los procedimientos, y cómo y cuándo recibirá los resultados.

- **Tratamientos.** Pregunte sobre todas las opciones que tiene para su tratamiento, incluidos cambios en su estilo de vida, medicamentos o cirugía. Averigüe los riesgos y beneficios del tratamiento y las consecuencias de evitarlo (véase el capítulo 13).

- **Seguimiento.** Infórmese sobre cuándo debe llamar o regresar al consultorio médico, qué problemas debe observar y cómo debe actuar si ocurrieran.

Como una persona proactiva en el manejo de su salud, la herramienta más poderosa en su relación con el proveedor es la pregunta. Con sus preguntas usted puede juntar todas las piezas de información importante que necesita y cerrar los vacíos críticos en la comunicación. Al hacer preguntas está demostrando su participación activa en el proceso de su cuidado, y

eso es un ingrediente fundamental para restablecer y mantener la salud. Obtener respuestas e información que usted necesita y entiende es la piedra angular del manejo personal. Por eso, es importante estar preparado para hacer preguntas sobre el diagnóstico, pruebas, tratamientos y seguimiento.

Repetir

Es sumamente útil repetirle al médico los puntos más importantes discutidos durante la visita; por ejemplo, el diagnóstico, el pronóstico (el futuro de la enfermedad), los siguientes pasos en el tratamiento y las instrucciones para los medicamentos. Por ejemplo, puede decir algo así como: *"Usted quiere que yo tome este medicamento tres veces al día"*. El propósito es asegurarse de que entendió correctamente las instrucciones. Además, le da la oportunidad al médico de corregir o aclarar malos entendidos. Si no recuerda o no comprende bien la información que escucha, no se sienta mal al admitirlo. Pregunte de nuevo: puede utilizar una frase como: *"Estoy seguro de que ya me ha dicho esto, pero todavía estoy confundido"*. No tenga miedo de hacer cualquier pregunta. Estas preguntas pueden indicar una preocupación importante o algún malentendido.

A veces es difícil recordar todo lo que sucede durante su visita médica. Por eso, considere anotar los puntos importantes o ir con una persona que pueda asistirle en este aspecto. Si su proveedor le da permiso, también puede grabar la conversación para poder escucharla otra vez, prestándole atención completa. Además puede compartirla con su familia para ver sus reacciones y escuchar opiniones.

Tomar acción

Al final de una visita y antes de salir del consultorio, asegúrese de comprender los próximos pasos del seguimiento. Por ejemplo, ¿debe regresar para otra visita? Si es así, ¿por qué y cuándo? En caso de que deba hacerse pruebas, ¿puede llamar para obtener los resultados? También debe saber si hay problemas o signos de peligro que debe observar y reportar a su proveedor. ¿Cuáles son y qué debe hacer si se presentan? Es importante saber lo más posible sobre lo que debe hacer para poder tomar la acción adecuada. Si es necesario, pídale a su proveedor que le escriba las instrucciones, le recomiende una lista de lecturas, o le sugiera dónde encontrar información en su idioma o a quién más puede recurrir para obtener más información o ayuda.

Si por alguna razón no puede o no va a seguir las recomendaciones del proveedor, infórmeselo. Por ejemplo: *"No tomé la aspirina. Me causa problemas estomacales"*, *"Mi seguro no cubre la terapia física, no puedo pagarla"* o *"Ya he tratado de hacer ejercicio antes, pero no puedo mantener la disciplina"*. Si el proveedor conoce las verdaderas razones por las que no puede seguir sus instrucciones, le puede ofrecer alternativas para ayudarle a vencer sus barreras; si no comparte sus acciones con el proveedor será difícil que le ayude a resolver sus problemas.

Pedir una segunda opinión

Es posible que usted desee ver a otro proveedor o tener una segunda opinión acerca de su diagnóstico o tratamiento. Pedir esto puede ser difícil especialmente si tiene una buena y larga relación con su médico. Muchos piensan que al pedir una segunda opinión, su médico principal podría interpretarlo como desconfianza en su capacidad profesional y se podría enojar. Los proveedores rara vez se sienten heridos por las peticiones de una segunda opinión. Si su condición es compleja, puede ser que su médico ya haya consultado a otros especialistas. De hecho, esta práctica se hace a menudo de una manera informal. Sin embargo, si usted llega al punto de pedir tres, cuatro y cinco opiniones, puede ser infructuoso.

Aun si su condición no es particularmente complicada, pedir una segunda opinión debe ser perfectamente aceptable y los proveedores fueron entrenados para esperar esas peticiones. Para pedir una segunda opinión podría utilizar una comunicación no intimidante, por ejemplo, un mensaje lo más directo posible: *"Todavía me siento incómodo y confundido con este tratamiento; creo que una segunda opinión me ayudaría a sentirme mejor. ¿Podría recomendarme a un colega?"* De esta forma ha expresado sus sentimientos sin sugerir que el proveedor está equivocado. Ha confirmado su confianza en él al pedirle que le dé una referencia. (Recuerde, no esté atado a la sugerencia de su proveedor; elija a quien usted crea conveniente para pedir una segunda opinión).

Compartir sus reacciones positivas con los proveedores de salud

Sus proveedores de salud necesitan saber qué tan satisfecho se siente con su cuidado. Si no le agrada la forma en que alguno de ellos lo ha tratado, dígaselo. De igual manera, si está contento con el cuidado también es importante decírselo.

Todos apreciamos los agradecimientos y elogios de vez en cuando, especialmente los miembros de su equipo de cuidado de salud. Ellos son seres humanos, y el agradecimiento de sus pacientes ayuda a nutrir y consolar a estos profesionales ocupados y trabajadores. Compartir los sentimientos positivos y valorar los esfuerzos que hacen el médico y otros profesionales es la mejor manera de mejorar nuestra relación y comunicación con ellos, además de hacerlos sentir bien.

Su papel en las decisiones médicas

Muchas de las decisiones en el cuidado médico no son bien definidas, y frecuentemente hay más de una opción. Las mejores decisiones, salvo en situaciones de emergencia que amenazan la vida, dependerán de sus valores y preferencias, por lo que no deben dejarse exclusivamente en manos del médico. Por ejemplo, si usted tiene presión arterial alta, podría decir:

> *"Soy reacio a tomar medicamentos. ¿Cuál sería un período razonable para probar con ejercicio, dieta y la relajación primero, antes de empezar a tomar el medicamento?"*

Para tomar una decisión informada acerca de cualquier tratamiento, usted necesita saber cuáles son los costos y los riesgos del tratamiento propuesto. Estos incluyen el riesgo de posibles complicaciones, como reacciones a medicamentos, sangrado, infección, lesión o muerte. También incluyen los gastos personales, como ausencias al trabajo, y las consideraciones financieras, como cuántos tratamientos cubrirá su seguro médico.

También es necesario entender qué tan probable es que los tratamientos propuestos le beneficiarán en términos de prolongar su vida, aliviar sus síntomas o mejorar su capacidad de funcionamiento.

A veces la mejor opción puede ser la de demorar la decisión sobre el tratamiento optando por una "espera vigilante".

Nadie puede decirle cuál es la opción adecuada. Sin embargo, para tomar una decisión informada, usted necesita información acerca de las opciones de tratamiento. La decisión informada, no solo el consentimiento informado, es esencial para un cuidado médico de calidad. El mejor cuidado médico combina la experiencia médica del proveedor con el conocimiento, habilidades y valores del paciente.

Tomar decisiones acerca de los tratamientos puede ser difícil. Para algunas sugerencias sobre cómo tomar decisiones cómo tomar decisiones, véase la página 22 en el capítulo 2. Para evaluar nuevos tratamientos véase el capítulo 14.

Trabajar con el sistema de cuidado de salud

Hasta aquí hemos hablado de comunicación con los proveedores. Ahora vamos a ver cómo trabajar con el sistema de cuidado de salud. En muchos países, el sistema de cuidado de salud se ha cambiado mucho y, en muchos casos, se ha complicado. Los sistemas son más grandes y funcionan más como negocios. Hay muchos tipos de proveedores de salud trabajando con muchos más pacientes que antes. Los proveedores dependen en gran parte de estas organizaciones y comparten las mismas frustraciones que tienen los pacientes. Las citas, facturación, número de teléfono y uso de correo electrónico suelen ser decididos por alguien que no es su proveedor.

Si no está satisfecho con el sistema que utiliza su proveedor de salud, no se enfade ni angustie. Es importante que usted haga algo para solucionar el problema. Averigüe quiénes son las personas que están coordinando el sistema de cuidado de salud y quiénes toman las decisiones. Puede enviar una carta, correo electrónico o hablar por teléfono expresando su opinión. La mayoría de los proveedores de salud no quieren perder pacientes porque eso significa perder dinero; entonces cuando ellos están presionados con muchas quejas de parte de los pacientes, suelen responder y tratar de ofrecer soluciones. El problema es que las personas encargadas de tomar decisiones en los varios sistemas de cuidado de salud tienden a aislarse de los pacientes. Por eso, es más fácil quejarnos con la recepcionista, enfermera o médico Desafortunadamente ellos tienen poco poder sobre el sistema. Sin embargo, sí le pueden decir a quién puede llamar o escribir para expresar su desacuerdo. Como persona proactiva, lo mejor que usted puede hacer es formar una buena alianza con sus proveedores de salud y juntos tratar de lograr que su sistema de cuidado de salud le dé una respuesta. Si decide escribir una carta o correo electrónico, debe hacerlo de manera breve y concreta. Cuando sea posible, trate de mencionar

algunas acciones útiles para resolver el problema. Por ejemplo:

> Estimado Sr. Smith:
>
> Le escribo para expresar mi descontento con el sistema de programación para las citas. Ayer tuve una cita a las diez de la mañana con la Dra. Pérez. Yo llegué a tiempo, pero desafortunadamente no la pude ver hasta las doce y cuarto. Después de esperar más de dos horas, solo pasé ocho minutos con ella. También me dijeron que tendría que hacer otra cita para obtener respuestas a mis preguntas.
>
> Entiendo que a veces hay situaciones de emergencia, pero agradecería mucho si me pudieran avisar de antemano cuando mi médico va a llegar tarde, o si me cambiaran la cita para otro día. Además, me gustaría tener más de 15 minutos con la doctora.
>
> Muchas gracias por su atención. Quedo a la espera de su respuesta.
>
> Atentamente,

A continuación encontrará algunos consejos para ayudarle a manejar mejor algunos problemas comunes en el sistema de cuidado de salud. Aunque dichos problemas son frecuentes y las correspondientes sugerencias suelen ser efectivas, no necesariamente ocurren en todos los sistemas.

- **Me indigna cuando llamo por teléfono y solo encuentro un mensaje automatizado.** Hoy día es muy común llamar por teléfono para una cita o información y tener que pasar por una serie de mensajes automatizados. Desafortunadamente, no hay mucho que pueda hacer para cambiar esto. Sin embargo, los sistemas telefónicos no cambian tan frecuentemente y podemos aprender de memoria los números o teclas que debemos marcar para llegar a una parte del sistema más rápidamente sin perder mucho tiempo. Muchas veces, si marca el número "0" o la tecla "#" podrá ser transferido con una operadora. Cuando hable con esa persona, pregunte si hay otro número o mejor hora del día para llamar y recibir una respuesta o servicio más rápido.

■ **Tengo que esperar mucho tiempo para conseguir una cita.** Este es un problema muy común porque hay muchos pacientes y el sistema está muy ocupado. Cuando usted llama, pida la primera cita disponible y tómela. Luego puede preguntar cómo averiguar si hay cancelaciones. En algunas oficinas, le llamarán para cambiar la cita en caso de que otro paciente cancele la suya. En otros lugares es posible que tenga que llamar una o dos veces por semana para preguntarlo. También puede preguntar a la persona que programa el horario qué necesita hacer para conseguir una cita más pronto. Pida el número de teléfono directo para hablar con la persona que hace las citas. Ahora, algunos sistemas reservan un tiempo cada día para las citas "del mismo día". Si esto está disponible, es importante saber cuándo llamar. Por lo general es durante la mañana temprano. Si siente dolor o cree que debe consultar a un médico pronto, dígaselo a la persona que programa el horario. Si no hay turno disponible, pregunte cómo se puede ver a alguien pronto. No importa lo frustrado que se encuentre, sea cortés. La persona con quien habla tiene el poder de darle una cita o no.

■ **Tengo tantos proveedores; no sé a quién pedir ni qué preguntarle.** Uno de estos proveedores tiene que estar a cargo de su cuidado, y su trabajo es descubrir quién es. Pregúntele a cada médico que vea quién está coordinando su cuidado. Probable sea el médico internista o el médico de cabecera. Tan pronto como consiga el nombre, llámelo para confirmar que es él quien coordina su cuidado. Pregunte cómo puede ayudar usted, y manténgalo informado sobre lo que piden y prescriben los otros proveedores; esto es especialmente importante si los proveedores no trabajan en el mismo sistema, o si no hay un expediente (o archivo) médico electrónico común disponible para todos los médicos que lo atienden.

■ **¿Qué es un expediente médico electrónico (EME)?** Hoy día, en algunos sistemas grandes, se pone la información médica en una base de datos segura, de manera que todos los médicos que trabajan dentro del mismo sistema de cuidado puedan tener acceso a esta información por medio de una computadora. A veces, el EME solo tiene resultados de las pruebas, otras veces tiene resultados de las pruebas y los medicamentos que toma, y otras incluye todo lo que se sabe acerca de usted. Sin embargo, un expediente médico electrónico, igual que uno de papel, no sirve de nada si sus proveedores no lo leen. Por ejemplo, cuando un médico solicita que se haga un examen, sabrá cuándo estarán listos los resultados, pero los otros proveedores no sabrán nada acerca de ese examen a menos que usted se lo diga. Por eso, es importante aprender sobre el sistema de registros médicos para que usted pueda ayudarles a todos sus proveedores a utilizarlo más eficazmente.

En los Estados Unidos y muchos otros países, usted tiene el derecho de obtener una copia de la mayoría de la información de su expediente. Es recomendable pedir copias de todos los resultados de sus pruebas para poder llevarlos de un proveedor a otro. De esta manera, usted estará seguro de que no se perderán.

■ **Nunca puedo hablar con mi médico.** Es difícil ponerse en contacto con el médico por teléfono, pero podría ser posible si usa el correo electrónico (e-mail). Hoy día muchos sistemas tienen una manera en que los médicos y pacientes pueden comunicarse por texto o por correo electrónico. La próxima vez que vea a su proveedor, pregúntele cuál es la mejor manera para comunicarse con él. Una cosa buena acerca de estos sistemas de salud es que usualmente hay una manera específica de hacer los trámites rutinarios, como reponer dosis de medicamentos de forma rápida. Esto puede ser llamando a un número determinado o hablando con la enfermera. Es importante aprender a hacer esto, informándose en el lugar donde usted recibe cuidado médico.

Para las emergencias médicas, llame el número 911 (en los Estados Unidos), a la ambulancia o vaya a la sala de emergencia del hospital. No pierda tiempo tratando de ponerse en contacto con su médico. Una vez que usted reciba atención en la sala de emergencia, ellos notificarán a su médico.

■ **Tengo que esperar mucho tiempo en la sala de espera.** A veces hay muchas emergencias, lo que causa una larga espera. Otras veces, el sistema no es eficiente. Antes de salir de su casa, llame al consultorio del médico y pregunte cuánto tiempo tendrá que esperar. Dígales que usted irá, pero que no llegará hasta 15 minutos antes de que el médico lo atienda. También puede ir a la cita preparado para esperar; lleve un libro o algo para hacer. También puede decirle a la recepcionista que va a salir por un rato y que volverá dentro de un tiempo específico.

■ **No tengo bastante tiempo durante mi visita con el médico.** Este es un problema común, especialmente dentro de los grandes sistemas. Generalmente, los administradores deciden cuánto tiempo debe tener cada paciente. A veces la decisión se basa en lo que usted le dice a la persona que programa el horario. Si usted dice que solo necesita un control de presión arterial, se le dará una visita breve. Si dice que está muy deprimido y no puede desempeñarse, se le puede dar una cita más larga. Cuando haga una cita, pregunte cuánto tiempo va a tener con el médico. Generalmente, la visita normal es de 10 a 15 minutos. Si esto no es bastante, explique sus necesidades y pida más tiempo. Si no pueden darle más tiempo, pida la última cita del día. Puede ser que tenga que esperar, pero por lo menos el médico no se irá corriendo a ver a otro paciente.

Recuerde que si usted demanda más que el tiempo previsto, otros pacientes tendrán que esperar y el médico tendrá que trabajar horas extras. Por ejemplo, si un médico atiende a 30 pacientes por día, y cada paciente toma 5 minutos extras, el médico va a tener que trabajar dos horas y media extras por día.

Unos consejos finales

Si algo en el sistema no funciona bien para usted, pregunte cómo puede ayudar a mejorarlo. Es posible que si aprende a utilizar y reconocer el sistema, pueda resolver sus problemas o al menos manejarlos mejor. También es importante tener paciencia y comportarse siempre de manera respetuosa. Usted no quiere que las personas que trabajan para el sistema piensen que usted es "una persona difícil", lo que podría hacer que sus experiencias dentro del sistema sean más difíciles.

En caso de que usted piense que no es justo poner toda la carga y responsabilidad en el paciente, estamos de acuerdo. Los sistemas de salud deben cambiar para que sean más fáciles de manejar. Algunos ya han empezado a hacer cambios, pero es un proceso largo. Mientras tanto, hemos ofrecido estas sugerencias para ayudarle a manejar mejor los problemas que pueda encontrar.

Otros recursos

☐ Biblioteca Nacional de Medicina (*National Library of Medicine*). Información sobre cómo hablar con su médico: http://www.nlm.nih.gov/medlineplus/spanish/talkingwithyourdoctor.html

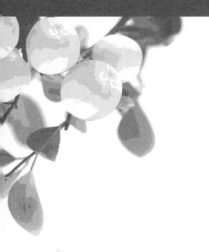

Capítulo 12

Sexualidad e intimidad de la pareja

Las relaciones amorosas, junto con la intimidad física y la satisfacción sexual, son necesidades básicas de todos los seres humanos. Idealmente, esta intimidad especial genera sentimientos de placer y satisfacción que enriquecen la vida en pareja. Sin embargo, para las personas y parejas con problemas crónicos de salud, física o mental, puede parecer difícil o casi imposible disfrutar de esta parte importante de la vida. Ciertas emociones, como el temor de lesionarse, de no poder realizar el acto sexual o de causar otra emergencia, les pueden impedir a la persona y a su pareja experimentar el placer y satisfacción deseados. Asimismo, el temor de aumentar los síntomas, aunque solo ocurran durante el acto sexual, puede ser frustrante para la pareja. Después de todo, las relaciones sexuales deben ser divertidas y placenteras, no desagradables e incómodas.

Para los seres humanos, la sexualidad comprende más que el acto sexual o alcanzar el orgasmo; también implica que compartimos nuestro ser físico y emocional con otra

245

persona. Hay una intimidad especial cuando hacemos el amor, que contribuye al sentido de bienestar. El hecho de tener una enfermedad crónica no significa que debe renunciar a la sexualidad y sus beneficios. Por el contrario, podría ofrecerle la oportunidad a mejorar su vida sexual. Es una invitación a ser creativo, experimentando con nuevos tipos de estimulación física y emocional que pueden mejorar algunos aspectos de su vida íntima y sexual. Puede abrir la comunicación con su pareja y fortalecer su relación. Además, cuando tenemos relaciones sexuales, el cuerpo libera hormonas (llamadas endorfinas) al flujo sanguíneo que nos hace sentir bien al lograr una relajación profunda, lo que puede ayudarnos a aliviar la incomodidad física y mejorar nuestro estado de ánimo.

Para la mayoría de las personas con enfermedades crónicas puede resultar físicamente difícil realizar el acto sexual debido a las exigencias físicas. Las relaciones sexuales causan un aumento en la frecuencia cardíaca y la respiración, y pueden agotar a quienes tienen energía limitada o problemas respiratorios o circulatorios. Por eso podría ser más satisfactorio pasar más tiempo en la preparación y estimulación sexual, y menos tiempo en el acto. El experimentar con la sensualidad y los "juegos sexuales" antes de realizar el mismo acto sexual puede ayudarle a encontrar nuevas formas de estimular a su pareja en una posición cómoda y relajante. Esto puede prolongar el tiempo y los momentos de intimidad en pareja. Algunas personas se sienten satisfechas al alcanzar el clímax sexual o el orgasmo de esta forma, sin consumar el acto sexual. Otros tal vez prefieran alcanzar el clímax a través del mismo acto sexual. Y para otros, tal vez alcanzar el clímax sexual no sea

tan importante como compartir momentos de placer y juego sexual, y se puedan sentir satisfechos a pesar de no haber alcanzado el orgasmo. Al reconocer el papel importante que juega la mente en nuestra estimulación sexual se puede enriquecer la experiencia sexual a través de la estimulación cognitiva (estimulación mental) en conjunto con la estimulación física.

Las preocupaciones emocionales también pueden afectar el funcionamiento sexual de la persona con problemas de salud. Alguien que ha tenido un ataque al corazón o un derrame cerebral frecuentemente se preocupa de que la actividad sexual pueda ocasionar otro ataque. Las personas que tienen dificultades para respirar se inquietan porque piensan que el acto sexual es demasiado intenso y puede provocar un ataque de tos y resuello o algo peor. Quizás las parejas de esas personas tengan miedo de que la actividad sexual pueda causar estos problemas, incluso la muerte, y que ellas serían responsables. Algunas enfermedades, como la diabetes, pueden causar problemas de erección o sequedad vaginal. Sin duda, estas preocupaciones afectan la relación.

Las barreras más sutiles pero devastadoras para la satisfacción sexual son la pérdida de la autoestima y el cambio de autoimagen. Muchas personas con condiciones crónicas piensan que no son físicamente atractivas debido a su enfermedad, como por ejemplo la parálisis, el aumento de peso debido a los medicamentos, el cambio en la forma de sus articulaciones o la pérdida de un seno u otra parte del cuerpo. Tienen la impresión de que no son seres completos y funcionales. Los problemas de salud mental también dañan el sentido de confianza en sí mismo. Por eso, evitan las situaciones sexuales y tratan de no pensar en el sexo. Sin embargo,

Conceptos erróneos sobre la sexualidad

Muchas de nuestras actitudes y creencias sobre la sexualidad son aprendidas, es decir que no son automáticas ni instintivas. Empezamos a aprender estas actitudes de jóvenes. Las mismas provienen de nuestra familia, amigos, otros adultos; también nos enteramos de ellas por medio de chistes, revistas, televisión y películas. Desafortunadamente, mucho de lo que aprendemos sobre la sexualidad se confunde con las inhibiciones ("lo que debemos o tenemos que hacer o no") y la mala información.

Por eso, para poder mejorar su placer sexual es necesario desenmascarar esos conceptos erróneos para poder descubrir y explorar más su propia sexualidad. Por ejemplo, muchas personas creen cosas que simplemente no son ciertas, como las siguientes creencias o mitos:

- Las personas mayores ya no pueden disfrutar de las relaciones sexuales.
- Tener las relaciones sexuales es mejor para las personas que tienen cuerpos perfectos y hermosos.
- Un "hombre de verdad" siempre está listo para tener relaciones sexuales.
- Una "mujer de verdad" debe estar sexualmente disponible cada vez que su pareja está interesada en las relaciones.
- Hacer el amor siempre tiene que terminar en el acto sexual.
- El acto sexual debe llevar al orgasmo.
- El orgasmo debe ocurrir al mismo tiempo (simultáneamente) para ambas personas de la pareja.
- Besar y tocarse debe hacerse solamente para culminar en relaciones sexuales.

ignorar la parte sexual de su relación o alejarse física o emocionalmente de su pareja frecuentemente provoca depresión, y la depresión causa falta de interés en el sexo, y así sucesivamente, creando un círculo vicioso. Afortunadamente, se puede tratar la depresión para que la persona se sienta mejor. Para más información sobre la depresión y cómo ayudarse a vencerla, lea los capítulos 4 y 19. Si estas técnicas del manejo personal no son efectivas, hable con su médico o psicólogo.

Incluso las buenas relaciones sexuales pueden mejorarse. Existen muchas maneras en que usted y su pareja pueden explorar juntos la sensualidad e intimidad para vencer el temor que puedan tener durante el acto sexual.

Cómo vencer el temor

Tener un problema de salud y los síntomas que lo acompañan despiertan temores en las personas con condiciones crónicas. Pensamientos como "¿Empeorará mi condición?", "No puedo hacer nada sin que me dé dolor, fatiga o algún otro síntoma" o "¿Podría morirme?" son difíciles de vencer y pueden interferir con las actividades que deseamos o necesitamos hacer. En el caso de las relaciones sexuales, este temor podría hacer que decida negarse a sí mismo y a su pareja el placer sexual. Con esta decisión no solamente negamos un aspecto importante y placentero de la vida, sino que además podemos generar sentimientos de culpabilidad y frustración. Por otro lado, la pareja también puede sentir temor de ser responsable de lesiones o dolor, o resentimientos, pues se le ha privado del placer sexual y de poder expresar su propio afecto. Esta dinámica podría ocasionar dificultades en la relación al deteriorarse la comunicación. Además, el estrés psicológico y la depresión resultantes empeoran la percepción de los síntomas, pudiendo causar aun más, pero esto no debe pasar.

Como en toda relación humana, la manera más efectiva para enfrentar los temores es aliviarlos a través de una buena comunicación y resolución de problemas. Sin una buena comunicación, aprender nuevas posiciones o formas de aumentar la sensualidad no van a ser suficientes para mantener la armonía entre la pareja. Esto es especialmente importante para las personas que se preocupan por su problema de salud y cómo puede afectar su aspecto físico. Sin embargo, muchas veces estas personas notan que su pareja está mucho menos preocupada que ellos por la apariencia física.

Cuando usted y su pareja pueden hablar abiertamente sobre su sexualidad, sus deseos y temores podrán encontrar soluciones satisfactorias a los problemas que imponen las enfermedades crónicas. Por ejemplo, se puede comenzar compartiendo preferencias por diferentes formas de estimulación y posiciones. Después se puede compartir las fantasías excitantes. Es difícil pensar en los temores cuando la mente está entretenida con las fantasías.

Para comenzar este proceso le sugerimos repasar el capítulo 11 sobre la comunicación y expresión de los sentimientos, y el capítulo 2 sobre la resolución de problemas. Como en toda actividad, es necesario practicar repetidamente los nuevos patrones de comunicación antes de recibir los primeros beneficios.

Sexo sensual

En nuestra sociedad, la atracción sexual se ha vuelto demasiado dependiente de la experiencia visual. Esto puede llevarnos a enfatizar o enfocar demasiado en la imagen física. Sin embargo, la vista es solo uno de los cinco sentidos. Por lo tanto, cuando pensamos en ser sensual, también debemos apreciar otras cualidades seductoras de nuestra pareja, por ejemplo, su voz, perfume, sabor y la sensación de sus caricias. La sensualidad (o el sexo sensual) significa que nos relacionamos con nuestra pareja a través de todos los sentidos; hacemos el amor no solo con los ojos, sino también con las orejas, la nariz, la boca y las manos.

La sensualidad a través del tacto es especialmente importante porque la piel es el área más extensa y sensual del cuerpo; contiene muchos nervios sensoriales que transmiten todas las sensaciones. Una forma particular de caricia puede ser muy estimulante y gratificante. Además, puede ayudar como una distracción del dolor. Cada persona es diferente en cuanto a sus preferencias. Afortunadamente, la estimulación sensorial a través del tacto puede hacerse en cualquier posición, incluidos aquellos que les resulte más cómodas a las personas con condiciones crónicas.

Algunas personas utilizan aceites, lociones perfumadas, plumas, guantes de piel suave, que pueden enriquecer las experiencias sensoriales de la piel. ¡En este juego deje volar la imaginación y espontaneidad!

Existen zonas erógenas (áreas más sensibles) en casi cualquier parte del cuerpo. Entre las más populares se incluyen, por ejemplo, los labios, los lóbulos de las orejas, el cuello, los senos y pezones de la mujer, las tetillas del hombre, el área del ombligo, las manos (las puntas de los dedos para dar placer y las palmas para recibirlo), las muñecas, la espalda, los glúteos, la parte interna de los muslos y los brazos. Otras personas experimentan más estimulación al ser acariciadas por la nariz, los labios, la lengua e incluso juguetes sexuales.

Fantasía y sensualidad

La imaginación juega un papel importante en estimular nuestro apetito sexual. La imaginación es creativa y espontánea. La imaginación se despliega en múltiples direcciones cuando se trata de crear fantasías. La fantasía sexual estimula la sensación física y proporciona momentos de placer y distracción enriquecedores de la vida sexual. La mayoría de las personas tienen fantasías sexuales en algún momento de su vida y probablemente la mayoría de estas son saludables. Si usted y su pareja descubren alguna fantasía que les atrae, pueden decidir compartirla durante sus momentos de intimidad sexual. A veces, simplemente mencionar ciertas palabras puede ser erótico y mejorar la experiencia sexual. Igual que la distracción, las fantasías sexuales mantienen la mente ocupada, intensificando las sensaciones de placer, disminuyendo e inclusive anulando los síntomas que pueden afectar el placer.

Sin embargo, hay que tener cuidado con las fantasías. A veces puedan llevar a expectativas poco realistas. Es posible que su pareja actual no se compare favorablemente con su amante ideal. También, si usted fantasea mucho sobre las imágenes, fotos explícitas o videos de personas jóvenes con cuerpos "perfectos", usted mismo podría experimentar una disminución de satisfacción sexual.

Cómo vencer los síntomas durante las relaciones sexuales

Algunas personas no pueden encontrar posiciones sexuales en las que los síntomas desaparezcan por completo. En otros casos, síntomas como el dolor, dificultad o falta de respiración, fatiga e incluso pensamientos negativos, interfieren demasiado con la sensación de placer y la posibilidad de alcanzar el orgasmo. Si no puede disfrutar de su sexualidad, es normal sentirse insatisfecho. Además, al verse privado del placer que su pareja sí puede experimentar, usted puede sentir resentimiento. Por otro lado, su pareja podría sentirse culpable al no poder compartir este placer con usted. Si usted evita tener relaciones sexuales porque se siente frustrado, su pareja podría resentirse y usted podría sentirse culpable. La estima personal de ambos sufre, pues a través de la sexualidad se expresa un aspecto distinto y único del amor. La relación sufre. Ambos sufren.

Una solución posible que puede ayudarle a manejar esta situación sería tomar los medicamentos para contrarrestar los síntomas en un horario que le permita estar en buen estado para cuando decida tener relaciones sexuales. Esto significa planear con anticipación. El tipo de medicamento también es importante. Los narcóticos, relajantes musculares y tranquilizantes reprimen la capacidad de sentir. Sería contraproducente disminuir la capacidad de los nervios sensoriales cuando uno trata de gozar del placer. La claridad de pensamiento también se ve afectada al tomar medicamentos, dificultando la capacidad de concentrarse en ser creativo y disfrutar sus fantasías. Además, algunos medicamentos pueden dificultar al hombre la capacidad de erección; otros, sin embargo, pueden ayudar con este problema. Es preferible consultar con el médico o el farmacéutico sobre el horario adecuado para tomar los medicamentos para aliviar los síntomas sin producir tantos efectos secundarios adversos.

Otra forma de manejar los síntomas incómodos es hacerse un experto en la fantasía, utilizando la técnica de visualización de imágenes. Así, podría desarrollar su imaginación y creatividad aun más. Para lograrlo, es necesario practicar. Se trata de crear una o más fantasías sexuales de tal vivacidad y detalle que pueda recordarlas durante los momentos de intimidad y juego sexual. El concentrarse en su fantasía o visualizar a ambos haciendo el amor, por ejemplo, mantiene la mente ocupada con pensamientos eróticos lo suficientemente agradables como para olvidarse de los síntomas o pensamientos negativos. Si no ha tenido mucha experiencia con las técnicas de relajación y visualización de imágenes, necesitará practicarlas varias veces por semana. Sin embargo, no tiene que dedicar toda esta práctica a sus fantasías sexuales; puede comenzar con los ejemplos de la técnica de visualización aplicada a la vida diaria presentados en el capítulo 5, o con otra herramienta de visualización que prefiera. Primero, empiece imaginándose solo las imágenes, haciéndolas más vivas cada vez que usted practique. Cuando pueda hacerlo bien, añada color a las imágenes y céntrese en esos colores. Luego, imagine mirar hacia sus pies mientras camina. Escuche los sonidos que lo rodean y luego concéntrese en los olores y sabores de la imagen, y en la sensación de la piel al ser tocado por la brisa. Finalmente, enfóquese en las sensaciones que experimenta al tocar diferentes objetos de la imagen. Practique con un sentido a la vez. Una vez que sea competente en esta técnica, no solo podrá inventar su propia fantasía, sino también la podrá imaginar, escuchar, oler y tocar. Usted podría comenzar la fantasía visualizando que pone a un lado sus síntomas. Las posibilidades solo están limitadas por su imaginación.

Al aprender a utilizar este nivel de concentración también podrá enfocarse en el momento. El concentrarse en las sensaciones físicas y emocionales durante el acto sexual puede ser poderosamente erótico. Si su mente se distrae (lo que es normal), suavemente tráigala de nuevo al aquí y ahora. *IMPORTANTE: No trate de superar el dolor de pecho ni la debilidad repentina en un lado del cuerpo usando esta técnica. Estos síntomas no deben ser ignorados y lo deberá consultar de inmediato con un médico.*

Si decide abstenerse de toda actividad sexual debido a su condición crónica de salud, o considera que no es una parte importante de su vida, está bien. Usted puede tomar esta decisión en conjunto con su pareja. Pero es importante para la relación con su pareja que el acuerdo sea mutuo. Hay profesionales entrenados específicamente en el área de las enfermedades crónicas y problemas de relación que pueden ayudarles a comunicarse más claramente como pareja para tomar decisiones que beneficien a ambos.

Posiciones sexuales

Para minimizar los síntomas durante las relaciones sexuales es importante disminuir el temor a lastimarse, además de disminuir los síntomas. En general, las posiciones más cómodas para la pareja se pueden encontrar por medio de la experimentación. Cada persona es diferente en cuanto a sus preferencias. Sin embargo, encontrar una posición más cómoda antes de involucrarse completamente en la relación sexual, le podría evitar el dolor o incomodidad no deseados. También, puede experimentar con la colocación de almohadas o sentarse en una silla cómoda.

Otra forma de prevenir la incomodidad es hacer algunos ejercicios de calentamiento por unos minutos antes de empezar la actividad sexual; por ejemplo, estiramientos suaves de la espalda y los músculos de las piernas. Esto podría hacerse de una forma juguetona y espontánea. Refiérase al capítulo 7 para obtener más información sobre ejercicios específicos. El ejercicio también puede ayudar a su vida sexual en otras maneras. Ponerse en una mejor condición física es una manera excelente para aumentar su comodidad y resistencia durante la actividad sexual. Caminar, nadar, andar en bicicleta y otras actividades aeróbicas le pueden beneficiar en la cama tanto como en realizar otras actividades diarias, porque reducen la dificultad para respirar, la fatiga y el dolor. El ejercicio le ayuda a aprender sus límites físicos y a marcar el ritmo de su actividad para no gastar toda la energía.

Durante la actividad sexual puede ser necesario cambiar de posición periódicamente si siente síntomas o si estos aumentan. Puede hacer estos cambios en una forma juguetona de manera que usted y su pareja se divierten. También es importante saber parar y descansar un rato durante el sexo está bien. Además del ejercicio, un baño de agua caliente puede ayudar a relajar los músculos antes de comenzar la actividad sexual.

Las enfermedades crónicas no deben convertirse en un impedimento para gozar de la sexualidad. A través de una buena comunicación, con un poco de planeamiento y, más importante aun, siendo creativos, la pareja puede mantener una vida sexual activa y satisfactoria.

Consideraciones especiales

Las personas con ciertas enfermedades se preocupan por algunos problemas específicos que afectan de alguna manera su funcionamiento sexual. Quienes se recuperan de un ataque al corazón o un derrame cerebral suelen tener miedo de reanudar las relaciones sexuales porque temen que no van a poder realizar el acto, por miedo a provocar otro ataque o incluso la muerte. Es aun más común que sus parejas se abstengan debido a este temor. Afortunadamente, esto no tiene fundamento y las relaciones sexuales se pueden reanudar tan pronto como se sienta listo para hacerlo. Los estudios demuestran que el riesgo de que la actividad sexual contribuya a un ataque al corazón es inferior al 1%. Y este riesgo es aun menor para las personas que hacen ejercicio físico regularmente. Es posible que quienes han sufrido un derrame cerebral necesiten encontrar mejores posiciones para obtener el apoyo y comodidad deseados, así como las partes más sensibles para acariciar debido a que puede haber parálisis residual o debilidad. También se debe considerar las preocupaciones que surjan por el control del intestino y la vejiga. La Asociación Americana del Corazón en los Estados Unidos tiene más información sobre la sexualidad de las personas con enfermedades del corazón y derrame cerebral.

La diabetes puede afectar seriamente el funcionamiento sexual del hombre y de la mujer. Para los hombres, pueden haber dos problemas específicos de funcionamiento sexual: la impotencia (dificultad para lograr o mantener una erección) y la eyaculación retrógrada. La impotencia puede surgir de factores psicológicos (como presiones, miedo, fracaso, culpa u otros factores similares), por efectos secundarios de los medicamentos o por los efectos físicos de la diabetes. Los efectos físicos generalmente ocurren después de que el hombre ha padecido la diabetes durante varios años y no se ha controlado bien. Algunos expertos piensan que la principal causa de impotencia es la neuropatía, es decir lesiones de los nervios que controlan la erección. Los nervios que participan en la erección controlan pequeñas válvulas localizadas en los vasos sanguíneos que irrigan el pene. Cuando el hombre diabético es impotente puede deberse a que dichas válvulas no funcionan bien. Pero hay que tener en mente que las neuropatías causadas por la diabetes pueden ocurrir también en otras partes del cuerpo. Cualquiera que sea la causa, la impotencia en el hombre diabético se presenta gradualmente; no aparece de forma repentina. Otro problema de funcionamiento sexual se conoce como eyaculación retrógrada, que se refiere al flujo inverso del semen. Normalmente, durante la actividad sexual el semen se eyacula hacia el exterior, pero algunos hombres diabéticos invierten el flujo hacia la vejiga, donde se destruye. Si esto ocurre, la fertilidad disminuye o se obstaculiza por completo, lo cual puede ser un grave problema para hombres jóvenes que desean formar una familia. Los hombres diabéticos impotentes deben analizar el problema con su médico. Hay nuevos tratamientos para hombres con problemas eréctiles.

Para las mujeres con diabetes puede haber varios problemas de funcionamiento sexual debidos al mayor contenido de azúcar en la orina, lo que estimula el crecimiento de microorganismos invasores. Por lo tanto, las mujeres con diabetes están más predispuestas a tener problemas sexuales. No tener suficiente lubricación vaginal es la dolencia más común de las mujeres con diabetes. La vagina no se lubrica en forma espontánea durante el acto sexual y esto puede provocar que las relaciones sexuales resulten molestas. El uso de lubricantes pueda ayudar a aliviar este problema y mejorar la sensibilidad tanto en la mujer como en el hombre. Si usted y su pareja usan condones, asegúrense de usar un lubricante hecho con agua y no vaselina; los lubricantes con vaselina destruyen el látex del condón. También, el uso de un vibrador puede ayudar a las personas con neuropatía pudiendo centrarse la vibración en las partes del cuerpo más sensibles para alcanzar estimulación y mejorar el placer sexual.

Las células del sistema inmunológico son menos eficaces para destruir las bacterias que entran al organismo cuando los niveles de azúcar sanguíneo son elevados. Por eso, la mujer es más susceptible a las infecciones urinarias y vaginales, que hacen que las relaciones sexuales sean dolorosas. También, las infecciones genitales causadas por hongos, condición conocida como *candidiasis*, pueden ser muy molestas porque afectan la vagina o la punta del pene. Por eso, es importante hablar con su médico o una enfermera sobre cualquier incomodidad que tenga en esta área, para tratarla y aprender qué puede hacer para evitar o prevenir las infecciones.

Además es vital para las mujeres diabéticas controlarse el azúcar sanguíneo antes de embarazarse; las medidas anticonceptivas cobran mayor importancia como recurso para evitar un embarazo hasta que las condiciones sean óptimas para la madre y el feto.

Para más información sobre diabetes y sexualidad, hable con su proveedor de salud. La Asociación Americana de Diabetes en los Estados Unidos también tiene información para personas con diabetes.

El tener dolor crónico, repetido o constante puede afectar mucho el interés sexual. Puede ser difícil sentirse sexy cuando hay dolor o se teme que las relaciones sexuales puedan causarlo. A las personas con artritis, migrañas (jaquecas), enfermedades del intestino u otras condiciones donde el dolor es el síntoma principal, frecuentemente les resulta difícil dominar el dolor para excitarse o alcanzar el orgasmo. En este caso, es posible que la concentración mental pueda ayudar. Como ya mencionamos, aprender a utilizar el poder de la mente para concentrarse en el momento o en una fantasía sexual lo puede distraer del dolor y le permite enfocarse más en el acto y en su pareja. También, es recomendable planear la toma de medicamentos para que surtan el efecto máximo durante la actividad sexual. Además, busque una posición cómoda, vaya lenta y suavemente, relájese y trate de disfrutar de un período extendido de caricias estimulantes.

Las personas que carecen de un seno, testículo u otra parte del cuerpo como resultado de un tratamiento para el cáncer o de otra condición médica, y las personas con cicatrices quirúrgicas o articulaciones inflamadas o desfiguradas por la artritis, también pueden tener temores a la sexualidad e intimidad. En esos casos, suelen preocuparse por lo que va a pensar su pareja. Por ejemplo, ¿podría ser que su pareja ya no piense que usted es deseable? Aunque esto puede ocurrir a veces, en realidad sucede con menos frecuencia de lo que se cree. Por lo general, cuando nos enamoramos de alguien, nos enamoramos de la persona, no de las diferentes partes del cuerpo. Insistimos, la buena comunicación y el intercambio de preocupaciones y miedos con su pareja pueden ayudar. Si hacer esto le parece difícil, tal vez pueda hablar con un consejero de parejas. A menudo, lo que usted cree que va a ser un problema realmente no lo es.

La fatiga es otro síntoma que puede acabar con el deseo sexual. En el capítulo 4 hablamos mucho acerca de cómo manejar la fatiga. Aquí vamos a añadir un consejo más: planear sus actividades sexuales alrededor de su fatiga, es decir, tratar de tener relaciones sexuales durante los momentos en que se siente menos cansado. Esto podría significar que las mañanas son mejores que las noches.

Muchos problemas de salud mental, así como los medicamentos utilizados para tratar los síntomas, también pueden interferir con la función y el deseo sexual. Por lo tanto es importante que hable con su médico acerca de estos efectos secundarios para que juntos puedan encontrar alternativas. A veces el médico puede encontrar otro medicamento, cambiar la dosis y el horario de la medicación, o derivarlo a un terapeuta (psicólogo) que puede ayudarles a usted y su pareja a aprender otras estrategias para reducir o eliminar los síntomas. La terapia de individuo o de pareja también puede ayudar en el tratamiento de otros problemas no relacionados con la medicación, como los problemas de relaciones personales, intimidad y sexualidad.

No importa qué problema de salud crónico tenga, siempre es recomendable hablar primero con su médico sobre los problemas sexuales y posibles soluciones. A veces, algo tan sencillo como cambiar los medicamentos o el horario de tomarlos puede marcar la diferencia. Estos problemas son comunes y es probable que su médico los haya tratado anteriormente y haya encontrado soluciones. Recuerde que los problemas sexuales son como otros síntomas asociados con su enfermedad y que pueden ser manejados. Los problemas de salud crónicos no tienen que terminar con su vida sexual. Con una buena comunicación y planeamiento puede lograr tener relaciones satisfactorias. En verdad, al ser creativo y estar dispuesto a experimentar, se puede mejorar el sexo y la relación con su pareja.

Otros recursos

☐ Asociación Americana del Corazón (*American Heart Association*):
http://www.americanheart.org

☐ Asociación Americana de la Diabetes (*American Diabetes Association*):
http://www.diabetes.org/espanol

☐ Biblioteca Nacional de Medicina (*National Library of Medicine*):
http://www.nlm.nih.gov/medlineplus/spanish

☐ Fundación Nacional de Artritis (*National Arthritis Foundation*): http://www.arthritis.org

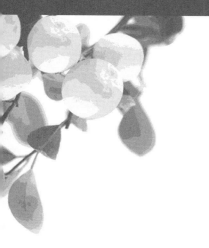

CAPÍTULO 13

Controlar los medicamentos

Tener una enfermedad crónica usualmente significa tomar uno o más medicamentos. Por eso, entender todo acerca de ellos y saber tomarlos apropiadamente es una tarea muy importante en el manejo de su enfermedad. Este capítulo le ayudará a realizar esta tarea.

Información general acerca de los medicamentos

Casi nada recibe tanta propaganda como los medicamentos. Si leemos una revista, escuchamos la radio o vemos la televisión, quedamos expuestos a una corriente constante de anuncios, todos destinados a convencernos de que si usamos esta píldora o aquel remedio nuestros síntomas se curarán. Mensajes como "Recomendado por el 90% de los médicos a quienes se les preguntó" son muy comunes, pero tenga en cuenta que podrían habérselo preguntado a los médicos que trabajan para la compañía farmacéutica o simplemente a unos pocos médicos. ¿Y se ha dado cuenta de que en la televisión, los anuncios alaban lentamente los beneficios de diferentes medicamentos con una voz risueña, con mucho optimismo, mientras que los efectos secundarios son recitados rápidamente? Casi como una respuesta a estos mensajes y a los anuncios en general, hemos aprendido a evitar el exceso de medicamentos. Todos hemos oído o experimentado alguno de los efectos secundarios de los medicamentos. La información que recibimos es muy confusa y el proceso de aprender acerca de los medicamentos que tomamos para nuestra enfermedad puede ser difícil.

Su cuerpo a menudo es su propio sanador, y con el tiempo la mayoría de los síntomas y trastornos más comunes mejorarán. Las recetas médicas dadas por la farmacia interna del cuerpo suelen ser el tratamiento más seguro y efectivo. Por lo tanto, la paciencia, la autoobservación cuidadosa y el seguimiento con su médico suelen ser las mejores alternativas terapéuticas.

También es verdad que los medicamentos pueden ser una parte muy importante en el manejo de las enfermedades crónicas. Aunque los medicamentos no curan la enfermedad, generalmente tienen una o más de las siguientes funciones:

- **Disminuir los síntomas.** Por ejemplo, un inhalador libera medicamentos que ayudan a expandir las vías respiratorias (los tubos bronquiales) y hacen que se pueda respirar con facilidad. También, una tableta de nitroglicerina expande los vasos sanguíneos permitiendo que llegue más sangre al corazón, aliviando la angina de pecho (dolor o malestar en el pecho). Y el ace-

taminofeno (por ejemplo, Tylenol) ayuda a reducir el dolor.

- **Prevenir problemas mayores.** Por ejemplo, los medicamentos anticoagulantes diluyen la sangre e impiden la formación de coágulos sanguíneos que pueden bloquear arterias y venas, causando accidentes vasculares o problemas cardíacos.

- **Mejorar o detener el proceso de la enfermedad.** Por ejemplo, los medicamentos antiinflamatorios sin esteroides pueden ayudar en casos de artritis, aliviando el proceso inflamatorio. De igual forma, los medicamentos para la hipertensión ayudan a reducir la presión arterial.

- **Reemplazar sustancias que el organismo ya no produce adecuadamente.** Es así como se usa la insulina para controlar la diabetes y la medicación para controlar el hipotiroidismo.

En todos los casos, el propósito de los medicamentos es disminuir las consecuencias de la enfermedad o retardar su curso. Puede que usted no se dé cuenta de que los medicamentos actúan mientras retrasan el progreso de su enfermedad, impidiendo que su condición empeore, o haciendo que empeore más lentamente. Es posible que usted no sienta y que termine pensando que el medicamento no es efectivo. Es importante que continúe tomándolos aunque no perciba cómo le ayudan. Si esto le preocupa, pregúntele a su médico.

Los medicamentos son herramientas importantes en el manejo de su enfermedad, pero es muy común sentir ciertos malestares al tomarlos. Debemos reconocer que además de ser útiles, todos los medicamentos pueden presentar efectos secundarios. Algunos son predecibles y menores, mientras que otros son inesperados y afectan a otros órganos del cuerpo. Otro efecto que puede ser peligroso son las reacciones a los medicamentos. Estas reacciones son la causa del 5 al 10% de las hospitalizaciones. Al mismo tiempo, no tomar los medicamentos de la manera indicada es también una de las causas principales de hospitalización.

El poder de la mente: Espere lo mejor

Cualquier medicamento provoca dos reacciones en el cuerpo. La primera reacción se determina por el estado químico del medicamento, y la segunda por sus creencias y expectativas acerca del mismo. Cuando toma medicamentos, sus creencias y su confianza en el medicamento puede cambiar su química corporal y sus síntomas. Esta reacción se llama "efecto placebo". Es un ejemplo de la conexión íntima entre la mente y el cuerpo.

Muchos estudios científicos han demostrado el poder del placebo; es decir el poder de la mente sobre el cuerpo. Cuando se toma una pastilla placebo (una píldora que no contiene ningún medicamento), muchas personas experimentan un mejoramiento. Los placebos pueden aliviar dolor de la espalda, dolor crónico, fatiga, artritis, dolores de cabeza, alergias, hipertensión, insomnio, asma, síndrome del intestino irritable y trastornos digestivos crónicos, depresión, ansiedad y dolor posterior una cirugía. Este efecto placebo demuestra claramente que nuestras creencias y expectativas positivas despiertan en el cuerpo una habilidad para curarse. Para ayudarnos a manejar mejor los síntomas de nuestra enfermedad podemos aprender a aprovechar esta poderosa farmacia interna.

¡Cada vez que usted toma un medicamento también está tomando sus expectativas y creencias sobre este medicamento. Por eso, ¡es importante esperar lo mejor!

Lo siguiente puede ayudarnos a lograr esto.

- **Examine las creencias que tiene acerca del tratamiento.** Si se dice a sí mismo, "No me gusta tomar medicamentos" o "Los medicamentos siempre me provocan malos efectos secundarios", ¿cómo piensa que responderá su cuerpo? Si usted no piensa que el tratamiento prescrito puede ayudarle, sus pensamientos negativos minarán el efecto terapéutico. Si desea, usted puede contrarrestar estas imágenes negativas y cambiarlas por positivas.

- **Considere sus medicamentos así como vitaminas.** A muchas personas les resulta más fácil relacionar imágenes saludables con vitaminas o remedios naturales que con medicamentos. Cada pastilla de vitaminas o un remedio natural afirma que la persona está haciendo algo positivo para prevenir la enfermedad o promover la salud. Si usted considera que los medicamentos pueden devolver y promover la salud tanto como las vitaminas, es posible que se puedan realizar mejores beneficios mentales y se pueda lograr un mayor beneficio de los medicamentos.

- **Imagine cómo le está ayudando el medicamento.** Desarrolle una imagen mental de cómo el medicamento ayuda a su cuerpo. Por ejemplo, si toma un medicamento para reemplazar la hormona tiroidea, dígase a sí mismo que el medicamento le está ayudando a completar las cadenas químicas del cuerpo para poder regular mejor su metabolismo. Para algunas personas, es útil formar una viva imagen mental de cómo funciona el medicamento. Por ejemplo, podría imaginar un antibiótico como una escoba fuerte que está barriendo todos los gérmenes del cuerpo. No importa si la imagen mental de lo que está pasando fisiológicamente sea complemente correcta; lo importante es que usted tenga una creencia clara y positiva de cómo funciona y ayuda el medicamento.

- **Piense en la importancia de por qué está tomando el medicamento.** No tome el medicamento únicamente porque el médico se lo dijo. Lo está tomando para vivir mejor. Por lo tanto es importante entender cómo le está ayudando el medicamento. Usted puede utilizar esta información para asegurarse de que el medicamento haga su trabajo. Supongamos que una mujer con cáncer recibe quimioterapia. El médico le ha dicho que va a hacerle sentir como si tuviera gripe, va a vomitar, y se le va a caer el pelo. Por supuesto, eso es lo que ella pensará y es lo que sucederá. Pero supongamos que el médico también le dijo que los síntomas solo van a durar unos días, y que la caída del pelo es una buena señal porque significa que las células que crecen rápido (las del cáncer y las del pelo) están siendo destruidas, y que su pelo volverá a crecer después de la quimioterapia. En ese caso, se puede considerar que la pérdida de cabello, los síntomas parecidos a la gripe y el vómito son signos de que los medicamentos están funcionando. Entonces, ella puede tomar medidas para contrarrestar estos efectos y tolerarlos con mayor facilidad. La presencia de efectos secundarios a menudo puede ser la prueba de que el medicamento está funcionando.

Cuando se toman varios medicamentos a la vez

Las personas con múltiples problemas de salud suelen tomar una gran variedad de medicamentos: un fármaco para bajar la presión, un remedio antiinflamatorio para la artritis, una pastilla para la angina, un broncodilatador para el asma, unos antiácidos para el reflujo, un tranquilizante para la ansiedad, más un manojo de remedios comprados sin receta médica o remedios caseros. Recuerde, cuantos más medicamentos (incluidas las vitaminas y los remedios de venta libre) esté tomando, mayor es el riesgo de reacciones adversas. Además, no todos los medicamentos se llevan bien entre sí, y cuando se mezclan pueden causar problemas. Afortunadamente, con frecuencia es posible tomar menos medicamentos y reducir los riesgos asociados. Sin embargo, usted no debe hacer esto sin la ayuda de su médico. La mayoría de nosotros no cambiaría los ingredientes de una receta de cocina complicada ni tiraría algunas piezas de algo que está arreglando en el auto o en casa. No es que no se pueda hacer estas cosas, es solo que si desea que los resultados sean los mejores y más seguros, usted puede necesitar la ayuda de expertos. Por eso es importante forjar una buena relación y comunicación efectiva con su médico. También requiere su participación activa en determinar la necesidad de cada medicamento que va a tomar, seleccionarlos, tomarlos adecuadamente y reportar los efectos a su médico. La respuesta individual a un medicamento en particular varía dependiendo de la edad, el metabolismo, el nivel de actividad, las características variables de los síntomas, su enfermedad crónica, su genética y su estado de ánimo. Para obtener lo máximo de sus medicamentos, su médico depende de usted. Por esta razón, usted debe reportar cualquier efecto que el medicamento tenga o no en sus síntomas, así como los efectos secundarios. Basado en esta información crítica, el médico podrá decirle que continúe, incremente, deje de tomar o cambie sus medicamentos. En una buena relación médico-paciente hay un flujo continuo de información en ambas direcciones.

Desafortunadamente, este intercambio de información tan importante no se realiza con la frecuencia necesaria. Los estudios indican que menos del 5% de los pacientes hacen preguntas a sus médicos o farmacéuticos acerca de las nuevas recetas que reciben. Los médicos tienden a interpretar el silencio de la persona como entendimiento y satisfacción con la información recibida. Los problemas con los medicamentos frecuentemente ocurren porque los pacientes no reciben bastante información sobre estos, no entienden cómo tomarlos o se equivocan al seguir las instrucciones que se les da. El uso efectivo y seguro de los medicamentos depende de su entendimiento del uso apropiado, riesgos y precauciones necesarias asociadas con cada uno de ellos. Usted debe hacer preguntas e informarse de todo lo referente a los medicamentos. (La discusión sobre la comunicación que presentamos en el capítulo 11 le puede ayudar.)

Muchas personas tienen temor de hacerle preguntas al médico; no quieren parecer ignorantes o ser desafiantes con la autoridad del doctor. Pero hacer preguntas es una parte necesaria para lograr una relación médico-paciente buena y saludable.

El objetivo del tratamiento es obtener el mayor beneficio y disminuir los riesgos. Esto significa tomar el menor número de medicamentos, en las dosis más bajas pero efectivas, por el período más corto de tiempo. El hecho de que un medicamento le resulte útil o dañino frecuentemente depende de cuánto sepa usted sobre el mismo y lo bien que se comunique con su médico.

Lo que debe decirle a su médico

Aun cuando su médico no le pregunte, hay cierta información vital que usted debería decirle en cada consulta.

¿Está tomando algún otro medicamento?

Infórmele a su médico y dentista de todos los medicamentos recetados y de venta libre que está tomando, incluidas las píldoras anticonceptivas, vitaminas, aspirinas, antiácidos, laxantes, alcohol y remedios de hierbas. Una forma sencilla de hacer esto es llevar una lista de todos los medicamentos que toma y de las dosis correspondientes. También puede llevar todos los medicamentos (incluidos los medicamentos comprados sin receta) en una bolsa, de manera que el médico pueda revisarlas y aconsejarle. Decir o describir lo que está tomando, por ejemplo "pastillas verdes pequeñas", no es muy útil. Esto es especialmente importante si usted está consultando con más de un médico, y cada uno de ellos puede no saber lo que el otro le está recetando. Saber qué medicamentos está tomando es esencial para corregir el diagnóstico y el tratamiento. Por ejemplo, si usted tiene síntomas como náuseas o diarrea, insomnio o somnolencia, mareos o pérdida de la memoria, impotencia o fatiga, se puede deber al efecto secundario del medicamento y no a la enfermedad. Si el médico no sabe qué medicamentos está tomando, no podrá protegerlo de las interacciones entre ellos.

¿Ha tenido usted reacciones alérgicas o inusuales con algunos medicamentos?

Describa cualquier síntoma o reacción inusual que haya tenido con algunos medicamentos que tomó en el pasado. Sea específico: qué medicamentos y exactamente qué tipo de reacción. Un salpullido o ronchas en su piel, fiebre o respiración sibilante que se desarrollan después de tomar un medicamento suelen ser una reacción alérgica. Si cualquiera de estas reacciones ocurre, llame a su médico de inmediato. Algunos otros síntomas, como náuseas, diarrea, zumbido de oídos, mareos o vértigo, insomnio y necesidad frecuente de orinar,

probablemente sean efectos secundarios y no alergias a los medicamentos.

¿Cuáles son sus enfermedades crónicas y otras condiciones médicas?

Muchas enfermedades pueden interferir con la acción de un medicamento o incrementar el riesgo de usar ciertos medicamentos. Es especialmente importante mencionar las enfermedades que involucran a los riñones o al hígado, puesto que estas pueden disminuir el metabolismo de muchos medicamentos e incrementar sus efectos tóxicos. Su médico también puede evitar recetarle ciertos medicamentos si usted tiene o ha tenido enfermedades como hipertensión, enfermedad ulcerosa péptica, asma, enfermedad cardíaca, diabetes o problemas prostáticos. Si es mujer, asegúrese de decirle a su médico si podría estar embarazada o está dando de lactar, puesto que muchos medicamentos no se pueden tomar de manera segura en esas situaciones.

¿Qué tipo de medicamento ha usado en el pasado para tratar su enfermedad?

Si usted tiene una enfermedad crónica, es buena idea llevar una lista de los medicamentos que usó en el pasado para manejar la condición y cuáles fueron los efectos que experimentó. El saber la respuesta de su organismo y su enfermedad a varios medicamentos ayudará a guiar al médico para que le recete otros nuevos. Sin embargo, solo porque un medicamento no haya funcionado exitosamente en el pasado no necesariamente significa que no se lo pueda tomar de nuevo. Las enfermedades cambian y pueden responder mejor a la misma medicación la segunda vez.

Lo que debe preguntarle a su médico o farmacéutico

También hay información importante que usted debe saber acerca de sus medicamentos. Asegúrese de preguntar lo siguiente.

¿Realmente necesito ese medicamento?

Algunos médicos deciden recetar medicamentos no porque sean realmente necesarios sino porque creen que los pacientes quieren y esperan recibir medicamentos. Los médicos frecuentemente sienten la presión de hacer algo por el paciente, entonces le recetan algo. No presione a su médico para que le dé medicamentos. Muchos de los nuevos medicamentos cuentan con demasiada publicidad y son promocionados por las compañías farmacéuticas antes de saber completamente todos los efectos secundarios y los posibles riesgos o peligros. Algunos medicamentose medicamentos se han considerado peligrosos y fueron retirados del mercado después de haber sido anunciados en demasía. Por eso, es importante ser cauteloso cuando le pida los medicamentos más nuevos a su médico. Si no le receta ningún, considere eso como buenas noticias en vez de un signo de rechazo o desinterés. Pregunte sobre alternativas no farmacológicas. Muchas condiciones pueden ser tratadas de diferentes maneras y el médico puede explicarle las opciones y alternativas. En algunos casos se debe considerar los cambios en el estilo de vida, como el ejercicio, una alimentación saludable y el manejo del estrés, antes de solicitar un medicamento. Cuando se le recomiende un tratamiento, también pregunte cuáles son las posibles consecuencias si este se pospone. A veces el mejor remedio es no tomar ningún medicamento, y otras veces es tomar uno poderoso antes de que ocurran daños permanentes o complicaciones.

¿Cuál es el nombre del medicamento y qué dosis debo tomar?

Cuando le recetan un medicamento, es importante saber el nombre y la dosis del mismo medicamento. Mantenga un diario de cada medicamento que toma. Apunte tanto la marca (nombre comercial) como el nombre genérico (o químico). Si el medicamento que le dan en la farmacia no tiene el mismo nombre que su médico le indicó, pídale al farmacéutico que le explique la diferencia. Esta es su mejor protección contra las confusiones con los medicamentos.

¿Cómo se supone que actúa el medicamento?

El médico debe decirle por qué se le receta ese medicamento y cómo espera que le ayude. ¿Está el medicamento dirigido a prolongarle la vida, aliviar sus síntomas parcial o totalmente, o mejorar su habilidad para desempeñarse? Por ejemplo, si se le da un medicamento para controlar la presión arterial alta, se lo está administrando principalmente para prevenir complicaciones (por ejemplo, accidentes cerebrovasculares o enfermedades cardíacas) más que para detener el dolor de cabeza. Por otro lado, si se le da una aspirina o algo como ibuprofeno (Motrin), el propósito es ayudarle a aliviar el dolor de cabeza. También debe saber qué tan pronto debe esperar resultados de los medicamentos. Los fármacos que tratan infecciones o inflamación pueden tomar de varios días a una semana para mostrar sus efectos o mejoría, mientras que los medicamentos antidepresivos y algunos para la artritis típicamente toman varias semanas para empezar a actuar.

¿Cuándo debo tomar los medicamentos, cuántos debo tomar y por cuánto tiempo?

Para que los medicamentos funcionen debe tomarlos cuando se debe, en las dosis prescritas y por el tiempo indicado. El entender qué cantidad tomar y con qué frecuencia es muy importante para el uso efectivo y seguro del medicamento. ¿*Cada 6 horas* significa "cada 6 horas mientras se está despierto"? ¿Los medicamentos deben tomarse antes de los alimentos, con los alimentos o entre comidas? ¿Qué se debe hacer si accidentalmente usted olvida una dosis? ¿Debe saltearla, tomar una dosis doble la próxima vez o tomarla tan pronto como recuerde? ¿Debe continuar tomando el medicamento mientras los síntomas subsistan o hasta que el medicamento se termine? Algunos medicamentos se recetan según sea necesario ("PRN", por sus siglas en latín), por lo que debe saber cuándo comenzar y terminar el medicamento, y la dosis que debe tomar. Para hacer esto con seguridad, es recomendable que elabore un plan con su médico para satisfacer sus necesidades individuales.

Tomar los medicamentos apropiadamente es vital. Sin embargo, cuando los pacientes son entrevistados, cerca del 40% reporta que sus médicos no les dijeron cómo o qué cantidad de medicamento deben tomar. Si usted no está seguro acerca de lo que le recetaron, llame a su médico o al farmacéutico. Tales llamadas nunca se consideran una molestia.

¿Qué alimentos, bebidas, otros medicamentos o actividades debo evitar mientras tomo este medicamento?

La presencia de alimentos en el estómago puede ayudar a proteger este órgano de los efectos de ciertos medicamentos. Por otro lado, la presencia de alimentos en el estómago podría quitarle efectividad a otros medicamentos. Por ejemplo, los productos lácteos y los antiácidos bloquean la absorción del antibiótico tetraciclina, de tal forma que este medicamento actúa mejor si se lo toma con el estómago vacío. Algunos medicamentos pueden hacerlo más sensible al sol, poniéndolo en riesgo de quemaduras. Pregunte si el medicamento recetado interferirá en el manejo seguro de su automóvil. Otros medicamentos que pudiera estar tomando, aun los de venta libre, los remedios caseros y las bebidas alcohólicas pueden aumentar o disminuir los efectos del remedio recetado. El tomar aspirina junto con medicación anticoagulante puede hacer que la sangre fluya más y causar un sangrado. Cuantos más medicamentos tome, mayor es el riesgo de una interacción química no deseada. Por lo tanto, pregunte acerca de las posibles interacciones de fármacos entre sí y de fármacos con alimentos.

¿Cuáles son los efectos secundarios más comunes y qué debo hacer si ocurren?

Todos los medicamentos tienen efectos secundarios. Su médico podría tener que probar varios medicamentos antes de encontrar el que funcione mejor para usted. Por eso, es necesario que sepa qué síntomas podrían ocurrir y qué acción debe tomar en ese caso. ¿Debe buscar atención médica inmediata, dejar de tomar el medicamento o llamar a su médico? Puesto que no se puede esperar que el médico le diga cada reacción adversa posible, se deben discutir las más importantes y comunes. Desafortunadamente, una encuesta reciente mostró que el 70% de las personas que empezaron a tomar un nuevo medicamento no recordaban que su médico o farmacéutico les hubiera explicado acerca de las precauciones y posibles efectos secundarios. Por lo tanto, depende de usted el preguntar.

¿Existen algunas pruebas necesarias para vigilar el uso de este medicamento?

El efecto de la mayoría de los medicamentos se puede vigilar según la mejoría o empeoramiento de los síntomas. Sin embargo, algunos medicamentos pueden alterar la química del cuerpo antes de que se desarrolle algún síntoma. A veces, estas reacciones adversas pueden detectarse con pruebas de laboratorio como el conteo de glóbulos en la sangre o pruebas de función hepática. Además, los niveles de algunos medicamentos en la sangre necesitan medirse periódicamente para asegurarse de que usted está recibiendo las cantidades adecuadas. Pregúntele a su médico si el medicamento que se le está recetando requiere estos chequeos especiales.

¿Se puede recetar un medicamento alternativo o genérico que sea más barato?

Cada medicamento tiene por lo menos dos nombres: un nombre genérico y un nombre comercial. El nombre genérico es el nombre usado para referirse al medicamento en publicaciones científicas. El nombre comercial es un nombre exclusivo con el que la compañía farmacéutica vende ese medicamento. La compañía farmacéutica que descubre un nuevo medicamento tiene derechos exclusivos para producirla por 17 años; luego otras compañías pueden mercadear los equivalentes químicos de dicho medicamento. Generalmente a estos medicamentos genéricos se los considera tan seguros y efectivos como el medicamento comercial original, pero cuesta mucho menos. En algunos casos, su médico puede tener una buena razón para preferir una marca en particular. Aun así, si el costo es una preocupación, pregúntele a su médico si hay disponible un medicamento menos costoso pero igualmente efectivo.

También puede ahorrar dinero al saber utilizar su seguro médico de manera ventajosa. Por ejemplo, el copago puede ser menor si obtiene los medicamentos de una empresa designada por su aseguradora. Además, muchas farmacias nacionales tienen programas de descuento para adultos mayores y personas con bajos ingresos. Por lo tanto, vale la pena preguntar una y otra vez. Y es aconsejable comparar precios, dado que incluso en la misma ciudad, diferentes farmacias venden el mismo medicamento a precios diferentes.

¿Hay alguna información escrita sobre el medicamento?

Realmente, es posible que su médico no tenga tiempo para responder a todas sus preguntas en detalle. Aun si contesta todas cuidadosamente, es difícil para el paciente recordar toda esa información. Afortunadamente, hay muchas otras fuentes valiosas de información a las cuales usted puede recurrir: farmacéuticos, enfermeras, folletos adjuntos a la medicación, volantes y varios sitios web.

Cómo leer la etiqueta de una receta médica

En cada etiqueta de recetas hay mucha información. El siguiente dibujo le ayudará a aprender a leer las etiquetas de sus recetas médicas cuando dicha información no está disponible en español.

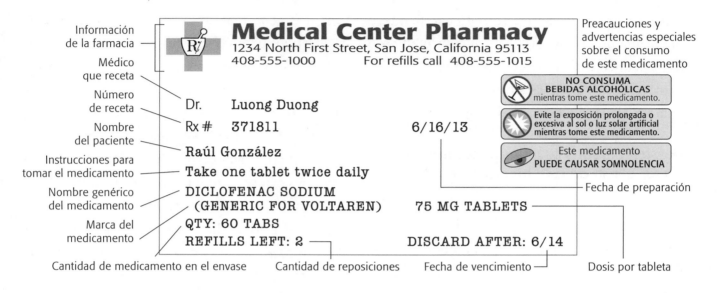

Información de la farmacia

Médico que receta

Número de receta

Nombre del paciente

Instrucciones para tomar el medicamento

Nombre genérico del medicamento

Marca del medicamento

Medical Center Pharmacy
1234 North First Street, San Jose, California 95113
408-555-1000   For refills call 408-555-1015

Dr.   Luong Duong

Rx #   371811   6/16/13

Raúl González

Take one tablet twice daily

DICLOFENAC SODIUM
  (GENERIC FOR VOLTAREN)   75 MG TABLETS

QTY: 60 TABS

REFILLS LEFT: 2   DISCARD AFTER: 6/14

Preacauciones y advertencias especiales sobre el consumo de este medicamento

NO CONSUMA BEBIDAS ALCOHÓLICAS mientras tome este medicamento.

Evite la exposición prolongada o excesiva al sol o luz solar artificial mientras tome este medicamento.

Este medicamento PUEDE CAUSAR SOMNOLENCIA

Fecha de preparación

Cantidad de medicamento en el envase   Cantidad de reposiciones   Fecha de vencimiento   Dosis por tableta

Algunas palabras importantes acerca de los farmacéuticos

Los farmacéuticos son los especialistas y conocedores de los medicamentos, pero son una fuente de consulta a la que se recurre poco. Ellos han estudiado en la universidad por muchos años para aprender acerca de los medicamentos, cómo actúan en el cuerpo y cómo interactúan con otros medicamentos. El farmacéutico es un experto en medicamentos, y fácilmente puede responder a sus preguntas cara a cara, por teléfono, e incluso por correo electrónico. Además, muchos hospitales, facultades de medicina y facultades de farmacia ofrecen servicios de información sobre medicamentos, para que usted pueda llamar y hacer sus preguntas. Es importante aclarar que los farmacéuticos no pueden recetar medicamentos sin autorización del médico. Como persona proactiva, no olvide a los farmacéuticos. Ellos son consultores importantes y útiles.

Acerca de la toma de medicamentos

No importa qué medicamento se le haya recetado; no le hará ningún bien si no lo toma. Casi la mitad de los medicamentos no se toman regularmente de la manera indicada. Esto ocurre por muchas razones: olvido, falta de instrucciones claras, horarios complicados de dosificación, efectos secundarios problemáticos, costo de los medicamentos, etc. Cualquiera sea la razón, si usted tiene problemas para tomar sus medicamentos como se le indica, mencióneselo a su médico. Generalmente, algunos cambios sencillos pueden facilitar la toma de medicamentos. Por ejemplo, si usted está tomando muchos medicamentos diferentes, es posible que se puedan eliminar algunos. Si toma un medicamento tres veces al día y otro cuatro veces al día, su médico podría simplificar el régimen, quizás recetando medicamentos que solo se deban tomar una o dos veces al día. Entender y conocer todo lo necesario acerca de los medicamentos, incluyendo cómo pueden ayudarle con su enfermedad, también lo motivarán a tomarlos regularmente.

Si tiene problemas para tomar los medicamentos, hágase las siguientes preguntas y hable con su médico para encontrar las respuestas. Es posible que con la ayuda de su médico o farmacéutico, entre todos puedan encontrar soluciones a estos problemas.

- ¿Es usted olvidadizo?
- ¿Es difícil entender las instrucciones de cómo y cuándo debe tomar los medicamentos?
- ¿Es demasiado complicado el horario para tomar los medicamentos?
- ¿Sus medicamentos tienen efectos secundarios molestos?
- ¿Es su medicamento demasiado costoso?

- ¿Piensa que su enfermedad no es tan grave o que no le causa tantos problemas como para tomar medicamentos con regularidad? (Algunas enfermedades, como la alta presión, alto colesterol y diabetes en las etapas iniciales puedan no presentar ningún síntoma.)
- ¿Piensa que probablemente el tratamiento no vaya a ayudarle?
- ¿Está negando que tenga una enfermedad o problema que necesita tratamiento?
- ¿Ha tenido una mala experiencia con el medicamento que debe estar tomando o con otro medicamento?
- ¿Conoce a alguien que ha tenido una mala experiencia con este mismo medicamento y tiene miedo de que algo similar le vaya a pasar?
- ¿Tiene miedo de llegar a ser adicto al medicamento?
- ¿Le da vergüenza tomar medicamento, lo considera una señal de debilidad o fracaso, o teme que otras personas lo juzguen en forma negativa si saben que debe tomar medicamentos?
- ¿Cuáles son algunos de los beneficios que podría obtener si toma el medicamento como se indica?

Cómo recordar la toma de sus medicamentos

Si el problema principal es que se olvida de tomar los medicamentos, aquí tiene algunas sugerencias:

- **Coloque el medicamento en un lugar obvio.** Puede poner el medicamento o una nota recordatoria cerca del cepillo de dientes, en la mesa del comedor, en la lonchera o en algún otro lugar donde pueda verlo. (Pero tenga cuidado dónde deja el medicamento si hay niños cerca). También puede poner una nota recordatoria en el espejo del baño, la puerta del refrigerador, la cafetera, la televisión o algún otro lugar fácilmente visible. Si usted relaciona el tomar la medicación con algún hábito bien establecido, como las horas de la comida o al ver su programa de televisión favorito, es más probable que usted lo recuerde.

- **Use una lista u organizador de medicamentos.** Haga una lista que contenga cada medicamento que toma y cuándo lo toma; o marque cada medicamento en su calendario conforme lo toma. También puede comprar "un organizador de medicamentos" en la farmacia. Es una cajita que separa las pastillas de acuerdo con la hora del día en que se deben tomar. Puede llenar el organizador una vez a la semana de tal forma que todas sus pastillas estén listas para que las tome en el momento apropiado. Un vistazo rápido al organizador le permitirá saber si se ha olvidado de tomar alguna dosis, y también podrá prevenir una doble dosis.

- **Use un recordatorio electrónico.** Consiga un reloj (con alarma) que se pueda adaptar para sonar a la hora que debe tomar la pastilla. Existen también organizadores de medicamentos con alarma que pueden sonar a una hora programada para recordarle que tome su medicamento. Si usted tiene un *Smartphone*, también puede descargar las aplicaciones para rastrear y recordarle cuándo debe tomar el medicamento.

- **Pídales a otras personas que le recuerden.** Su familia o miembros de su hogar pueden ayudarle a recordar tomar su medicamento a las horas apropiadas.

- **No deje que sus medicamentos se le acaben.** Cuando reciba un nuevo frasco o caja de medicamentos, marque la fecha en su calendario una semana antes de que se le termine. Esto le servirá como un recordatorio para obtener el próximo suplemento. No espere hasta la última pastilla. Algunas farmacias de venta por correo ofrecen recambios automáticos, para que los medicamentos lleguen cuando los necesita.

- **Planee antes de viajar.** Si planea viajar, ponga una nota en su equipaje recordándole empacar las pastillas. También lleve consigo una cantidad de medicamento extra en su equipaje de mano en caso de que pierda las pastillas en el equipaje que despacha.

Recetarse a sí mismo (automedicación)

Además de los medicamentos recetados por el médico, usted, como la mayoría de las personas, puede tomar medicamentos no recetados, de venta libre (conocidos en inglés como *over-the-counter, OTC*), o hierbas. Se estima que cada dos semanas, casi el 70% de las personas toma un medicamento de venta libre. Muchos de ellos son altamente efectivos y también pueden ser recomendados por su médico. Pero si usted va a recetarse a sí mismo es importante que sepa lo que toma, por qué lo toma, cómo actúa y cómo tomarlo correctamente.

En los Estados Unidos se ofrecen más de 200.000 productos farmacológicos de venta libre, lo que representa aproximadamente 500 ingredientes activos. Casi el 75% del público recibe información sobre productos no recetados solamente a través de la televisión, la radio, el periódico, las revistas y los anuncios publicitarios. Esos anuncios están dirigidos a usted.

El mensaje implícito de tales propagandas es que hay una solución farmacéutica para cada síntoma, cada dolor o molestia, y cada problema; pero esto no es siempre correcto. Muchos de los productos de venta libre son efectivos, pero muchos otros son simplemente un desperdicio de dinero. También pueden impedir el uso de maneras mejores de manejar su enfermedad, o pueden interferir o interactuar negativamente con los medicamentos recetados.

Ya sea que usted tome medicamentos recetados, medicamentos de venta libre o hierbas, aquí tiene algunas sugerencias útiles:

■ **Si es mujer y está embarazada, dando de lactar, tiene una enfermedad crónica o está tomando varios medicamentos, consulte a su médico antes de automedicarse.**

■ **Siempre lea las etiquetas del medicamento y siga las instrucciones cuidadosamente.** Por ley, la etiqueta debe incluir los nombres y cantidades de los ingredientes activos, precauciones e instrucciones adecuadas para el uso seguro del mismo. Lea con atención las etiquetas, especialmente los ingredientes activos. Esto le ayudará a prevenir el uso de medicamentos que le hayan causado problemas en el pasado. Si no entiende

la información de la etiqueta, pregúntele al farmacéutico o al médico antes de comprarlos.

■ **No exceda la dosis recomendada ni la duración del tratamiento**, a menos que su médico se lo indique.

■ **Sea precavido si está tomando otros medicamentos.** Los medicamentos recetados y de venta libre pueden interaccionar, es decir que cada uno puede cancelar o exagerar el efecto químico del otro. Por eso, es importante preguntar a su médico o farmacéutico acerca de las interacciones de los medicamentos antes de mezclarlos.

■ **Trate de escoger medicamentos con ingredientes activos únicos, en vez de productos combinados (todo en uno).** Al usar un producto con varios ingredientes es probable que reciba un medicamento para síntomas que ni siquiera tiene. Entonces, ¿por qué arriesgarse a los efectos secundarios de los medicamentos que no necesita? Los productos con ingredientes únicos también le permiten ajustar la dosis de cada medicamento separadamente, para lograr de forma más óptima el alivio de síntomas y reducir los efectos secundarios.

■ **Cuando escoja medicamentos, aprenda los nombres de los ingredientes y trate de comprar productos genéricos.** Los productos genéricos contienen el mismo ingrediente activo que los productos comerciales, usualmente a un costo más bajo.

■ **Nunca tome un medicamento de un frasco sin etiqueta o que tenga una etiqueta que no se pueda leer.** Mantenga los medicamentos en sus recipientes originales; si los

Nota sobre el uso de alcohol y drogas recreativas

El uso de alcohol y drogas recreativas (ilegales o medicamentos recetados utilizado para fines no médicos) ha aumentado en los últimos años, sobre todo entre las personas mayores de 60 años. Estos medicamentos, ya sean legales o ilegales, pueden causar problemas. Pueden interactuar con los medicamentos recetados, reduciendo su eficacia o causando daños. También pueden reducir la capacidad de juicio y causar problemas de equilibrio. Esto a su vez puede causar accidentes y lesiones, no solo a usted sino a los demás. En algunos casos, el alcohol o las drogas recreativas pueden empeorar las condiciones crónicas existentes. El consumo de alcohol se asocia con un mayor riesgo de hipertensión, diabetes, hemorragia gastrointestinal, trastornos del sueño, depresión, disfunción eréctil, cáncer de seno y de otros tipos, y lesiones. Es recomendable limitar el consumo de alcohol a no más de dos bebidas al día. El consumo de alcohol "arriesgado" en las mujeres es tomar más de siete bebidas por semana o más de tres bebidas al día, y en los hombres más de 14 bebidas por semana o más de cuatro bebidas en un día. Esto significa que las mujeres de cualquier edad y cualquier persona mayor de 65 años no debe tomar en promedio más de un trago al día y los hombres menores de 65 años no deben tomar en promedio más de dos tragos por día.

No queremos juzgar las acciones de otros, pero tenemos dos consejos:

- Si usted está a un nivel arriesgado en el consumo de alcohol, o usa drogas para recreación con regularidad, considere seriamente reducir o eliminar su uso.

- Hable con su médico sobre el uso de estos fármacos. Los médicos a menudo son reacios a plantear el tema porque no quieren avergonzar al paciente. Por lo tanto, depende de usted mencionar el tema. Los médicos estarán muy dispuestos a hablar de ello. Ellos han presenciado casos de todo tipo y no van a pensar mal de usted. Una conversación honesta pueda salvarle la vida.

---

transfiere a un organizador de medicamentos o a un pastillero, asegúrese de ponerle etiquetas. No es recomendable mezclar diferentes medicamentos en el mismo recipiente.

- **Es muy importante no tomar medicamentos que fueron recetados para otra persona,** aun cuando sus síntomas sean similares. Recuerde que cada persona reacciona diferente a los efectos del mismo medicamento, por eso debe tomar solo lo que le han recetado a usted.

- **Asegúrese de beber por lo menos la mitad de un vaso de líquido con sus pastillas y** permanezca de pie o sentado verticalmente por unos minutos después de tragarlas. Esto puede prevenir que las pastillas se quedan atoradas en el esófago (tubo digestivo).

- **Coloque los medicamentos en un lugar seguro, lejos del alcance de niños y adultos jóvenes.** El envenenamiento con medicamentos es un problema común cuando hay niños presentes. Por otra parte, los medicamentos recetados para familiares o parientes de los amigos son la fuente principal de drogas recreativas usadas por los adolescentes y adultos jóvenes. El botiquín del baño no es un lugar seguro o seco para guardar los medicamentos. Considere un botiquín que pueda cerrarse con llave o una caja que no se pueda abrir fácilmente.

■ **Deseche todos los medicamentos que hayan superado la fecha de vencimiento.** Muchos medicamentos tienen una fecha de vencimiento de aproximadamente dos o tres años. Después de esa fecha, es probable que ya no produzcan el efecto adecuado o puedan crear complicaciones.

Las medicamentos son una parte importante en el manejo de su enfermedad; pueden ayudarle o complicar su salud. Generalmente son de mucho beneficio cuando la persona participa activamente para entenderlos y controlarlos. También es importante la buena comunicación y relación que desarrolle con su médico, enfermeras y farmacéutico.

Otros recursos

☐ El Centro Nacional de Medicina Complementaria y Alternativa (*National Center for Complementary and Alternative Medicine*): http://nccam.nih.gov/health/espanol

☐ Institutos Nacionales de la Salud, Instituto Sobre el Abuso de Alcohol y Alcoholismo: http://pubs.niaaa.nih.gov/publications/MedSpanish/medicine.htm

☐ MedlinePlus: Medicinas, hierbas y suplementos, un servicio de la Biblioteca Nacional de Medicina y los Institutos Nacionales de la Salud: http://www.nlm.nih.gov/medlineplus/spanish/druginformation.html

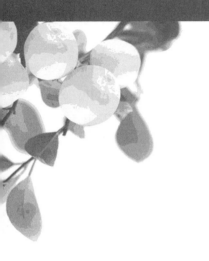

CAPÍTULO 14

Tomar decisiones informadas sobre su tratamiento

TODO EL TIEMPO NOS ENTERAMOS de nuevos tratamientos, nuevas drogas, suplementos nutritivos y otros tratamientos alternativos. Apenas pasa una semana sin que escuchemos de algún nuevo remedio por medio de las noticias, anuncios en la televisión, radio, periódicos y revistas, o por las experiencias de familiares y amigos. Las casillas de correo electrónico se llenan de promesas acerca de nuevos tratamientos o curas, y muchos van directamente a la carpeta de SPAM. También nos bombardean con letreros, anuncios y presentaciones en los mercados y farmacias, que ofrecen tratamientos alternativos y medicamentos sin receta. No solo eso, los profesionales de la salud pueden recomendar nuevos procedimientos, medicamentos u otros tratamientos de los cuales no sabemos mucho.

¿En qué podemos creer? ¿Cómo podemos decidir cuáles probar?

Una parte importante en el manejo de nuestro propio cuidado es saber evaluar estas afirmaciones y recomendaciones para que podamos tomar una decisión informada sobre si queremos o no probar algo nuevo. Hay algunas preguntas importantes que usted debe preguntarse en el proceso de tomar una decisión sobre cualquier tratamiento, ya sea un tratamiento médico convencional o un tratamiento complementario o alternativo.

¿Dónde me enteré de este medicamento, tratamiento o remedio?

¿Fue publicado en un periódico científico, revista de renombre, tabloide popular, anuncio de televisión, sitio web, un folleto o un volante que recogió en alguna parte? ¿Se lo recomendó su médico?

La fuente de información es importante. Los resultados publicados en un periódico científico son más creíbles que los que puede leer en los tabloides, revistas populares o volantes. Los resultados publicados en un periódico científico, como, *New England Journal of Medicine*, *Lancet* o *Science*, generalmente provienen de estudios de investigación. Aunque no haya garantía, estos estudios son revisados cuidadosamente para asegurar su integridad científica antes de ser autorizados para publicación. Sin embargo, muchos tratamientos alternativos, suplementos nutritivos y remedios caseros no han sido estudiados científicamente. Por eso no se encuentran tan bien representados en las publicaciones científicas como los tratamientos médicos. Si este es el caso, debe ser más minucioso y crítico al analizar y evaluar lo que lee u oye sobre tratamientos alternativos.

¿Fueron personas como yo las que utilizaron el tratamiento y se mejoraron?

En el pasado, se realizaron estudios de investigación con personas a las que era fácil acceder. Es decir que los estudios antiguos frecuentemente incluían estudiantes universitarios, enfermeras y hombres de raza blanca. Esto ha cambiado, pero todavía es importante averiguar si las personas que participaron en el estudio eran como usted. ¿Eran similares a usted en edad, sexo, raza, peso, patrones de actividad, estilo de vida, severidad y tipo de enfermedad o problemas de salud? Si no hay similitud, usted podría experimentar resultados diferentes.

¿Pudo ser otro factor el causante de los resultados positivos del tratamiento?

Tomemos el ejemplo de una mujer que regresó de una estancia a un balneario en el trópico y reportó que su artritis había mejorado mucho debido a una dieta especial y a los suplementos que recibió. Sin embargo, es difícil atribuir su mejoramiento totalmente al tratamiento que recibió, cuando el calor, relajación y cuidado especial pudieron haber tenido mucho que ver con su mejoramiento.

Es importante considerar todo lo que ha cambiado desde el comienzo de un tratamiento particular. Al empezar un nuevo tratamiento, es común cambiar o dedicarse a un estilo de vida más saludable en general. ¿Puede ser que este cambio sea el responsable o contribuya a la mejoría? ¿Ha empezado a tomar otro medicamento, a hacer ejercicio o a cambiar su alimentación al mismo tiempo? ¿Ha cambiado el tiempo? ¿Tiene menos estrés, está practicando algunas técnicas de relajación o pensando más positivamente? ¿Puede pensar en otro factor o alguna coincidencia que pudo haber afectado su salud?

¿El tratamiento recomienda que deje de tomar otros medicamentos o realizar otros tratamientos?

Si el tratamiento requiere que usted deje de tomar algún otro medicamento básico e importante o necesario en el cuidado de su enfermedad porque existen posibles interacciones peligrosas, tendrá que hablar con su proveedor de salud antes de hacer el cambio. Su médico le puede avisar de los posibles riesgos, daños o beneficios del nuevo tratamiento y de dejar de continuar con un tratamiento que ya ha sido comprobado y que le está funcionando.

¿El tratamiento recomienda que no reciba una alimentación balanceada?

Si el tratamiento elimina de su dieta cualquier alimento o nutriente básico, o pone énfasis solo en comer algunos alimentos y excluye otros, esto le puede hacer daño a su salud. El mantener una alimentación balanceada y saludable es importante para su salud en general. Asegúrese de que no esté perdiendo nutrientes importantes, como vitaminas o minerales, o de que pueda obtener estos nutrientes de otros alimentos si decide cambiar sus hábitos alimenticios. También, asegúrese de no poner demasiado estrés en su organismo (ciertos órganos internos) al consumir solo algunos nutrientes.

¿Puede pensar en posibles daños?

Algunos tratamientos o remedios caseros pueden tener un grave efecto en su cuerpo. Todos los tratamientos tienen efectos secundarios y posibles riesgos. Asegúrese de consultar con su médico para tener una discusión completa sobre esto. Solo usted puede decidir si vale la pena arriesgarse para obtener los posibles beneficios, pero necesita tener toda la información para tomar esa decisión.

Muchas personas piensan que si algo es natural debe ser bueno para la salud, pero esto no es siempre cierto. Lo que es "natural" no es necesariamente mejor porque provenga de una planta o animal, y a veces puede ser tóxico. Por ejemplo, en el caso de digitalis, una medicina poderosa

para el corazón que proviene de la planta dedalera, la dosis tiene que ser exacta o puede ser muy peligrosa. Otra planta, la cicuta, es natural pero también es un veneno mortal. Algunos tratamientos o remedios pueden ser seguros en pequeñas dosis pero peligrosos en dosis más grandes. Tenga cuidado.

Con la excepción de Alemania, no hay otro país cuya agencia reguladora tenga la responsabilidad de determinar si los ingredientes enumerados en la etiqueta de un suplemento nutritivo son en realidad los contenidos del envase. Esto quiere decir que no sabemos exactamente cuáles son los ingredientes o las cantidades de cada ingrediente en estos suplementos. El vender los suplementos no requiere los mismos resguardos que necesitan los medicamentos. Algunos suplementos y hierbas pueden incluso contener altos niveles de plomo y arsénico. La compañía ConsumerLab realiza pruebas independientes de los productos que se encuentran en los estantes de las tiendas (véase http://www.consumerlab.com). Es importante investigar la compañía que vende el producto antes de probarlo.

¿Puedo permitírmelo? (o ¿Estoy dispuesto a tomarme la molestia y hacer los gastos pertinentes?)

¿Son gastos muy grandes que tal vez no están a su alcance? ¿Implica mucho tiempo o sacrificio lograr un mejoramiento? ¿Es su salud lo suficientemente fuerte para mantener este nuevo régimen? ¿Será capaz de manejarlo emocionalmente? ¿Va a afectar sus relaciones en el hogar o el trabajo? ¿Podría obtener los mismos beneficios del ejercicio, de una buena alimentación, de una medicina menos cara o de otras técnicas del manejo personal? ¿Tiene todo el apoyo que necesita?

Es recomendable ser minucioso en la evaluación de diferentes tratamientos para su enfermedad. Si se hace todas estas preguntas y decide probar un tratamiento nuevo, es importante informar a sus proveedores de salud sobre todos los tratamientos que está realizando. Después de todo, ustedes están trabajando en conjunto. Ellos pueden orientarlo y ayudarle a evaluar los tratamientos para su condición, y usted puede informarles de su progreso durante el tratamiento. La decisión final es solo suya, pero si hay problemas o complicaciones el médico podrá atenderlos.

Puede encontrar información actualizada sobre diferentes tratamientos en el Internet. Si usa el Internet como una fuente de información sobre medicamentos u otros tratamientos, es importante ser cauteloso. No toda la información es correcta ni segura. Por eso, mire el autor o patrocinador del sitio web y la dirección URL para encontrar los recursos más fiables. Las direcciones que terminan en .edu, .org y .gov generalmente son más objetivas y fiables; se originan en universidades, organizaciones no lucrativas y agencias gubernamentales. Algunos sitios .com también pueden ser buenos, pero la información que brindan puede ser parcial debido a que son sitios comerciales que están tratando de promover y vender sus productos o servicios. Un buen sitio que ofrece información sobre tratamientos discutibles es Quackwatch (http://www.quackwatch.org), una corporación no lucrativa que trata de combatir el fraude en el campo de salud. Desde este sitio web también puede encontrar otros sitios de interés. A veces también es prudente decir no a los tratamientos médicos convencionales. Por ejemplo, después de revisar las diferentes pruebas médicas, varias organizaciones de especialidades médicas han recomendado que casi 50 tratamientos y procedimientos comunes no deban hacerse. (Para más información sobre cómo encontrar recursos en el Internet y en la comunidad, refiérase al capítulo 3.)

Tomar decisiones acerca de los nuevos tratamientos puede ser difícil, pero una persona proactiva en el manejo de su condición utiliza las preguntas presentadas en este capítulo y los pasos para tomar decisiones presentados en el capítulo 2 para obtener los mejores resultados personales.

Otros recursos

☐   Centro Nacional de Medicina Complementaria y Alternativa: http://nccam.nih.gov/health/espanol

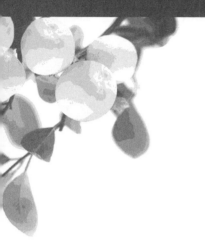

CAPÍTULO 15

Manejando la diabetes

Vivir saludablemente con diabetes requiere dos cosas muy importantes: un buen cuidado médico y un manejo personal efectivo (autoayuda). Hay mucho que los profesionales del cuidado médico pueden hacer, pero es responsabilidad del individuo conocer todo lo posible acerca de su enfermedad y tomar las decisiones y acciones necesarias para el manejo adecuado de su diabetes. En este capítulo aprenderá sobre la diabetes y cómo manejarla.

¿Qué es la diabetes?

La diabetes es una enfermedad que hace difícil que el cuerpo convierta los alimentos que consume en la energía que necesita para funcionar. Para entender la diabetes es necesario explicar en forma breve y simple el proceso digestivo, la función del páncreas y de la insulina en nuestro organismo, y cómo se relacionan con la diabetes.

275

1) **Boca:** Inicia el proceso de la digestión. Mastica y descompone la comida para que pueda pasar al estómago.

2) **Estómago e intestino:** Descomponen la comida en nutrientes, sustancias simples que pueden ser absorbidas por el cuerpo. Una de ellas es el azúcar simple o glucosa.

3) **Páncreas:** Produce hormonas y sustancias que participan en la digestión. Una de estas hormonas es la insulina.

4) **Insulina:** Entra en la corriente sanguínea. Funciona como una llave que permite que la glucosa entre en la célula.

5) **Azúcar simple o glucosa:** Entra en la corriente sanguínea, y junto con la insulina provee nutrientes a las células, produciendo energía.

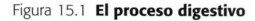

Figura 15.1 **El proceso digestivo**

El proceso digestivo se inicia cuando ingerimos alimentos. En esta primera etapa los alimentos son masticados, triturados y preprocesados con ayuda de la saliva. Luego pasan por el esófago (que es un tubo que llega hasta el estómago). Es allí, y en los intestinos, donde los alimentos se descomponen en nutrientes. Estas sustancias más sencillas pasan a la sangre para nutrir las células. Es durante este proceso cuando el azúcar, almidones y otros carbohidratos que ingerimos se convierten en azúcares simples, uno de ellos llamado glucosa. Dicho proceso aumenta el nivel de glucosa (azúcar) en la sangre, lo que es normal.

Normalmente, nuestro cuerpo usa la glucosa como energía. Para que esto ocurra, la glucosa debe entrar a las células. Para lograrlo, necesita la insulina. La insulina es una hormona producida en el páncreas, una glándula pequeña localizada debajo y detrás del estómago. La insulina tiene la importante función de ayudar a que el azúcar simple (glucosa) sea absorbida por las células para producir energía.

Se puede comparar el azúcar simple o glucosa con la gasolina en un auto; las dos proveen energía. La gasolina por sí sola no es suficiente para mover el auto; se necesita una "llave" para encender el motor y hacer que la gasolina se convierta en energía. En el cuerpo, la glucosa sola no es suficiente, se necesita una llave que le permita a la glucosa entrar a las células para producir energía; esa "llave" es la insulina. Cuando no hay diabetes, este proceso ocurre normalmente.

En las personas con diabetes, la insulina no puede realizar su función. A veces la razón es que el páncreas no está produciendo suficiente insulina (diabetes tipo 1); otras veces porque la insulina que produce no puede ser utilizada en forma eficiente por el cuerpo (diabetes tipo 2). En ambos casos, la glucosa (azúcar) no puede entrar en las células y se queda acumulada en la sangre alcanzando niveles muy elevados. Cuando la sangre se filtra pasando por los riñones, el exceso de glucosa se derrama o pasa a la orina para ser eliminada. Esto causa dos de los síntomas más comunes de la diabetes: la orina

Tabla 15.1 **Revisión de la diabetes tipo 1 y tipo 2**

Características	Diabetes tipo 1 (debe inyectarse insulina)	Diabetes tipo 2 (puede o no necesitar insulina y puede necesitar medicamento oral)
Edad	Usualmente empieza antes de los 20 años pero se puede presentar en adultos	Usualmente empieza después de los 40 años, pero se puede presentar antes
Insulina	El páncreas produce muy poca insulina o directamente no la produce	El páncreas produce insulina pero no es suficiente, o no puede ser usada por el cuerpo
Inicio	Aparece de forma repentina y se desarrolla rápidamente	Aparece en forma gradual y se desarrolla lentamente
Sexo	Afecta a hombres y mujeres por igual	Afecta más a las mujeres
Herencia	Cierta tendencia hereditaria	Fuerte tendencia hereditaria
Peso	La mayoría con pérdida de peso y delgados	La mayoría con exceso de peso
Cetonas	Se encuentran cetonas en la orina	Usualmente no hay cetonas en la orina
Tratamiento	Insulina, dieta, ejercicio y manejo personal	Dieta, ejercicio, manejo personal y, cuando es necesario, medicamento oral y/o insulina

frecuente y copiosa con grandes cantidades de azúcar. Por esta razón la diabetes adquirió su nombre, *Diabetes Mellitus*, nombre científico de la enfermedad que se deriva del griego *diabetes*, que significa "pasar a través", y del latín *mellitus* que significa "dulce" o "meloso".

Existen diferentes tipos de diabetes cuyas causas exactas no se conocen. La Tabla 15.1 muestra una comparación de los dos tipos más comunes. La diabetes tipo 1, que requiere inyecciones de insulina, por lo general comienza en la niñez. Es una enfermedad autoinmune. Esto significa que por razones que no conocemos, el sistema inmunológico del cuerpo empieza a destruir la habilidad del páncreas de producir insulina.

La diabetes tipo 2 se presenta usualmente en adultos (después de los 40 años). Sin embargo, cada vez se ven más casos de adolescentes y niños con diabetes tipo 2. Al parecer, este tipo de diabetes no es una enfermedad autoinmune. La diabetes tipo 2 tiende a prevalecer en familias ya que está estrechamente ligada al factor genético (hereditario). Esto significa que la tendencia a desarrollar diabetes se pasa a través de los genes, aunque esto no es determinante. También se asocia con una serie de factores que al relacionarse entre sí puedan dar inicio a la enfermedad, como un estilo de vida sedentario o malos hábitos alimenticios. También puede iniciarse después de eventos estresantes o por alguna otra enfermedad. La diabetes tipo 2 es más común entre personas con sobrepeso, porque el exceso de grasa no permite que el cuerpo use la insulina que produce. Es decir que la insulina es producida pero el cuerpo se hace resistente a ella. La resistencia a la insulina significa que el organismo no logra

¿Cómo sé si tengo diabetes?

Muchas personas con diabetes no presentan síntomas, mientras que otras experimentan todos o algunos de los siguientes:

- Cansancio extremo
- Mucha sed
- Orina frecuente; particularmente durante la noche
- Visión borrosa o cambios en la vista
- Aumento del hambre

- Pérdida de peso no intencional
- Heridas o llagas que sanan muy lentamente
- Adormecimiento o sensación de hormigueo en los pies
- Infecciones frecuentes de la piel, encías, vejiga o vagina

movilizar de manera efectiva la glucosa de la sangre hacia las células del cuerpo, causando que la glucosa (azúcar) se acumule en la sangre. Afortunadamente, sabemos cómo prevenir esto y lo discutiremos más adelante.

La diferencia más importante entre los dos tipos de diabetes es que el tipo 1 requiere inyecciones de insulina diariamente. En el tipo 2, es probable que la mayoría de personas con este tipo no necesiten insulina para controlar la enfermedad. Sin embargo, si los niveles de glucosa en la sangre no pueden ser bien controlados con dieta, ejercicio y medicamentos orales, se deberá inyectar insulina también en el tipo 2.

Cómo diagnosticar la diabetes

El diagnóstico inicial y seguimiento médico de la diabetes se hace a través de exámenes de sangre. El monitoreo se hace a través de una combinación de la prueba de sangre en casa (véase la página 280) y la prueba de hemoglobina del laboratorio, conocida como A1C. Esta prueba mide el nivel promedio de azúcar en la sangre de los últimos 2 a 3 meses. Los resultados de esta prueba le

ayudan a comprobar cuán controlada está su diabetes, y se dan en un número que puede fluctuar entre 4 y 16. Este rango le da una idea bastante clara al médico para determinar cuán efectivo resulta el tratamiento. Para aquellos que tienen diabetes, la meta es mantener el resultado A1C debajo de 7 (aunque algunos médicos pueden recomendar un nivel más alto en ciertos pacientes, en particular aquellos mayores de 65 años o con otras enfermedades crónicas).

Recientemente, los resultados de la prueba A1C, en vez de un número de uno o dos dígitos, se ofrecen como un número parecido al que se obtiene en la prueba casera. A este tipo de resultado se le llama "promedio estimado de glucosa" (o eAG en inglés). Se recomienda que toda persona con diabetes se haga la prueba de A1C por lo menos una vez al año o con más frecuencia si está ajustando su tratamiento.

Complicaciones de la diabetes

Los niveles constantemente elevados de glucosa en la sangre durante meses y años pueden resultar en serias complicaciones. En la mayoría de personas con diabetes, mientras más alto se mantenga el nivel de azúcar, mayor es la probabilidad de desarrollar complicaciones.

Aunque los niveles muy altos de azúcar en la sangre pueden causar la pérdida del conocimiento e incluso la muerte, la mayoría de las complicaciones se relacionan con daños en las arterias y nervios, lo que puede desencadenar en enfermedades y ataques del corazón, derrame cerebral, neuropatía (que causa ardor, sensación de hormigueo y adormecimiento de los pies), problemas de riñones y de visión, infecciones graves y frecuentes, y a veces amputación (pérdida de una extremidad).

Afortunadamente, muchas de estas complicaciones se pueden reducir o posponer mediante una alimentación saludable, ejercicio, control de peso, control de la presión arterial y del colesterol, medicamentos, y evitar el fumar.

Prevención de la diabetes

La diabetes tipo 2 es una epidemia que va en aumento. Al igual que otras enfermedades crónicas, la diabetes tipo 2 se desarrolla con el tiempo. Muchas personas tienen una condición conocida como *prediabetes*. Esto significa que los niveles de azúcar en la sangre son más altos de lo normal pero no tan altos como para ser diagnosticados con diabetes. La prediabetes es una señal de alerta. Afortunadamente, al mantener un peso saludable y mantenerse físicamente activo, la prediabetes se puede revertir y demorar o prevenir la diabetes tipo 2.

Algunos de los factores de riesgo de la diabetes no se pueden cambiar, como tener un hermano o padres con diabetes, aunque sí se pueden reducir muchos factores de riesgo con una alimentación saludable, ejercicio frecuente y control de peso. A veces, perder entre 5 y 10 libras puede marcar una diferencia positiva.

Si usted está en riesgo de desarrollar diabetes, hable con su profesional de la salud. A nadie le gusta ser diagnosticado con ninguna enfermedad, pero es peor tener diabetes y no saberlo. Saberlo cuanto antes puede ayudarle a prevenir complicaciones. Como otras enfermedades crónicas, la diabetes se puede manejar y controlar exitosamente.

El manejo personal de la diabetes

No importa qué clase de diabetes tenga, el manejo personal de la diabetes, para que sea exitoso, conlleva mantener un nivel deseable de glucosa en la sangre, poder detectar problemas lo antes posible y hacer lo necesario para prevenir complicaciones. Esto requiere trabajar activamente y en colaboración con su médico y otros profesionales de la salud, y ser una persona proactiva en el manejo de su enfermedad.

Específicamente, esto incluye lo siguiente:

- Vigilar el nivel de glucosa en la sangre
- Observar los síntomas y saber qué hacer
- Seguir un plan alimenticio saludable
- Mantenerse físicamente activo
- Controlar estrés y las emociones fuertes
- Saber qué hacer durante días de enfermedad (cuando se tiene infecciones u otras enfermedades)

- Tomar de manera segura y efectiva las medicaciones que se hayan recetado
- Hacerse las pruebas y exámenes necesarios, y vacunarse

Vigilar la glucosa en casa

El control de la diabetes radica en mantener el nivel de glucosa (azúcar) en la sangre dentro un rango aceptable. La única manera de comprobar esto es a través de un monitoreo frecuente. El monitoreo no debe interpretarse como un *tratamiento* en sí mismo; es un método para comprobar si el nivel del azúcar en la sangre está bajo control y para tomar decisiones día a día sobre los cambios que debe hacer en la dieta y ejercicio, así como los ajustes en sus medicamentos según las indicaciones de su equipo médico.

Existen dos formas de monitorear la glucosa:

- **La prueba A1C y el "promedio estimado de glucosa"** (o eAG en inglés). Estas dos pruebas son esencialmente la misma, pero los resultados se dan en formas diferentes. Su médico es el que ordena estas pruebas de laboratorio. El resultado indica el promedio del nivel de azúcar en la sangre durante los últimos tres meses.

- **La prueba de glucosa casera.** Esta consiste en una serie de pruebas simples que usted puede hacerse en casa. Con una aguja estéril pequeña toma una gota de sangre de la yema de un dedo. Luego, la pone en una tirita que inserta en una máquina llamada glucómetro (medidor de glucosa); este le indica en pocos segundos el resultado (su nivel de azúcar en la sangre). Esta máquina es del tamaño de un teléfono celular y la puede llevar a cualquier parte, ya sea a su trabajo, cuando viaja o si está fuera de su casa por varias horas. El glucómetro es fácil de usar; pero para asegurarse de que lo hace apropiadamente consulte con su médico, enfermera, farmacéutico o asesor sobre la diabetes.

Es importante vigilar y verificar el nivel de azúcar en forma metódica y regular, ya que los niveles varían a través del día y la noche. Además, le proporcionará información sobre cómo los cambios en la alimentación, ejercicio, medicamentos, estrés, enfermedad e infecciones afectan el azúcar en la sangre. Los resultados de estas pruebas les dan a usted y su médico la oportunidad de tomar decisiones sobre cómo controlar la glucosa en su sangre, tanto si está alta como baja (véase la página 290).

¿Con qué frecuencia debo medirme el azúcar?

La frecuencia con que vigila su nivel de azúcar en la sangre depende de la manera en que usted y los profesionales de la salud hayan decidido hacerlo. Recuerde que este monitoreo no es un tratamiento; se utiliza para proporcionarle la información para poder hacer los cambios necesarios. Puede que decida hacerse la prueba varias veces al día o solo una vez a la semana. Si se está inyectando insulina más de una vez al día o está usando un sistema de inyecciones automáticas, debería medirse la sangre por lo menos tres veces al día. De todas formas debe hacerse la prueba cada vez que lo considere necesario. Hay ocasiones en las que es particularmente importante saber su nivel de azúcar:

- Cuando comienza a tomar un nuevo medicamento

- Cuando cambia la dosis de un medicamento

- Cuando sospecha que tiene el azúcar bajo o alto.

- Cuando está enfermo

Lo más importante sobre el monitoreo del azúcar en casa es que el resultado es información útil para *usted* y para el manejo personal de la diabetes.

Niveles de azúcar deseables

Los niveles que indicamos a continuación se consideran aceptables en la mayoría de las personas. Sin embargo, es importante que consulte a su médico sobre los niveles deseables para usted, ya que es posible que sean diferentes.

Antes de las comidas (incluyendo en ayuno por las mañanas): 70-130 mg/dL

2 horas después de las comidas: menos de 180 mg/dL

Le sugerimos que haga el siguiente experimento. Dos días de una semana (un día de semana y un día del fin de semana) mídase el azúcar 5 veces: 1) en ayunas por la mañana, 2) antes del almuerzo, 3) dos horas después del almuerzo, 4) antes de hacer ejercicio, 5) después de hacer ejercicio. Sabemos que se tendrá que pinchar los dedos muchas veces, pero solo lo va a hacer una vez. Puede usar la tabla que aparece a continuación para apuntar los resultados. Después conteste las preguntas que aparecen más adelante.

Si usted no entiende los resultados que obtuvo o no sabe cómo interpretarlos, consulte a su médico o a su asesor sobre la diabetes.

Puntos importantes para recordar

Es normal que los niveles de azúcar en la sangre suban y bajen a través del día. Por lo general, están más bajos temprano en la mañana cuando se despierta, y más altos una o dos horas después de comer.

Los niveles deseables son entre 70 y 180. No se preocupe si los resultados fluctúan dentro de este rango.

Lo importante es que los niveles sean parecidos a las mismas horas todos los días. Por ejemplo, más o menos iguales todos los días después de comer o después de hacer ejercicio.

Es posible que su médico o asesor sobre la diabetes le pidan que también se haga una prueba de orina en su casa para medir el nivel de cetona en caso de que los niveles de azúcar en la sangre estén altos. Las cetonas en la orina indican que el cuerpo está utilizando grasa en vez de glucosa para obtener energía, debido a que el cuerpo no tiene suficiente insulina para usar la glucosa como energía.

Si usted ha estado manejando su diabetes (comiendo saludablemente, haciendo ejercicios, tomando los medicamentos) y los resultados de la prueba realizada temprano en la mañana tienden a ser altos, infórmeselo a su médico. Es posible que tenga el azúcar en un nivel deseable al acostarse pero amanezca con un nivel alto, lo cual se conoce como "fenómeno del amanecer". Los niveles de azúcar suben horas antes de despertarse en respuesta a ciertas hormonas y glucosa extra que su hígado libera. Para prevenir o corregir este fenómeno, su médico podría recomendarle que no coma carbohidratos antes de acostarse, ajustarle la dosis de medicamentos o insulina, o recomendarle otro edicamento.

Reseña de sus niveles de glucosa en la sangre

Utilice esta tabla para trazar sus niveles de glucosa en la sangre.
Luego hágase las preguntas que siguen.

Día #1

Cuándo	Hora	Resultado (mg/dL)
En ayunas, antes de comer o tomar medicamentos		
Antes de comer		
2 horas después de comer		
Antes del ejercicio		
Después del ejercicio		

Día #2

Cuándo	Hora	Resultado (mg/dL)
En ayunas, antes de comer o tomar medicamentos		
Antes de comer		
2 horas después de comer		
Antes del ejercicio		
Después del ejercicio		

Conteste las siguientes preguntas:

- ¿Están los resultados dentro del rango recomendable?
- ¿Obtuvo algún resultado más alto o más bajo del nivel recomendado?
- ¿Observó algún patrón diario?
- ¿Hay algún momento del día en que la glucosa tiende a estar más alta que el nivel deseable?
- ¿Hay algún momento del día en que la glucosa tiende a estar debajo del nivel deseable?
- ¿Tiene idea de por qué los niveles de azúcar estaban como estaban?

¿Hecho o mito?

Comer demasiado azúcar causa diabetes. ¿Hecho o mito?

Respuesta: Mito. No se sabe con exactitud qué causa la diabetes. Pero sí sabemos que la diabetes ocurre cuando el cuerpo no produce insulina, no produce suficiente o no la usa como debiera. Comer demasiado azúcar no causa diabetes pero puede dificultar su manejo.

Mi padre y/o madre tiene diabetes y esto significa que seguramente yo también tendré diabetes. ¿Hecho o mito?

Respuesta: Mito. El historial familiar es solo un factor de riesgo que aumenta la probabilidad de desarrollar diabetes. Sin embargo, con una alimentación saludable, ejercicio o actividad física y un buen control de peso es posible prevenirla.

Estoy con sobrepeso y tengo parientes con diabetes. El riesgo de que tenga diabetes es más alto. ¿Hecho o mito?

Respuesta: Hecho. La obesidad y el historial familiar son factores de riesgo que aumentan las probabilidades de que usted desarrolle diabetes. Pero si bien no puede cambiar su historial familiar, sí puede hacer algo con su peso, eliminando ese factor de riesgo.

Si no tengo que tomar insulina, significa que mi diabetes no es tan grave. ¿Hecho o mito?

Respuesta: Mito. Tomar insulina es solo una de las formas de ayudar a controlar el nivel de azúcar en la sangre. Otras formas son el ejercicio, la alimentación saludable y los medicamentos orales. Lo más importante con la diabetes es mantener el nivel de azúcar en la sangre lo más bajo posibledentro del rango aceptable para USTED.

Las personas con diabetes tienen mayor riesgo de desarrollar enfermedades cardíacas. ¿Hecho o mito?

Repuesta: Hecho. Las enfermedades cardíacas y el derrame cerebral (apoplejía) son las dos causas principales de muerte en personas con diabetes.

Es importante que el médico vigile mi nivel de glucosa en la sangre en mi casa. ¿Hecho o mito?

Respuesta: Mito. Aunque es beneficioso que comparta con su médico los resultados de las pruebas que se hace en su casa, vigilar el nivel de glucosa diariamente es una herramienta del manejo personal para USTED. Sirven de guía para tomar decisiones sobre su alimentación, ejercicio, estrés, medicamentos y otras enfermedades.

Observar los síntomas y tomar acción

Aunque es importante reconocer y entender cómo se siente cuando su nivel de azúcar es muy bajo o muy alto, este no es el mejor método para manejar la diabetes por dos razones. En primer lugar, muchas personas no experimentan síntomas hasta que el nivel de azúcar ya esté demasiado alto o bajo. Inclusive, algunas personas no se dan cuenta de sus síntomas ni siquiera cuando alcanzan esos niveles, lo que dificulta mantenerse dentro del rango aceptable de glucosa en la sangre. En segundo lugar, muchos de los síntomas que se experimentan pueden ser similares tanto cuando el nivel de azúcar está alto como cuando está bajo. La única manera de saber con certeza cómo está el nivel de azúcar en la sangre es haciéndose la prueba de glucosa en casa diariamente.

Cómo mantener un nivel de glucosa aceptable

La meta principal del manejo de la diabetes es mantener el azúcar en la sangre dentro de un nivel aceptable. A veces el nivel de glucosa es muy alto (hiperglucemia) o muy bajo (hipoglucemia). Las causas de la hiperglucemia y de la hipoglucemia incluyen:

- Muy poca o demasiada medicina o insulina
- Comer a horas irregulares o saltear comidas
- Comer muy poco o mucho (particularmente carbohidratos)
- Muy poca o demasiada actividad física
- Tener otra enfermedad, infección o cirugía
- Estrés emocional

Es sumamente importante que usted aprenda a reconocer los síntomas, que sepa qué hacer para tratar la situación, y cómo y cuándo es recomendable obtener atención médica (véase la Tabla 15.2 en las páginas 286–287).

Adoptar una alimentación saludable

La alimentación saludable constituye uno de los elementos esenciales para el manejo personal de la diabetes. Solo usted puede manejar el azúcar en su sangre. Al principio puede parecer difícil; sin embargo, con la información correcta y la práctica resultará más fácil de lo que parece. Pequeños cambios en los hábitos alimenticios pueden hacer una diferencia significativa en los niveles de glucosa en la sangre y por ende en cómo usted se siente. Empezaremos por aclarar algunos mitos. En primer lugar, no tiene que pasar hambre. Tampoco necesita consumir alimentos especiales. Usted podrá comer lo que le guste. La comida que es saludable para las personas que tienen diabetes es también saludable para el resto de la familia. En el capítulo 9 se incluye información sobre comida saludable. En este capítulo le daremos información básica para personas con diabetes. Si usted tiene diabetes deberá tener más cuidado que aquellos que no la tienen, con respecto a qué tipo y cantidad de alimentos debe consumir, y en qué momento hacerlo. Estos tres factores afectarán su nivel de azúcar.

Hay que entender que todos los alimentos afectan el nivel de azúcar. Sin embargo, los carbohidratos (almidones) son los nutrientes que más incidencia tienen. Su responsabilidad principal es vigilar el consumo de carbohidratos, especialmente los refinados como el azúcar. Puede lograr esto aprendiendo sobre el contenido de carbohidratos que tienen diferentes tipos de alimentos, comiendo alimentos saludables que tengan menos carbohidratos, vigilando la cantidad que come, y sabiendo qué cantidad de carbohidratos hay en cada porción. Refiérase al capítulo 9 para más detalles.

Puede comenzar escogiendo más verduras, frutas y granos enteros para el consumo diario. Estos tipos de alimentos le dan los nutrientes que su cuerpo necesita, energía, fibra, menos calorías y menos grasa. También puede reducir la cantidad de alimentos con alto contenido de carbohidratos, como los dulces, pasteles, galletas, dulces, gaseosas y helados. Estos van a causar un aumento de azúcar en la sangre, le van a dar muchas más calorías y grasa pero no van a proveerle los nutrientes saludables que necesita. Aun así, no tiene que privarse de esos alimentos, solo comerlos en menor cantidad y con menos frecuencia. Piense en lo siguiente: usted puede consumir entre 45 y 60 gramos de carbohidratos por comida regular. Puede decidir comer un pedazo de pastel que contiene 45 gramos de carbohidratos, lo que significa que puede limitar el consumo de más carbohidratos provenientes de esa comida. La moderación y la planificación son las claves en el manejo del azúcar en la sangre.

Planificar comidas puede parecerle complicado, especialmente cuando tiene diabetes. Para llevarlo a cabo le sugerimos intentar "el método del plato" (véase la Figura 15.2). La mitad del plato debe contener frutas y verduras con poco contenido de carbohidratos, como la espinaca y el brécol. Una cuarta parte del plato debe contener proteína con poca grasa, como pescado, carne y frijoles, y la otra cuarta parte del plato debe contener carbohidratos, como papa, pan integral, arroz o pasta. Note que este plato es diferente al plato que aparece en la página 168, el cual es para personas que quieren comer de forma saludable pero que no tienen diabetes.

A continuación le ofrecemos otras sugerencias. La mayoría de las personas podrían beneficiarse de porciones más pequeñas. Lo que los nutricionistas consideran una porción es muy posible que le parezca más pequeña de lo que usted considera una porción aceptable. Por ejemplo, una porción de arroz o pasta, la cual contiene 15 gramos de carbohidratos es 1/3 de una taza de medir. No significa, sin embargo que usted no pueda comer más de una porción; significa que debe mantener el total de carbohidratos por comida entre 45 y 60 gramos.

Por lo general es mejor comer comidas pequeñas cada 4–5 horas durante el día, incluido el desayuno. La primera comida de la mañana le dará la energía necesaria después de horas sin comer.

Estas son sugerencias generales; encontrará más detalles en el capítulo 9. Sin embargo, le sugerimos que para aprender más sobre su plan alimenticio consulte con un asesor certificado sobre la diabetes o con un nutricionista. Ambos son especialistas en su campo. Al final de este capítulo ofrecemos algunos recursos que puede explorar.

Manejar la actividad física

Además de una alimentación saludable, el ejercicio regular es muy importante para controlar el nivel de azúcar en la sangre y mejorar la salud en general. Sin embargo, aquellos que

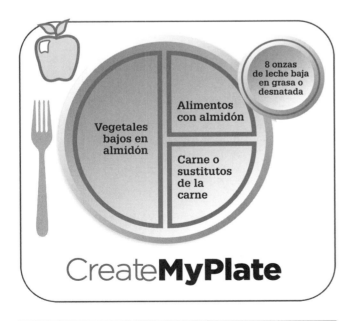

Figura 15.2 **Plato saludable para personas con diabetes**

Tabla 15.2 **Hiperglucemia e Hipoglucemia***

	Hiperglucemia (glucosa demasiado alta)	Hipoglucemia (glucosa demasiado baja)
Síntomas	Fatiga o cansancio extremo Mucha sed Visión borrosa o cambios en la vista Aumento del apetito Orina frecuente	Sentirse sudoroso, tembloroso o mareado Palpitaciones cardíacas fuertes y rápidas Dolor de cabeza Confusión, irritabilidad o un cambio repentino del estado de ánimo Adormecimiento y hormigueo alrededor de la boca o en los dedos
Lo que debe hacer si sospecha esta condición	Si es posible, mídase el azúcar. Si el resultado es 250 mg/dL o más alto, haga lo que se recomienda a continuación. Si no puede medir su azúcar y piensa que la tiene alta, haga inmediatamente lo siguiente: Tome agua u otros líquidos sin azúcar para prevenir deshidratación. Si se inyecta insulina, siga las instrucciones para inyectarse más insulina que lo usual. Chequee su nivel de azúcar en la sangre cada 4 horas. Busque inmediatamente atención médica si desarrolla alguno de los síntomas descritos abajo.	Si es posible, mídase el azúcar inmediatamente. Si el resultado es menos de 70 mg/dL† o si está en un lugar donde no puede hacerse la prueba o todavía tiene síntomas de hipoglucemia, haga lo siguiente: Ingiera un "remedio de azúcar de efecto rápido", como por ejemplo 3 tabletas de glucosa, 3 paquetitos de azúcar, un puñado de pasas, una cucharada de miel o media taza (4 onzas) de jugo de fruta o gaseosa regular. Descanse 15 minutos, observe sus síntomas y, si es posible, mídase el azúcar otra vez. Si después de 15 minutos sus síntomas persisten o su azúcar todavía está a menos de 70 mg/dL, coma otra porción de remedio rápido de azúcar y espere otros 15 minutos. Si sus síntomas persisten, llame al doctor o enfermera. ¡No espere! ¡Es importante buscar ayuda médica inmediatamente! Si sus síntomas mejoran y su próxima comida es en una hora o más, coma una merienda (por ejemplo, medio sándwich, queso bajo en grasa, unas galletas o una taza de leche).

Tabla 15.2 **Hiperglucemia e Hipoglucemia*** (*continuación*)

	Hiperglucemia (glucosa demasiado alta)	Hipoglucemia (glucosa demasiado baja)
Cuándo llamar al médico o buscar ayuda médica de inmediata	Si se siente confundido, desorientado, agitado o débil Si tiene síntomas de deshidratación, como mucha sed, boca reseca, labios resecos y agrietados, o si no ha orinado en 8 horas Si tiene fiebre, está vomitando o tiene diarrea Si tiene aliento con olor a frutas (similar a acetona o pintura de uñas) Si su respiración es rápida y profunda Si su nivel de azúcar ha estado a más de 300 mg/dL por 8 horas o mucho más alta de lo usual	Si se le dificulta hablar coherentemente, tiene poca coordinación o movimientos torpes Si tiene convulsiones o pierde el conocimiento Si sus síntomas no se mejoran después de repetir los pasos descritos arriba Si tiene su azúcar baja (menos de 60 mg/dL) dos veces en el mismo día Si su azúcar baja más de lo normal varias veces sin razón aparente

*Dependiendo de su condición e historia clínica, su médico podría darle indicaciones diferentes para tratar los niveles altos o bajos de azúcar en la sangre.

†Algunas personas experimentan síntomas de hipoglucemia con niveles de azúcar un poco más altos de 70 mg/dL. Por eso es importante que se haga la prueba de glucosa en casa, que conozca su cuerpo y que sepa cómo se siente cuando el azúcar está en diferentes niveles.

toman medicamentos para controlar la diabetes deben discutir con sus médicos, nutricionistas o asesores de salud cualquier cambio en sus hábitos de ejercicio físico, ya que es posible que los horarios para tomar medicamentos y comer tengan que ser ajustados de acuerdo al nivel de actividad.

El ejercicio es beneficioso para las personas con diabetes tanto como lo es para las demás personas. Sin embargo, para los que tienen diabetes el ejercicio aeróbico liviano o moderado disminuye la necesidad de insulina y ayuda a mantener bajo control el nivel de azúcar. El ejercicio aumenta la sensibilidad de las células a la insulina, resultando en niveles de azúcar más bajos durante y después del ejercicio. El ejercicio también es esencial para perder peso, lo cual sabemos ayuda a la persona con diabetes y sobrepeso. Además, reduce el riesgo de problemas cardiovasculares que se ocasionan cuando los lípidos (colesterol y triglicéridos) y la presión arterial están altos.

El programa de ejercicio recomendado para personas con diabetes es por lo general el mismo que se recomienda para acondicionamiento físico, que aparece en el capítulo 8. El ejercicio liviano a moderado por períodos de 30 minutos al día, 5 veces a la semana, es seguro y efectivo para el control de la diabetes y la salud en general. A la semana, esto equivale a un total de 150 minutos. Si usted estuviera interesado en hacer más ejercicio o tiene una meta específica, como por ejemplo hacer una carrera o un maratón, consulte con su médico para que el plan de alimentación y medicamentos se ajusten a su nivel de ejercicio.

Otras recomendaciones para personas con diabetes son: comenzar un programa de ejercicios solo cuando la diabetes esté controlada, comunicarse con el médico para hacer cambios en la alimentación y medicación si fuera necesario, y coordinar las comidas, toma de medicamentos y ejercicios para evitar hipoglucemia (azúcar muy baja). Se recomienda medir el nivel de azúcar antes y después del ejercicio para tener una idea de cómo responde su cuerpo a la actividad física.

Si usted no se inyecta insulina, puede hacer ejercicio una hora después de comer para prevenir un nivel bajo de azúcar. Si tiene diabetes tipo 1 y el nivel de azúcar en su sangre es de 100 mg/dL o menor antes de hacer ejercicio, ingiera de 15 a 30 gramos de carbohidratos a menos que su médico u otro proveedor de salud le hayan dado otras instrucciones. Si se siente mareado, con malestar de estómago, dolor, o le falta el aire, pare de hacer ejercicio inmediatamente. Tome líquidos antes, durante y después del ejercicio. Si tiene problemas de falta de sensación en los pies o mala circulación, asegúrese de revisarse los pies y mantener una buena higiene, limpiándoselos y manteniéndose las uñas regularmente. Puede considerar usar plantillas para proteger las plantas de los pies. Para más detalles sobre cómo desarrollar y mantener un programa de ejercicios, refiérase al capítulo 8.

Manejar el estrés y las emociones

Después de enterarse que tiene diabetes o que ha desarrollado complicaciones con ella, puede que sienta enojo, miedo o depresión. Estos son sentimientos normales, comprensibles pero también controlables. Para las personas con diabetes, el estrés y las emociones como el enojo, la cólera, la frustración o la depresión pueden afectar los niveles de glucosa sanguínea. Por lo tanto es importante aprender a manejarlos efectivamente. Ocultar o suprimir sus emociones no es saludable ni efectivo. A veces es necesario buscar ayuda profesional, como consejería y terapia individual, o participar en un grupo de apoyo. Para entender más sobre el impacto de estas emociones en su enfermedad y aprender algunas maneras de manejarlas, refiérase a los capítulos 4 y 5.

Manejar las infecciones y otras enfermedades

Como cualquier otra persona, aquellas con diabetes a veces se enferman a causa de un resfriado, influenza o una infección. Cuando la persona con diabetes se enferma, especialmente a causa de una infección bacteriana o viral, el nivel de azúcar en la sangre tiende a subir, y las medicinas y los alimentos le pueden afectar de manera diferente durante esos días. Por esta razón es importante planificar con anticipación para estos días de enfermedad, sabiendo cuándo es necesario pedirle ayuda a otra persona, o a su médico o enfermera. Incluya lo siguiente en su plan para días de enfermedad:

■ Identifique a un amigo o pariente que esté preparado y sea capaz de ayudarlo cuando usted lo necesite. Esa persona debe saber qué hacer y cuándo llamar al médico o llevarlo a la sala de emergencia.

■ Tenga a su alcance bastantes líquidos, tanto azucarados como no azucarados.

■ Tenga un termómetro en casa y sepa usarlo.

■ Tenga a su alcance información de emergencia (por ejemplo, el número de teléfono de su médico, lista de medicamentos, las dosis, etc.).

■ Asegúrese de preguntarle a su médico o enfermera cuándo o bajo qué circunstancias quieren ellos que usted los llame para pedir ayuda. A continuación ofrecemos algunos consejos generales sobre cómo cuidarse cuando está enfermo y cuándo debe buscar ayuda médica.

Cuando se enferme…

■ Siga tomando su dosis normal de medicamentos orales o de insulina a menos que ya tenga un "plan especial para días de enfermedad", que esté vomitando o que el médico o enfermera le dé instrucciones diferentes.

■ Mídase el azúcar en la sangre de dos a cuatro veces al día. Si su glucosa está en 300 mg/dL o más, hágase la prueba cada 3 o 4 horas y apunte los resultados y la hora en que los obtuvo.

■ Si se inyecta insulina y su glucosa está a más de 300 mg/dL, hágase la prueba de orina para medir cetonas. Apunte si la cantidad de orina es poca, moderada o grande.

■ Observe si tiene síntomas de hiperglucemia o hipoglucemia (véase las páginas 286–287).

■ Anote cuánta agua u otros líquidos ha tomado. Para prevenir la deshidratación trate de tomar por lo menos 8 onzas (1 taza de medir) de líquido cada hora mientras está despierto. Si su glucosa está en 240 mg/dL o más, tome líquidos sin azúcar, como caldo, té o agua. Si la glucosa está baja, coma o beba entre 1/2 y 1 taza de líquido con azúcar, como jugo de frutas o gaseosa regular.

■ Tómese la temperatura dos veces al día y apúntela.

- Haga lo posible por no dejar de comer. Coma cantidades pequeñas pero regularmente.

- Mantenga contacto con alguien. Dígale a un pariente o amigo cómo se siente y pídale que se ponga en contacto con usted frecuentemente para que esté alerta de su condición y pueda ayudarle.

Llame a su médico

- Si su nivel de azúcar en la sangre está en 60 mg/dL o menos, dos veces en el mismo día

- Si su nivel de azúcar en la sangre es mayor de 300 mg/dL por un período de 8 horas o si varios de los niveles tomados están mucho más altos que lo usual

- Si su temperatura es mayor de 101°F (38.3°C), o si es mayor de 100°F (37.8°C) por más de dos días

- Si ha tenido vómitos o diarrea por más de 24 horas

- Si no puede tolerar o vomita líquidos, alimentos o medicamentos por más de 8 horas

- Si presenta algún nivel (inclusive bajo) de cetonas en la orina u orina muy oscura

- Si presenta alguno de estos síntomas: respiración rápida y profunda, sequedad extrema en la boca, o aliento a frutas

- Si ha estado enfermo por más tiempo de lo esperado y no se está mejorando

- Si no se siente lo suficientemente bien y seguro como para cuidarse

Busque ayuda médica urgente

- Si el azúcar en la sangre es superior a 500 mg/dL

- Si encuentra una cantidad moderada o alta de cetonas en la orina

Cuando usted llame a su médico o enfermera, es importante que le dé la siguiente información: tipo de diabetes que tiene, nivel de azúcar en la sangre (si lo sabe), temperatura, si presenta cetonas en la orina, síntomas, medicamentos que está tomando, y todo lo que ha hecho en casa para tratar sus síntomas.

Medicamentos: Cómo ayudan a controlar la glucosa en la sangre y a evitar complicaciones

Además de la buena alimentación y el ejercicio, la mayoría de las personas con diabetes se benefician al tomar medicamentos que ayudan a mantener el azúcar en la sangre, la presión arterial y el colesterol en los niveles deseables. Pero aunque los medicamentos pueden ser de mucha ayuda, a muchas personas no les gusta tomarlos. Para algunos, el no tomar medicinas es cuestión de orgullo, prefiriendo manejar nuestra condición de forma natural. Si bien en algunos casos esto es posible, la mayoría de las personas con diabetes deben tomar uno o más medicamentos para mantener el azúcar en la sangre controlada y evitar complicaciones.. Dichos remedios pueden prevenir ataques al corazón, derrames cerebrales, enfermedades del hígado e inclusive la muerte temprana. Desafortunadamente no se puede esperar a ver qué pasa antes de decidir si se va a tomar medicamentos o no. Por lo general, una vez que aparecen las complicaciones de la diabetes, no se pueden revertir.

Medicamentos para controlar la glucosa sanguínea

Los medicamentos para la diabetes son recetados por un médico, quien considera en primer lugar el tipo de diabetes que tiene la persona, cuán controlada está el azúcar en la sangre, y otras condiciones médicas que estén presentes.

- **Insulina para la diabetes tipo 1:** Son inyecciones que la persona deberá ponerse por el resto de su vida ya que el organismo no produce insulina.

- **Medicamentos para la diabetes tipo 2:** Existen varios medicamentos orales (pastillas) que se pueden tomar individualmente o combinados. Existe además insulina oral o inyectable para el tratamiento de la diabetes tipo 2.

Medicamentos para evitar complicaciones

Además de los medicamentos para controlar el nivel de azúcar en la sangre, hay estudios que han demostrado que ciertos medicamentos adicionales pueden reducir el riesgo de desarrollar complicaciones de la diabetes. Estos medicamentos, por su efecto protector, se recomiendan aun si la presión arterial y colesterol están en el rango deseable. Dependiendo de la edad y condición médica, los siguientes tipos de medicamentos preventivos se recetan comúnmente:

- **Aspirina.** La aspirina de dosis leve (81 mg) reduce el riesgo de ataques al corazón y derrame cerebral al reducir la posibilidad de una obstrucción repentina en una arteria.

- **Inhibidores de la enzima convertidora de la angiotensina (ECA) o las antagonistas de los receptores de angiotensina II (ARA).** Estos medicamentos especializados controlan la presión arterial y protegen los riñones reduciendo la probabilidad de un ataque al corazón o derrame cerebral.

- **Estatinas.** Estos medicamentos disminuyen la inflamación y reducen el colesterol, lo cual a su vez disminuye el riesgo de un ataque al corazón o derrame cerebral.

Si usted no está tomando estos medicamentos preventivos, pregúntele a su médico si debería hacerlo.

Medicamentos para la diabetes

Algunas personas con diabetes tipo 2 pueden manejar el azúcar en la sangre sin insulina ni otras medicinas controlando su ejercicio, alimentación y peso. A veces, perder tan solo de 10 a 15 libras (4 a 6 kilos) resulta en un beneficio significativo. Se estima que una pérdida del 7% del peso ayuda a que la glucosa se mantenga en el rango deseable. Por ejemplo, para una persona que pesa 200 libras, una pérdida de 14 libras le sería de mucho beneficio. Sin embargo, junto con una alimentación saludable y ejercicio, muchas personas con diabetes tipo 2 necesitarán tomar medicamentos orales o insulina para controlar el azúcar en la sangre y prevenir complicaciones, pero dichos medicamentos no reemplazan la alimentación saludable y el ejercicio. La Tabla 15.3 indica los medicamentos más utilizados en el tratamiento de la diabetes.

Tabla 15.3 **Medicamentos más utilizados para la diabetes**

Medicamento	Cómo ayuda a controlar la glucosa sanguínea	Comentarios
Biguanidas		
Ejemplos: metformina (*Glucophage, Fortimet, Glucophage XR, Glumetza, Riomet*)	Hacen que el hígado produzca y secrete menos glucosa. Disminuyen la resistencia del cuerpo a la insulina, haciendo que utilice mejor la insulina que tiene.	Puede causar diarrea y náuseas. Debe tomarse con comida. Las personas que hayan tenido problemas de corazón, riñones o hígado deben tomarlos con precaución.
Sulfonilureas y glinidas		
Sulfonilureas *Ejemplos:* lipizida (*Glucotrol*), glyburida (*Micronase, DiaBeta*), tolazamida (*Tolinase*), tolbutamida (*Orinase*), clorpropamida (*Diabinese*) **Glinidas** *Ejemplos:* repaglinide (*Prandin*), nateglinide (*Starlix*)	Ayudan al páncreas a producir y secretar más insulina.	Podría causar aumento de peso.
Inhibidores de la alfa-glucosidasa		
Ejemplos: acarbosa (*Precose*), miglitol (*Glyset*)	Retardan la digestión y absorción de carbohidratos, reduciendo el aumento súbito de azúcar en la sangre después de comer.	Pueden causar gases y una sensación de hinchazón o distensión. Deben tomarse junto con el primer bocado de comida.

La insulina se usa para tratar a todos aquellos que tienen diabetes tipo 1 y a algunos con diabetes tipo 2. La insulina inyectada sustituye la que el cuerpo no produce o no utiliza adecuadamente. Hoy en día, las inyecciones de insulina son el método más seguro y efectivo para controlar la glucosa y evitar complicaciones. Investigaciones recientes han justificado la aplicación temprana de insulina en el tratamiento de la diabetes tipo 2 en los casos de niveles de azúcar significativamente altos, si las medicinas orales no logran controlarlos, si se determina que es la mejor opción, o si la persona experimenta efectos secundarios al tomar las medicinas orales.

Muchos pacientes tienen miedo a la insulina, pero una vez comienzan a usarla la mayoría

Tabla 15.3 **Medicamentos más utilizados para la diabetes (*continuación*)**

Medicamento	Cómo ayuda a controlar la glucosa sanguínea	Comentarios
Tiazolidinedionas		
Ejemplos: pioglitazona (*Actos*), rosiglitazona (*Avandia*)	Disminuyen la resistencia a la insulina. Esto aumenta el uso de la insulina por las células, reduciendo los niveles de azúcar en la sangre.	Podrían causar aumento de peso y retención de líquido. No son recomendados para personas con problemas de corazón o de hígado. Su efectividad para reducir el riesgo de ataques al corazón, derrame cerebral y muerte es cuestionable.
Insulina		
	Ayuda a las células del cuerpo a sacar el azúcar del torrente sanguíneo y meterla en las células, donde puede ser usado para proveerle energía al cuerpo.	Diferentes tipos de insulina varían en cuanto a la rapidez con que actúan y en el tiempo que dura su efecto. La insulina de efecto rápido es indicada al momento de las comidas para ayudar a reducir los niveles de azúcar. La insulina de efecto lento puede proveer un nivel de glucosa en la sangre más constante durante el día y la noche. A veces se usa una combinación de insulina de efecto rápido con insulina de efecto lento.
Hormonas inyectables		
Ejemplos: pramlintida (*Symlin*), exenatida (*Byetta*)	Pueden ayudar a controlar el nivel de azúcar en la sangre	

Nota: Continuamente se desarrollan y evalúan nuevos medicamentos para controlar la glucosa en la sangre. Discuta con su médico cuáles serían apropiados para usted.

descubre que las inyecciones son relativamente fáciles de aplicar y no son dolorosas. De hecho, muchos piensan que el pinchazo en el dedo para medirse el azúcar es más doloroso que la inyección. Por otra parte, es más fácil controlar los niveles de azúcar con insulina. No tenga dudas de que la insulina será beneficiosa así como una decisión sabia en caso de que su médico se la recomiende.

Existen varios tipos de insulina, clasificados según la rapidez y la duración de su efectividad. Es importante que usted sepa el tipo de insulina que se está inyectando, la compañía que la prepara, la dosis (número de unidades que se inyecta), y cuándo se la debe inyectar (antes de una comida o bocadillo, o poco después de tomar el primer bocado de comida). También, asegúrese de que la insulina que usa no haya pasado su fecha de caducidad.

Si usted cree que se beneficiaría con un mayor entrenamiento en el uso de la insulina, hable con su médico o con un asesor sobre la diabetes. Tal vez el médico pueda elaborar con usted un plan escrito de cómo regular la dosis de insulina basándose en los resultados de sus pruebas de sangre diarias. Algunas personas con diabetes también se pueden beneficiar con el uso de las nuevas bombas de insulina. Para más información sobre estos productos, hable con sus proveedores de salud o con la Asociación Americana de la Diabetes en los Estados Unidos u otra organización similar en su país. También puede buscar información en el Internet. Al final de este capítulo encontrará una lista de recursos útiles.

Si necesita medicamentos para la diabetes cerciórese de saber cuándo tomarlos y nunca omita una dosis. La mayoría de los medicamentos se toman una o dos veces al día, usualmente antes de comer. Consulte a su médico antes de dejar de tomar los medicamentos o cambiar la dosis recomendada, incluso si no se siente bien. Cuando viaje, lleve los medicamentos con usted; no los ponga en una maleta a la cual no va a tener acceso hasta llegar a destino.

Otros medicamentos, incluidos los de venta libre, naturales y caseros, o suplementos nutricionales, pueden interactuar con los específicos para la diabetes. Por lo tanto, es importante que le informe a su médico o farmacéutico sobre todas los medicamentos o productos que está tomando. Recuerde, esto incluye medicinas recetadas y no recetadas, así como productos que contienen vitaminas, minerales, suplementos alimenticios, hierbas y otros medicamentos naturales.

Por último, le recomendamos muy especialmente que si empieza a tomar un nuevo medicamento y nota efectos secundarios, se lo comunique de inmediato a su médico o a otro miembro de su equipo médico. Con frecuencia, un ligero cambio en los medicamentos o en la dosis elimina los efectos secundarios.

Cómo prevenir complicaciones de la diabetes

La diabetes puede afectar otros órganos y causar más problemas de salud. Sin embargo, estos pueden demorarse y hasta evitarse si se mantiene un buen control de la glucosa en la sangre. Tenga en cuenta que la mayoría de las complicaciones están directamente vinculadas a este control. A continuación enumeramos las complicaciones médicas más comunes ocasionadas por la diabetes:

- **Enfermedades del corazón y derrame cerebral.** Los ataques al corazón y derrames cerebrales son las causas de muerte más frecuentes entre las personas con diabetes. El nivel alto de azúcar hace que las arterias se endurezcan y se obstruyan. Sin embargo, es esperanzador saber que hay muchas cosas que usted puede hacer para reducir significativamente este riesgo.

- **Daño a los nervios.** La diabetes puede hacerle daño a los nervios (neuropatía). Cuando esto sucede, se siente ardor, hormigueo, dolor o falta de sensación en los pies o manos. El daño a los nervios también resulta en problemas sexuales; en los hombres se puede manifestar como falta de erección, y en las mujeres con resequedad en la vagina. Además, el daño a los nervios puede resultar en problemas digestivos y al orinar.

■ **Daño a los riñones.** La diabetes puede causar daño a los vasos sanguíneos de los riñones, especialmente cuando la presión arterial también es alta. Esto puede resultar en insuficiencia (falla) renal. Los primeros síntomas de este problema se pueden detectar a través de una prueba que indique pequeñas cantidades de proteína en la orina.

■ **Problemas de visión.** El nivel alto de azúcar en la sangre hace que el lente de los ojos se inflame temporalmente, causando visión borrosa. Daños más serios y permanentes pueden ocurrir como consecuencia del daño a los vasos sanguíneos de la retina, en la parte trasera del ojo (retinopatía). Esto disminuye la visión y puede llegar a causar ceguera.

■ **Infecciones.** La diabetes puede disminuir la función inmune del cuerpo y reducir el flujo sanguíneo, lo cual puede resultar en más infecciones de piel, pies, pulmones y otras partes del cuerpo. También ocasiona que la curación de estas infecciones sea más lenta.

■ **Enfermedad de las encías.** Las personas con diabetes tienen un riesgo mayor a desarrollar enfermedades de las encías (periodonto) e infecciones en dicha área. Si tiene diabetes, es importante que se lo informe a su dentista y que se haga chequeos dentales regularmente.

A continuación le ofrecemos una lista de cosas que puede hacer y el cuidado médico que debe recibir para reducir significativamente o evitar las complicaciones de la diabetes. ¡Inclusive podrían salvarle la vida!

■ **Mantenga los niveles de glucosa dentro del rango deseable para personas con diabetes.** La alimentación saludable, actividad física regular, peso adecuado y, si fuera necesario, medicamentos, son importantes para controlar los niveles de azúcar en la sangre y prevenir complicaciones.

■ **Contrólese la presión arterial.** A las personas con diabetes se les recomienda mantener la presión arterial en 130/80 o menos (o según lo recomendado por su médico). Una presión arterial al nivel deseable significa menos trabajo para el corazón, vasos sanguíneos, ojos y riñones. Para la prevención de complicaciones de la diabetes, el control de la presión arterial es tan importante como el control de los niveles de azúcar en la sangre.

■ **Contrólese el nivel de colesterol.** El LDL o lipoproteína de baja densidad (comúnmente llamado "colesterol malo") es la medida que los médicos suelen monitorear en las personas con diabetes. El nivel deseable en ellas es 100 o menos (algunos estudios inclusive sugieren un nivel más bajo, de 70; consulte a su médico).

Recuerde que tomar un medicamento de estatina puede reducir aun más el riesgo de un ataque cardíaco y derrame cerebral, incluso si el nivel de colesterol ya es bajo sin la estatina.

- **Proteja los riñones.** Además de pruebas regulares de laboratorio, el tomar inhibidores de ECA o medicinas ARA puede ayudar a bajar la presión arterial y proteger los riñones.

- **Hágase chequeos, exámenes y aplíquese vacunas regularmente (de rutina):**

  - Hágase la prueba de hemoglobina A1C por lo menos una vez al año.

  - Hágase una prueba de la función del hígado por lo menos una vez al año.

  - Hágase pruebas de colesterol y lípidos por lo menos una vez al año.

  - Examínese los ojos (incluyendo un examen de la retina y la parte trasera de los ojos) cada uno o dos años (o según lo recomendado por su médico). Infórmele a su médico inmediatamente ante cualquier cambio en la visión. El examen de retina no es el examen de vista hecho normalmente por un técnico óptico para determinar si necesita lentes para leer o corregir otras condiciones en los ojos. El examen de retina por lo general lo hace un oftalmólogo, quien puede determinar si existe una enfermedad de la retina.

  - Recuérdele a su médico que le examine los pies cada vez que tenga una cita médica o por lo menos una vez al año. Quítese los zapatos y medias durante la consulta para que ni usted ni su médico se olviden del examen de los pies. Más adelante ofrecemos información sobre el cuidado de los pies.

  - En cada consulta médica le deben chequear la presión arterial. También es posible que el médico le indique que debe chequearse la presión más a menudo y llevar el conteo de los resultados.

  - Póngase la vacuna contra la influenza todos los años.

  - Póngase la vacuna contra la neumonía por lo menos una vez en su vida. Es posible que deba repetir la aplicación después de los 65 años.

  - Hágase chequeos dentales por lo menos una vez al año (o según lo recomendado por su médico). Use hilo dental y cepíllese los dientes por lo menos una vez al día.

- **El chequeo de sus pies.** Si usted tiene diabetes, debe prestarles más atención a sus pies. Como indicamos anteriormente, la diabetes puede dañar las terminaciones nerviosas y los vasos sanguíneos de los pies, lo cual resulta en una disminución de sensación en los mismos. Por esa razón, es posible que golpes o lastimaduras pasen desapercibidas. Además, sabemos que la diabetes también limita la capacidad del cuerpo de combatir infecciones y llevar sangre a todas las áreas de manera óptima. Es por esto que pequeñas lastimaduras que no se sienten y no se revisan a tiempo pueden resultar en úlceras e infecciones graves.

  - Examínese los pies todos los días. Usted o alguien de confianza debe mirar entre los dedos, la parte de arriba y la planta del pie, y comprobar que no haya heridas, grietas, ampollas, callos, uñas encarnadas, enrojecimiento, inflamación, pus o resequedad.

  - Lávese los pies todos los días. Use jabón suave y agua tibia, no caliente. Pruebe la temperatura del agua con los codos o muñecas, no con los pies. No ponga los pies en remojo ya que esto le resecará la piel. Séquese cuidadosamente los pies, especialmente entre los dedos para evitar la formación de hongos.

- Recórtese las uñas de los pies regularmente y en forma recta. Siga la forma de los dedos. Si usted no puede hacerlo, pídale ayuda a un familiar o profesional. No se limpie debajo de las uñas ni remueva la piel con objetos cortantes o punzantes. Algunos centros para personas de la tercera edad cuentan con un profesional disponible para cortar las uñas apropiadamente, uno o dos días al mes.

- Si sus pies están secos, aplíquese una loción o crema suave antes de ir a dormir, pero no entre los dedos. Evite lociones que contengan alcohol u otros ingredientes que terminen en "ol" ya que estos van a resecar la piel.

- Use zapatos y medias cómodos. Nunca camine descalzo. Debe usar zapatos con soporte, cómodos, que protejan y cubran los pies. Si le sudan los pies, use talco para controlar la humedad y cámbiese las medias más seguido. Amolde sus pies gradualmente a zapatos nuevos para evitar ampollas. Alterne los zapatos cada dos días para evitar roces ocasionados por usar los mismos zapatos siempre. Evite medias con tiras o elásticos, o de color oscuro. Examine los zapatos antes de ponérselos y cerciórese de que no hay ninguno objeto dentro o fuera que pueda causarle lastimaduras.

- Recuérdele al médico u otro proveedor de salud que le revise los pies en cada visita. Notifíquele si nota una lastimadura en los pies y obtenga el cuidado necesario lo antes posible. Una irritación menor podría llevar a una complicación mayor.

■ **Tome las siguientes precauciones generales:**

- Infórmele a su médico si está tomando aspirina de 81 mg por tableta para prevenir un ataque al corazón o derrame cerebral.

- No empiece a fumar, y si fuma tome los pasos necesarios para dejar de hacerlo.

- En general, es mejor evitar el consumo de bebidas alcohólicas. En las personas con diabetes, el alcohol puede ocasionar una disminución súbita y drástica del azúcar en la sangre (hipoglucemia). Si bebe, cerciórese de no hacerlo con el estómago vacío. Las bebidas alcohólicas, además, le añaden calorías a su dieta y causan un aumento de peso.

- Protéjase la piel. Manténgala limpia. No se queme con el sol.

- Considere usar un collar o brazalete de alerta médica, y lleve en la billetera o cartera la lista de medicamentos que está tomando.

- Si fuera hospitalizado o ingresara a la sala de emergencias, dígale al personal médico que usted tiene diabetes.

La simple verdad: Su papel es importante

Lo que usted haga o deje de hacer es importante. Note que la mayoría de los problemas que se han descrito en este capítulo pueden prevenirse, demorarse o tratarse, pero sus acciones juegan un papel muy importante. Repasemos brevemente lo que debe hacer:

- Mantenga la glucosa sanguínea a un nivel adecuado.

- Esté alerta sobre su cuerpo y síntomas.

- Tome acción sobre lo que descubra y reporte a su equipo médico cuanto antes cualquier cambio que se presente.

- Hágase regularmente los chequeos, exámenes y pruebas indicados, incluidas las vacunas.

Mantenerse proactivo en el manejo personal de la diabetes requiere de mucho aprendizaje, planificación y regularidad. No insinuamos ni por un momento que no haga falta tiempo y esfuerzo. Sin embargo, los beneficios bien valen la pena. Le sugerimos que defina metas claras para controlar su diabetes, revise los avances que experimente y haga los cambios necesarios. Hable con su médico u otro miembro de su equipo médico si tiene problemas, dudas o preocupaciones. Busque información y recursos en su comunidad. Considere unirse a un grupo de apoyo que se reúna cerca de su casa o a través del Internet. Vea algunos de esos recursos al final de este capítulo.

Otros recursos

☐ Asociación Americana de la Diabetes (*American Diabetes Association*), 1660 Duke Street, P.O. Box 25757, Alexandria, VA 22313; (888) DIABETES, http://www.diabetes.org/espanol.
Esta organización publica una revista quincenal llamada *Diabetes Forecast*. Contiene numerosos consejos prácticos para el cuidado de la diabetes y se relaciona con las experiencias personales de personas con diabetes.

☐ Centro Coordinador Nacional de Información sobre la Diabetes (National Diabetes Information Clearinghouse), 7910 Woodmont Avenue, Suite 1811, Bethesda, MD 10014; http://diabetes.niddk.nih.gov/spanish/index_sp.aspx.
Esta organización publica una lista de información nutricional relacionada con el manejo de la diabetes.

☐ Fundación Joslin para la Diabetes (*Joslin Diabetes Foundation*), One Joslin Place, Boston, MA 02215, http://www.joslin.harvard.edu/info/Como_se_diagnostica_la_diabetes.html.
Esta institución de fama mundial tiene divisiones: investigación, educación y juventud. Sus esfuerzos involucran todas las facetas del manejo de la diabetes y la investigación. Es uno de los ocho Centros de Investigación y Entrenamiento en la Diabetes designado por los Institutos Nacionales de la Salud.

☐ Programa Nacional para la Educación de la Diabetes (*National Diabetes Education Program*), http://www. ndep.nih.gov./I-have-diabetes/TengoDiabetes.aspx.
En este sitio encontrará una variedad de materiales para ayudarle a manejar la diabetes.

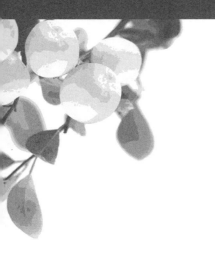

CAPÍTULO 16

Manejando las enfermedades cardíacas, la hipertensión y los derrames cerebrales

H OY DÍA SABEMOS MUCHO SOBRE el tratamiento de las enfermedades cardíacas (enfermedades del corazón), la hipertensión (presión arterial alta) y los ataques cerebrales (apoplejía), y tenemos muchas maneras para prevenir y tratar estas enfermedades que amenazan la vida. Podemos salvar vidas y evitar las estancias en el hospital. Muchas personas con enfermedades cardíacas y aun aquellos que han experimentado ataques cerebrales pueden esperar vivir más tiempo y tener una vida más saludable y agradable.

Hay varios tipos de enfermedades cardíacas. Por ejemplo, las arterias que irrigan el músculo cardíaco (arterias coronarias) pueden bloquearse, como en la arteriosclerosis (endurecimiento de las arterias). Cuando se tiene insuficiencia cardíaca (falla cardíaca), el músculo del corazón se daña y es incapaz de expulsar y hacer circular la sangre con

299

eficacia por los pulmones y el cuerpo. Si las válvulas del corazón, que controlan el flujo de sangre, están dañadas, el resultado es la enfermedad cardíaca valvular. Reiteramos, la sangre no puede llegar al resto del cuerpo. El sistema de conducción o circuito eléctrico del corazón que controla el ritmo cardíaco (latidos) se puede

alterar, haciendo que el corazón lata demasiado rápido, demasiado lento o de forma irregular (arritmia). Vamos a hablar de todos estos casos, así como de otros problemas con el sistema circulatorio, como los accidentes cerebrovasculares y la hipertensión arterial.

Enfermedad arterial coronaria

La enfermedad cardíaca más común es la enfermedad arterial coronaria, y es la que causa más ataques cardíacos y fallas cardíacas. Las arterias coronarias son los vasos sanguíneos que envuelven e irrigan el corazón; también proveen el oxígeno y nutrientes que necesita el corazón para funcionar. Las arterias sanas son elásticas, flexibles y fuertes. La capa que reviste el interior de una arteria sana es lisa o suave para que la sangre fluya fácilmente. Sin embargo, las arterias se pueden estrechar cuando el colesterol y otras sustancias (placa), empiezan a acumularse y cubrir

las paredes interiores de las arterias, bloqueando el flujo sanguíneo. Esta condición se llama arteriosclerosis, también conocida como enfermedad arterial coronaria (EAC), y la parte bloqueada o estrechada de la arteria se llama estenosis.

La arteriosclerosis se desarrolla gradualmente en un período de muchos años y probablemente comienza por el daño continuo causado a las paredes de las arterias. Este daño se debe a varios factores, tales como el colesterol alto, los triglicéridos altos, la diabetes, el fumar, y la presión arterial alta. El daño inicial permite

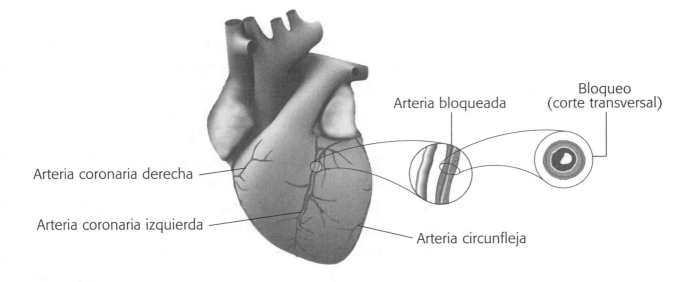

Figura 16.1 **Arterias coronarias**

que las lipoproteínas de baja densidad (LDL por sus siglas en inglés, o colesterol "malo") entren en las paredes de la arteria, causando inflamación. El comienzo de estos depósitos grasosos en las arterias puede aparecer tan temprano como en la adolescencia.

Con el tiempo se deposita más colesterol, y la sección grasosa se agranda. Esta área grasosa, conocida como placa, puede bloquear o interrumpir completamente el flujo sanguíneo en la arteria, o tal vez puede romperse, causando la formación de un coágulo de sangre en el sitio lesionado. En ambos casos, el flujo sanguíneo al corazón disminuye o se interrumpe, pudiéndose ocasionar una angina de pecho (dolor temporal en el pecho) o un ataque cardíaco, también conocido como infarto de miocardio (IM). Si no se obtiene tratamiento inmediato, puede ocurrir un daño permanente al músculo cardíaco. Cuando se daña una sección del músculo cardíaco, esta sección muere y ya no puede ayudar a expulsar la sangre.

El dolor de angina o el ataque cardíaco se puede manifestar con un dolor repentino e intenso en el lado izquierdo del pecho; se describe como una sensación de presión, como si algo le aplastara o estrujara el pecho, o como si

tuviera un gran peso sobre el pecho. Esta sensación también pueda irradiarse desde el pecho a los hombros, brazos, cuello y mandíbula. Algunas personas también puedan experimentar náuseas, sudoración, falta de aire o dificultad para respirar y fatiga.

Estos síntomas de enfermedades cardíacas son típicos en los hombres, pero en las mujeres pueden ser diferentes. Las mujeres pueden sentirse inusualmente cansadas y experimentar trastornos del sueño, falta de aire para respirar, náuseas, sudores fríos, mareos y ansiedad. Estos síntomas son más sutiles que el dolor opresivo en el pecho a menudo asociado con los ataques al corazón. Esto puede ser porque las mujeres tienden a tener bloqueos no solo en las arterias principales sino también en las arterias más pequeñas que suministran sangre al corazón, una condición conocida como enfermedad cardíaca de los pequeños vasos sanguíneos. Muchas mujeres llegan a las salas de emergencia después de que el daño al corazón ya ha ocurrido. Esto se debe a que sus síntomas no son los que la mayoría de la gente relaciona con un ataque al corazón. (Consulte la sección "Busque atención médica inmediatamente en la página 303).

Arritmias

Las personas con enfermedades cardíacas pueden notar latidos irregulares (palpitaciones). Están causados por irregularidades en el sistema de conducción o circuito eléctrico del corazón. El daño a este sistema puede resultar en latidos cardíacos irregulares, latidos que se pierden o latidos acelerados. Los médicos se refieren a estos como arritmias o disritmias.

La mayoría de latidos cardíacos irregulares son menores y no son peligrosos. Sin embargo, algunas formas de arritmias pueden causar problemas. Las arritmias peligrosas frecuentemente están acompañadas por episodios de desmayos, dificultad para respirar o latidos cardíacos irregulares y prolongados (que duran minutos). Tales arritmias podrían ser más peligrosas para las personas con corazones debilitados severamente y aquellas con insuficiencia cardíaca (falla cardíaca).

A veces el corazón puede latir en forma irregular y tal vez usted no note la diferencia. Sin embargo, si nota latidos cardíacos irregulares ocasionalmente, tome nota de cuán frecuentemente ocurren, cuánto duran, qué tan rápidos son (tómese el pulso) y cómo se siente durante el episodio. Esta información ayudará a su médico a decidir si esas arritmias son peligrosas o no. Recuerde que los episodios infrecuentes y cortos de latidos irregulares son comunes en muchas personas, tengan o no enfermedades cardíacas. Generalmente estos no deben ser motivo de preocupación y no deberían requerir ningún cambio ni restricción en la actividad o tratamiento.

Enfermedad vascular periférica

La enfermedad vascular periférica (EVP), también llamada enfermedad arterial periférica (EAP) o enfermedad arterial periférica oclusiva (EAPO), ocurre cuando las arterias que están fuera del corazón (especialmente en las piernas) se estrechan, se endurecen y forman depósitos de placa. Esto es la aterosclerosis en las piernas y generalmente es el resultado del mismo proceso que ocurre con la enfermedad cardíaca.

El síntoma principal de la EVP es dolor en las piernas al caminar (claudicación). A algunas personas les pueden salir úlceras o llagas en la pierna, que no sanan o sanan lentamente. Algunos de los tratamientos son similares a los utilizados para las enfermedades cardíacas; estos incluyen el dejar de fumar (el más importante), ejercicio, medicamentos y, algunas veces, cirugía para ayudar a restablecer el flujo sanguíneo a las piernas.

Insuficiencia cardíaca

"La insuficiencia cardíaca" (o falla cardíaca) no quiere decir que el corazón ha dejado de funcionar o se va a parar. Significa que la capacidad del corazón para expulsar (bombear) la sangre es más débil de lo normal. El corazón sigue latiendo pero con menos fuerza. Esta condición se conoce como insuficiencia cardíaca congestiva ya que el líquido tiende a acumularse en los pulmones y las piernas.

La insuficiencia cardíaca puede ser tratada y los síntomas aliviados, incluso cuando el corazón no se pueda normalizar. ¿Cuáles son los signos y síntomas de insuficiencia cardíaca?

- **Cansancio excesivo, fatiga y debilidad.** Cuando el corazón no bombea con la fuerza suficiente, los músculos no reciben suficiente oxígeno. Usted puede estar más cansado de lo usual y no tener suficiente energía para las actividades normales.

- **Dificultad para respirar.** A veces, la respiración se hace más difícil debido al exceso de líquido en los pulmones. Usted puede tener dificultad para respirar, tos frecuente o seca, dificultad para respirar al estar acostado, o despertarse por la noche debido a esta dificultad. Si necesita apoyar la parte superior

Busque atención médica inmediatamente

Si usted está experimentando síntomas que pueden ser señales de un ataque cardíaco o derrame cerebral, *debe buscar o pedir atención médica de inmediato.* Hay nuevos tratamientos disponibles que pueden disolver los coágulos de sangre en los vasos sanguíneos del corazón y del cerebro; recuperando el flujo sanguíneo y previniendo el daño al corazón y al cerebro. Sin embargo, estos tratamientos *deben ser recibidos dentro de pocas horas de haber ocurrido el ataque cardíaco o derrame cerebral* —cuanto antes mejor. En los Estados Unidos, llame al 9-1-1 o a los servicios de emergencia si tiene los siguientes síntomas. *¡No espere!*

Señales de alerta para un ataque cardíaco

- Presión o dolor severo, aplastante o apretado en el pecho (como si alguien estuviera sentando en su pecho)

- Dolor o malestar en uno o ambos brazos, espalda, cuello, mandíbula o estómago (abdomen)

- Dolor en el pecho que dura más de 15 minutos cuando no hay una causa evidente y que no se alivia con el descanso o medicamentos para el corazón (nitroglicerina)

- Dolor en el pecho acompañado de cualquiera de los siguientes síntomas: latidos cardíacos rápidos y/o irregulares, sudor, náuseas o vómito, dificultad para respirar, mareos o desmayos, o debilidad inusual.

En las mujeres, el dolor en el pecho puede no estar presente, pero sí los demás síntomas.

Si usted piensa que está teniendo un ataque al corazón:

1. Deje de hacer lo que está haciendo.

2. Siéntese.

3. Llame al 911. (No trate de conducir).

4. Si no es alérgico a la aspirina, tome una pastilla de aspirina para adultos (325 mg) o cuatro tabletas de aspirina para bebés (81 mg).

Señales de alerta para un derrame cerebral

- Adormecimiento, entumecimiento o debilidad repentina en la cara, brazo o pierna, especialmente en un lado del cuerpo

- Confusión repentina, dificultad para hablar o problemas para entender

- Dificultad repentina para ver en uno o ambos ojos, que no cesa al parpadear

- Dificultad repentina para caminar, mareos, pérdida de equilibrio o coordinación

- Dolor de cabeza fuerte y repentino sin causa conocida

¡Los minutos cuentan! La acción rápida puede salvar vidas, tal vez la suya. No espere más de 5 minutos para llamar al 911 (en los Estados Unidos) o al número local de respuesta a emergencias.

---

del cuerpo en muchas almohadas o dormir en un sillón reclinable, esto puede ser un signo de insuficiencia cardíaca.

- **Aumento de peso e hinchazón.** Estos son signos comunes de insuficiencia cardíaca. El aumento de peso se debe a la retención de

líquidos. Cuando su cuerpo está reteniendo un exceso de líquido, su peso va a subir. A veces, el aumento de peso ocurre rápidamente (en días), y otras veces ocurre más lentamente. Usted puede tener hinchazón (edema) en los pies y los tobillos. También, los zapatos y calcetines pueden resultarle demasiados ajustados, y los anillos en los dedos pueden llegar a ser demasiado apretados. Además, puede sentir el estómago hinchado, y puede haber una sensación de tensión u opresión en la cintura. También puede tener dificultad para respirar.

■ **Cambios en la frecuencia de orinar.** Cuando usted orina, sus riñones están ayudando al cuerpo a deshacerse del exceso de líquido. Por la noche se bombea más sangre a los riñones debido a que el cerebro y músculos están en reposo y necesitan menos sangre. Esto permite que sus riñones "se pongan al día". Si usted tiene insuficiencia cardíaca es posible que tenga la necesidad de orinar con mayor frecuencia durante la noche o en todo momento.

Aunque la insuficiencia cardíaca es una afección grave, hacer el seguimiento diario de su peso y comer una dieta baja en sodio puede aliviar los síntomas y prevenir visitas innecesarias al hospital.

Controle su Peso

Es importante que usted sepa pesarse correctamente y con frecuencia para poder encontrar tendencias que pueden ser indicios de problemas de salud. Aquí se explica cómo hacerlo:

■ Pésese al mismo tiempo todos los días. Se recomienda pesarse por la mañana, poco después de despertarse (después de orinar y antes de comer).

■ Pésese sin ropa o vestido siempre con la misma cantidad de ropa.

■ Use la misma balanza de baño.

■ Asegúrese de que la balanza está puesta a cero antes de pesarse y que esté sobre una superficie firme.

■ Anote su peso en un diario o calendario.

■ Pésese de nuevo si tiene dudas sobre la balanza o su peso.

■ Lleve su diario de peso a todas sus citas médicas.

■ Llame a su médico o proveedor de salud si tiene un aumento de peso de 2 a 3 libras (1–1,5 kg) o más en un día, un aumento de peso de 5 libras (2,25 kg) o más en 5 días, falta de aire para respirar, o un aumento de la hinchazón en los pies o los tobillos.

Coma alimentos saludables y bajos en sodio

El sodio es un mineral importante que ayuda a regular el nivel de líquido en el cuerpo. Demasiado sodio hace que el cuerpo retenga demasiado fluido. Las personas con falla cardíaca necesitan comer menos sodio para evitar la retención de fluido y que dicho exceso retroceda a los pulmones y cause dificultad para respirar. Para obtener más información sobre una alimentación saludable y cómo mantener una dieta baja en sodio, refiérase al capítulo 9.

Derrame cerebral

Un derrame cerebral (o accidente cerebrovascular) sucede cuando un vaso sanguíneo del cerebro se bloquea o, se revienta. Sin sangre ni el oxígeno que la sangre transporta, esta parte del cerebro comienza a morir. La parte del cuerpo controlada por el área dañada del cerebro no puede funcionar correctamente.

Hay dos tipos de accidentes cerebrovasculares:

- Ataque cerebral isquémico (el derrame cerebral más común): Ocurre cuando un coágulo de sangre bloquea un vaso sanguíneo en el cerebro. El coágulo se puede formar en el vaso sanguíneo o llegar de algún otro lugar del sistema sanguíneo, como las válvulas del corazón o las arterias del cuello.
- Un ataque cerebral hemorrágico ocurre cuando hay una fuga o ruptura de una arteria del cerebro, que causa sangrado dentro del mismo.

Los síntomas de un derrame dependen del área del cerebro que está dañada. Usted puede experimentar algunos de los siguientes síntomas:

- Entumecimiento súbito, hormigueo, debilidad o parálisis en la cara, brazos o piernas, especialmente de un lado del cuerpo
- Cambios o problemas repentinos en la vista con uno o ambos ojos (como si se bajara una cortina)
- Dificultad repentina para hablar
- Confusión repentina o dificultad para entender instrucciones sencillas
- Problemas repentinos para caminar, mareos, pérdida de equilibrio o coordinación de los movimientos
- Dolor de cabeza súbito y severo sin causa conocida

El daño cerebral de un derrame puede comenzar en pocos minutos. Por eso, es importante conocer sus síntomas y actuar rápidamente (véase la sección "Busque atención médica inmediatamente" en la página 303). El tratamiento rápido (dentro de los 90 minutos) puede ayudar a limitar los daños al cerebro y aumentar la probabilidad de una recuperación completa. Si usted está con alguien que tiene estos síntomas, llame al número 911, incluso si la persona dice que no. Usted puede prevenir el daño cerebral y salvar una vida.

A veces los síntomas de un derrame cerebral se pueden desarrollar y luego desaparecer en pocos minutos. Esto se conoce como ataque isquémico transitorio (AIT) o miniderrame. No ignore estos síntomas. Pueden ser una señal de advertencia de que un derrame cerebral sucederá muy pronto. Consulte a su médico si tiene síntomas parecidos a un derrame cerebral, incluso si desaparecen rápidamente. Conseguir tratamiento agudo temprano para un ataque isquémico transitorio puede ayudar a prevenir un accidente cerebrovascular.

Si usted ha tenido un accidente cerebrovascular, es posible que observe mejoras durante varios meses. Los programas de rehabilitación de un ataque cerebrovascular pueden ser especialmente útiles en la recuperación, así como en la prevención de accidentes cerebrovasculares futuros. Son más útiles si se inician tan pronto como sea posible, es decir cuando el médico indique que es seguro. Generalmente se indica pocos días después del accidente, no semanas más tarde. El no fumar, hacer ejercicio con regularidad, mantener la presión arterial, colesterol y diabetes bajo control, y tomar ciertos medicamentos también pueden mejorar la recuperación y ayudar a prevenir accidentes cerebrovasculares futuros.

Presión arterial alta (hipertensión)

La presión arterial alta, también conocida como hipertensión, aumenta el riesgo de los ataques cardíacos, derrames cerebrales (o accidente cerebrovascular) y daño renal y ocular. La presión sanguínea es la medida de la cantidad de fuerza dentro de la arteria cuando la sangre se mueve y empuja contra las paredes de la arteria. "La presión sistólica" es la fuerza del flujo sanguíneo en la arteria cuando el corazón late; es decir cuando el músculo contrae y empuja una onda de sangre por las arterias. "La presión diastólica" es la fuerza del flujo sanguíneo dentro de la arteria cuando el corazón descansa o relaja entre un latido y otro.

La lectura de presión arterial mide ambas fuerzas, la sistólica y la diastólica. Las cifras indican la presión en unidades de milímetros de mercurio (mmHg). Cuando se anota la medida de presión arterial, se escribe primero la fuerza sistólica, seguida de una barra (/), y después la fuerza diastólica. Por ejemplo, una lectura de 120/80 ("120 sobre 80") significa que la presión sistólica es 120 mmHg y la presión diastólica es 80 mmHg. Los dos números son importantes porque ambas, una presión sistólica alta y una presión diastólica alta, pueden causar daño.

La hipertensión, o presión arterial alta, a menudo se conoce como una enfermedad "silenciosa" porque la mayoría de personas que la padecen no tienen síntomas ni saben si su presión arterial es alta sin medirla. Si tiene presión arterial alta y se siente perfectamente bien, puede ser difícil creer que tiene alguna enfermedad o necesita tratamiento. Sin embargo, la hipertensión puede no ser silenciosa. Si la presión arterial alta no es tratada durante años, puede dañar

los vasos sanguíneos de todo el cuerpo. En algunas personas, este daño finalmente puede producir derrames cerebrales, ataques cardíacos, falla cardíaca o daño a los ojos o riñones. Por esta razón es importante tratar la hipertensión, para prevenir estas complicaciones serias. También, es sumamente importante controlarse la presión arterial aun cuando no tenga ningún síntoma y se sienta perfectamente bien.

¿Por qué se tiene hipertensión? Más del 90 por ciento de los casos de hipertensión se consideran de hipertensión "primaria", "esencial" o "idiopática". Esto significa que no se conoce la verdadera causa, pero sí que existen varios factores relacionados con la enfermedad, tales como la historia familiar, la raza o grupo étnico, el sexo, la edad avanzada, el sobrepeso u obesidad, el fumar, el consumo excesivo de alcohol, el uso de anticonceptivos orales, los malos hábitos alimenticios, la inactividad física y los altos niveles de estrés.

El 10 por ciento de las personas con hipertensión tienen lo que se llama "hipertensión secundaria". Esto significa que la presión arterial alta está causada por otra enfermedad; por ejemplo, en muchos casos se relaciona con trastornos renales, alteraciones de las glándulas paratiroides, tumores en las glándulas suprarrenales o pituitarias, reacciones a medicamentos recetados para otros problemas de salud, o embarazo.

¿Cuál es la presión arterial normal? Una medida saludable u óptima para la presión arterial es menor de 120 sistólica y 80 diastólica (120/80). Una medida menor de 140/90 se considera como "prehipertensión". La presión arterial alta o hipertensión se considera 140/90 o mayor. Para muchas personas, una presión arterial más baja significa menos riesgo de complicaciones. Y para algunas personas, por ejemplo, aquellas con diabetes o enfermedad renal crónica, puede ser importante mantener la presión arterial en un rango aun más bajo.

La presión arterial, sin embargo, varía minuto a minuto. Por eso, se diagnostica hipertensión cuando las medidas de presión arterial están altas en dos o más ocasiones diferentes y separadas. Con la excepción de los casos severos, el diagnóstico nunca se base con una sola medida o lectura. Por esta razón, es importante realizarse varias en diferentes momentos.

La presión arterial de algunas personas tiende a subir solo cuando están en el consultorio del médico. Esta reacción de estrés se llama "hipertensión de consultorio". Por eso, para diagnosticar hipertensión y evaluar los efectos del tratamiento, es muy útil tomar otras medidas de la presión arterial, hechas fuera de la clínica u hospital. Hay varias maneras en que puede medir su presión arterial. Pregunte en la farmacia, estación de bomberos, o centros para personas mayores. Usted también puede conseguir una máquina y tomarse la presión arterial en casa. Tómese tres o cuatro medidas (lecturas) de presión arterial, y observe cómo cambian, dependiendo de lo que esté haciendo. Dele esta información al médico.

La presión arterial a menudo se puede bajar utilizando una combinación de una dieta baja en sodio, ejercicio, mantener un peso saludable, limitar el alcohol y tomar medicamentos recetados. Mientras que algunas personas se resisten a tomar estos medicamentos debido al temor de los efectos secundarios, la noticia sorprendente es que muchas personas con presión arterial alta en realidad se sienten mejor (menos fatiga, menos dolores de cabeza, etc.) cuando toman esos medicamentos.

Cómo diagnosticar las enfermedades cardíacas

A veces los síntomas de las enfermedades cardíacas son evidentes y "clásicas", como el dolor de pecho durante alguna actividad o esfuerzo físico. Afortunadamente, hoy día hay muchas pruebas disponibles para determinar si se presenta alguna enfermedad cardíaca y qué tan severa es. Las siguientes son algunas de las pruebas y tratamientos más comunes que uno pueda hacer para determinar la salud de su corazón.

■ **Pruebas de sangre.** Las pruebas de sangre para medir la cantidad de sustancias grasosas en la sangre (colesterol y triglicéridos)

pueden calcular el riesgo de desarrollar una enfermedad cardíaca o determinar los efectos de los medicamentos que reducen el nivel de colesterol. Si usted tiene dolores en el pecho, su médico pueda pedir pruebas especiales de sangre para medir las enzimas cardíacas, como la troponina, para confirmar el diagnóstico de un ataque cardíaco. Para detectar la insuficiencia (falla) cardíaca, se puede medir el nivel de una proteína (hormona) en la sangre, llamada péptido natriurético cerebral (PNC), que puede ser más alto de lo normal.

■ **Electrocardiograma (ECG).** Un electrocardiograma mide la actividad eléctrica del corazón. Puede indicar la presencia de un bajo suministro de oxígeno y sangre al corazón, ataque cardíaco, inflamación o aumento del tamaño del corazón (miocarditis) y latidos cardíacos irregulares (arritmias). Es una "foto" de la actividad de su corazón. A veces los electrocardiogramas se deben hacer varias veces para averiguar si está sucediendo un ataque cardíaco, pero no pueden predecir el riesgo de tenerlo en el futuro. A veces se usa un monitor Holter portátil por varias horas o días para detectar ritmos anormales del corazón que aparecen y desaparecen.

■ **Ecocardiograma.** Se coloca un aparato sobre el pecho, del cual se emiten ondas sonoras indoloras. Estas ondas tocan el corazón y su eco rebota y retorna al aparato. Este proceso produce una imagen detallada del corazón. La computadora transforma los ecos en imágenes que se visualizan en una pantalla de televisión. Las imágenes son grabadas en un video o papel. Un ecocardiograma puede indicar el tamaño del corazón, su movimiento, la función de las válvulas y ciertos tipos de daños al corazón. Esta prueba también se puede hacer con ejercicio (prueba de esfuerzo) para evaluar la respuesta del corazón ante el esfuerzo físico.

■ **Prueba de esfuerzo (o ejercicio).** Algunas veces los problemas solo aparecen cuando el corazón está experimentando algún tipo de estrés (en este caso, el estrés se refiere a algo que hace que el corazón trabaje más duro, no al estrés emocional). Se hace esta prueba mientras la persona está haciendo ejercicio en una máquina para caminar o en una bicicleta estacionaria, o después de la inyección de un químico que estimule el corazón sin hacer ejercicio. El electrocardiógrafo se conecta al pecho para obtener información continua sobre el corazón durante el ejercicio o estrés. El electrocardiograma, la presión arterial y los síntomas se vigilan durante y después de la prueba. Se hace la prueba para:

Evaluar los síntomas relacionados con ejercicio o esfuerzo.

Confirmar la sospecha de un diagnóstico de enfermedad cardíaca.

Evaluar el tratamiento.

Evaluar el progreso después de un ataque cardíaco.

Determinar irregularidades en el ritmo cardíaco.

Un resultado "positivo" de la prueba sugiere la presencia de la enfermedad arterial coronaria.

■ **La prueba de medicina nuclear (escáner nuclear).** Se inyecta en la vena una sustancia radioactiva poco cargada y segura, como talio. Luego, se usa un escáner, llamado cámara gamma o cámara de centelleo, para obtener dos imágenes del corazón, con estrés (producido por ejercicio o medicamentos) y sin estrés. Después se comparan las imágenes. Esta prueba indica la distribución de sangre al músculo cardíaco y si el corazón funciona (bombea) apropiadamente.

- **Cateterización cardíaca y angiografía coronaria.** Este procedimiento consiste en introducir un tubo plástico y largo, llamado catéter, por un vaso sanguíneo mayor (una arteria o vena, usualmente en el área de la ingle), guiándolo suavemente hasta que llegue al corazón. Luego, se inyecta un tinte especial en el catéter. Este permite que se tome una imagen clara de rayos X de las arterias coronarias. Esta prueba le permite al médico decidir qué tratamiento se debe seguir si las arterias están bloqueadas. También le puede dar información sobre la función del músculo cardíaco y las válvulas.

Prevención y tratamiento de las enfermedades cardíacas, hipertensión y derrame cerebral

Hay tres modos generales de ayudar a prevenir y tratar estas enfermedades cardíacas. Incluyen cambios en el estilo de vida, medicamentos, y procedimientos y cirugía. La mayoría de las personas se beneficiarán con uno o más de estos métodos.

Cambios de estilo de vida y tratamientos no farmacológicos

Los ataques al corazón, derrame cerebral y presión arterial alta (hipertensión) frecuentemente se pueden evitar o controlar tomando las siguientes precauciones:

- **No fumar.** El fumar hace daño a las paredes interiores de los vasos sanguíneos y causa que suba la presión arterial. Dejar de fumar es lo mejor que puede hacer por su salud. La mayoría de los que logran dejar de fumar lo hacen por su cuenta. Dejan de comprar cigarrillos y evitan estar cerca de personas fumadoras. Desarrollan nuevos hábitos saludables para aliviar la necesidad de fumar. Para los fumadores que encuentran difícil dejar de fumar por sí solos, muchos logran hacerlo con la ayuda de amigos, grupos de apoyo o profesionales de la salud. Afortunadamente, hoy día hay muchos programas disponibles (desde la consejería telefónica a los programas en línea y de grupo) y medicamentos (incluso goma de mascar de nicotina, parches de nicotina y medicamentos que ayudan a calmar a la persona), que pueden mejorar considerablemente las posibilidades de dejar de fumar.

- **Hacer ejercicio.** El ejercicio fortalece el corazón. También puede reducir el colesterol y la presión arterial, y ayuda a controlar el peso. Las personas inactivas doblan el riesgo de desarrollar enfermedades cardíacas. Incluso cantidades pequeñas de actividad física diaria pueden reducir el riesgo de enfermedades cardíacas y ayudarle a sentirse mejor y con más energía (refiérase a los capítulos 6, 7 y 8).

- **Mantener una alimentación saludable.** El colesterol es una sustancia parecida a la grasa, que está en la sangre. Forma depósitos grasosos llamados "placa" en las paredes de los vasos sanguíneos. Estos se acumulan y causan que los vasos sanguíneos se estrechen y endurezcan. Cuanto más alto es el nivel de colesterol, mayor es el riesgo de enfermedades cardíacas. Reducir la cantidad de grasa saturada y mantener una alimentación saludable ayudan a disminuir los niveles de colesterol (refiérase al capítulo 9). Desafortunadamente, no todo el colesterol puede ser controlado por lo que usted come. El cuerpo también produce colesterol, y podría ser necesario tomar medicamentos. Disminuir considerablemente el colesterol por medio de una buena alimentación y/o medicamentos, puede reducir en gran medida el riesgo de ataques cardíacos y derrames cerebrales.

- **Mantener un peso saludable.** Estar con sobrepeso hace que el corazón trabaje más forzado y puede aumentar el colesterol "malo", o LDL, y la presión arterial. También puede aumentar la posibilidad de desarrollar diabetes. El exceso de peso alrededor del estómago (o sección media del cuerpo) aumenta más el riesgo. El ejercicio regular y una alimentación saludable son los pasos más importantes para ayudarle a no ganar peso, a mantenerlo y a perderlo (véase los capítulos 9 y 10).

- **Manejar el estrés emocional.** El estrés emocional aumenta la presión arterial y el ritmo cardíaco, los cuales pueden dañar las paredes interiores de los vasos sanguíneos y resultar en enfermedades cardíacas. (Refiérase al capítulo 5 para aprender más sobre las técnicas del manejo de estrés).

- **Limitar el consumo de alcohol.** Así como los bajos niveles de consumo de alcohol (una bebida por día para las mujeres, dos bebidas por día para los hombres) pueden reducir el riesgo de enfermedades cardíacas e hipertensión, los altos niveles de alcohol (más de cinco bebidas en una sola ocasión) pueden aumentarlo. Por eso, si usted toma alcohol, limite lo que consume.

- **Controlar la diabetes.** Si tiene diabetes, el riesgo de desarrollar enfermedades cardíacas se duplica porque los altos niveles de azúcar en la sangre hacen daño a los vasos sanguíneos. Al controlar el nivel de azúcar en la sangre y tomar ciertos medicamentos que protegen el corazón, usted puede reducir mucho el riesgo de un ataque cardíaco y derrame cerebral (véase el capítulo 15).

- **Controlar la hipertensión.** Refiérase a las páginas 306–307 de este capítulo.

Medicamentos para un corazón sano

Hay una variedad de medicamentos disponibles para tratar las enfermedades cardíacas y la hipertensión. Además, algunos de estos medicamentos son útiles para prevenir complicaciones en el futuro, tales como ataques cardíacos, derrame cerebral y daño renal. En el pasado se pensaba que solo se debía tomar medicamentos cuando los cambios en el estilo de vida (como una alimentación saludable o el ejercicio) no daban resultado. Sin embargo, las investigaciones recientes sugieren que tomar ciertos medicamentos al mismo tiempo que se cambia el estilo de vida ofrece mayores beneficios para casi todas las personas con enfermedades cardíacas.

En la Tabla 16.1 se mencionan algunos de los medicamentos más comunes y efectivos. Si usted tiene alguna enfermedad cardíaca, diabetes, derrame cerebral, enfermedad de las arterias periféricas, enfermedad crónica de los riñones o aneurisma aórtico abdominal, asegúrese de consultar con su médico para averiguar si alguno de estos medicamentos que protegen el corazón es recomendable para usted. Si algún medicamento no le funciona o le causa efectos secundarios, hable con su médico. Por lo general, se puede encontrar un medicamento alternativo que le resultará apropiado. Muchos de los medicamentos para el corazón se toman de por vida y siguen actuando para reducir el riesgo de enfermedades cardíacas, insuficiencia cardíaca y derrame cerebral. No son adictivos y usualmente se pueden tomar de forma segura durante muchos años. No empiece ni deje de tomar estos medicamentos sin consultar con su médico.

Operaciones de corazón

Con ciertos problemas del corazón o cuando el uso de medicamentos por sí solos no es suficiente, varios tipos de procedimientos de corazón y cirugía pueden ser útiles.

■ **Angioplastia coronaria o angioplastia con balón.** La angioplastia coronaria alivia los síntomas de la enfermedad arterial coronaria mejorando el flujo sanguíneo al corazón y abriendo los bloqueos. Se introduce un catéter (tubo largo y estrecho) que tiene un pequeño balón o globo en la punta, y se lo pasa a través de la arteria. Luego se infla el balón ampliando la apertura del vaso sanguíneo. El médico pueda decidir implantar una malla metálica de forma tubular, llamada estent, para mantener abierto el vaso. Muchos de los estents contienen medicamentos que pueden ayudar a prevenir un nuevo bloqueo en la arteria.

■ **Cirugía de baipás coronario (o de puente coronario).** La cirugía de baipás crea una ruta alternativa para que fluya la sangre al corazón. Se toma un vaso sanguíneo, sea de la pierna o del área de la pared torácica (pecho) para hacer un desvío o puente alrededor de la arteria bloqueada. Una o más de las arterias bloqueadas pueden ser desviadas. La cirugía usualmente requiere varios días de estancia en el hospital, y el tiempo para recuperarse puede ser de varios meses.

■ **Reemplazo de válvulas.** A veces puede ser necesario someterse a una cirugía de corazón para reparar o reemplazar una válvula cardíaca dañada.

■ **Cirugía y dispositivos para problemas del ritmo cardíaco.** Los nervios del corazón pueden ser interrumpidos por medio de cirugía, para controlar o evitar ciertos tipos de ritmo irregular. Asimismo, dispositivos como marcapasos y desfibriladores implantables pueden fijarse de modo permanente al corazón para controlar ritmos cardíacos anormales.

Tabla 16.1 **Los medicamentos útiles para el manejo de las enfermedades cardíacas, presión arterial alta, y derrame cerebral**

Medicamento	Cómo actúa	Comentarios
Antiplaquetarias (diluyentes de sangre) o anticoagulantes *Ejemplos:* aspirina de baja dosis (81 mg) con una tapa entérica, warfarina (*Coumadin*), clopidogrel (*Plavix*)	Los anticoagulantes reducen el riesgo de un coágulo de sangre. Esto disminuye el riesgo de un ataque cardíaco y derrame cerebral, especialmente si usted ya ha tenido un ataque al corazón o derrame cerebral, o si tiene diabetes.	La aspirina puede causar la irritación estomacal (gastritis) y también pueda asociarse con la formación de úlceras pequeñas y las hemorragias. Usualmente, tomar una baja dosis (81 mg) de aspirina con una cubierta especial (capa entérica) y tomar la aspirina con comida puede proteger el estómago. Mientras que la aspirina pueda reducir el riesgo general de los derrames cerebrales debidos a los coágulos de sangre, puede aumentar un poco el riesgo de tener un cierto tipo de derrame asociado con las hemorragias. A veces, una medicina más nueva que se llama clopidogrel, se usa para ayudar a prevenir los coágulos de sangre.
Estatinas reductores del colesterol (inhibidores de la HMG-CoA) *Ejemplos:* lovastatina (*Mevacor*), simvistatina (*Zocor*), atorvastatina (*Lipitor*), pravastatina (*Pravachol*)	Las estatinas disminuyen los niveles de LDL, el colesterol malo, lo cual bloquea las arterias. Se retarda la producción de colesterol en el hígado. Las estatinas también aumentan los niveles de HDL, el colesterol bueno, reduce los triglicéridos, y puedan ayudar a prevenir coágulos de sangre e inflamación dentro de las arterias. La evidencia más reciente sugiere que tomar un medicamento de estatina puede reducir más su riesgo aunque haya tenido un ataque cardíaco, tenga diabetes o si sus niveles de colesterol estén dentro de un rango deseable.	Las personas que toman estatinas diariamente probable tengan menos riesgo de sufrir un ataque cardíaco o morirse de un ataque cardíaco o derrame cerebral. Si usted experimenta dolor muscular severo, debilidad severa u orina de color café, llame inmediatamente a su médico. Las estatinas pueden combinarse con otros medicamentos para disminuir el colesterol y reducir los triglicéridos.
Bloqueadores de los canales de calcio *Ejemplos:* amlodipina (*Norvasc*), felodipina (*Plendil*), nifedipina (*Adalat, Procardia*), verapamilo (*Calan, Isoptin SR*), diltiazem (*Cardizem, Dilacor*)	Estos medicamentos relajan los músculos alrededor de las arterias, bajando la presión arterial. Esto facilita el bombeo del corazón.	El verapamilo y diltiazem puede empeorar la insuficiencia cardíaca, pero se puede utilizar de forma segura si usted no tiene insuficiencia cardíaca.

Medicamento	Descripción	Efectos secundarios / notas
Betabloqueantes *Ejemplos:* atenolol (*Tenormin*), metoprolol (*Lopressor, Toprol XL*), propranolol (*Inderal*), acetabutol (*Sectral*), nadolol (*Corgard*), carvedilol (*Coreg*)	Los betabloqueantes reducen el trabajo del corazón por relajar el músculo cardíaco y reducir el ritmo cardíaco. Esto permite que el corazón bombee la sangre más fácilmente. Los betabloqueantes se utilizan para tratar la presión arterial alta, la falla cardíaca, los latidos cardíacos irregulares (arritmias), las arterias bloqueadas y la angina (dolor de pecho). Este medicamento reduce la muerte súbita (sin síntomas o previo aviso) debido a un ataque cardíaco en las personas con enfermedad arterial coronaria. Si usted usa la frecuencia cardíaca (pulso) para vigilar la intensidad de su ejercicio, es importante saber que los betabloqueantes reducen el frecuencia cardíaca y pueden alterar "el rango de su nivel de pulso sugerido" y "el pulso máximo". Pregúntele a su médico acerca de esto.	Los efectos secundarios que aparecen temprano usualmente desaparecen con el tiempo. Es posible que deba tomar un betabloqueante por dos o tres meses antes que le haga sentirse mejor. Incluso cuando un betabloqueante no le hace sentirse mejor, todavía puede ayudar a proteger el corazón para que no se debilite más. Las personas con asma que no está bien controlado y las que tienen diabetes necesitan discutir con el médico si pueden o no usar los betabloqueantes.
Inhibidores de la enzima convertidora de la angiotensina (ECA) *Ejemplos:* lisinipril (*Prinivil, Zestril*), captopril (*Capoten*), enalapril (*Vasotec*) y **Antagonistas de los receptores de angiotensina II (ARA)** *Ejemplo:* losartán (*Cozaar*)	Estos medicamentos bloquean la formación y acción de angiotensina II, una enzima del organismo que causa la constricción de los vasos sanguíneos. Ambos clases de medicamentos hacen que los vasos se relajen y se ensanchen, aumentando el flujo de sangre rica en oxígeno al corazón. También reducen la presión arterial y pueden ayudar a disminuir los síntomas y mejorar la supervivencia ante una falla cardíaca. Además, se utilizan estos medicamentos para tratar y prevenir problemas renales, especialmente en las personas con diabetes.	Algunas personas que toman inhibidores ECA desarrollan una tos moderada o un picor irritante en la parte de atrás de la garganta. Si la tos no es mucha molestia, no es necesario dejar de tomar el medicamento de inhibidor ECA. Sin embargo, si la tos es una molestia, se puede reemplazar por otro medicamento (un ARA).
Antiarrítmicos *Ejemplos:* amiodarona (*Cordarone*), flecainida (*Tambocor*)	Estos medicamentos ayudan a que el corazón lata más lentamente o más constantemente.	

313

continúa en la siguiente página ▶

Tabla 16.1 **Los medicamentos útiles para el manejo de las enfermedades cardíacas, presión arterial alta, y derrame cerebral** (*continuación*)

Medicamento	Cómo actúa	Comentarios
Diuréticos *Ejemplos:* hidroclorotiazida (*HCTZ, Esidrix*), furosemida (*Lasix*), clortalidona (*Hygroton*), bumetanida (*Bumex*), triamtireno/hidroclorotiazida (*Dyazide, Maxzide*)	Los diuréticos, a veces llamados "pastillas para reducir el agua", ayudan a reducir el líquido en el cuerpo, incluida la acumulación de líquido en los pulmones que puede ocurrir por insuficiencia cardíaca. Su cuerpo elimina este exceso de líquido al orinar. Eliminar este fluido disminuye la cantidad de trabajo que debe hacer su corazón. Esto puede reducir la presión arterial, hinchazón o edema, y la acumulación de líquido en los pulmones. Se ha demostrado que ciertos diuréticos también pueden reducir el riesgo de ataques cardíacos y derrames cerebrales.	Es recomendable no tomar la última dosis del medicamento diurético después de las 6 de la tarde para que no tenga que levantarse mucho por la noche para orinar. Dependiendo del medicamento, es posible que necesite tomar potasio extra.
Digoxina *Ejemplo:* Lanoxin	La digoxina se usa en casos de insuficiencia cardíaca para ayudar al corazón a bombear con más fuerza. Esto ayuda a controlar la frecuencia cardíaca	
Nitratos *Ejemplos:* nitroglicerina (Nitrostat, Nitro-Bid, Nitro-Dur), dinitrato de isosorbida (Isordil)	Los nitratos relajan las paredes de los vasos sanguíneos y aumentan el suministro de sangre y oxígeno al corazón. Pueden aliviar el dolor del pecho (angina).	La nitroglicerina, en forma de pastillas sublinguales (debajo de la lengua) o de aerosol, se toma a la primera señal de malestar o presión en el pecho. No trague ni mastique la tableta. *Si la molestia no ha desaparecido en 5 minutos, llame al 911 inmediatamente.* Siga tomando la nitroglicerina aproximadamente cada 5 minutos hasta que el malestar se haya ido o llegue la ayuda necesaria. Mantenga un suministro fresco a la mano, rellenando su receta cada 6 meses, una vez que abra la botella

*Debido a que la información de las investigaciones sobre medicamentos cambia rápidamente, es recomendable consultar con su médico, farmacéutico y/o un libro corriente de consulta sobre medicamentos para obtener la información más reciente.

Ejercicio con enfermedad cardíacas

El ejercicio puede ser seguro y útil para muchas personas con enfermedades cardíacas, ya sea que se hayan sometido o no a una cirugía. Para aprovechar el ejercicio al máximo, trabaje muy de cerca con sus proveedores de salud para encontrar el mejor programa de ejercicios para sus necesidades. Recuerde que el ejercicio bien elegido, hecho regularmente, es una parte importante del tratamiento y la rehabilitación. El ejercicio puede disminuir el riesgo de problemas en el futuro, reducir la necesidad de hospitalización, y mejorar la calidad de vida.

Cuándo no debe hacer ejercicio

Algunas de las enfermedades cardíacas limitan el tipo y la cantidad de ejercicio que se debe hacer. Por lo tanto, es recomendable seguir los consejos de su médico sobre el ejercicio y el esfuerzo que debe soportar si usted tiene mala circulación al corazón (isquemia), si experimenta latidos irregulares del corazón (arritmia), o si su corazón no puede bombear suficiente sangre al resto del cuerpo. Si su enfermedad cardíaca es muy severa, es posible que el médico ajuste o cambie el tratamiento antes de darle la autorización para hacer ejercicio. Por ejemplo, si usted tiene arritmia, el médico podría tratarlo con un medicamento que le ayude a controlar la frecuencia cardíaca y suprimir la arritmia. Si tiene mala circulación en el músculo cardíaco y el flujo sanguíneo al corazón es restringido o limitado, el médico puede recomendarle medicamentos, cirugía de baipás o angioplastia con balón para mejorar el flujo sanguíneo al músculo del corazón antes de permitirle a iniciar un programa de ejercicio y acondicionamiento.

Consejos para hacer ejercicio de forma segura

Si usted no tiene ninguna de las condiciones que restrinjan su actividad física mencionadas arriba, ni la desaprobación del médico, podrá empezar el programa de ejercicio y acondicionamiento descrito en este libro. Las siguientes son consideraciones acerca del ejercicio para personas con diferentes tipos de enfermedades de corazón.

■ Las actividades de fortalecimiento, como los ejercicios isométricos, el levantamiento de pesas, el boxeo o el remar pueden causar un incremento en la presión arterial y esforzar su corazón sin necesidad. Esto puede ser peligroso si usted tiene presión arterial alta (hipertensión) o si su corazón tiene dificultades para bombear. Si usted y su médico consideran que el fortalecimiento debe ser parte de su programa de acondicionamiento, deberá prestar atención especial a la respiración. Recuerde exhalar conforme hace ejercicio. Respire con naturalidad sin sostener la respiración. Una manera de asegurarse de que respira es hablar, contar en voz alta mientras hace el ejercicio (la prueba de hablar) o exhalar con los labios fruncidos.

■ Si usted no ha hecho ejercicio desde que tiene la enfermedad cardíaca, puede decidir junto con su médico que sería mejor empezar un programa de ejercicio con la supervisión de profesionales experimentados. Muchas comunidades tienen programas de rehabilitación cardíaca o gimnasios, integrados por profesionales, en hospitales locales o centros comunitarios.

- Una vez que el médico le indique que una actividad o ejercicio es segura, es importante que no se exceda. Mantenga siempre la intensidad del ejercicio a un nivel moderado, nunca haga ejercicio hasta el punto que le pueda causar síntomas como dolor de pecho o falta de aire. Por ejemplo, si durante una prueba de tolerancia al ejercicio, al caminar en una máquina su frecuencia cardíaca aumenta a 130 latidos por minuto, causándole dolor de pecho o falta de aire, quiere decir que usted ha excedido su nivel o capacidad máxima para hacer ejercicio. En ese caso debe disminuir la intensidad del ejercicio y nunca dejar que su corazón lata a más de 115 latidos por minuto. Algunas personas pueden determinar fácilmente la intensidad de su actividad vigilando el pulso, pero a otras personas esto les resulta difícil. Si usted es de estas últimas, puede ser más fácil llevar un aparato (monitor de pulso) que mida la frecuencia cardíaca mientras hace ejercicio. Estos aparatos están disponibles en la mayoría de tiendas de aparatos médicos o tiendas de artículos deportivos. Si prefiere, también puede vigilar la intensidad del ejercicio por otros métodos: la prueba de hablar y el esfuerzo percibido (véase las páginas 144 y 145 en capítulo 8).

- Si su corazón bombea con menos fuerza de lo normal, evite actividades que lo esfuercen. Pruebe con actividades de acondicionamiento más ligeras, como ejercicios calisténicos, caminatas, natación y bicicleta estacionaria.

- Hacer ejercicios en la posición recostada o reclinada, tales como nadar o pedalear una bicicleta estacionaria reclinada, puede hacer más eficiente la acción del corazón de bombear el flujo sanguíneo. Además, en esta posición se cansará menos.

- Siempre recuerde que si desarrolla síntomas nuevos o diferentes, como dolor de pecho, dificultad para respirar, mareos, latidos cardíacos rápidos o irregulares mientras descansa o hace ejercicio, debe parar y comunicárselo inmediatamente a su médico.

Ejercicio con derrame cerebral

Si usted ha tenido un derrame cerebral que afectó un brazo o pierna, probablemente haya realizado terapia física y ocupacional. Si es así, podrá reconocer muchos de los ejercicios presentados en este libro. Si está trabajando con un terapeuta físico o realiza un programa de ejercicios en casa, hable con el terapeuta físico sobre la adición de nuevas actividades. Si está tomando sus propias decisiones sobre el ejercicio, puede hacer los ejercicios de este libro para seguir mejorando la flexibilidad, fuerza y resistencia. Si siente debilidad en el brazo o pierna, o tiene problemas de equilibrio, es importante que piense en la seguridad a la hora de decidir qué ejercicios hacer. Podría ser necesario adaptar los ejercicios a sus necesidades. Algunas ideas incluyen estar con otra persona, hacer el ejercicio sentado y usar una encimera, silla firme o pasamanos para apoyarse. También, piense en cómo el lado más fuerte de su cuerpo puede ayudar a ejercitar el lado más débil. Por ejemplo, una bicicleta estacionaria con soportes para los pies en los pedales le permitirá a su pierna más fuerte ayudar a ejercitar ambas piernas. Hacer ejercicios para los brazos, que requieren el uso de un bastón o una toalla con ambas manos, le ayudará a mover ambos brazos. Recuerde, aun si la debilidad en los brazos y piernas es permanente, todavía puede aumentar la actividad física y mejorar la salud en general.

Ejercicio con claudicación (enfermedad vascular periférica)

En las personas que tienen claudicación, el ejercicio generalmente se limita al ocurrir dolor en la pierna. Lo bueno es que para la mayoría de personas los ejercicios de acondicionamiento ayudan a mejorar la resistencia y reducir el dolor en las piernas. Empiece haciendo ejercicios diariamente, como caminar o andar en bicicleta estacionaria por períodos cortos hasta que empiece el dolor de piernas. En ese momento, pare y descanse, o disminuya la velocidad hasta que el dolor desaparezca o disminuya. Luego empiece de nuevo. Inicialmente este ciclo de ejercicio y descanso debe repetirse entre 5 y 10 minutos, incrementándolo gradualmente conforme se sienta más cómodo. Utilizando este método, muchas personas han logrado incrementar el tiempo que pueden caminar o hacer otro tipo de ejercicio. Una buena meta es poder mantener la actividad entre 30 y 60 minutos, lo que también es tiempo suficiente para obtener los beneficios notables de acondicionamiento. Si el dolor de piernas sigue interfiriendo con su actividad física, hable con el médico acerca de otras opciones. Recuerde que los ejercicios para los brazos no suelen causar dolor en las piernas, así que asegúrese de incluirlos como parte importante de su programa de acondicionamiento.

Perspectiva general

Hoy día podemos hacer mucho para prevenir las enfermedades cardíacas y los derrames cerebrales, y ayudar a las personas con estas condiciones a vivir una vida larga y plena. La combinación de prácticas y hábitos saludables, así como el uso selectivo de medicamentos, junto con procedimientos cardíacos cuando sean necesarios, han reducido notablemente el riesgo de adquirir estas condiciones, así como también el de muerte prematura. Usted juega un papel importante por tener la responsabilidad de manejar su enfermedad diariamente. Esto incluye comer saludablemente, hacer ejercicio, manejar el estrés y tomar regularmente los medicamentos según se le indique. Si usted no hace su parte, el equipo de cuidado de su salud será mucho menos eficaz. Otra parte del buen cuidado y manejo personal en personas con enfermedades de corazón graves consiste en planear para el futuro y hacer conocer sus deseos con respecto a los asuntos relacionados con el final de la vida y la atención médica correspondiente (para más información sobre este tema, refiérase al capítulo 20).

Otros recursos

☐ Asociación Americana del Corazón y Derrame Cerebral (*American Heart Association and American Stroke Association*): http://es.heart.org/dheart/HEARTORG/Conditions/Answers-by-Heart-Fact-Sheets-Multi-language-Information_UCM_314158_Article.jsp

☐ Asociación Nacional de Accidentes Cerebrovasculares (*National Stroke Association*): http://www.stroke.org/site/PageServer?pagename=espanol_que_es

☐ Biblioteca Nacional de Medicina (*National Library of Medicine*): http://www.nlm.nih.gov/medlineplus/spanish

☐ Centro Nacional de Información para la Salud de la Mujer (*National Women's Health Information Center*): http://www.womenshealth.gov/espanol/

☐ Instituto Nacional del Corazón, Pulmón y Sangre (*National Heart, Lung and Blood Institute*): http://www.nhlbi.nih.gov/health/health-topics/by-category/

☐ Instituto Nacional de Trastornos Neurológicos y Accidentes Cerebrovasculares (*National Institute of Neurological Disorders and Stroke*): http://espanol.ninds.nih.gov/

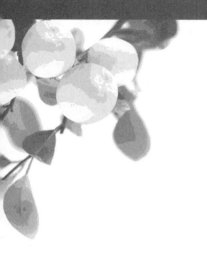

CAPÍTULO 17

Manejo de la enfermedad pulmonar crónica

LA DIFICULTAD RESPIRATORIA, LA SENSACIÓN DE OPRESIÓN en el pecho, el silbido en el pecho, la tos persistente y la mucosidad pegajosa son síntomas frecuentes si usted tiene una enfermedad pulmonar crónica. Cuando los pulmones no están funcionando bien, es posible que los órganos no obtengan suficiente oxígeno y no puedan deshacerse de los residuos de aire insalubre que contiene dióxido de carbono. Existen muchos tipos de enfermedades pulmonares, pero las más comunes son asma, bronquitis crónica y enfisema. En cada una de estas enfermedades se presenta una obstrucción del flujo de aire hacia dentro y fuera de los pulmones. La bronquitis crónica y el enfisema suelen mencionarse como enfermedad pulmonar obstructiva crónica (EPOC, o COPD en inglés), o enfermedad obstructiva crónica del pulmón (COLD en inglés). Aunque el asma, la bronquitis crónica y el

Un agradecimiento especial para Cheryl Owen, RN; Karen Freimark, MEd; y Roberto Benzo, MD, por su ayuda con este capítulo.

enfisema se pueden describir separadamente, la verdad es que en muchas personas se presentan dos o más de estas enfermedades al mismo tiempo. Por eso, el tratamiento y el enfoque del manejo personal de estas enfermedades frecuentemente coinciden.

Entendiendo el asma

El asma está causada por una constricción de los músculos de las vías respiratorias, conocido como broncoespasmo, y por la inflamación e hinchazón de las vías respiratorias (véase la Figura 17.1). Las vías respiratorias (bronquiolos) son muy sensibles y cuando se exponen a elementos irritantes, tales como el humo, polen, polvo o aire frío, tienden a constreñirse y hacerse más angostas (véase la Figura 17.2). Cuando la vía respiratoria se estrecha, el flujo de aire se obstruye o se produce un bloqueo. Esto provoca un ataque de asma o crisis asmática, caracterizada por la dificultad respiratoria, tos, opresión en el pecho (rigidez torácica) y sibilancia (silbido producido cuando el aire empuja a través de las vías respiratorias estrechadas). El tratamiento consiste en relajar los músculos de las vías respiratorias que están constreñidos temporalmente.

También los elementos irritantes (a veces llamados factores desencadenantes) causan inflamación e hinchazón en las vías respiratorias, e incremento en la producción de mucosidad. La capa superficial de las vías respiratorias, al estar en contacto con elementos irritantes, reacciona produciendo químicos que inflaman aún más las vías respiratorias, haciéndolas más sensibles a los agentes irritantes. Esto se convierte en un círculo vicioso, creando más broncoespasmos y a su vez más inflamación.

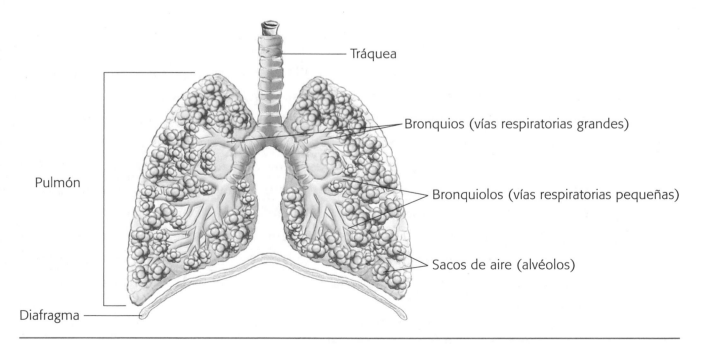

Figura 17.1 **Pulmones normales**

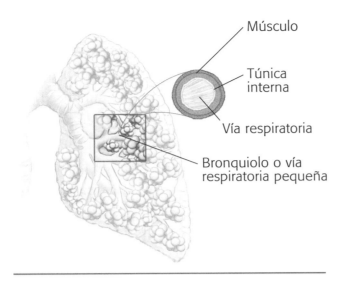

Músculo

Túnica interna

Vía respiratoria

Bronquiolo o vía respiratoria pequeña

Figura 17.2 **Bronquiolo o vía respiratoria pequeña**

A consecuencia, a veces no es suficiente tratar el ataque agudo de broncoespasmo con medicamentos broncodilatadores. El tratamiento efectivo implica evitar o eliminar los factores irritantes en el ambiente que pueden desencadenar el asma, y el uso de medicamentos antiinflamatorios, los corticosteroides o el cromolín. Estos medicamentos reducen el edema (acumulación de líquido), la inflamación y la hiperreacción de las vías respiratorias. Para prevenir ataques, debe evitar los irritantes, no fumar ni exponerse al humo de segunda mano. Si el frío provoca síntomas, debe cubrirse la nariz con una bufanda cuando hace frío y no hacer ejercicio al aire libre. Además, es posible que tenga que tomar medicamentos antiinflamatorios, *incluso cuando no presente síntomas.*

El asma varía considerablemente de persona a persona. Los síntomas pueden consistir en silbidos de pecho leves o dificultad respiratoria en las noches (los síntomas de asma tienden a ser peores durante el sueño). Los ataques pueden ser leves e infrecuentes o pueden ser episodios severos que amenazan la vida. Por lo general, el asma puede ser controlado efectivamente, pero su participación como persona proactiva en su cuidado es esencial. Usted puede aprender a evitar los irritantes que hacen que los síntomas empeoren. Su proveedor del cuidado de salud también puede enseñarle a vigilar la función pulmonar y actuar para prevenir síntomas y ataques agudos. Puede desarrollar un plan con su médico para reconocer y tratar efectivamente los síntomas. También puede aprender a respirar más efectivamente y hacer ejercicio apropiado a su condición. Aunque estas medidas no pueden curar completamente la enfermedad, pueden ayudarle a reducir los síntomas y vivir una vida plena y activa. Al convertirse en una persona proactiva en el cuidado de su enfermedad, será capaz de participar plenamente en su trabajo y en actividades recreativas, dormir durante la noche sin toser o sin tener silbidos, y evitar visitas de emergencia al médico así como hospitalizaciones debido al asma.

Entendiendo la bronquitis crónica

En la bronquitis crónica, las paredes interiores de las vías respiratorias se hinchan y los fluidos se espesan. Esta inflamación estrecha las vías respiratorias e interfiere con la respiración. La inflamación también provoca que las glándulas que recubren las vías respiratorias produzcan excesivas cantidades de mucosidad espesa, obstruyendo aún más la respiración. Los resultados son a menudo una tos crónica que produce moco (esputo) y dificultad para respirar.

La bronquitis crónica está principalmente causada por el fumar o inhalar el humo de segunda mano. Otros factores, como el aire contaminado, polvo y vapores tóxicos, también pueden causarla. Estos irritantes mantienen las vías continuamente inflamadas e hinchadas. La clave del manejo es dejar de fumar y evitar otros irritantes. Si se hace esto, especialmente al principio de la enfermedad, se puede prevenir que la condición se empeore. Si usted tiene bronquitis crónica, debe vacunarse contra la influenza anualmente y una vez con la vacuna contra la neumonía. Si tiene una condición respiratoria o tiene más de 65 años, es posible que necesite una segunda vacuna contra la neumonía. También evite estar en contacto con personas con resfríos y gripe. Estas infecciones pueden agravar notablemente los síntomas de bronquitis. Su médico puede recomendarle usar medicamentos para adelgazar y licuar la mucosidad, así como tratamiento ocasional con antibióticos si los síntomas empeoran (tos incrementada con esputo marrón amarillento, dificultad respiratoria incrementada, fiebre).

Entendiendo el enfisema

En el enfisema, los pequeños sacos aéreos (alvéolos) en las terminaciones de las vías respiratorias se dañan (véase la Figura 17.1). Los sacos aéreos pierden su elasticidad natural, se estiran en exceso y frecuentemente se rompen. Si se dañan, es más difícil llevar oxígeno fresco a la sangre y eliminar el dióxido de carbono. Las vías más pequeñas (bronquiolos) también se estrechan, pierden elasticidad y tienden a colapsarse durante la exhalación. El aire improductivo se queda atrapado en los sacos de aire y el aire fresco no puede llegar.

Una cantidad significativa de tejido pulmonar se puede destruir antes que los síntomas aparezcan. Esto se debe a que la mayoría de las personas tiene una gran reserva de capacidad pulmonar. Sin embargo, en cierto punto, la capacidad pulmonar disminuye al grado en que la persona con enfisema comienza a notar dificultad respiratoria con la actividad física o el ejercicio. Conforme la enfermedad progresa, la dificultad respiratoria empeora, y se hace más notoria incluso con poca actividad. En cierto momento, la dificultad para respirar puede ocurrir incluso cuando está en reposo. También puede tener tos que produce mucosidad.

El fumar y el humo de segunda mano son las causas principales de enfisema. Aun cuando el consumo de cigarrillo es la causa más común y peligrosa, el consumo de cigarro (puro) y el fumar en pipa también son destructivos. Incluso si usted no fuma, la exposición diaria al humo de segunda mano es casi igual de dañina. Es importante que su casa, automóvil y lugar de trabajo estén libres del humo. También existe un tipo raro de enfisema, causado por una deficiencia heredada de una enzima que normalmente protege el tejido elástico de los pulmones.

El enfisema tiende a empeorar progresivamente, especialmente si el fumar continúa. La clave de todo tratamiento y prevención es evitar el consumo de cigarrillo. Es mejor dejar de fumar pronto y no demasiado tarde, aunque dejar de fumar en cualquier etapa de la enfermedad puede ayudar a preservar la función pulmonar que todavía no está dañada. Las personas con enfisema pueden aprender una variedad de estrategias de manejo personal, desde la respiración apropiada a un ejercicio eficiente para maximizar la habilidad de llevar una vida activa. Los medicamentos y el oxígeno pueden ser útiles en ciertas ocasiones, tal como se describe más adelante.

Frecuentemente el asma, la bronquitis crónica y el enfisema se manifiestan al mismo tiempo. Usted podría hacerse pruebas de función pulmonar (PFP o pruebas de espirometría) para evaluar su problema pulmonar y los tipos de tratamiento recomendable. Aunque los tratamientos varía dependiendo de los síntomas específicos y la enfermedad, algunos de los principios y estrategias de manejo son similares. Además de las estrategias del manejo personal descritas a lo largo de este libro, hay algunas herramientas específicas para el manejo de la enfermedad pulmonar crónica.

Evitar los irritantes

La mejor manera de manejar la enfermedad pulmonar crónica es evitar las cosas que la empeoran. Muchos tipos de irritantes pueden activar los síntomas de asma y empeorar los de otras enfermedades pulmonares crónicas. Afortunadamente usted puede aprender a eliminar o evitar muchos de los irritantes, y cuando eso no sea posible, podrá al menos controlarlos.

El fumar

El fumar es la principal causa de la bronquitis crónica y enfisema, y uno de los desencadenantes principales del asma. Ya sea que usted fume o esté cerca de gente que fuma, el cigarrillo irrita y daña los pulmones. El humo caliente seca, inflama y estrecha las vías respiratorias. Los gases venenosos paralizan los cilios, que son los pequeños pelitos ubicados en las vías respiratorias, que ayudan a limpiar la suciedad y la mucosidad. El monóxido de carbono del cigarrillo roba el oxígeno de la sangre y hace que usted se sienta cansado y con dificultad para respirar. La irritación

causada por fumar hace que sea más susceptible a las infecciones y puede destruir irreversiblemente los sacos de aire de los pulmones. Sin embargo, es importante saber que la mayoría de estos efectos dañinos se eliminan simplemente al dejar de fumar y evitar el humo de segunda mano.

Si usted ha intentado dejar de fumar y fracasó, no se rinda. Esto ocurre a menudo. Busque ayuda. Pregúntele a su proveedor del cuidado de salud o plan de seguro acerca de lo que se puede hacer para dejar de fumar. Esto no es algo que necesariamente tiene que hacer por su cuenta.

Contaminación ambiental

La suciedad y el polvo que hay en el aire, sea que provengan de automóviles, desechos industriales, productos caseros o humo de las chimeneas, pueden irritar las vías respiratorias sensibles. Escuche la radio o televisión para informarse de los días particularmente cargados de contaminación y trate de estar dentro de casa durante estos días.

Tiempo frío o vapor

Para algunas personas, el aire muy frío puede irritarle las vías respiratorias. Si usted no puede evitar el tiempo frío, trate de respirar a través de una máscara para el frío (disponible en la mayoría de farmacias) o protéjase con una bufanda antes de salir al aire frío. Para algunas personas, el vapor, como el de la ducha, también puede ser un desencadenante.

Alérgenos

Un alérgeno es todo factor que desencadena una reacción alérgica. Si usted tiene asma, se puede desencadenar un ataque debido a alérgenos que se encuentren dentro o fuera de la casa. Evitar los alérgenos completamente puede ser un trabajo de tiempo completo. Sin embargo, unas pocas medidas sensatas reducen significativamente la exposición a estos factores.

Para evitar los alérgenos del exterior, cierre las ventanas, utilice el aire acondicionado y quédese en casa cuando el nivel de polen y esporas de moho son elevados.

Para algunas personas, sin embargo, la mayoría de alérgenos desencadenantes se encuentran dentro de los ambientes, en forma de polvo. El polvo casero puede estar formado por alérgenos animales (pelo, pelusa), moho (baños, cocina y áreas húmedas) y cucarachas. Es común que perros, gatos y pájaros que se tiene como mascota deban salir de la casa, o por los menos de los dormitorios, si una persona reacciona a los alérgenos de estos. Asegúrese de bañar los perros y gatos todas las semanas para reducir los alérgenos. Los ácaros del polvo casero tienden a habitar en los colchones, almohadas, alfombras, muebles tapizados y ropa. Si este es un problema, aspire el colchón y las almohadas y luego cúbralos con un cobertor hermético.

Lave la ropa de cama, tanto sábanas como colchas, semanalmente en agua caliente; evite dormir o recostarse en muebles tapizados; remueva alfombras de los dormitorios; y si es posible, evite el polvo y la aspiradora. Se recomienda usar el trapeado húmedo en vez de sacudir el polvo o pasar la aspiradora, lo cual puede expandir los alérgenos en el aire. También es importante cambiar los filtros de la calefacción y aire acondicionado todos los meses. Evitar usar ambientadores o limpiadores que produzcan ozono, que pueden empeorar el asma. Todo esto toma tiempo, pero a largo plazo el esfuerzo valdrá la pena.

Los productos del hogar, como perfumes, desodorantes de ambiente, pintura fresca y ciertos productos de limpieza, también pueden desencadenar síntomas de asma. A veces los limpiadores de aire de las casas pueden ser beneficiosos para reducir los alérgenos en el aire.

Ciertos alimentos pueden ser factores desencadenantes en algunas personas. Los peores son los cacahuates, frijoles, nueces, huevos, mariscos y productos lácteos. Los aditivos alimentarios (como los sulfitos del vino y de los albaricoques secos) a veces también pueden desencadenar en asma.

Si usted no puede identificar los factores desencadenantes, las pruebas de alergia pueden ser útiles. La inmunoterapia (un tratamiento de inyecciones para la alergia) también puede ayudar a insensibilizar a algunas personas ante ciertos alérgenos.

Además de los problemas respiratorios, algunos individuos con ciertas condiciones respiratorias también experimentan el reflujo gastroesofágico, condición en la que los contenidos ácidos del estómago regresan al esófago, irritándolo junto con las vías respiratorias. Esto puede o no provocar síntomas de agruras (ardor). La irritación de las vías respiratorias puede causar tos o dificultad para respirar. El tratamiento del reflujo gastroesofágico consiste en mantener la cabeza y el pecho elevados al dormir; evitar el fumar, la cafeína y alimentos que irriten el estómago; y cuando sea necesario, tomar antiácidos y medicamentos que controlen o eliminen la acidez.

Medicamentos

Ciertos medicamentos pueden causar en algunas personas respiración sibilante, dificultad para respirar y tos. Entre ellos están los medicamentos antiinflamatorios como la aspirina, el ibuprofeno (*Advil*) y el naproxeno (*Naprosyn, Aleve*), al igual que los betabloqueantes como el propanolol (*Inderal*). Los medicamentos inhibidores de la enzima convertidora de la angiotensina (ECA) (lisinopril, benazepril), que a menudo se usan para tratar la hipertensión e insuficiencia cardíaca congestiva y para proteger los riñones en la diabetes, también pueden causar tos seca con cosquilleo crónica. Si usted sospecha que tiene síntomas relacionados con un medicamento, no deje de tomar el medicamento y consulte pronto con su médico.

Infecciones

Los resfríos, la influenza, las infecciones de los senos paranasales y de las vías pulmonares pueden dificultar la respiración en las personas con enfermedad pulmonar crónica. Usted tal vez no pueda prevenir todas las infecciones, pero sí puede reducir los riesgos. Aplíquese la vacuna contra la influenza todos los años al principio del otoño, y la vacuna contra la neumonía por lo menos una vez en su vida. Trate de no estar en contacto con personas resfriadas; para disminuir la diseminación de los virus, lávese las manos con frecuencia y no se frote la nariz ni los ojos. También pregúntele a su médico cómo ajustar la dosis de sus medicamentos en caso de adquirir una infección. El tratamiento temprano suele evitar enfermedades serias y hospitalizaciones.

Ejercicio

El ejercicio puede representar tanto un problema como un beneficio para las personas con enfermedad pulmonar crónica. Por un lado, la actividad física puede mejorar la fuerza y aumentar la capacidad del corazón y los pulmones. Por otro lado, el ejercicio físico vigoroso puede provocar síntomas de asma y causar la desagradable sensación de falta de aire para respirar. Existen formas de elegir rutinas de ejercicio y ajustar la medicación antes de hacerlo, para prevenir el asma inducida por esta actividad (véase las páginas 337–339 de este capítulo). Si no puede hacer ejercicio de manera cómoda, hable con su médico.

Estrés emocional

El estrés o tensión emocional no causa enfermedad crónica pulmonar. Sin embargo puede hacer que los síntomas empeoren al hacer que las vías respiratorias se constriñan y, a su vez, que la respiración se haga rápida y superficial. Muchos de los ejercicios de respiración y relajación de este libro pueden prevenir el empeoramiento de los síntomas. El aprender a manejar su enfermedad le ayudará a sentirse con más control y menos estrés en general.

Tenga en cuenta que los factores desencadenantes se pueden combinar. Por ejemplo, su gato solo no hará que se desencadene un ataque, pero si usted agrega un resfriado, productos de limpieza o estrés, sí puede ocurrir un ataque.

Vigilando la enfermedad pulmonar

La enfermedad pulmonar cambia con el tiempo. En ciertas épocas usted va a tener mayor control sobre la enfermedad. Por eso es importante vigilar los síntomas para poder predecir cuándo se va a intensificar la enfermedad y cuándo debe comenzar un tratamiento inmediato antes de que la situación empeore.

Hay dos formas de vigilar la enfermedad pulmonar. Es importante utilizar por lo menos una. Para mejores resultados, utilice ambas: vigilar los síntomas (para el asma, enfermedad pulmonar obstructiva crónica [EPOC], bronquitis crónica y enfisema) y vigilar el flujo espiratorio máximo (para el asma).

Vigilar los síntomas (para el asma, EPOC, bronquitis crónica y enfisema)

Este método requiere que preste atención a los síntomas y reconozca cómo cambian. Usted sabrá que la enfermedad va a empeorar cuando:

- Los síntomas (tales como tos, resuello o respiración sibilante, falta de respiración, rigidez torácica, fatiga, aumento en la cantidad de esputo o esputo más espeso, o nueva fiebre) empeoran, ocurren con más frecuencia de lo normal o son mayores en número que lo usual.

- Se requieren más respiraciones con el inhalador de medicamento "aliviador rápido" que lo usual (como el inhalador de albuterol), o se requiere la toma de medicamento con una frecuencia mayor que dos veces por semana (aparte de la toma para la actividad física).

- Los síntomas hacen que se despierte más veces durante la noche, o interfieren con sus actividades de trabajo, escuela u hogar.

Si usted está experimentando alguno de estos cambios en sus síntomas, hable con su médico u otro profesional de la salud.

Vigilar el flujo espiratorio máximo (para el asma)

Este método requiere que utilice un pequeño aparato llamado "medidor de flujo máximo" para medir su función pulmonar y saber si las vías respiratorias están bastante abiertas para respirar normalmente. Las medidas (o lecturas) del flujo máximo le permiten saber si el asma está empezando a empeorar (antes de que incrementen los síntomas); estas lecturas también pueden ayudarle a averiguar qué tan severo es el empeoramiento.

Si usted tiene asma moderada o severa, el medidor de flujo máximo puede convertirse en su mejor amigo. Puede ser una herramienta muy útil que lo alerta de problemas antes de que se agraven. Puede ayudarles a usted y a su médico a saber cuándo se debe incrementar la dosis de medicamentos y cuándo se puede disminuir. También le puede ayudar a distinguir entre un empeoramiento del asma y la falta de respiración causada por ansiedad o hiperventilación. Por sobre todas las cosas, puede ayudarle a manejar mejor el asma.

Cuando la medida del flujo máximo está más cerca de su "mejor marca" o número ideal (véase más adelante), las vías respiratorias están más abiertas. El asma está mejor controlada. Cuando la medida está más lejos de su número ideal, las vías respiratorias están más cerradas. Aunque se sienta bien, una medida más baja puede indicar que el asma se está empeorando y que debe regular los medicamentos (véase la información sobre un plan de acción en las páginas 328–329).

Si usted no tiene un medidor de flujo máximo o no está seguro de cómo usarlo, pregúntele a un profesional del cuidado de salud. Usted tendrá que medirse el mejor flujo máximo cuando se sienta bien y tener un buen control de su condición para poder actuar rápidamente en caso de que el flujo máximo comience a disminuir. Debido a que los distintos medidores pueden dar diferentes medidas, debe utilizar siempre el mismo medidor.

Usted puede llevar el control de sus síntomas y medidas de flujo máximo anotándolos en un diario. Su proveedor de cuidado médico puede darle uno o puede hacer su propio diario. Tener un diario puede ayudarle a averiguar qué factores ocasionan su asma, si los medicamentos funcionan o no, y cuándo se empieza a empeorar el asma.

Deberá diseñar un plan de acción personal con su médico (véase el plan de manejo personal del asma en las páginas 328–329). Si espera hasta que se empeoren sus síntomas, será más difícil tratarlos. La acción temprana y los cambios adecuados en sus medicamentos pueden hacer una diferencia importante.

Medicamentos

Los medicamentos no pueden curar las enfermedades pulmonares crónicas pero pueden ayudarle a respirar mejor. El manejo efectivo a menudo implica el uso de una combinación de medicamentos. Por lo tanto, no se preocupe si se le recetan varios medicamentos. En la Tabla 15.1 se describe una amplia variedad de medicamentos utilizados en la actualidad.*

Los medicamentos broncodilatadores relajan los músculos que rodean las vías respiratorias, abriéndolas y aliviando el silbido del pecho y la dificultad para respirar. La mayoría de los broncodilatadores inhalados se pueden usar frecuentemente y actúan en pocos minutos. La excepción es *Serevent* (salmerterol), que no se debe usar con más frecuencia que cada 12 horas.

También se pueden recetar fármacos antiinflamatorios para reducir la inflamación, edema e hiperreacción de las vías respiratorias. Aquellas personas con bronquitis crónica o enfisema, también pueden tomar medicamentos que fluidifican (que dejan pasar fácilmente) la mucosidad (mucolíticos y expectorantes) al igual que antibióticos.

---

*Debido a que la información sobre los medicamentos cambia rápidamente, es recomendable consultar con su médico, farmacéutico o un libro actualizado de consulta sobre medicamentos.

Plan de manejo personal del asma

Trabaje con su médico para planear qué acciones específicas debe tomar y cuándo.
La siguiente guía puede ayudarle a empezar.

Manejar el asma: Un plan de manejo personal día a día

ZONA VERDE: SIGA ADELANTE

Su asma está bien controlada.

No tiene síntomas.

- Puede dormir sin despertarse.
- No tiene tos, respiración sibilante, rigidez torácica ni falta de respiración.
- Necesita tomar los medicamentos "aliviadores rápidos" no más de 2 días por semana (excepto los que toma con el ejercicio).
- Puede participar en la mayoría de actividades sin presentar síntomas de asma.
- No falta al trabajo o a la escuela.
- Rara vez necesita atención de emergencia.
- Su flujo máximo está dentro del 80%– 100% de su "mejor marca personal".

SIGA ADELANTE

Tome los medicamentos (controladores/ preventivos) diariamente según se los hayan recetado y evite los factores desencadenantes.

ZONA AMARILLA: SEA CONSCIENTE

Está experimentando un ataque leve de asma.

Los síntomas puedan ser:

- Poca tos
- Un leve resuello o respiración sibilante
- Poca congestión en el pecho o una sensación de opresión en el pecho (rigidez torácica)
- La respiración al descansar es un poco más rápida que lo normal.
- Necesita tomar medicamentos "aliviadores rápidos" más de 2 días por semana (excepto los que toma antes del ejercicio).
- Su flujo máximo está dentro del 50%– 80% de su "mejor marca personal".

Algunos medicamentos se pueden tomar para tratar síntomas como la respiración sibilante, mientras que otros pueden prevenirlos. Algunos medicamentos se usan para tratar y prevenir síntomas al mismo tiempo. En el caso de tomarlos como preventivos, se lo debe hacer regularmente, aun cuando no haya síntomas presentes. Es común dejar de tomar un medicamento al sentirse mejor; sin embargo es importante preguntarle a su médico qué medicamentos se pueden dejar y con cuáles continuar en caso de que los síntomas mejoren.

Algunas personas temen hacerse adictos a los medicamentos o hacerse "inmunes" a ellos y no van a responder más a su eficacia. Ninguno de los medicamentos para la enfermedad pulmonar crónica es adictivo ni generan inmunidad. Si los medicamentos que toma no le hacen efecto, infórmele a su médico para poder hacer algunos ajustes.

SEA CONSCIENTE Y…

1. Tome el medicamento de "alivio rápido" cada 4 horas, como se indica para aliviar los síntomas.

2. Aumente la dosis del medicamento "controlador inhalado" (o medicamento preventivo) hasta que no necesite más del medicamento de "alivio rápido" y regrese a la Zona Verde. No tome dosis extra de medicamentos como *Advair, Serevent* o *Foradil.*

3. Si los síntomas siguen por más de 2 días, o si se necesita los medicamentos de "alivio rápido" más de cada 4 horas, vea la Zona Roja. Si es necesario llame a su proveedor de salud para pedirle consejos.

ZONA ROJA: PARE Y ACTÚE

Está experimentando un ataque severo de asma.

Los síntomas puedan ser:

- Tos o respiración sibilante (resuello) constante

- Dificultad para respirar al descansar

- Despertarse debido a la tos, resuello o respiración sibilante, o falta de aire para respirar

- Su respiración es más rápida de lo usual.

- Los síntomas no mejoran después de 2 días en la Zona Amarilla.

- Su nivel de flujo máximo está a menos del 50% de su "mejor marca personal".

ACTÚE

Si necesita los medicamentos de "alivio rápido" cada 2 a 4 horas y todavía tiene síntomas de la Zona Roja, siga los siguientes pasos:

1. Tome el medicamento de "alivio rápido" inmediatamente. Si los síntomas no mejoran en 20 minutos, tome el medicamento otra vez. Si los síntomas no mejoran en otros 20 minutos, tome el medicamento por tercera vez y ***llame a su médico.***

2. Si el médico le recetó el medicamento corticosteroide sistémico, empiece a tomarlo. Recuerde que este medicamento puede tardar de 4 a 6 horas para surtir efecto.

3. ***Si usted siguió los pasos 1 y 2 y no hay alivio, está experimentando un ataque de asma muy severo. ¡Vaya a la sala de emergencia más cercana o llame al 911 ahora mismo, y siga tomando el medicamento de "alivio rápido" según sea necesario!***

Inhaladores con dosis medidas

Ciertos medicamentos pulmonares, como los broncodilatadores, los corticosteroides y el cromolín pueden inhalarse. Vienen en un recipiente especial llamado inhalador de dosis medida (IDM, o MDI en inglés). Es una simple cajita metálica a presión con una boquilla. Cuando se usa apropiadamente, los inhaladores son seguros y pueden ser una manera efectiva de administrar medicamentos rápidamente a los pulmones. Al respirar el medicamento directamente en vez de ingerirlos en forma de pastilla, menos medicamento es absorbido en el torrente sanguíneo y mayor cantidad va directamente a los pulmones. Esto causa menos efectos secundarios a la vez que se alcanza una mayor concentración de medicamento en los pulmones. La clave para usar un inhalador de dosis medida es exhalar primero suavemente para vaciar los pulmones y luego inhale lentamente por la boca a

Tabla 17.1 **Medicamentos útiles para manejar la enfermedad pulmonar crónica**

Medicamento	Cómo actúa	Comentarios
Medicamentos broncodilatadores		
Beta-agonistas *Ejemplos:* *Beta-agonistas de acción rápida:* albuterol (*Proventil, Ventolin*), pirbuterol (*Maxair*), metaproterenol (*Alupent, Metaprel*), terbutalina (*Brethine, Bricanyl*) ***Beta-agonistas de acción prolongada:*** salmeterol (*Serevent*), formoterol (*Foradil*) ***Combinaciones:*** *Advair* (beta-agonista de acción prolongada + corticosteroide inhalado), *Combivent* (ipratropio bromida + albuterol)	Relajan y abren las vías respiratorias. Ayudan a prevenir la sibilancia inducida por el ejercicio. (Estos medicamentos no tratan la inflamación subyacente. Para esto, necesita un medicamento antiinflamatorio adicional.)	Estos medicamentos usualmente se inhalan, aunque algunos también se pueden tomar por vía oral, ya sea en forma de pastillas o líquidos. Estos medicamentos usualmente se utilizan para tratar el empeoramiento súbito de los síntomas. Siempre lleve con usted estos inhaladores para tenerlos disponibles ante al primer signo de incremento de los síntomas. Si usted tiende a desarrollar una respiración sibilante durante el ejercicio, los broncodilatadores también pueden ser usados de 5 a 15 minutos antes de hacer ejercicio. *Serevent* (salmeterol) y *Foradil* (formoterol) no deben ser utilizados con mayor frecuencia que cada 12 horas, y siempre deben tomarse en combinación con un corticosteroide inhalado.
Medicamentos anticolinérgicos *Ejemplos:* ipratropio (*Atrovent*), tiotropio (*Spiriva*)	Relajan y abren las vías respiratorias. Impiden la secreción de mucosa.	Estos medicamentos se usan más comúnmente para tratar el enfisema y la bronquitis crónica que para tratar el asma. Tardan más en abrir las vías respiratorias que los beta-agonistas, y para ser eficaces se los debe tomar con regularidad.
Metilxantinas y teofilina *Ejemplos:* aminofilina (*Slophyllin, Somophyllin, Slo-Bid, TheoDur, Resbid, Theolair-SR*, etc.)	Relajan y abren las vías respiratorias. Son de acción prolongada; pueden ayudar a controlar la respiración sibilante durante la noche.	La teofilina se receta con menos frecuencia hoy en día debido a la mayor utilización de broncodilatadores beta-adrenérgicos y medicamentos corticosteroides. Por medio de pruebas de sangre se determina el nivel de teofilina. Si es demasiado bajo, puede no ser eficaz. Si es demasiado alto, puede ser tóxico.

Medicamento	Cómo actúa	Comentarios
Medicamentos antiinflamatorios (controladores/preventivos de síntomas)		
Corticosteroides inhalados *Ejemplos:* beclametasona (*QVAR, Vanceril*), triamcinolona (*Azmacort*), flunisolida (*Aerobid*), y fluticasona propionate (*Flovent*).	Disminuyen gradualmente la inflamación, hinchazón (edema) y espasmo de las vías respiratorias. Reducen la producción de mucosa. Reducen la hiperreacción de las vías ante la presencia de irritantes y alérgenos. Estos medicamentos no son de acción rápida. Por eso no son efectivos en el tratamiento inmediato de un ataque de asma severo.	Es posible que deba tomar los esteroides inhalados de 1 a 4 semanas para notar la eficacia. El riesgo de irritación e infección puede reducirse notablemente usando un espaciador o cámara mantenedora (*véase las páginas 333–334*). Enjuáguese la boca con agua, hágase gárgaras y escupa para eliminar el exceso de medicamento que inhaló. Esto ayudará a reducir los efectos secundarios indeseables del medicamento. Si usted toma un broncodilatador inhalado al igual que un esteroide inhalado, use el broncodilatador primero y espere 5 minutos antes de usar la medicación esteroide inhalada. Esto incrementa la cantidad de medicamentos esteroides que llega a las vías respiratorias más pequeñas.
Cromolín sódico *Ejemplos: Intal*	Previene los ataques de asma al inhibir la salida de sustancias químicas en las vías respiratorias, que causan inflamación, reacciones alérgicas y estrechamiento de las vías. Ayuda a prevenir la respiración sibilante debido al ejercicio. Se lo debe tomar regularmente y no solo cuando los síntomas empeoran. Esto ayuda a reducir la inflamación y prevenir los ataques. Se usa para prevenir síntomas que ocurren por el ejercicio o por alérgenos (tales como las mascotas o el polen), siempre y cuando se tomen de 5 a 60 minutos antes del contacto.	Es posible que tenga que tomar el medicamento entre 4 y 6 semanas antes de notar su eficacia. Si toma un broncodilatador inhalado al igual que el cromolín inhalado, tome el broncodilatador primero y espere 5 minutos antes de usar el cromolín. Esto incrementa la cantidad de cromolín que llega a las vías respiratorias más pequeñas.

continúa en la siguiente página ▶

Tabla 17.1 **Medicamentos útiles para manejar la enfermedad pulmonar crónica (*continuación*)**

Medicamento	Cómo actúa	Comentarios
Medicamentos antiinflamatorios (controladores/preventivos de síntomas)		
Corticosteroides sistémicos *Ejemplos:* prednisona, dexametasona (*Decadron*), metilprednisolona (*Medrol*), triamcinolona (*Aristocort*)	Disminuyen la inflamación, hinchazón (edema) y espasmo de las vías respiratorias. Reducen la producción de mucosa. Reducen la hiperreacción de las vías a los irritantes y alérgenos.	Con frecuencia se receta este medicamento durante un ataque severo de asma. Si usted toma una medicamento esteroide por vía oral, no deje de tomarlo en forma repentina. Estos medicamentos deben disminuirse gradualmente de días a semanas en un horario establecido por su médico. La mayoría de los efectos secundarios graves ocurren con el uso de medicamentos a largo plazo. Las molestias gástricas se pueden aliviar tomando el medicamento esteroide oral junto con los alimentos. Los tipos de medicamentos corticosteroides usados para tratar el asma son diferentes a los esteroides anabólicos tomados ilegalmente por algunos atletas, los que pueden tener efectos devastadores.
Inhibidores de leucotrieno *Ejemplos:* montelukast (*Singulair*), zafirlukast (*Accolate*)	Controlan el asma inducido por alérgenos. Mejoran los síntomas nocturnos. Reducen el número de ataques agudos de asma.	Se usa este medicamento diariamente para prevenir asma, pero no se debe usar para aliviar un ataque agudo de asma.
Expectorantes y mucolíticos *Ejemplos:* agua, guaifenesin, yoduro de potasio, acetylcisteina, glicerol yodinado (*Organidin*)	Puedan ayudar a diluir la mucosidad y facilitar su eliminación.	Asegúrese de beber adecuadas cantidades de agua (6–8 vasos al día) para ayudar a la licuefacción de la mucosidad y suavizar el área irritada a menos que su médico le recomiende limitar la cantidad que debe beber.

Errores comunes que debe evitar al utilizar un inhalador

Olvidar agitar el inhalador

Sostener el inhalador al revés (la boquilla debe estar abajo)

Olvidar exhalar antes de inhalar con el inhalador

Respirar por la nariz

Inhalar demasiado rápido

No sostener la respiración durante 10 segundos

Usar un inhalador vacío (véase la página 334)

la vez que presione hacia abajo en el recipiente del inhalador para liberar el medicamento. Contenga la respiración durante 10 segundos y luego espere un minuto para dejar que el medicamento llegue profundamente a los pulmones antes de aplicarse inhalaciones adicionales.

Aprender a usar un inhalador apropiadamente es más difícil que ingerir una pastilla. Requiere instrucciones adecuadas y algo de práctica. Un estudio reveló que mientras el 98% de los pacientes dijo que sabía usar los inhaladores correctamente, el 94% de ellos en realidad cometió errores al usarlos. Por lo tanto, aunque usted piensa que es un experto, es una buena idea que un profesional de la salud conocedor del uso de los inhaladores observe periódicamente su técnica. Los farmacéuticos a menudo pueden ayudarle a aprender la técnica más eficaz y segura. Si nunca le enseñaron a usar un inhalador, pídale a un profesional de la salud que lo haga. *El uso incorrecto de los inhaladores es una de las razones principales de no poder controlar los síntomas.* Por lo tanto, si se le receta

un inhalador, asegúrese de conseguir ayuda para usarlo apropiadamente. También puede ver videos sobre el uso de los inhaladores en http://www.kp.org/asthma o puede buscar otros videos en el Internet.

Uso de los medicamentos

Cuando usted usa diferentes medicamentos para tratar su enfermedad pulmonar, utilice primero los medicamentos inhalados de alivio rápido (broncodilatadores). Espere varios minutos para que las vías respiratorias se abran y los medicamentos inhalados antiinflamatorios puedan llegar mejor a los pulmones.

Espaciadores o cámaras retenedoras

Para que el inhalador sea más fácil, más seguro y más efectivo, muchos médicos recomiendan encarecidamente el uso de un aparato espaciador o cámara retenedora. Esta es una cámara (usualmente un tubo o bolsa especialmente diseñada) que rocía el medicamento del inhalador. Usted inhala el medicamento del espaciador; de esa manera es más probable que inhale las gotas más pequeñas y livianas del medicamento para que lleguen a las vías respiratorias más profundas. El aparato espaciador también junta en sus paredes algunas de las gotas más pesadas y más grandes del medicamento, que de otra manera se hubieran quedado en la boca o garganta. Esto puede reducir efectos secundarios tales como las infecciones por hongos en el caso de los esteroides inhalados. Algunos aparatos espaciadores tienen un silbato que suena si se está inhalando demasiado rápido. Esto también le recordará no respirar en forma rápida. Una respiración rápida depositará más medicamento en la boca y menos en los pulmones.

Los inhaladores de dosis medidas son más fáciles de usar con los aparatos espaciadores que solos. Usted no tiene que preocuparse si el espray va en la dirección correcta; tampoco tiene que ser tan cuidadoso en coordinar la inhalación con el espray. Puesto que con el espaciador, la mayor parte del medicamento alcanza los pulmones y no se queda en la boca, su efecto tiende a ser más seguro. Esto es especialmente importante si usted está usando un esteroide inhalado.

Si está utilizando un inhalador corticosteroide, enjuáguese la boca con agua y elimine los residuos después de usarlo. No trague el agua. Tragar el agua aumentará la posibilidad de que el medicamento entre la corriente sanguínea, lo que puede incrementar los efectos secundarios del medicamento. Se puede acumular un poco de polvo en el inhalador, pero no es necesario limpiarlo cada día. De vez en cuando, enjuague el espaciador o la boquilla, tapa y caja.

Cómo determinar cuántos disparos de medicamento quedan en el inhalador de dosis medidas

A veces puede parecer que el inhalador libere disparos de medicamento, aun cuando ya no quede medicamento dentro. La mejor forma de verificar cuántos disparos de medicamento quedan es llevar un registro de los disparos que ya ha usado. Hay dos maneras que usted puede hacer esto:

- Lea la etiqueta de un inhalador nuevo para saber cuántos disparos contiene. Anote el número de cada disparo en una hoja de papel. Por ejemplo, si el inhalador contiene 100 disparos o dosis, escribiría cada número del 1 al 100. Cada vez que toma un disparo de medicamento, tache un número.

Cuando todos los números estén tachados, el inhalador no contiene más medicamento.

- Divida el número de disparos de medicamento en el inhalador por el número de disparos que usa cada día. Esto le da el número de días que el medicamento va a durar y le avisa cuándo debe empezar a usar un nuevo inhalador. Por ejemplo, si el inhalador contiene 100 disparos y usted toma 2 disparos por día, el inhalador va a durar 50 días (100 disparos dividido 2 disparos al día = 50 días). Cuente hacia delante ese número de días en un calendario y marque el día que el inhalador se va a acabar. También escoja y marque uno o dos días antes de esa fecha para rellenar su receta o pedirle a su médico que le escriba una nueva antes de que se acabe el medicamento.

Nota: Si no puede encontrar el número de disparos (o dosis) en la etiqueta del inhalador, pídale ayuda a su médico o farmacéutico.

Cautela: Algunas personas han tratado de dejar flotar los frascos de inhalador en agua para averiguar cuántos disparos quedaban. Comprobamos que este método no funciona. Recomendamos que use uno de los dos métodos ya descritos en esta sección.

Inhaladores de polvo seco

Los inhaladores de polvo seco liberan el medicamento en forma de polvo y se usan sin espaciador. Para usar un inhalador de polvo seco, usted debe exhalar primero y luego inhalar rápida y profundamente. Tenga en cuenta que, a diferencia de la inhalación lenta descrita para inhaladores de dosis medidas, la inhalación con los inhaladores de polvo seco debe ser rápida.

Nebulizadores

El nebulizador es un aparato diseñado para liberar partículas muy finas (vaporizadas) de medicamento de alivio rápido que usted puede respirar profundamente. Es común el uso de nebulizadores en las clínicas y salas de emergencia para dar un "tratamiento de respiración" de 5 a 10 minutos, o en las casas de aquellas personas que no pueden usar un inhalador con espaciador correctamente. En algunos aparatos se agrega el medicamento y se presiona la bombilla para aumentar la fuerza del rociador. Algunos nebulizadores funcionan con un compresor de aire activado eléctricamente, el cual impulsa una corriente de aire para que con ella pase una solución con el medicamento. El vapor del medicamento es inhalado a través de una pieza bucal o máscara. La técnica para inhalar el medicamento es similar a la de los inhaladores de dosis medidas. Los nebulizadores son abultados y menos convenientes que los inhaladores. Si se hacen correctamente, de cuatro a seis respiraciones de un medicamento aliviador con inhalador con espaciador actúa tan bien como un tratamiento con nebulizado.

Terapia de oxígeno

En algunas personas con enfermedad pulmonar crónica, los pulmones no pueden abastecer al cuerpo con suficiente oxígeno proveniente del aire común. Si usted está cansado y con dificultad respiratoria porque hay muy poco oxígeno en su sangre, su médico puede ordenar un equipo de oxígeno. El oxígeno es un medicamento. No es adictivo. Sin embargo mucha gente trata de no usarlo por miedo a hacerse dependiente. A otras personas no les gusta ser vistos con equipo de oxígeno. El oxígeno suplementario puede proveerle ese empuje o apoyo que su cuerpo necesita para permanecer cómodo y llevar a cabo las actividades diarias sin dificultad respiratoria extrema. Lo más importante es que pueda retrasar su enfermedad y ayudar a su cerebro a funcionar mejor. Algunas personas pueden requerir el uso continuo de oxígeno mientras que otras pueden solo necesitar oxígeno para ayudarlos con ciertas actividades, como el ejercicio o el dormir.

El oxígeno viene en tanques grandes de gas comprimido o en tanques pequeños portátiles de oxígeno líquido o gaseoso. Si usted usa oxígeno, asegúrese de saber la dosis apropiada (la porción correcta de oxígeno, cuándo usarlo y por cuánto tiempo), cómo usar el equipo y saber cuándo encargar más. No se preocupe. El tanque de oxígeno no explotará ni se quemará; sin embargo, el oxígeno puede provocar que otras cosas se quemen más rápidamente. Por lo tanto, mantenga el tanque por lo menos a 10 pies de cualquier llama, incluidos los cigarrillos.

Cómo respirar más efectivamente

Además de tomar medicamentos, hay otras cosas que usted puede hacer para mejorar la respiración.

Ejercicios para respirar

Nosotros inhalamos y exhalamos cerca de 18.000 veces al día. No es sorprendente saber que la respiración es la preocupación principal de las personas con enfermedad pulmonar. Sin embargo, muchas personas encuentran aun más sorprendente saber que la respiración efectiva y adecuada es una habilidad que se debe aprender. No es necesariamente algo que se hace en forma natural o normal. Este detalle es especialmente importante para las personas con enfermedad pulmonar. Usted puede aprender varias maneras de respirar, lo cual aumentará el funcionamiento de su sistema respiratorio.

Existe un ejercicio de respiración muy importante: la respiración diafragmática o abdominal. Esta forma de respirar ayuda a fortalecer los músculos respiratorios (especialmente el diafragma) y ayuda a los pulmones a eliminar las impurezas o el aire atrapado. Uno de los principales problemas de las personas con enfermedades pulmonares es la dificultad de eliminar el aire contaminado. Por esa razón el aire fresco no puede entrar a los pulmones. El aprender a respirar usando la técnica diafragmática puede ayudarle a vaciar más los pulmones y sacar provecho de su capacidad pulmonar total. (Véase las páginas 56–57 con instrucciones sobre ejercicios para respirar).

Postura

Si usted tiene una postura encorvada y restringida, puede ser muy difícil inhalar y exhalar. Ciertas posturas corporales hacen más fácil llenar y vaciar los pulmones. Por ejemplo, si usted está sentado trate de inclinarse hacia adelante desde las caderas, con la espalda recta. Luego puede dejar reposar los brazos en los muslos, o reposar la cabeza, hombros y brazos en una almohada colocada en una mesa. También puede usar varias almohadas cuando está acostado, para hacer más fácil la respiración. (Véase la página 57).

Despejando la mucosa de los pulmones

A veces el exceso de mucosidad bloquea las vías respiratorias, haciendo difícil el respirar. Su médico o su terapeuta de la respiración pueden recomendar ciertas posiciones específicas para el "drenaje postural". Estas posiciones pueden mejorar el drenaje de la mucosidad de los pulmones. Por ejemplo, al acostarse en su lado izquierdo, de manera que los pies queden más altos que la cabeza, la mucosidad de ciertas áreas del pulmón drena más efectivamente. Pregúntele a su médico, enfermera o terapeuta cuál de las posturas sería de utilidad para usted. También, recuerde que beber por lo menos 6 vasos de agua por día (a menos que tenga edema o hinchazón de tobillos, o que el médico le indique que limite la ingesta de líquidos). Esto puede ayudar a fluidificar y adelgazar la mucosidad.

Tos controlada

Una tos bien ejecutada, que produce una gran salida de aire, es una manera efectiva de clarificar las vías respiratorias de mucosidad. Por otro lado, una tos seca, débil e irritativa de la garganta puede ser extenuante, irritante y frustrante. Usted puede aprender a toser desde lo profundo de sus pulmones y poner fuerza de aire en la tos para eliminar la mucosidad. Empiece sentándose en una silla o en el borde de la cama con los pies firmes en el piso. Coloque una almohada presionando firmemente hacia su abdomen con los antebrazos. Tome varias respiraciones lentas y profundas (de abdomen) a través de la nariz, y conforme exhale completamente con los labios fruncidos, inclínese hacia adelante y presione la almohada hacia el estómago. En la cuarta o quinta respiración, dóblese lentamente hacia adelante mientras produce dos o tres episodios de tos fuerte sin tomar respiraciones rápidas entre la tos. Repita la secuencia varias veces para eliminar la mucosidad. (Véase la página 58).

Haciendo ejercicio con enfermedades pulmonares crónicas

El ejercicio es una de las maneras más simples y efectivas de incrementar la capacidad de vivir una vida plena con enfermedad pulmonar crónica. La actividad física refuerza los músculos, mejora el humor, incrementa los niveles de energía y aumenta la eficiencia de los pulmones y el corazón. Aun cuando el ejercicio no revierte el daño a los pulmones, puede mejorar su habilidad para funcionar dentro de ciertos límites establecidos por la enfermedad pulmonar.

Es importante recordar que su programa de ejercicio debe empezar a un nivel de intensidad muy bajo (por ejemplo, una caminata lenta en lugar de una caminata rápida) durante períodos cortos de tiempo. Gradualmente podrá incrementar la actividad, pasando de intervalos cortos de ejercicio a otros más extensos. Con el tiempo notará que al alcanzar cierto nivel durante el ejercicio, la sensación de falta de aire para respirar irá disminuyendo o se le quitará por completo. Una buena comunicación con sus proveedores de cuidado médico para controlar los síntomas y ajustar los medicamentos le permitirá obtener el máximo beneficio y disfrute de un programa de ejercicios.

Aquí hay algunos consejos para hacer ejercicio con una enfermedad pulmonar crónica:

- Tome el medicamento, especialmente el del inhalador, antes de hacer ejercicio. Esto le ayudará a hacer ejercicio por más tiempo y a disminuir la falta de aire.

- Si la sensación de falta de aire le afecta mucho con solo un poco de ejercicio, su médico puede cambiar los medicamentos o recomendarle usar oxígeno suplementario antes de empezar los ejercicios o actividades de acondicionamiento. Recuerde que cuando hace ejercicios es normal experimentar una leve dificultad para respirar. Puede tomar algo de tiempo encontrar la combinación correcta de esfuerzo y tiempo para permanecer en su zona de confort.

- Tómese el tiempo suficiente para hacer ejercicios de calentamiento y enfriamiento durante las actividades de acondicionamiento. Esto debe incluir el tipo de ejercicios como la respiración diafragmática (véase la página 56).

- Todo el mundo experimenta un incremento "anticipatorio" en la frecuencia cardíaca

Haciendo ejercicio con asma

Algunas personas con asma pueden toser o resollar (respirar con silbido) cuando hacen ejercicio. Si usted tiene este problema, es recomendable que hable con su médico sobre el uso de 2 disparos de albuterol (*Ventolin, Proventil*) o cromolín (*Intal*), de 15 a 30 minutos antes de empezar el ejercicio. También, ponerse una bufanda o mascarilla para cubrir la cara cuando hace frío puede evitar que el aire frío desencadene un ataque de asma. Usualmente el nadar no afecta el asma.

Apnea del sueño

Si usted ronca y tiende a tener sueño durante el día, puede tener un tipo especial de problema respiratorio llamado apnea del sueño. Si es así, su garganta se obstruye durante el sueño. Luego, durante períodos cortos de tiempo (10 segundos o más), puede dejar de respirar (lo que se denomina "apnea"). Si usted tiene apnea del sueño es probable que no lo sepa hasta que alguien le diga algo acerca de sus ronquidos. En la actualidad, esta condición es uno de los problemas de salud graves no diagnosticados más comunes.

La apnea del sueño puede hacer que se despierte en la mañana sintiéndose cansado o con dolor de cabeza. También puede sentirse somnoliento o es posible que tenga problemas de concentración durante el día. La apnea del sueño puede conducir a problemas más graves, como la presión arterial alta, enfermedades del corazón y derrame cerebral. Incluso puede generar problemas de memoria, similares a los observados en personas con demencia y enfermedad de Alzheimer.

La apnea del sueño se diagnostica haciendo un estudio del sueño en un laboratorio o por medio de un pequeño monitor en casa.

Usted puede tratar la apnea del sueño en casa haciendo cambios en su estilo de vida. Estos incluyen bajar de peso, si es necesario; dormir de lado; evitar el alcohol; no fumar; y usar medicamentos para aliviar la congestión nasal y las alergias. También puede utilizar una máquina de presión positiva continua en las vías respiratorias (CPAP, en inglés). Esta máquina impulsa una corriente de aire mediante una mascarilla que la persona tiene puesta mientras duerme. El aire pasa de la mascarilla a la nariz o la boca para mantener abiertas la garganta y las vías respiratorias. Algunas mascarillas se amoldan a la nariz y otras le cubren la nariz y la boca. Su médico también puede recomendar el uso de un aparato bucal llamado dispositivo para el avance mandibular (o MAD, en inglés) para mantener la mandíbula hacia adelante y la vía respiratoria abierta durante el sueño.

y frecuencia respiratoria antes de hacer el ejercicio. Esta es una respuesta natural y sucede porque el cuerpo se está anticipando y preparando para un aumento de actividad. Aunque es normal, algunas personas se pueden sentir preocupadas o fatigadas al experimentar estas sensaciones. Por eso es importante seguir una rutina de calentamiento gradual que incluye la técnica de respiración diafragmática con labios fruncidos para ayudarle a relajarse y calmarse.

- Concéntrese en la respiración para asegurarse de respirar profunda y lentamente. Inhale por la nariz y exhale por la boca,

dejando salir el aire en forma lenta y suave con los labios fruncidos (los labios deben formar un pequeño orificio como si fuera a silbar o soplar una vela; véase las páginas 57 y 58). Aprenda a tardar el doble de tiempo en exhalar que lo que tarda en inhalar. Por ejemplo si usted está caminando de prisa y nota que puede dar dos pasos mientras inhala, usted debe exhalar a través de la boca entre 4 y 6 pasos. Exhalar lentamente mejorará el intercambio de aire en los pulmones e incrementará su resistencia.

- Recuerde que los ejercicios con los brazos pueden causar dificultad para respirar antes que los ejercicios con las piernas. Vigile la intensidad del movimiento de los brazos.

■ El aire frío y seco puede hacer la respiración y el ejercicio más difícil. Por esta razón la natación es una actividad especialmente recomendable para las personas con enfermedades pulmonares crónicas.

■ Los ejercicios de fortalecimiento, como la calistenia, el levantamiento de pesas suaves y remar, pueden ser útiles particularmente para aquellas personas que se han debilitado o no están en buena condición física.

Haciendo ejercicio con una enfermedad pulmonar severa

Si usted puede salir de la cama, puede hacer ejercicio por lo menos 10 minutos al día. La manera en que puede comenzar es levantándose cada hora y caminar despacio por la sala o alrededor de una silla por 1 minuto. Si hace esto 10 veces al día estará haciendo sus 10 minutos de ejercicio diario. Luego puede aumentar gradualmente a una rutina diaria de ejercicios que le ayudará a sentirse más fuerte y más cómodo cuando se mueve. Recuerde seguir los siguientes consejos a medida que se ponga más activo:

■ No se apure ni agite. Muchas personas con enfermedad pulmonar tienen la tendencia a apurarse para llegar a su destino antes que se les acabe la respiración. Esto hará que se agite más; es mejor hacerlo calmadamente. Muévase lentamente respirando conforme avanza, utilizando la técnica de respiración diafragmática. Al principio, hacer esto será difícil puesto que su tendencia es apurarse. Sin embargo, con práctica, notará que puede ir más lejos y con menos esfuerzo.

Si tiene miedo de empezar a caminar solo, pídale a alguien que camine con usted. Esta persona también puede cargar una silla pequeña o plegable para que usted pueda sentarse si es necesario.

■ Cuando se sienta un poco más fuerte y seguro, puede caminar dos minutos cada hora. Así habrá duplicado su ejercicio, logrando los 20 minutos de ejercicio por día. Cuando se sienta cómodo con esto, cambie el patrón. Puede caminar 3 o 4 minutos cada dos horas, o una hora sí y otra hora no. Una o dos semanas después, trate de caminar 5 minutos 3 a 4 veces al día. Luego trate 6 o 7 minutos 2 a 3 veces al día. La idea es empezar lentamente y aumentar gradualmente la duración del ejercicio. La mayoría de personas con una enfermedad pulmonar severa puede llegar a caminar de 10 a 20 minutos, 1 o 2 veces al día en un período de dos meses.

■ Si estar parado es un problema, puede usar un "velocípedo" (un pequeño aparato que tiene pedales, el cual puede ser instalado en su cama o en una silla) o un manubrio portátil con pedales de bicicleta. Estos aparatos son especialmente útiles si usted tiene un bajo nivel de resistencia, no tiene ayuda de otra persona en casa, o tiene miedo de esforzarse. Le permiten sentarse y utilizar las piernas al pedalear. También son buenos para generar confianza y acostumbrarse al esfuerzo en un ambiente seguro.

El asma, la bronquitis crónica y el enfisema son por definición enfermedades incurables. Pero usted puede, en conjunto con su equipo de cuidado médico, trabajar para reducir los síntomas y mejorar su habilidad para vivir una vida activa y gratificante. La meta es controlar los síntomas para que pueda realizar sus actividades cotidianas, hacer ejercicio, dormir bien y evitar tener que ir al hospital o a los servicios de urgencia.

Otros recursos

☐ Asociación Americana del Pulmón (*American Lung Association*): http://www.lung.org/espanol/

☐ Biblioteca Nacional de Medicina (*National Library of Medicine*):
http://www.nlm.nih.gov/medlineplus/spanish

☐ Fundación de Asma y Alergia de America (*Asthma and Allergy Foundation of America*):
http://www.asmaalergia.org/

☐ Fundación EPOC (*COPD Foundation*): http://www.copdfoundation.org/language/es-ES/
PaginaPrincipal.aspx

☐ Kaiser Permanente: http://www.kp.org/asthma

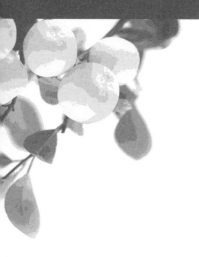

CAPÍTULO 18

Manejando la artritis crónica y la osteoporosis

L ITERALMENTE, LA PALABRA ARTRITIS SIGNIFICA "inflamación de la articulación". Sin embargo, se suele hablar de artritis ante cualquier problema crónico de articulación. Aunque la mayoría de las formas de artritis no se puede curar, usted puede aprender a reducir el dolor, mantener la movilidad y tomar medicamentos para controlar los síntomas o retardar la progresión de la enfermedad.

La forma más común de artritis es la osteoartritis. Es la artritis que generalmente nos afecta conforme avanzamos en edad, es decir a medida que envejecemos, y que causa deformaciones en los nudillos de los dedos, rodillas inflamadas, dolor en la espalda o en otras articulaciones. La osteoartritis no está causada por la inflamación, aunque a veces puede resultar en ella. No se conoce la causa específica de la osteoartritis pero involucra el desgaste del cartílago que protege los extremos del hueso junto con la degeneración de los huesos, ligamentos y tendones asociados con la articulación.

341

Hay muchas clases de artritis debido a la inflamación. Las formas más comunes son aquellas causadas por enfermedades reumáticas, como la artritis reumatoide, y enfermedades metabólicas, como la gota y psoriasis. Con estas enfermedades, la superficie que cubre o protege la articulación se inflama e hincha, y también secreta fluido extra. Como resultado, la articulación se hincha, se siente caliente, se enrojece y se pone más sensible. Si la inflamación de la artritis no se controla y dura un período largo, puede resultar en la destrucción del cartílago y el hueso. Tal destrucción puede finalmente conducir a deformidad. La causa de la inflamación asociada a estas enfermedades no se conoce precisamente, pero con respecto a la gota se relaciona claramente a la formación de cristales de ácido úrico en el fluido articular. Se piensa que las enfermedades reumáticas se deben a una forma de autoinmunidad (una reacción alérgica o inmune del cuerpo en contra de sí mismo).

La mayoría de enfermedades artríticas no solo afectan la articulación sino también todos los tejidos que la rodean. Las articulaciones están cruzadas por tendones de los músculos adyacentes, los cuales mueven las articulaciones, y por ligamentos que estabilizan las articulaciones. Cuando la superficie articular se inflama o la articulación se hincha o deforma, estos tendones, ligamentos y músculos se afectan. Pueden inflamarse, hincharse, estirarse, desplazarse, adelgazarse e incluso romperse. También, en muchos lugares donde los tendones o músculos se deslizan entre sí o entre huesos, existen superficies lubricadas para facilitar el movimiento. Estas superficies se llaman bursas; con la artritis también se inflaman o se hinchan causando bursitis. Cualquiera que sea el tipo de artritis no solo afecta la articulación sino también puede afectar todos los elementos o tejidos que la rodean.

Consecuencias de la artritis

La irritación, inflamación, hinchazón y deformidad de la articulación puede producir dolor. El dolor puede estar presente todo el tiempo, a veces en forma esporádica, y otras solo cuando se mueve la articulación. De todos los síntomas de la artritis, el dolor es el más común.

La artritis también puede limitar el movimiento. Dicha limitación también se puede deber al dolor o a la hinchazón que impide el movimiento normal y provoca la deformidad de la articulación y de los tendones, o debilidad en los músculos adyacentes.

Además, la artritis también puede causar problemas en áreas alejadas de la zona donde se desarrolla. Por ejemplo, si las articulaciones de una pierna tienen artritis, evitaremos usar esa pierna en exceso al caminar. Cuando esto ocurre, la postura general se ve afectada porque se coloca peso extra en otros músculos y articulaciones. Estas posturas anormales o cargas extras pueden crear dolor en otras articulaciones y afectar otras áreas en el cuerpo.

La rigidez es otro resultado drástico de la artritis, que dificulta el movimiento. La rigidez de las articulaciones y músculos es particularmente aparente después de períodos de descanso tales como el dormir o el estar sentado. La inactividad causa rigidez, sin embargo usted puede salir de la rigidez si calienta el área muscular y la articulación afectada (paños calientes o baños calientes). Para la mayoría de gente la rigidez dura poco tiempo. Para otros menos afortunados, puede durar todo el día.

Otra consecuencia común de la artritis es la fatiga. En este caso tampoco se conoce la causa precisa. La inflamación en sí causa fatiga. Así también el dolor crónico y el esfuerzo del movimiento cuando los músculos y las articulaciones no trabajan bien. También se produce fatiga por las preocupaciones y temores que frecuentemente acompañan a la artritis. Cualesquiera que sean los factores causantes, la fatiga es un problema común en la mayoría de personas con artritis.

La depresión también puede acompañar a la artritis crónica. Con frecuencia las personas con artritis tienen problemas de hacer lo que quieren o necesitan hacer. Esto puede hacerles sentirse inútiles, sin ayuda y aislados, creando un sentimiento de incertidumbre y frustración que puede conducirlos a la depresión. La depresión puede hacer que se empeoren otros síntomas, como el dolor, la fatiga y la incapacidad. Esto puede limitar la habilidad de realizar trabajos y de realizar actividades sociales. Además puede afectar las relaciones familiares al igual que la capacidad para vivir independientemente. Por lo general, este tipo de depresión es una condición temporal relacionada con las dificultades de la artritis, y no es la enfermedad mental conocida como "depresión clínica o grave". Frecuentemente, la depresión disminuye cuando la artritis mejora, pero también puede ser controlada mediante las técnicas de manejo personal (véase el capítulo 2), de manejo de la depresión y dolor (véase el capítulo 4) y de un medicamento antidepresivo.

La fibromialgia es una condición que a veces acompaña la artritis crónica, aunque usualmente se manifiesta sola. No se asocia con inflamación sino con dolor muscular y articular parecido a lo que experimentan muchas personas con artritis inflamatoria crónica. Todavía no se conoce la causa de la fibromialgia. El tratamiento con medicamentos antiinflamatorios generalmente no ayuda; sin embargo, muchos de los tratamientos de manejo personal empleados por personas con artritis crónica son beneficiosos.

Aunque la artritis puede tener muchos efectos dañinos, hay diferentes maneras de compensar o eliminar sus efectos negativos. El resto de este capítulo describe los aspectos importantes del manejo adecuado para la artritis y lo dirigirá a otras técnicas útiles en el manejo personal, detalladas en otros capítulos.

Pronóstico: ¿Qué nos depara el futuro?

La mayoría de enfermedades artríticas, si se dejan sin tratar, tendrán diferentes resultados en diferentes personas. Algunos progresan rápida o lentamente hacia la deformidad. Otros experimentan que la enfermedad viene y va durante un período de años, posiblemente empeorando lentamente, o tal vez no. En unos cuantos afortunados la enfermedad desaparecerá espontáneamente. Con los tratamientos modernos, la mayoría de las personas pueden controlar los síntomas o reducir las limitaciones causadas por la artritis, y en algunos casos la progresión de la enfermedad puede decelerarse o detenerse.

No se conoce una cura real para ninguna de las formas de artritis crónica. Con suerte, en algunas personas la artritis puede disminuir parcial o completamente por sí misma. El tratamiento médico usualmente ayuda a suprimir o disminuir los síntomas y la inflamación, pero también debe ser continuado por largos períodos de tiempo. Un adecuado manejo personal puede ayudar mucho al mejoramiento y la prevención de incapacidades. Esto depende en gran parte de la participación de la persona con artritis y de su familia. Por lo tanto, el pronóstico, o lo que nos depara el futuro, no se puede predecir con precisión. Depende en parte del tratamiento médico, del programa de manejo personal de la enfermedad, y de la buena fortuna.

Debido a que no existe una cura para la artritis crónica, el tratamiento médico está dirigido a prevenir o controlar la inflamación, hinchazón y dolor, y a mejorar la función física. Las medicinas que usualmente se usan para la artritis ayudan a reducir el dolor o la inflamación, o ambas cosas. Cuando se reduce la inflamación, el dolor generalmente disminuye y la función mejora.

Es importante tener en cuenta que la mayoría de las personas con artritis crónica puede llevar una vida normal o casi normal. El uso adecuado de medicamentos y las prácticas de manejo personal lo hacen posible. Por lo tanto usted no debe abandonar los planes importantes que tenga en su vida. Por el contrario, debe adaptarse a las necesidades del tratamiento y recordar que los planes de tratamiento a menudo pueden ser modificados para satisfacer las necesidades o los deseos de la persona con artritis crónica.

Tipos más comunes de artritis y su tratamiento

Como se mencionó anteriormente, la artritis puede ser el resultado de la pérdida de cartílago o hueso en una articulación, o de inflamación de una articulación. El tratamiento depende de cada tipo.

Osteoartritis

La osteoartritis es el resultado de cambios degenerativos en el cartílago y huesos de las articulaciones. El cartílago protege los extremos de los huesos y les permite moverse sin problemas uno sobre el otro. Debido a esta degeneración, las superficies de los huesos se vuelven ásperas y dolorosas durante el movimiento. La aspereza también puede irritar el recubrimiento de la articulación (la membrana sinovial), haciendo que se produzca un exceso de líquido articular (líquido sinovial). Este líquido extra resulta en inflamación o hinchazón. De vez en cuando, los pequeños pedazos de cartílago dañado se pueden romper, flotar en el líquido, quedar atrapados en una superficie móvil y aumentar el dolor. Además, en los extremos de los huesos pueden crecer espuelas pequeñas (llamados osteofitos) que generan un abultamiento en los dedos o los espolones del talón. Aunque la osteoartritis puede afectar cualquier articulación, afecta mayormente las manos, rodillas, caderas, hombros y columna vertebral. En general, su presencia aumenta con la edad.

No se conoce la causa de la osteoartritis y no existe ningún tratamiento médico específico para prevenir o detener los cambios degenerativos. El tratamiento se dirige a mantener la función articular y reducir el dolor.

El dicho "úselo o piérdalo" es particularmente cierto con respecto a la osteoartritis. A menos que las articulaciones afectadas se utilicen, lentamente perderán la movilidad y los músculos que rodean los tendones se debilitarán. Afortunadamente, el ejercicio no hará que la osteoartritis empeore. De hecho, con el ejercicio, el dolor con frecuencia disminuye debido a que mejora el movimiento y fortalece los tejidos circundantes. Así, el ejercicio es la piedra angular del tratamiento. El uso del ejercicio se explica más adelante en este capítulo y en los capítulos 6, 7 y 8.

Debido a que la osteoartritis daña el cartílago articular, un programa de ejercicio puede ayudar a protegerlo. El cartílago necesita que la articulación mueva y lleve un poco de peso para mantenerse saludable. De la misma manera que una esponja absorbe el agua y se exprime, el cartílago articular absorbe los nutrientes y líquidos, y se deshace de los residuos al ser exprimido cuando usted mueve la articulación. Si la articulación no se mueve con regularidad, el cartílago se deteriora.

Para ayudar con el dolor osteoartrítico, los mejores medicamentos son el acetaminofeno (*Tylenol*) y la aspirina. Los medicamentos como el ibuprofeno (*Motrin*) y naproxeno (*Aleve*), junto con la aspirina, son conocidos como antiinflamatorios no esteroides o AINE (NSAIDs, en inglés). Cuando no hay inflamación involucrada con la artritis, como suele ser el caso de la osteoartritis, la actividad antiinflamatoria de estos medicamentos no es importante. El beneficio de estos medicamentos antiinflamatorios proviene de su efecto reductor del dolor, que es similar al de la aspirina. Por lo tanto, la aspirina y el acetaminofeno (*Tylenol*) suelen ser tan eficaces como los AINE.

La aplicación de calor en la articulación y las técnicas de manejo del dolor, como la relajación y distracción cognitiva pueden ser muy útiles (refiérase al capítulo 5). La aplicación de calor y calentarse antes de hacer ejercicio a menudo hace que el ejercicio sea más fácil. Para el dolor por la noche en las manos, pies o rodillas, ponerse guantes, calcetines y una manga sobre las rodillas puede mejorar el sueño.

Cuando se presenta hinchazón causada por irritación o inflamación leve, el drenaje y la inyección de un medicamento corticosteroide en la articulación suelen corregir el problema, a veces con un beneficio duradero.

Si la enfermedad deriva en la deformidad, incomodidad y debilidad que hacen que sea imposible llevar una vida normal, se puede realizar el reemplazo de la articulación por vía quirúrgica. Las articulaciones artificiales generalmente funcionan como articulaciones normales y permiten la recuperación de fuerza en los músculos y tendones.

Para la osteoartritis se han implementado dos nuevos medicamentos. Ambos tratan de mejorar el cartílago dañado o sustituirlo. El primero se llama glucosamina, que se toma diariamente en forma de píldora (oralmente). El otro es hialuronano, que se inyecta en la articulación como un lubricante. Los resultados de los estudios sugieren que la glucosamina disminuye los síntomas de osteoartritis a corto plazo con un efecto similar a las dosis bajas de aspirina. Sin embargo, los estudios no son definitivos y los resultados a largo plazo no han sido establecidos. Afortunadamente, la glucosamina parece no tener efectos adversos significativos. El uso de hialuronano es más complicado porque requiere inyecciones en la articulación, y el tratamiento es caro. Los dos métodos de tratamiento parecen no tener un beneficio claro ni decisivo en personas con osteoartritis, y no tienen ningún valor teórico ni práctico en el tratamiento de otras formas de artritis.

Artritis inflamatoria crónica

Las enfermedades reumáticas (artritis reumatoide, lupus eritematoso, y otros), psoriasis, y gota son las formas más comunes de artritis inflamatoria crónica. La artritis inflamatoria también puede ocurrir en asociación con enfermedades inflamatorias de los intestinos o el hígado. Puede aparecer con infecciones, como la enfermedad de Lyme o estreptococos y las enfermedades virales. En estos casos, a veces se va aliviando con antibióticos o con el tiempo, pero otras se convierte en una condición crónica.

Los medicamentos más comunes para la artritis inflamatoria crónica, con excepción de la gota, se dividen en las siguientes categorías:

- **Antiinflamatorios no esteroides (AINE, o NSAIDs en inglés).** Estos medicamentos tienen efecto reductor del dolor al desinflamar. De todos los medicamentos antiinflamatorios, los AINE son los menos fuertes. Usualmente son los primeros que

se recomiendan para tratar la artritis porque son útiles y los efectos secundarios son mínimos. En este grupo se encuentran la aspirina, ibuprofeno (*Motrin*), naproxeno (*Naprosyn* y *Aleve*), sulindac (*Clinoril*) y diclofenaco (*Voltaren*). El acetaminofeno (*Tylenol*), aunque no es un AINE, también se usa para reducir el dolor pero no tiene efecto antiinflamatorio. La mayoría de los AINE puede dañar el estómago y los intestinos, pero esto se puede minimizar tomándolos durante una comida. Aunque parezca sencillo, muchas personas no siempre siguen este consejo.

Hace algunos años se pusieron a la venta tres medicamentos antiinflamatorios nuevos: celecoxib (*Celebrex*), rofecoxib (*Vioxx*) y valdecoxib (*Bextra*). Estos medicamentos están en una categoría de drogas conocida como "inhibidores de la enzima COX-2", lo que significa que están preparadas para tener las mismas propiedades antiinflamatorias que los AINE, pero causan menos daño al estómago y los intestinos. Sin embargo, Vioxx y Bextra han sido retirados del mercado porque pueden causar enfermedades cardíacas y de vasos sanguíneos. Celebrex todavía está disponible.

- **"Modificadores de la enfermedad."** Las medicinas que se encuentran dentro de esta categoría son drogas antiinflamatorias, más poderosas que los AINE pero potencialmente más tóxicas. La expresión "modificadora de la enfermedad" se refiere o implica una progresión más lenta o inversión de la artritis inflamatoria, pero la curación con estos medicamentos usualmente no ocurre.

En este grupo se encuentran el oro (*Myochrysine*), el metrotexato (*Rheumatrex*), sulfasalazina (*Azulfidine*), hidroxicloroquina (*Plaquenil*) y leflunomida (*Arava*). Se suelen utilizar cuando los AINE no producen efecto. No se usan para la osteoartritis.

En los últimos años, los resultados de investigaciones científicas han demostrado que el uso temprano de las drogas "modificadoras de la enfermedad" retrasa su progresión. Debido a que los AINE no producen este efecto, muchas personas con la artritis reumatoide reciben tratamiento con estos medicamentos en estados más tempranos de la enfermedad. Tal beneficio temprano también puede suceder en otras formas de artritis inflamatoria crónica. El uso de los "modificadores de la enfermedad" debe ser discutido con un reumatólogo, médico con formación especial en el tratamiento de la artritis y enfermedades asociadas.

■ **Corticosteroides.** Los corticosteroides son medicamentos antiinflamatorios poderosos que también suprimen la función inmunológica. Ambos efectos son útiles para la artritis inflamatoria, especialmente en casos de enfermedades reumáticas donde el sistema inmunológico parece estar relacionado con la artritis (enfermedad autoinmune). La mayoría de corticosteroides en uso son versiones sintéticas de una hormona humana normal, el cortisol, que está presente en toda persona. De todos los medicamentos antiartríticos, los corticosteroides son los antiinflamatorios de acción más rápida y efectiva, pero pueden causar severos efectos adversos cuando se usan por largos períodos. La prednisona (*Deltazone*) es el corticosteroide más común que se usa junto con otros medicamentos antiinflamatorios para obtener una respuesta más rápida.

■ **Drogas citotóxicas.** Estos medicamentos, desarrollados para tratar el cáncer, también tienen efectos antiinflamatorios e inmunosupresores. Algunos ejemplos son la ciclofosfamida (*Cytoxan*), azatioprina (*Imuran*), ciclosporina (*Neoral*), micofenolato (*CellCept*) y rituximab (*Rituxan*). Pueden ser bastante tóxicos pero también muy efectivos. Generalmente se recomiendan cuando otros medicamentos no pueden controlar el problema. Nunca se usan para tratar la osteoartritis.

■ **Nuevos agentes biológicos.** Un material biológico llamado factor de necrosis tumoral juega un papel importante en la inflamación de la artritis reumatoide. El factor de necrosis tumoral es el producto de algunas células involucradas en las respuestas inflamatorias e inmunológicas del cuerpo, y pertenece a la familia citoquina. Se han desarrollado dos métodos de contrarrestar este factor; ambos lo neutralizan, lo que significa que impiden la inflamación. Uno de ellos utiliza un anticuerpo al factor de necrosis tumoral, llamado infliximab (*Remicade*) o adalumumab (*Humira*). El otro método utiliza un receptor soluble que se obtiene de las células para neutralizar el factor. Este material se llama etanercept (*Enbrel*). El Remicade se da por inyección intravenosa, mientras que Humira y Enbrel se inyectan debajo de la piel. También se han desarrollado anticuerpos a otras citoquinas, que a veces pueden ser eficaces. Los nuevos tratamientos biológicos pueden ser muy útiles cuando otros tratamientos fallan. Sin embargo, sus efectos podrían no ser duraderos y ocasionalmente causar infecciones graves. Estos tratamientos también son muy caros.

Para la gota, el objetivo principal del tratamiento es reducir el nivel de ácido úrico en la sangre con medicamentos como alopurinol (*Zyloprim*), colchicina (*Colcrys*), probenecida (*Benuryl*), y el más reciente, febuxostat (*Uloric*). Para la gota también se recomienda la mayoría de los medicamentos y métodos de manejo personal para la artritis inflamatoria crónica.

Para la artritis inflamatoria se suele combinar medicamentos. Dichas combinaciones se determinan generalmente en la respuesta de cada individuo. De este modo se utilizan muchas combinaciones, que a veces incluyen los agentes biológicos. Aunque una cierta combinación podría funcionar mejor para una persona en particular, la evidencia reciente indica que ninguna combinación es claramente superior a los demás.

Hace algunos años, cada tipo de artritis inflamatoria se trataba con un grupo particular de medicamentos. Hoy en día, casi todos los medicamentos aquí descritos se usan para cualquier tipo de artritis inflamatoria. La elección de los medicamentos depende de la condición de la persona, sus necesidades y su respuesta a los mismos. Comúnmente, se empieza utilizando los medicamentos más suaves, dejando los más fuertes y poderosos en caso de que los primeros no actúen. Sin embargo, como se ha mencionado anteriormente, ahora se usan más temprano los medicamentos más fuertes en el tratamiento de la artritis reumatoide para retrasar el progreso de la enfermedad y prevenir la destrucción de las articulaciones.

Es casi imposible predecir de antemano si un medicamento será útil. Por lo tanto, es un proceso de prueba y error (evaluación). En contadas ocasiones los medicamentos utilizados para tratar artritis inflamatoria crónica (que no son corticosteroides) proveen un beneficio inmediato. Usualmente pasan muchos días o aun semanas antes de notar los efectos totales del medicamento.

Con todos los medicamentos pueden ocurrir problemas (efectos secundarios tóxicos causados por los fármacos) al mismo tiempo que se obtiene un beneficio. A veces, un medicamento puede ser muy útil pero por otro lado causa tanto daño que la persona no pueda tomarlo. Reiteramos: es imposible predecir qué medicinas pueden ser útiles o dañinas en cada persona. A veces, la persona no nota los efectos tóxicos; en ese caso serán necesarias pruebas de sangre, estudios de la función hepática, análisis de orina y otras pruebas. Las personas que empiezan cualquier clase de tratamiento con medicinas para la artritis crónica deben estar seguras de que entienden los síntomas o signos de efectos secundarios que estas puedan producir, como erupciones en la piel o salpullido, malestar estomacal o pensamientos inusuales. Es necesario notificarle al médico si tales síntomas aparecen. Además, debe discutir con él si debe hacerse regularmente exámenes de sangre y orina para vigilar los efectos tóxicos de los medicamentos.

La imprevisibilidad de los riesgos y beneficios de la terapia farmacológica crea incertidumbre tanto para el paciente como para el médico. La mejor manera de lidiar con esta incertidumbre es asegurarse de que comprende el plan de tratamiento y las alternativas, y de que cuenta con una comunicación clara con el médico si el plan no está teniendo éxito.

En ocasiones, a pesar del tratamiento farmacológico, las articulaciones se dañan al punto donde no se pueden usar efectivamente. Afortunadamente, las técnicas quirúrgicas modernas permiten el reemplazo de muchos tipos de articulaciones, de manera que las articulaciones artificiales funcionan casi tan bien como las naturales, lo cual ocurre comúnmente en casos de caderas y rodillas. La cirugía moderna es eficiente y la recuperación suele ser rápida.

Otros métodos para manejar la artritis crónica

Además del tratamiento con medicamentos o cirugía, hay otras maneras del manejo personal para lograr buenos resultados con la artritis crónica.

El objetivo del manejo apropiado de la artritis no es solo evitar el dolor y reducir la inflamación; es mantener el máximo uso posible de las articulaciones afectadas. Esto involucra mantener el movimiento más completo de la articulación y la fuerza más grande en los músculos, tendones y ligamentos que rodean la articulación. La clave de este objetivo es el ejercicio, una parte esencial de todo buen programa de manejo personal de la artritis. El ejercicio debe ser regular, consistente y lo más vigoroso posible. El ejercicio no hará que la artritis empeore. De hecho, el dejar de hacer ejercicio puede hacer que los síntomas de la artritis aumenten debido a la pérdida del movimiento de las articulaciones y del acondicionamiento físico. A veces el ejercicio puede incrementar el dolor temporalmente; esto es normal durante el reacondicionamiento de las articulaciones y músculos.

El ejercicio para mantener la buena postura y movilidad normal de las articulaciones ayuda a proteger las articulaciones y previene su deterioro. También ayuda a mantener la movilidad, evitar la rigidez y tensión muscular, y aliviar el dolor. La inactividad que resulta de largos períodos de estar sentado o acostado puede empeorar la postura, reducir la flexibilidad articular y causar debilidad, incluso en las articulaciones no afectadas por la artritis. Debido a que la rigidez es común después de la inactividad, especialmente después de dormir, hacer ejercicios para la flexibilidad en la cama, antes de levantarse o bañarse, puede aliviar la rigidez. Además, hacer algunos ejercicios suaves de flexibilidad antes de acostarse por la noche puede reducir la rigidez en la mañana.

En los capítulos 6, 7 y 8 se describe un programa adecuado de ejercicios, y más adelante en este capítulo se presentan otras recomendaciones más específicas para las personas con artritis. Es importante hacer ejercicio para tantas articulaciones como sea posible, incluidas aquellas que no tienen artritis, con el fin de mantener la condición física general. Sin embargo, la artritis crónica puede afectar los huesos del cuello. Por lo tanto, para evitar daños en los nervios, es mejor evitar los movimientos extremos y bruscos del cuello y no poner presión fuerte en la parte posterior del cuello o de la cabeza. Debido a que el calor hace que el ejercicio sea más fácil, es útil hacer ejercicio cuando el cuerpo ya está caliente, por ejemplo durante o después de un baño y, para las manos y muñecas, después de lavar los platos.

Además de mejorar la movilidad, el calor es útil para reducir el dolor en las articulaciones y los músculos, por lo menos temporalmente. La combinación de calor y reposo puede ser muy relajante. Ocasionalmente, el frío en la articulación también puede reconfortar. El enfriamiento, sin embargo, no incrementa la movilidad.

El control de la fatiga es importante. Los períodos de descanso entre actividades y dormir lo suficiente durante la noche son esenciales para el control (refiérase al capítulo 4). Cuando el dolor dificulta el sueño en la noche, diferentes tipos de camas (firmes, de aire, de espuma) y el uso de sedantes leves pueden ser de gran ayuda. Para algunas personas con artritis, bajas dosis de un medicamento antidepresivo a la hora de acostarse puede controlar efectivamente el dolor durante la noche y mejorar el sueño.

Cuando la función de la articulación está limitada, el uso de aparatos de ayuda puede ser beneficioso. Hay muchos disponibles (aparatos ortopédicos, bastones, zapatos especiales, andadores) en diferentes tiendas, organizaciones y servicios comunitarios.

Alterar la alimentación tiene poco efecto en la artritis crónica, particularmente la osteoartritis y la artritis reumatoide. Lo que usted come, sin embargo, es importante para la gota, donde el consumo de alcohol y de ciertas carnes puede provocar ataques. Las personas con gota deben discutir su alimentación con el médico. En raros casos, las alergias alimenticias pueden causar ataques de artritis. Hay pruebas de que comer aceites de pescado de aguas frías puede ayudar a las personas con artritis reumatoide; sin embargo, el beneficio es pequeño. Por supuesto, si usted tiene sobrepeso, bajar de peso puede reducir la carga adicional en las articulaciones, especialmente las que soportan el peso (caderas, rodillas y pies). Por eso es recomendable que las personas con artritis crónica mantengan una alimentación balanceada y un peso normal. En los capítulos 9 y 10 se presentan sugerencias para ello.

El convivir con la artritis puede ser frustrante y desalentador, por eso no es de sorprender que la persona con artritis se deprima. Por lo general, esta es una depresión situacional que resulta de las consecuencias de la artritis crónica y no de una enfermedad mental. Es importante reconocer la depresión y buscar el consejo de profesionales de la salud. La depresión se puede combatir de muchas formas; lo importante es saber que está presente y tomar pasos para superarla (véase el capítulo 4).

La mayoría de personas con artritis crónica son capaces de llevar una vida productiva, satisfactoria e independiente. El paso más importante para lograr esto es tomar una parte activa en el manejo de la artritis. Manejar la artritis requiere la participación principal de la persona; que sea proactiva en el manejo de su enfermedad. Este libro le ofrece técnicas, sugerencias y consejos para lograrlo.

Osteoporosis

La osteoporosis no es artritis, sino más bien una condición que generalmente es una consecuencia del envejecimiento y afecta a los huesos. En la osteoporosis, los huesos pierden calcio y se vuelven más frágiles y quebradizos, siendo más susceptibles a las fracturas.

La estructura ósea normal se mantiene principalmente por el calcio, el consumo de vitamina D y la actividad física. En las mujeres también se mantiene por la hormona estrógeno. Por lo tanto, después de la menopausia, cuando disminuye la producción de estrógeno, aumenta la posibilidad de osteoporosis. A medida que envejecemos y somos menos activos físicamente, hay mayor probabilidad de que ocurra el debilitamiento de huesos. Además, el riesgo de osteoporosis aumenta con el tabaquismo y consumo excesivo de alcohol, por algunas enfermedades endocrinas, y por el uso prolongado de corticosteroides; esto último es especialmente importante para las personas con artritis inflamatoria, que a menudo deben utilizar corticosteroides en su tratamiento.

Aunque la osteoporosis puede causar dolor en los huesos, por lo general no causa síntomas específicos. Por lo tanto, el diagnóstico se hace por imágenes de los huesos. Debido a que los rayos X solo pueden detectar la osteoporosis avanzada, la imagen se realiza con un escáner DEXA, que mide la densidad mineral ósea.

La mayoría de los médicos usan el escáner DEXA en personas que corren el riesgo de tener osteoporosis; este les permite establecer el diagnóstico, determinar la gravedad y guiar el tratamiento.

La prevención y el tratamiento de la osteoporosis implican la toma de suplementos dietéticos y las acciones enumeradas en el cuadro adjunto (véase la página 352). El consumo adecuado de calcio y vitamina D es especialmente importante. Si la osteoporosis no responde a estas medidas o si es severa, hay medicamentos que fortalecen los huesos, principalmente estrógenos y bifosfonatos, como el alendronato (*Fosamax*), ibandronato (*Boniva*) y risedronato (*Actonel*). Si usted no puede tolerar los bifosfonatos o no los puede tomar por otra razón médica, puede beneficiarse de otra clase de medicamentos conocidos como moduladores selectivos de receptores de estrógeno, como el raloxifeno (*Evista*). Estos medicamentos moduladores producen efectos similares al estrógeno en los huesos y reducen el riesgo de fracturas vertebrales. Ellos son menos efectivos que los bifosfonatos, pero aun así pueden ser útiles. El uso de estos fármacos se debe discutir bien con el médico; aunque por lo general son seguros, pueden tener efectos adversos.

Una forma leve de osteoporosis, llamada osteopenia, puede ser diagnosticada con un escáner DEXA. Usualmente la osteopenia puede ser tratada con los suplementos y acciones que se detalla en el cuadro adjunto, no siendo necesario tomar medicamentos a menos que la osteopenia esté progresando.

Para prevenir o retardar la osteoporosis

- **Consuma bastante calcio.** Para los adultos menores de 50 años, 1.000 mg al día; para los mayores de 50 años, 1.200 mg al día. Los alimentos ricos en calcio incluyen leche, yogur, sardinas, queso y harina de avena fortificada. Lea las etiquetas de nutrición de los alimentos para comprobar el contenido de calcio.

- **Obtenga suficiente vitamina D.** La vitamina D es importante para la salud de los huesos. Aunque se puede obtener vitamina D con algunos alimentos y con la exposición al sol, es probable que necesite tomar un suplemento vitamínico. Consulte con su médico, ya que estas recomendaciones pueden cambiar. La recomendación de la Asociación de la Osteoporosis de los Estados Unidos es de 400 unidades al día para los adultos menores de 50 años, y de 800 a 1.000 unidades al día para los adultos mayores.

- **Manténgase físicamente activo.** Haga ejercicio, como caminar, andar en bicicleta o bailar. También es muy importante hacer los ejercicios de fortalecimiento para los hombros, brazos y espalda superior.

- **Evite levantar objetos pesados y el ejercicio de alto impacto,** especialmente si ya tiene osteoporosis.

- **Siéntese con la espalda derecha.** Una buena postura al estar sentado pone menos presión en la espalda.

- **No se incline para tocarse los pies cuando está parado.** Esto pone una presión innecesaria en su espalda. Si desea estirar las piernas o la espalda, acuéstese de espaldas y levante las rodillas hacia el pecho.

- **Mantenga un peso saludable.** Si usted tiene sobrepeso, pierda peso, aunque sea un poco. Esto le ayudará a reducir la presión sobre los huesos.

- **No fume;** si lo hace, reduzca el hábito.

- **Limite el consumo de alcohol** a no más de una o dos bebidas al día.

- **Prevenga las caídas** para protegerse de lesiones, de las siguientes maneras:

  Quite las alfombras, cables eléctricos, y artículos dejados en escaleras y suelos, que lo puedan hacer tropezar y caer.

  Asegúrese de que su casa esté bien iluminada, incluidas escaleras y entradas.

  No camine sobre el hielo, pisos pulidos u otras superficies resbaladizas.

  Evite caminar por lugares desconocidos.

  Use un bastón o un andador con regularidad si no tiene buen equilibrio, e instale barras de apoyo, especialmente en el cuarto de baño para mantenerse seguro en casa.

  Use zapatos con tacones bajos, con buenos soportes para el arco y suelas de goma.

  Revise su visión y consiga nuevos lentes cuando no pueda ver bien.

  Recupere y mantenga el equilibrio; revise los ejercicios de equilibrio presentados en el capítulo 7.

- Si estos pasos no son suficientes, hable con su médico acerca de medicamentos.

Haciendo ejercicio con artritis u osteoporosis

El ejercicio regular es esencial para el manejo de todos los tipos de artritis crónica y de osteoporosis.

Osteoartritis

Debido a que la osteoartritis empieza principalmente como un problema del cartílago, un programa de ejercicio ideal para las personas con esta enfermedad debe incluir el cuidado del cartílago. Para mantenerse saludable, el cartílago necesita sostener el peso y requiere el movimiento de la articulación. Como se mencionó anteriormente, al igual que una esponja, el cartílago absorbe los nutrientes y líquido dentro de la articulación y elimina los desechos al exprimirse cuando la articulación se mueve. Si la articulación no se mueve regularmente, el cartílago se desgasta.

Cualquier articulación con osteoartritis se debe mover en su rango de movimiento completo, varias veces al día, para mantener la flexibilidad y nutrir el cartílago. Vigile su nivel de actividad para que el dolor no aumente. Si tiene osteoartritis en las caderas y rodillas, el caminar y estar parado deben limitarse de 2 a 4 horas seguidas, con un intervalo de por lo menos una hora sentado o acostado para que el cartílago tenga tiempo de descomprimirse. Usar un bastón en el lado opuesto de la cadera o rodilla que duele disminuirá el estrés en la articulación y puede ayudarle durante un período difícil. La buena postura, los músculos fuertes y la buena resistencia, así como zapatos adecuados para amortiguar el impacto al caminar, son importantes para proteger el cartílago y reducir el dolor en las articulaciones. Los ejercicios para fortalecer la rodilla (véase los Ejercicios 15, 18 y 19 en capítulo 7), hechos a diario también pueden ayudar a reducir el dolor en la rodilla y proteger la articulación. El exceso de peso empeora el dolor de las rodillas, por lo tanto perder peso puede reducir el dolor. El ejercicio regular es importante para poder perder peso y mantener un peso saludable.

Artritis inflamatoria crónica

El ejercicio no dañará las articulaciones en casos de artritis crónica y es importante para todos los tipos de artritis inflamatoria crónica. Sus objetivos son mantener la movilidad de las articulaciones, fortalecer los ligamentos y los tendones alrededor de la articulación, y mantener o aumentar la fuerza de los músculos que mueven la articulación. Los ejercicios suaves de flexibilidad también pueden ayudar con la rigidez matinal. Cuando la articulación se inflama, es bueno hacer ejercicios suaves dentro de los límites establecidos por el dolor. Cuando la inflamación está suprimida o eliminada por los medicamentos, se prefiere el ejercicio regular completo. Se debe hacer ejercicio todos los días; los tipos específicos se describen en el capítulo 7. Involucran todos los movimientos normales de la articulación afectada y se deben hacer contra una resistencia creciente (por ejemplo, pesas, bandas elásticas, pelotas compresibles, aparatos con resorte). El objetivo es lograr la máxima función de las articulaciones afectadas, lo cual es posible para la mayoría de la gente.

Osteoporosis

El ejercicio regular es importante para prevenir la osteoporosis y fortalecer los huesos que ya muestran señales de la enfermedad. Los ejercicios de resistencia (aeróbicos) y de fortalecimiento son los más efectivos para favorecer el hueso. Los ejercicios de flexibilidad y de fortalecimiento para el abdomen y la espalda son importantes para mantener la buena postura. Revise y practique los ejercicios marcados con IPP (importante para postura) en el capítulo 7. También puede ser de ayuda seguir un programa de ejercicio regular que incluya caminar y hacer ejercicios de flexibilidad y fortalecimiento para el abdomen y la espalda.

Otros recursos

- [ ] Biblioteca Nacional de Medicina (*National Library of Medicine*):
  http://www.nlm.nih.gov/medlineplus/spanish

- [ ] Centro Nacional de Recursos sobre la Osteoporosis y Enfermedades Relacionadas con los Huesos (*Osteoporosis and Related Bone Diseases National Resource Center*):
  http://www.niams.nih.gov/Health_Info/Bone/languageListPage.asp

- [ ] Fundación Nacional de Artritis (*National Arthritis Foundation*):
  http://www.arthritis.org

- [ ] Instituto Nacional de Artritis y Enfermedades Musculoesqueléticas y de la Piel (*National Institute of Arthritis and Musculoskeletal and Skin Diseases*)
  http://www.niams.nih.gov/Portal_en_espanol/default.asp

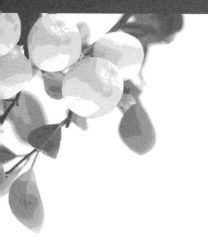

CAPÍTULO 19

Manejando la depresión clínica y otras enfermedades mentales

EL SIGNIFICADO DE LA PALABRA "DEPRESIÓN" varía dependiendo del contexto social. Frecuentemente se usa para referirse a un sentimiento de tristeza, melancolía o desánimo pasajero. Usualmente esta tristeza o decaimiento temporal tiene alguna causa concreta tal como escuchar una mala noticia, recordar viejos tiempos o tener un problema, y el individuo normalmente supera esta situación. Algunas personas también asocian la depresión con perder la razón, el estar "loco", o como un proceso normal del envejecimiento. Pero la "depresión clínica" es mucho más que un breve decaimiento en el estado de ánimo; no significa que la persona esté loca ni es un evento normal relacionado al envejecimiento. En realidad la depresión clínica puede dañar seriamente la salud mental y física, y tiene graves repercusiones en la vida cotidiana, ya sea en el trabajo, la familia o la vida social.

Un agradecimiento especial para David Camacho, MSW MSG; Maribel Vega, MSW; Ángel J. Aguilera, MD; e Isabel T. Lagomasino, MD MSHS, por su ayuda con este capítulo.

355

La depresión clínica está entre las causas principales de discapacidad en todo el mundo. Se estima que la depresión clínica afecta a un 10% de los hombres y un 20% de las mujeres de la población mundial. Las personas que padecen enfermedades crónicas tienden a desarrollar depresión clínica con más frecuencia. Del mismo modo, las personas que padecen depresión clínica son más propensas a desarrollar enfermedades crónicas. La depresión clínica agrava los síntomas o problemas relacionados con las condiciones crónicas. También, las personas que padecen la combinación de una enfermedad crónica y síntomas de depresión clínica en general experimentan más dolor físico y una disminución drástica en la calidad de vida, la capacidad física y el funcionamiento social en comparación con las personas que padecen solo depresión clínica o enfermedades crónicas. Afortunadamente, la depresión clínica tiene tratamiento y puede tener un pronóstico favorable. Este capítulo se enfoca en la depresión clínica con los objetivos de 1) definir la depresión clínica, 2) explorar las causas, 3) mencionar los tratamientos disponibles y 4) proveer algunas herramientas o técnicas de manejo personal (autoayuda) que son útiles para manejar la depresión.

¿Qué es la depresión clínica?

La depresión clínica es una enfermedad que afecta la salud mental y física de manera significativa, incluso el estado de ánimo, los pensamientos, el comportamiento y el cuerpo. Una persona con depresión clínica suele sentir tristeza y una disminución en las ganas de hacer cosas que antes eran fáciles y agradables, como pasar tiempo con la familia y amigos, leer un buen libro o ir al cine. Además, las personas con depresión clínica pueden tener pensamientos negativos, como "ya no sirvo para nada" o "nunca podré salir adelante", o sentir altos niveles de ira y frustración. La depresión puede afectar negativamente comportamientos básicos como comer, dormir o la actividad sexual. Del mismo modo dificulta actividades cotidianas como el trabajo, cuidar de los niños y hasta mantener buenas relaciones con otras personas. La depresión clínica puede causar malestares físicos como dolor de cabeza, dolores musculares o problemas digestivos. La depresión clínica es más que tener un cambio temporal en el estado de ánimo, los pensamientos, el comportamiento y el cuerpo. Si este cambio dura más de dos semanas y se convierte en un obstáculo para desempeñarse bien o disfrutar de la vida, esto podría ser depresión clínica.

Síntomas de la depresión clínica

Los profesionales de la salud se basan en la severidad de los síntomas y la duración de estos para diagnosticar la depresión clínica. Es importante notar que los síntomas de la depresión clínica no siempre se manifiestan igual y pueden variar de una persona a otra. Las personas con depresión clínica experimentan varios síntomas que están presentes la mayoría del tiempo y duran por lo menos dos semanas. Los nueve síntomas importantes de la depresión clínica son:

- **Poco interés o placer en hacer las cosas.** Las personas con depresión clínica tienden a perder el interés, placer o ganas de realizar actividades cotidianas. Incluso se puede perder interés en actividades básicas como asearse, ir a trabajar, escuchar música y pasar tiempo con la familia y amigos.

- **Sentirse triste, deprimido o sin esperanza.** La tristeza o el decaimiento pasajero es una reacción normal ante ciertos eventos de la vida. Pero una persona con depresión clínica podría experimentar una tristeza constante, persistente, y sentimientos de desesperanza. También puede sentir ganas excesivas de llorar, tener mal humor o sentir frustración.

- **Dificultad para dormirse, permanecer dormido o dormir demasiado.** Las personas con depresión clínica pueden tener cambios en los patrones de sueño. Algunas tienen dificultad para dormirse y podrían durar un largo rato antes de conciliar el sueño. En otros casos, hay quienes se despiertan frecuentemente durante la noche o se despiertan demasiado temprano por la mañana, y al despertar no logran conciliar el sueño nuevamente. Por otro lado, la depresión clínica puede manifestarse con ganas constantes de dormir o durmiendo mucho más de lo acostumbrado.

- **Sentirse cansado o con poca energía.** El sentir falta de energía o cansancio puede ser normal después de actividades desgastadoras o agotadoras como una larga jornada en el trabajo, haber hecho mucho ejercicio o haber completado un largo viaje. La mayoría de las personas logra recuperarse después de descansar adecuadamente. Pero una persona con depresión clínica podría sentir una falta de energía o un cansancio constante e intenso; sensación que, aunque haya dormido, no desaparece.

- **Falta de apetito o comer en exceso.** Una persona con depresión clínica puede experimentar cambios notables en la alimentación. Algunas personas pueden perder el apetito al punto de que necesiten hacer un gran esfuerzo para comer. En otros casos, podrían sentir un aumento de apetito brusco que les incite a comer más seguido y en cantidades más grandes de lo acostumbrado. Por lo tanto, puede haber tanto una pérdida como un aumento significativo de peso.

- **Sentirse mal, tener una pobre imagen de sí mismo o falta de estima personal.** Frecuentemente, las personas con depresión clínica desarrollan una imagen personal negativa o sienten una disminución en la autoestima. En ocasiones se consideran unos fracasados y adoptan un punto de vista autodestructivo donde se enfocan en errores que hayan cometido y hasta perciben que no valen como personas.

- **Dificultad para concentrarse.** En algunos casos, las personas con depresión clínica experimentan una disminución en la capacidad para concentrarse. Por ejemplo, tienen dificultad para leer el periódico o ver la televisión ya que no logran enfocarse en un reportaje, la trama de una película o una novela. Algunas personas también sienten

Si está pensando en hacerse daño o suicidarse o sabe de alguien que está hablando sobre esto, por favor obtenga ayuda inmediatamente. Para recibir ayuda usted puede:

- Llamar al 911.
- Ir a la sala de emergencia del hospital más cercano.
- Llamar y hablar con su médico de cabecera o profesional de salud mental hoy mismo.
- Pedirle a una persona allegada o miembro de su familia que lo lleve al hospital o que llame a su médico de cabecera.
- Llamar al 1-800-273-TALK o 1-800-273-8255 (en los Estados Unidos).
- Llamar a la Línea Nacional de Prevención de Suicidio (disponible línea de vida las 24 horas) al 1-888-628-9454 en los Estados Unidos.

que andan distraídas, cometen errores mentales o no pueden tomar decisiones que antes les resultaban simples.

- **Letargo o inquietud (agitación).** Las personas con depresión clínica pueden experimentar un enlentecimiento en los movimientos del cuerpo, como caminar, hablar o gesticular. O por el contrario, pueden experimentar agitación, intranquilidad o movimientos más intensos de lo habitual. Estos cambios en la manera de moverse o hablar pueden ser notados por la familia y amistades.

- **Deseos de hacerse daño o pensamientos suicidas.** En algunos casos de depresión clínica, la persona puede llegar a pensar que sería mejor estar muerta, intentando hacerse daño o suicidarse. Estos individuos deben recibir una evaluación inmediata de parte de un profesional de la salud.

Síntomas de depresión clínica en los hombres

A veces, la depresión clínica se manifiesta de forma distinta en los hombres. En lugar de sentirse tristes o con ganas de llorar, los hombres pueden sentirse irritados, enojados o se pueden comportar de una manera violenta. Para lidiar con la depresión clínica, algunos hombres trabajan jornadas más extensas y de esta forma ocultan la depresión clínica de sí mismos, de la familia y/o de las amistades. En otros casos la depresión clínica se puede manifestar con comportamientos autodestructivos como por ejemplo el consumo excesivo de alcohol y drogas.

Niveles de depresión clínica

Los profesionales de la salud toman en cuenta la cantidad y duración de los síntomas para clasificar la depresión clínica. Algunas personas tienen síntomas muy intensos por unas cuantas semanas o meses. Otras personas pueden tener síntomas menos severos que pueden durar varios meses e inclusive años. Los síntomas de la depresión clínica dificultan las actividades sociales, laborales u otras actividades comunes del individuo. Los tipos de depresión clínica más comunes son *depresión mayor*, *distimia* y *depresión menor*.

- **Depresión mayor.** Una persona con depresión mayor experimenta una combinación de cinco o más de los nueve síntomas de la depresión clínica. Estos síntomas pueden ser severos y ocurren la mayor parte del tiempo durante un período de al menos dos semanas. En solo un pequeño porcentaje de los casos la depresión mayor se puede agravar y estar acompañada de síntomas psicóticos, lo que significa una ruptura con la realidad, como por ejemplo tener alucinaciones auditorias y delirios (la persona percibe que es perseguida por alguien o que alguien quiere hacerle daño).

■ **Distimia.** Una persona con distimia experimenta una combinación de dos a cuatro de los nueve síntomas de la depresión clínica. Estos ocurren la mayor parte del tiempo durante dos años o más. Debido a que los síntomas de la distimia pueden durar años, el reconocer que existe un problema puede ser difícil. Las personas con distimia pueden asumir un estado de depresión como algo normal y no notar el cambio en el estado de ánimo. Frecuentemente, a las personas que tienen distimia se les hace difícil recordar la última vez que se sintieron felices.

■ **Depresión menor.** Una persona con depresión menor experimenta una combinación de dos a cuatro de los nueve síntomas de la depresión clínica que ocurren la mayor parte del tiempo durante un período de al menos dos semanas. En ciertos casos, la depresión menor se puede agravar y convertir en depresión mayor.

Síntomas o trastornos de la ansiedad

El ser humano necesita mecanismos para adaptarse a ciertas situaciones. La ansiedad "normal" es uno de estos mecanismos. Sin embargo, en algunos casos la ansiedad puede agravarse y convertirse en una enfermedad. Comúnmente la depresión clínica se acompaña de síntomas de ansiedad; por ejemplo, preocupación excesiva, miedo de perder el control o morir, palpitaciones, sudoración, sensación de falta de aliento o ahogo, dolor de pecho o mareos.

Algunas personas pueden experimentar síntomas de ansiedad más severos. Cuando estos son muy frecuentes y llegan a incapacitar a la persona en su vida cotidiana, los profesionales pueden llegar a diagnosticar un "trastorno de ansiedad". Los más comunes son el "trastorno de estrés postraumático", el "trastorno de pánico" y el "trastorno de ansiedad generalizada". Es importante aclarar que estos trastornos de ansiedad pueden comúnmente coexistir con la depresión.

Trastorno de estrés postraumático

El trastorno de estrés postraumático puede suceder si una persona experimenta un evento aterrador en el cual está o se siente en peligro de muerte o de daño físico. Algunos ejemplos de eventos traumáticos son estar en una guerra, un terremoto o un accidente grave, o ser víctima de asalto o violación. Los síntomas de trastorno de estrés postraumático pueden empezar inmediatamente después del evento traumático o hasta meses o años más tarde. La mayoría de las personas con trastorno de estrés postraumático reviven numerosas veces el trauma en sus pensamientos durante el día y en pesadillas al dormir. A veces hasta sienten que el evento traumático está volviendo a suceder. Otros síntomas incluyen asustarse con facilidad y evitar situaciones que recuerdan el incidente original. Se pueden paralizar a nivel emocional (especialmente con personas cercanas a ellas), tener problemas para mostrarse afectuosas, y ponerse irritables, agresivas o violentas. Pierden la esperanza de un futuro positivo y saludable.

Trastorno de pánico

El trastorno de pánico se caracteriza por ataques repetidos de ansiedad muy aguda, usualmente acompañados por latidos fuertes del corazón, transpiración, debilidad, mareos o desfallecimiento. Durante los ataques, las personas pueden acalorarse o sentir frío, sentir un hormigueo en las extremidades o sentirlas adormecidas, o experimentar náuseas, dolor en el pecho o sensaciones asfixiantes. Muchas veces los ataques producen una sensación de irrealidad, miedo a morirse o miedo a perder el control. Usualmente, los ataques alcanzan su máxima intensidad en los primeros 10 minutos, aunque algunos síntomas pueden durar mucho más tiempo. Las personas que sufren de trastorno de pánico a veces piensan que están teniendo un ataque de corazón, que están volviéndose locas o que están al borde de la muerte. No pueden predecir ni cuándo ni dónde ocurrirá el próximo ataque de pánico, y entre ataques suelen preocuparse intensamente al pensar en el próximo. El próximo ataque puede ocurrir en cualquier momento, incluso al dormir. A veces, las personas con trastorno de pánico empiezan a evitar lugares o situaciones donde han sufrido un ataque de pánico. Por ejemplo, si tuvieron un ataque cuando estaban conduciendo un automóvil, pueden desarrollar miedo a realizar esta acción. Así se

van limitando en su participación en situaciones y actividades cotidianas.

Trastorno de ansiedad generalizada (TAG)

El trastorno de ansiedad generalizada se diagnostica cuando las personas pasan por lo menos seis meses llenas de diversas preocupaciones y tensiones exageradas, incluso cuando no haya nada o muy poco que las provoque. Los individuos con esta condición se preocupan demasiado por asuntos de salud, dinero, problemas familiares o dificultades laborales. Esperan desastres y son incapaces de no preocuparse, aunque suelen poder razonar que sus preocupaciones son excesivas o más intensas de lo que amerita tal situación. No pueden relajarse ni concentrarse bien. Sufren de problemas para dormir y frecuentemente tienen síntomas físicos, incluyendo fatiga, irritabilidad, dolores de cabeza, tensiones o dolores musculares, temblores, transpiración, náuseas, mareos y dificultad al tragar o respirar.

Trastorno bipolar

El trastorno bipolar (o trastorno maniaco-depresivo) no es tan común como la depresión mayor o distimia, y se caracteriza por cambios cíclicos (elevado y depresivo) en el estado de ánimo. Una persona con trastorno bipolar padece episodios similares a lo que se ha descrito anteriormente como depresión clínica; sin embargo también tienen episodios de "manía". Los estados de "manía" se caracterizan por altos niveles de energía, autoestima exagerada, disminución de la necesidad de dormir, hablar muy rápido o más de lo habitual, tener la sensación de que está pensando muy rápido, hacer cosas arriesgadas como gastar mucho dinero o tener sexo sin cuidado alguno, y distraerse fácilmente, por más de una semana. Como el trastorno bipolar es distinto de la depresión clínica, el tratamiento va a ser diferente y se debe consultar con un médico.

Causas de la depresión clínica

Hasta ahora, los profesionales de la salud no han determinado una causa exacta de la depresión clínica. Existen varios factores biológicos, psicológicos y sociales que impactan el estado de ánimo y pueden contribuir al desarrollo de la depresión clínica.

Factores biológicos

■ **Genes:** Las personas con antecedentes familiares de depresión clínica pueden estar predispuestas a desarrollar la enfermedad.

■ **Cambios cerebrales:** Las tecnologías para obtener imágenes del cerebro, tales como las imágenes por resonancia magnética, han demostrado que el cerebro de las personas con depresión tienen cambios en las áreas responsables de la regulación del ánimo, pensamiento, comportamiento y apetito. Además, en el cerebro existen unos importantes químicos, llamados "neurotransmisores", como la serotonina, dopamina y norepinefrina, que ayudan a regular el estado de ánimo. En determinadas circunstancias la depresión clínica se puede desarrollar debido a un cambio en la concentración o actividad de estos químicos en el cerebro.

■ **Género:** En general, las mujeres tienen el doble de riesgo de padecer depresión clínica en comparación con los hombres. Una de las razones podría ser que las mujeres experimentan cambios hormonales durante el ciclo menstrual, el embarazo, el parto y la menopausia.

Enfermedades crónicas

Las personas que padecen enfermedades físicas crónicas como enfermedades del corazón, diabetes, cáncer, accidentes cerebrovasculares, enfermedad de Parkinson y VIH/SIDA están más predispuestas a desarrollar depresión clínica. La depresión clínica puede coexistir con otras enfermedades de salud mental tales como trastornos de la ansiedad.

Consumo de alcohol, drogas ilegales o medicamentos

El consumo de sustancias como el alcohol, algunas drogas ilegales o algunos medicamentos puede causar efectos "depresivos".

Cambios estacionales

Algunas personas son sensibles a los cambios de estación y se pueden sentir deprimidas durante el invierno, cuando hay menos luz natural.

Factores psicológicos y sociales

■ **Personalidad:** Existen ciertos rasgos de la personalidad, como baja autoestima, pesimismo, tendencia a preocuparse y sentimientos de tener poco control sobre los eventos cotidianos, que elevan el riesgo de desarrollar la depresión clínica.

- **Abuso:** Las víctimas de abuso físico, verbal o sexual tienen un riesgo mayor de desarrollar la depresión clínica.

- **Pérdidas:** Algunos eventos dolorosos o pérdidas importantes, como la muerte de un ser querido, pueden causar depresión clínica. Otros problemas, como la pérdida de un trabajo, una separación o divorcio, mudarse a un nuevo país y preocupaciones económicas, pueden desencadenar en depresión clínica.

- **Eventos importantes:** En algunos casos, cambios o eventos importantes que normalmente son percibidos como agradables o placenteros, como una boda, un nacimiento o una promoción en el trabajo, pueden causar estrés y desarrollar la depresión clínica.

Tratamientos

A veces existen barreras que dificultan obtener ayuda para la depresión clínica, especialmente si hay sentimientos de desesperanza. La idea de obtener ayuda profesional para la depresión clínica puede ser penosa. Algunas veces, la familia o amistades pueden creer que la depresión es un fallo personal y que se debe "salir" de ella sin ayuda. La depresión clínica es una enfermedad médica, y como otras enfermedades no está completamente bajo el control de la persona que la padece. Un tratamiento apropiado ayuda a mejorar el pronóstico. Muchas personas piensan que se sentirán mejor si toman alcohol, drogas o tranquilizantes, pero en realidad, estas sustancias empeoran la depresión clínica.

Afortunadamente, la depresión clínica tiene tratamiento y presenta un pronóstico favorable cuando se la trata apropiadamente. Cuanto antes se empiece a tratar la depresión clínica, mejor será el pronóstico. El primer paso en buscar tratamiento para la depresión es consultar al médico de cabecera. Un médico general puede diagnosticar la depresión clínica y si es necesario ayudar al paciente a escoger el tratamiento más adecuado.

Hay varios tipos de tratamiento para la depresión clínica, de los cuales la consejería o psicoterapia y el uso de medicamentos son los más comunes. Frecuentemente es necesaria la combinación de varios tipos de tratamientos para lograr mejores resultados. Estos tratamientos le pueden ayudar a sentirse mejor física y emocionalmente.

Consejería o psicoterapia

La consejería o psicoterapia es un tratamiento en el cual una persona se reúne con un profesional de salud mental (consejero o terapeuta) para hablar sobre los síntomas, problemas, estresantes y/o factores que estén contribuyendo a la depresión clínica. La consejería o psicoterapia apoya a la persona con depresión clínica y le enseña nuevas formas de pensar y comportarse. Intenta resolver problemas y cambiar hábitos que pueden contribuir a la depresión clínica. También ayuda a mejorar las relaciones y a incorporar más actividades positivas en la vida diaria. Este tratamiento puede surtir efecto inmediatamente o puede tomar unas cuantas semanas. Más de la mitad de las personas que tienen depresión clínica responde bien a este tipo de tratamiento. La consejería o psicoterapia tiene varias modalidades que incluyen:

- **Individual:** El paciente se reúne a solas con un consejero o terapeuta.

- **Grupal:** El paciente se reúne con un consejero o terapeuta y otras personas que tienen dificultades similares.

- **Familiar:** El paciente y sus familiares se reúnen con un consejero o terapeuta.

- **De pareja:** El paciente y su pareja se reúnen con un consejero o terapeuta.

Terapia cognitivo-conductual

En la terapia cognitivo-conductual, la persona se reúne con un profesional de salud mental para aprender nuevas maneras de pensar y comportarse. Aprende a reconocer y cambiar estilos negativos de pensamiento y de comportamiento. Desarrolla una manera de pensar en sí mismo, en otros y en la vida de una forma más balanceada, saludable y positiva. También se da cuenta de la importancia de incorporar diariamente actividades agradables y saludables. Al cambiar la manera de pensar y actuar, empieza a sentirse mejor y es capaz de lidiar efectivamente con situaciones difíciles de su vida. Por lo regular la terapia cognitivo-conductual dura de doce a veinte sesiones.

Terapia interpersonal

En algunas personas las relaciones personales problemáticas, la pérdida de un ser querido o cambios de roles en la vida contribuyen a la depresión clínica. La terapia interpersonal ayuda a las personas a solucionar problemas, expresar emociones o preocupaciones y mejorar el desempeño social. Por lo regular, la terapia interpersonal consiste en una serie de doce a veinte sesiones.

Terapia de solución de problemas

Los problemas o eventos estresantes de la vida diaria pueden contribuir a la depresión clínica. Cuando una persona se deprime, la capacidad para encontrar soluciones se ve afectada. La terapia de solución de problemas ayuda a entender la conexión entre los sentimientos de depresión clínica y los problemas vividos. También provee herramientas para solucionar situaciones estresantes y enseña paso a paso a resolver problemas para lidiar mejor con el estrés. La terapia de solución de problemas por lo regular consiste en una serie de seis a diez sesiones.

Medicamentos

Los medicamentos para la depresión clínica se llaman "antidepresivos". Pueden ser recetados por el médico de cabecera o por un psiquiatra (médico que se especializa en ayudar a personas con problemas de salud mental). Los antidepresivos ayudan a normalizar la concentración o actividad de neurotransmisores (serotonina, norepinefrina y dopamina) en el cerebro. Los antidepresivos son necesarios especialmente para el tratamiento de la depresión clínica severa, pero también pueden ayudar en el tratamiento de la depresión clínica menos severa. (Los antidepresivos y otros medicamentos más utilizados en el tratamiento de la depresión clínica y otras condiciones mentales se describen en la Tabla 19.1).

Los antidepresivos se deben tomar todos los días aunque pueden tardar varias semanas en

Tabla 19.1 **Medicamentos útiles para manejar la depresión clínica y otras condiciones mentales**

Medicamento	Cómo ayuda	Posibles efectos secundarios
Inhibidores selectivos de recaptación de serotonina Citalopram (*Celexa*) Escitalopram (*Lexapro*) Fluoxetina (*Prozac*) Paroxetina (*Paxil*) Sertralina (*Zoloft*)	Normalizan los neurotransmisores, en este caso la serotonina, para mejorar la depresión clínica.	• Dolor de cabeza • Náuseas • Insomnio • Agitación • Problemas sexuales (disminución del deseo sexual, disfunción eréctil o incapacidad de tener un orgasmo)
Inhibidores de la recaptación de serotonina y norepinefrina Duloxetina (*Cymbalta*) Venlafaxina (*Effexor*)	Normalizan los neurotransmisores, en este caso la serotonina y norepinefrina, para mejorar la depresión clínica.	• Dolor de cabeza • Náuseas • Insomnio • Agitación • Problemas sexuales • Subida de la presión arterial
Bupropión (*Wellbutrin*)	Normaliza los neurotransmisores, en este caso la dopamina y norepinefrina, para mejorar la depresión clínica.	• Dolor de cabeza • Náuseas • Insomnio • Agitación • Temblor • Reducción de peso • Puede causar convulsiones, en particular en las personas con ciertas condiciones médicas (epilepsia, bulimia, anorexia nervosa) o si se toma en dosis más alta que la recomendada

Nota: No se han mencionado todos los posibles efectos secundarios; por favor asegúrese de consultar con su médico sobre qué medicamento sería el apropiado para usted. También, debido a que la información sobre los medicamentos cambia rápidamente, es recomendable consultar con el médico, farmacéutico o un libro corriente de consulta sobre medicamentos para obtener la información más reciente.

comenzar a surtir efecto. Pueden ayudar a mejorar la calidad del sueño, aumentar el nivel de energía y normalizar el apetito. Los antidepresivos no son tranquilizantes y no son adictivos. Después de experimentar una mejoría es necesario continuar tomando el antidepresivo todos los días por un período de cuatro a nueve meses para no recaer en la depresión clínica. Después de ese tiempo, el medicamento se puede discontinuar lentamente con la ayuda de un médico. Es posible que algunas personas, como las que tienen depresión crónica o recurrente, deban tomar antidepresivos por tiempo indefinido para no recaer. Es importante que un médico o psiquiatra controle el progreso. Si no hay mejoría después de tomar el medicamento diariamente por varias semanas, podría ser necesario modificar la dosis o cambiar el medicamento hasta encontrar el tratamiento adecuado.

Los antidepresivos algunas veces causan "efectos secundarios" o reacciones indeseables.

Tabla 19.1 **Medicamentos útiles para manejar la depresión clínica y otras condiciones mentales (*continuación*)**

Medicamento	Cómo ayuda	Posibles efectos secundarios
Antidepresivo noradrenérgico y serotonérgico específico Mirtazepina (*Remeron*)	Normaliza los neurotransmisores, en este caso la serotonina y norepinefrina, para mejorar el estado de ánimo.	▪ Somnolencia ▪ Aumento de peso ▪ Mareo ▪ Náuseas ▪ Estreñimiento ▪ Vómitos
Antipsicóticos Aripiprazol (*Abilify*) Olanzapina (*Zyprexa*) Quetiapina (*Seroquel*) Risperidona (*Risperdal*) Ziprasidona (*Geodon*)	Los antipsicóticos normalizan los neurotransmisores, en este caso la dopamina y serotonina. Se usan para aumentar el efecto de los antidepresivos y también para eliminar síntomas "psicóticos" (ruptura con la realidad, alucinaciones y delirios) que puedan estar presentes.	▪ Visión borrosa ▪ Boca seca ▪ Somnolencia ▪ Aumento de peso ▪ Diabetes o colesterol alto ▪ Bajones de presión arterial al pararse ▪ Problemas sexuales ▪ Espasmos musculares y distorsiones de la cabeza y/o del torso
Benzodiacepinas Alprazolam (*Xanax*) Clonazepam (*Klonopin*) Diazepam (*Valium*) Lorazepam (*Ativan*)	Las benzodiacepinas normalizan las concentraciones del neurotransmisor gabapentina y se usan para minimizar o eliminar síntomas relacionados a la ansiedad y trastornos de la ansiedad (trastorno del estrés postraumático, trastorno de pánico, trastorno de ansiedad generalizada). Este grupo de medicamentos surte efecto de forma rápida (minutos u horas)	▪ Excesiva sedación ▪ Deterioro de la memoria ▪ Tolerancia y dependencia ▪ Adicción ▪ Estreñimiento ▪ Caídas en las personas mayores

Pueden causar cansancio, dolor de cabeza o malestar estomacal. Generalmente el cuerpo se adapta al medicamento antidepresivo en una o dos semanas. Si no ocurre así, el médico puede ajustar el medicamento para reducir cualquier efecto secundario. Muchas personas no experimentan ningún efecto secundario.

Algunas veces se utilizan otros medicamentos en combinación con un antidepresivo, especialmente si la persona padece un trastorno de ansiedad o si el tratamiento con antidepresivos no le ha ayudado lo suficiente. Lo más común es que un médico recete un medicamento de la clase benzodiacepina a personas con muchos síntomas de ansiedad, trastorno de ansiedad o insomnio intratable. También es común que recete otro para ayudar a dormir o para aumentar el efecto antidepresivo de otras medicinas. Es importante señalar que ninguno de estos medicamentos es efectivo para la depresión si se toman solos.

Hospitalización

Aunque muchas personas con depresión clínica son tratadas por su médico de cabecera o psiquiatra y seguidos por medio de consultas en clínicas primarias, en algunos casos podría ser necesario una internación temporaria en el hospital. La hospitalización podría ser necesaria cuando la depresión clínica es muy severa o cuando se manifiestan intenciones de suicidarse o de hacerse daño. Es posible que la persona sea hospitalizada hasta que el tratamiento empiece a funcionar y dichos pensamientos desaparezcan.

Terapia electroconvulsiva

La terapia electroconvulsiva es un tratamiento en el que se utiliza una corriente eléctrica para causar una breve convulsión del sistema nervioso central mientras el paciente se encuentra bajo el efecto de la anestesia. Esta terapia es una opción en casos extremadamente severos de depresión clínica, en donde otros tratamientos como la psicoterapia y los medicamentos no han sido efectivos. El paciente y su proveedor de salud pueden decidir juntos si la terapia electroconvulsiva es el tratamiento adecuado.

El manejo personal (autoayuda) como forma de combatir la depresión clínica

El uso apropiado de las técnicas de manejo personal puede mejorar la calidad de vida de las personas que padecen o tienen historial de depresión clínica y una enfermedad crónica. Es válido recordar que el estado de ánimo es afectado por las enfermedades crónicas. Por lo general, las personas con enfermedades crónicas experimentan síntomas como dolor, falta de respiración o fatiga, entre otros problemas. Estos problemas pueden afectar de una forma negativa el estado de ánimo al punto de provocar depresión clínica. De la misma forma, la depresión clínica agrava los síntomas o problemas relacionados con las condiciones crónicas. Por eso, estas herramientas son importantes para combatir los síntomas de la depresión clínica y minimizar las complicaciones de los síntomas de otras enfermedades crónicas.

Mientras que es poco probable que el estado de ánimo mejore repentinamente, existen formas de mejorarlo gradualmente. Superar los síntomas de la depresión clínica puede tomar tiempo, pero con voluntad y esfuerzo es posible sentirse un poco mejor día a día.

Según los expertos, existen varias técnicas de manejo personal muy eficaces para controlar los síntomas de la depresión clínica. Esta sección se enfoca en proveer una lista de estas técnicas junto con una breve explicación de su implementación; muchos de estos han sido discutidos anteriormente en otros capítulos.

Pensamiento positivo (reemplazar pensamientos negativos con positivos)

Muchas personas caen en un ciclo de pensamientos negativos que contribuye al desarrollo de la depresión clínica. Estas personas pueden mejorar la depresión clínica a través de la manera de pensar y reaccionar ante acontecimientos cotidianos. Es cierto que no se pueden cambiar muchas situaciones que son hechos reales, pero sí podemos cambiar la forma de pensar y reaccionar ante estas. Por ejemplo, en las siguientes caricaturas vemos cómo la manera de pensar y reaccionar ante algún evento común, como la lluvia, puede afectar el estado de ánimo.

¿Qué está pensando el personaje en cada tira de caricatura?

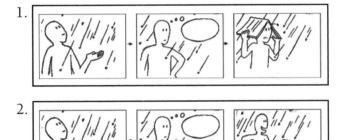

Podemos ver que el personaje en los primeros dos cuadros de cada tira se enfrenta a la misma realidad: está lloviendo. Pero en el tercer cuadro de cada tira el personaje tiene un estado de ánimo diferente. En la primera tira, el personaje parece estar molesto por la lluvia y se tapa la cabeza con el periódico. Es probable que este evento afecte su actitud durante todo el día: el día va a estar arruinado. En la segunda tira, el personaje parece contento, acepta la realidad y va a disfrutar de correr en la lluvia: no va a permitir que la lluvia arruine su día.

Es una realidad que en la vida cotidiana hay aspectos negativos que no se pueden evitar totalmente ni modificar en la medida que deseamos. El repetir constantemente pensamientos negativos empeora el estado de ánimo. Sin embargo, el enfocarse en pensamientos positivos ayuda a abrir las puertas a soluciones e influye de forma positiva en el estado de ánimo.

Por lo tanto, es importante aprender a reemplazar los pensamientos negativos por positivos. Para lograr esto, primero se tiene que identificar tanto los pensamientos negativos como los positivos. A continuación se presentan algunos ejemplos de pensamientos negativos y positivos.

Después de haber identificado los pensamientos negativos, estos se pueden sustituir por pensamientos positivos. Para lograrlo se pueden seguir estos pasos. (El seguir estos pasos en combinación con las sugerencias ya mencionadas en el capítulo 5 puede ayudarle a manejar mejor la depresión y formar nuevos patrones de pensamientos más realistas y positivos).

1. **Pensar en un momento en que se haya sentido deprimido** (puede ser el presente).

2. **Identificar los pensamientos que cruzan por la mente.**

3. **Reflexionar y preguntarse:** ¿Cómo me hacen o me hicieron sentir esos pensamientos? ¿Son precisos, completos y balanceados?

Pensamientos negativos	Pensamientos útiles o positivos
"Nunca estaré físicamente saludable."	"He recibido cosas buenas en la vida."
"Estoy confundido."	"El clima está estupendo hoy."
"He desperdiciado mi vida."	"Yo puedo hacerlo mejor que la última vez."
"Soy un cobarde."	"Aunque las cosas están mal ahora, tienen que mejorar."
"Nadie me quiere."	"Me gusta leer."

4. **Si los pensamientos no son precisos, balanceados o completos, es momento de decirse a sí mismo ¡PARA!**

5. **Enfocarse en otro pensamiento más positivo** (usar la lista de pensamientos útiles).

6. **Imaginar lo que se le puede decir a otra persona en la misma situación** (muchas veces es más fácil aceptar a otras personas y sus errores que aceptarse a sí mismo).

7. **Añadir "Sí, pero" a esos pensamientos** (no es necesario ignorar o negar los problemas, pero se puede añadir un balance a los pesares. Por ejemplo: "Sí, estoy deprimido ahora pero estoy aprendiendo técnicas para mejorar el estado de ánimo").

8. **Limitar el "tiempo de preocupación"** (apartar cinco o diez minutos al día para concentrarse en las preocupaciones. Durante este tiempo, se puede pensar en alternativas para lidiar con los problemas).

9. **Practicar un ejercicio de relajación** (puede ayudar a distraer y calmar la mente).

Practicar técnicas de relajación

Una técnica de relajación es un método, procedimiento o actividad que ayuda a reducir la tensión física (del cuerpo) y la angustia mental. Al relajar el cuerpo y la mente se puede aliviar la depresión clínica y otras condiciones mentales, como los trastornos de ansiedad y pánico. Existen una variedad de técnicas, como la respiración profunda, meditación, oración, visualización y otras que mencionamos anteriormente en el capítulo 5, las cuales impactan de forma positiva en el estado de ánimo. La utilización de estas técnicas es muy importante ya que ayudan a identificar más fácilmente las causas de lo que ha afectado de forma negativa el estado de ánimo. Por ejemplo, una persona deprimida podrá identificar de forma más fácil y eficiente los pensamientos negativos, y sustituirlos por otros más positivos. Como resultado de esta modificación, podrá experimentar una conducta más positiva, la cual será más apropiada en relación con la realidad. Una vez que la persona aprende a utilizar las técnicas de relajación puede aplicarlas en el futuro ante un sinnúmero de circunstancias de la vida cotidiana. El uso apropiado de las técnicas de relajación facilita una mejoría significativa en el estado de ánimo. Para aprender más sobre algunas técnicas de relajación y cómo empezar a ponerlas en práctica, véase el capítulo 5, páginas 85 a 90.

Participar en actividades placenteras

Por lo general, cuando una persona está deprimida siente que no tiene energía. De la misma forma, si una persona permanece por mucho tiempo inactiva, mayor será el riesgo de deprimirse. Afortunadamente, quienes se esfuerzan en realizar actividades tienen más probabilidad de vencer esa falta de energía. Por lo tanto, es sumamente importante obligarse a hacer aquellas cosas que van a ayudar a vencer la depresión clínica. Estas actividades no necesitan ser complicadas ni costosas; pueden ser actividades placenteras para realizar individualmente o con otras personas. Además pueden ser gratis o de bajo costo y por un breve período de tiempo. A continuación presentamos una lista de actividades placenteras que se pueden realizar sin gastar mucho dinero.

- Salir a caminar
- Observar paisajes bellos
- Cuidar las plantas de la casa

- Observar las nubes
- Ir al cine
- Ayudar a alguien
- Hablar por teléfono
- Aceptar un elogio de alguien
- Soñar despierto
- Hacer crucigramas
- Cantar
- Escribir historias o poesías
- Hablar sobre los viejos tiempos
- Ir a la iglesia
- Aprender yoga o tai chi

Relaciones interpersonales

El contacto con otras personas puede incidir de manera positiva o negativa en el estado de ánimo, pensamientos, comportamiento y reacciones físicas de las personas con depresión clínica. Es importante saber escoger con quién mantener relaciones sociales y cuánto tiempo se invierte en estas. Las relaciones positivas son una buena fuente de apoyo para lidiar con los problemas y solucionarlos. La siguiente actividad puede ayudar a identificar los contactos positivos y negativos, y cómo estas personas influencian en el estado de ánimo. Una vez que haya identificado los contactos positivos y negativos y cómo le afectan, puede enfocarse en buscar o mantener relaciones sociales con los contactos más positivos, y evitar aquellos negativos o encontrar una forma para mejorar las relaciones interpersonales con ellos.

El cambio de roles y la red de apoyo social

Suele existir una conexión entre los síntomas de la depresión clínica y los cambios recientes en el rol que una persona desempeña. Roles como el ser padre, madre, esposo, jefe, mesero o chofer cambian según las circunstancias de la vida. Estos cambios se pueden producir debido a una enfermedad, un divorcio, emigrar a otro país, la independencia de los hijos u otros eventos similares. Ante estos cambios es natural sentir tristeza, confusión y hasta molestia. Afortunadamente, dichos sentimientos se pueden cambiar explorando nuevas oportunidades que ofrece la vida. Por ejemplo, una persona se puede sentir sola y triste después de un divorcio o de haber cambiado el rol de esposo a soltero; no obstante, puede empezar a construir una nueva vida de forma saludable y al mismo tiempo buscar nuevas relaciones sociales.

Las relaciones interpersonales son sumamente importantes para los seres humanos. El

Cómo identificar contactos positivos y negativos

Paso 1: Visualice o imagine una persona que le caiga bien o alguien con quien haya pasado un rato agradable la semana o el mes pasado. Fíjese en su estado de ánimo. ¿Qué pensamientos pasan por su mente?

Paso 2: Visualice a una persona que lo haga sentir incómodo. Ponga atención en su estado de ánimo.

Paso 3: Visualice de nuevo a aquella persona que le cae bien o alguien con quien haya pasado un rato agradable. ¿Ha cambiado su estado de ánimo?

simple hecho de percibir que no hay cordialidad en una relación personal puede afectar el estado de ánimo. Las personas con síntomas de depresión clínica necesitan una red de apoyo compuesta de relaciones positivas que pueden brindar diferentes formas de ayuda en momentos difíciles. La siguiente actividad, puede ayudarle a identificar quiénes podrían componer su red de apoyo.

Comunicación

Una mejor comunicación puede ayudar a mejorar el estado de ánimo. Mejorar el estilo de comunicación es sumamente importante. La manera y la frecuencia con que se comunica podrían influir de manera determinante en su estado de ánimo.

Cuando se expresan bien los pensamientos y sentimientos, el individuo se siente bien consigo mismo. Por el contrario, se siente mal si se calla o dice las cosas de manera tal que causen más problemas, como incomodidad, insatisfacción e incluso enojo. Las personas se comunican de diferentes maneras, pero existen tres estilos básicos de comunicación.

1. **Estilo pasivo:** Sucede cuando una persona no expresa claramente sus deseos y necesidades. Por ejemplo, después de esperar mucho tiempo en una fila y no ser atendido, la persona se dice a sí misma: "No hay nada que pueda hacer; me iré a mi casa".

2. **Estilo agresivo:** Sucede cuando hay arrebatos verbales, gritos, discusiones, lanzamientos de objetos al aire y hasta agresión física. Por ejemplo, después de esperar mucho tiempo, el individuo alza la voz y dice: "¡Tengo más de una hora esperando! ¡Son unos incompetentes!"

3. **Estilo asertivo:** Sucede cuando una persona expresa sus sentimientos y pensamientos, ya sean positivos o negativos, de forma calmada, honesta y respetuosa. Por ejemplo, después de esperar mucho tiempo en una línea, la persona dice: "Disculpe, sé que está muy ocupado pero necesito información sobre mi solicitud de vivienda. ¿Hay alguien con quien pueda hablar sobre este tema?"

De estos tres estilos, el asertivo es el más eficiente. No solo para comunicar las necesidades sino también para conservar buenas relaciones y para sentirse bien. Es muy importante entonces aprender y practicar el estilo asertivo de comunicación. Puede que sea difícil al principio, pero con práctica se puede llevar a cabo. Para más información sobre los diferentes aspectos de la

---

¿Quiénes están en mi red de apoyo?

Apoyo práctico   ¿Quién lo llevaría al médico o al hospital? ¿Quién le prestaría algo?

Consejo o información   ¿A quién le pediría consejos si estuviera enfermo o si no entendiera cómo hacer algo?

Camaradería   ¿Quién es una buena compañía? ¿Quién iría a caminar al parque con usted o a quién le contaría sus alegrías?

Apoyo emocional   ¿Con quién comparte sus sentimientos? ¿Quién lo apoya y le ayuda a sentirse menos deprimido?

comunicación y cómo mejorarla, refiérase al capítulo 11.

Resolución de conflictos y problemas interpersonales

La mayoría de los conflictos personales se pueden relacionar con la forma en que una persona se siente consigo misma o con la vida en general. Otra causa de estos conflictos personales pudiera ser la manera en que la persona reacciona ante los acontecimientos que la rodean.

Algunas personas con síntomas de depresión clínica no sienten deseos de realizar actividades sociales. Al estar aislados se deprimen más. Aquellas que logran mantener relaciones sociales con frecuencia tienden a tener conflictos con las personas con las que interactúan (a causa de los síntomas de depresión clínica). Como resultado, caen en un abismo de depresión clínica y conflictos interpersonales. La siguiente actividad, "Cómo solucionar problemas... paso a paso", sirve de guía para aprender a resolver conflictos interpersonales. (Para más información sobre cómo resolver otros tipos de problemas cotidianos, véase el capítulo 2).

Sin importar la causa del conflicto nunca se deben usar métodos destructivos. Por ejemplo, no insultar verbalmente ni insinuar cosas negativas con la intención de herir a otra persona involucrada. Tampoco se debe usar la violencia física ya que esto no soluciona el problema original y, al contrario, empeora el problema existente y causa otros nuevos.

Establecer metas pequeñas

Las metas son finalidades u objetivos que nos trazamos. Nos dan sentido a la vida y también nos motivan día a día. Establecer metas es una forma excelente para combatir la depresión. A muchas personas se les hace difícil establecer metas; debido a esto, los expertos recomiendan empezar por decidir metas pequeñas sobre algo que deseamos lograr y que se puedan realizar con facilidad, como por ejemplo, tener un pensamiento alegre por día, hacer una actividad placentera al día, llamar a un amigo, ir a la tienda, bañarse. Además se pueden escribir las metas en un papel, a manera de recordatorio, y leerlas durante el día. De esta forma aumentamos las posibilidades de lograrlas. Es importante

---

Cómo solucionar problemas interpersonales… paso a paso

1. **Pensar en la persona con quien se tiene el problema** (¿Qué cualidades tiene? ¿Cuáles son sus defectos?)

2. **Tratar de entender el punto de vista de la otra persona** (aunque no se esté de acuerdo)

3. **Identificar claramente el problema** (evitando siempre culpar a una de las partes involucradas en el problema; por ejemplo, es preferible evitar decir "es mi problema" o "es tu problema", siendo mejor decir "el problema es…")

4. **Pensar acerca de todas las posibles soluciones** (sin evaluarlas)

5. **Escoger la mejor solución para ambos** (después de descartar opciones que no les convendrían a ambos)

6. **Poner a prueba la solución antes escogida y observar si da buen resultado**

establecer metas realistas, que se puedan llevar a cabo. También es determinante fijar un plazo para realizarlas.

Cuando la persona deprimida empieza a lograr las metas establecidas, empieza a sentirse mejor y la severidad de los síntomas de la depresión disminuye. Se siente mejor consigo misma y mejora su autoestima, lo que le permite enfocarse en mejores vías para controlar la depresión.

Las metas pequeñas son efectivas, pues generalmente son realistas y se pueden realizar sin dificultades. Las siguientes medidas ayudan a crear metas realistas:

- Dividir una meta en pequeñas aspiraciones.
- Establecer prioridades y hacer lo que se pueda en el instante que se pueda.
- Tomar en cuenta la depresión y no tratar de asumir una cantidad excesiva de responsabilidades.

Para más información sobre cómo establecer metas y llevarlas a cabo, refiérase al capítulo 2, páginas 25 a 30.

Prevenir una recaída

Algunas personas experimentan una "recaída" o un regreso de los síntomas de depresión clínica después de haber mejorado. Afortunadamente, hay muchas cosas que se pueden hacer para prevenir que esto suceda. El seguimiento es una parte clave del tratamiento. Las personas con historial de depresión clínica deben asegurarse de acudir a todas las citas y de consultar con el médico en caso de tener algún problema. El hecho de conocer los riesgos de recaída y las señales de advertencia facilita evitarla. Las dos señales más comunes de una recaída son sentirse triste o desesperanzado y perder interés en las actividades diarias. Los siguientes consejos son muy efectivos para ayudar a prevenir una recaída de depresión.

Consejos importantes para prevenir una recaída

- Tomar los medicamentos exactamente como fueron recetados.
- Seguir recibiendo asesoría psicológica aun después de haber dejado de tomar los medicamentos.
- Comer alimentos saludables.
- Hacer ejercicio en forma dosificada por el médico de cabecera.

- Consultar de inmediato al médico en caso de aparecer síntomas nuevos o de creer que la depresión está regresando.
- Mantener un horario de sueño regular. Tratar de dormir 8 horas todas las noches.
- No beber alcohol ni consumir drogas ilegales.

Lecturas recomendadas

Burns, David D. *Sentirse bien: Una nueva terapia contra las depresiones.* Paidós Ibérica S.A., Ediciones, 2010.

Burns, David D. *El manual de ejercicios de sentirse bien.* Paidós Ibérica S.A., Ediciones, 2012.

Greenberger, Dennis, y Christine A. Padesky. *El control de tu estado de ánimo: manual de tratamiento de terapia cognitiva para usuarios.* Paidós Ibérica S.A., Ediciones, 2012.

Otros recursos

☐ Administración de Salud Mental y Abuso de Sustancias de E.E.U.U. *(Substance Abuse and Mental Health Services Administration—SAMHSA):* http://www.samhsa.gov/espanol o llame al 1-800-662-4357

☐ Alianza de Apoyo a Personas con Depresión y Trastorno Bipolar *(Depression and Bipolar Support Alliance—DBSA):* http://www.dbsalliance.org

☐ Alianza Nacional de Enfermedades Mentales *(National Alliance on Mental Illness—NAMI):* http://www.nami.org o llame al 1-800-950-NAMI

☐ Apoyo Posparto Internacional *(Postpartum Support International):* http://www.postpartum.net o llame al 1-800-944-4773

☐ Instituto Nacional de Salud Mental *(National Institute of Mental Health - NIMH).* Para información sobre salud mental y publicaciones en español: http://www.nimh.nih.gov o llame al 1-866-615-6464

☐ Libertad del Miedo *(Freedom from Fear):* http://www.freedomfromfear.org o llame al 1-888-442-2022

☐ Línea Nacional de Prevención de Suicidio y Línea de Vida (las 24 horas). Para obtener ayuda inmediatamente, llame al 1-888-628-9454

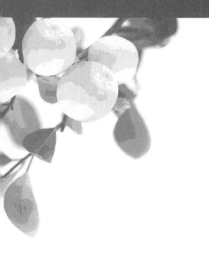

CAPÍTULO 20

Planeando para el futuro: Temores y realidades

FRECUENTEMENTE LAS PERSONAS con enfermedades crónicas se preocupan por lo que les sucederá si su enfermedad los deja discapacitados. Tienen miedo de que en el futuro puedan tener problemas al manejar su vida y su enfermedad. Una manera en que podemos tener control sobre estos temores es actuar y planear para el futuro. Es posible que nunca tengamos que llevar a cabo estos planes, pero tenerlos listos nos asegura que sabremos cómo actuar si pasara lo que tememos. A continuación hablamos sobre algunas de las preocupaciones más comunes y damos algunas sugerencias útiles para manejarlas.

¿Y si no puedo cuidarme más?

Quedarse incapacitado y dependiente es uno de los temores más comunes de la mayoría de nosotros. Pero este temor es aun mayor en las personas que padecen un problema de salud crónica que puede conducir a la discapacidad. Este temor usualmente tiene varias

375

partes, entre ellas las preocupaciones sobre la habilidad física y la capacidad para resolver asuntos financieros, sociales y emocionales.

Preocupaciones sobre la habilidad física

Conforme cambia su condición de salud durante el tiempo, es posible que deba considerar un cambio en su situación de vivienda. Estos cambios pueden involucrar la contratación de empleados para el hogar o mudarse a un lugar donde se ofrece ayuda. La elección de las alternativas dependerá de sus necesidades y cómo satisfacerlas mejor. Todo se debe considerar.

Lo primero es evaluar cuidadosamente qué puede hacer por sí mismo y qué actividades de la vida diaria requerirán algún tipo de ayuda. Las actividades de la vida diaria incluyen las cosas que hace rutinariamente, como levantarse de la cama, bañarse, vestirse, cocinar o preparar la comidas, comer, limpiar la casa, hacer compras, administrar las finanzas de casa, etcétera. La mayoría de las personas pueden hacer todas estas actividades aunque tengan que hacerlas más despacio, con alguna modificación o con la ayuda de algún aparato.

Sin embargo, algunas personas notan que, con el tiempo, ya no pueden hacer algunas de estas actividades sin la ayuda de otra persona. Por ejemplo, usted todavía puede cocinar pero su movilidad es tan limitada que ya no es posible hacer las compras. Otro ejemplo sería que si usted tiende a marearse o tiene ataques de inconsciencia, es probable que necesite alguien que se quede con usted todo el tiempo. También pueda notar que ciertas actividades que disfrutaba en el pasado, como por ejemplo la jardinería, ya no son placenteras. Utilizando

los pasos para la resolución de problemas discutidos en el capítulo 2, analice y haga una lista de todos los problemas con que pueda encontrarse. Luego, resuelva cada problema uno tras otro, empezando por anotar todas las soluciones que piense que pueden funcionar. Veamos los siguientes problemas y sus posibles soluciones.

No puedo hacer las compras

- Pedirle a un pariente que haga las compras por mí
- Buscar un servicio de voluntarios que haga compras
- Ir a un mercado que ofrezca un servicio de entrega
- Pedirle a un vecino o amigo que me ayude
- Utilizar el Internet
- Conseguir un servicio de entrega para mis comidas

No puedo estar solo

- Contratar a un acompañante de veinticuatro horas al día
- Irme a vivir con un pariente
- Instalar un sistema de respuesta de emergencia
- Mudarme a un hogar con servicio de asistencia continuo
- Mudarme a una comunidad o residencia para jubilados

Cuando usted haya hecho la lista de sus problemas y las posibles soluciones, escoja la solución que le parezca más aceptable, práctica y económica (dentro de sus medios financieros). Este es el tercer paso de la resolución de problemas.

La selección dependerá de sus finanzas, su familia u otros recursos que tenga a su alcance, y qué tan bien resolverá su problema la selección que hizo. A veces, una solución puede resolver varios problemas. Por ejemplo, si no puede hacer las compras ni estar solo, y necesita ayuda para hacer las tareas domésticas, puede considerar que vivir en una residencia para jubilados resolverá todos estos problemas. Tal residencia ofrece una variedad de servicios, como comidas regulares, limpieza, transporte para los quehaceres y citas médicas, y actividades recreativas.

Aunque usted no esté en edad de jubilarse, muchas residencias aceptan gente más joven, dependiendo de la política de cada una. La mayoría de las residencias para jubilados aceptan personas a partir de 50 años de edad, o menor si se trata de una pareja y uno de ellos tiene la edad mínima requerida. Si usted es una persona joven, el centro local para personas con discapacidades o "centro de vivienda independiente" debería dirigirlo a un lugar que facilite "cuidado afuera de la casa", según sea apropiado para su caso. Cuando busque una residencia para jubilados tenga en cuenta todos los niveles de cuidado que se ofrece. Usualmente estos niveles incluyen "vivienda independiente", donde usted tiene su propio apartamento o casa pequeña; "servicios de asistencia", donde obtiene ayuda para algunas tareas cotidianas tales como vestirse y tomar medicamentos; y de "enfermería especializada" que incluye ayuda para todas las actividades diarias y algunos cuidados médicos.

Usted puede facilitar la evaluación de su situación y necesidades si habla con un amigo de confianza, un pariente o trabajador social sobre sus habilidades y limitaciones. Algunas veces otra persona puede observar las cosas que nosotros no podemos o que nos gustaría olvidar o ignorar. Una persona proactiva en el manejo de su vida utiliza otros recursos; este es el paso 6 en la resolución de problemas discutido en el capítulo 2.

Cuando es necesario hacer cambios en su vida, es importante hacerlo gradualmente, un paso a la vez. No es necesario que cambie toda su vida para resolver un problema. Recuerde además que siempre puede cambiar de opinión o idea. Si usted piensa que mudarse de su propio hogar a otro lugar es lo que debe hacer (sea con parientes, residencia con asistencia continua u otro lugar), no venda su casa ni renuncie a su apartamento hasta que se haya adaptado cómodamente en su nuevo hogar y esté seguro que va a quedarse allí.

Si usted piensa que necesita ayuda con algunas actividades, el contratar ayuda para el hogar es una opción menos drástica que mudarse y podría ser suficiente hasta determinado momento. Si no puede estar solo y vive con alguien que está fuera de la casa durante el día, tal vez sería suficiente con ir a un centro de cuidado diurno para adultos, asegurándose de que allí estará seguro y cómodo mientras su familia esté ausente. De hecho, los centros de cuidado para adultos son buenos lugares en donde puede encontrar nuevos amigos y actividades adecuadas para sus habilidades.

Un trabajador social de su centro local para personas mayores, de un centro para personas con discapacidades o del departamento de servicios sociales del hospital puede servirle de ayuda con respecto a este tema. El trabajador social provee mucha información sobre los recursos disponibles en su comunidad y le dará ideas de cómo manejar sus necesidades. Hay varios profesionales que pueden ser de gran ayuda. Como ya mencionamos, los trabajadores sociales son buenos para ayudarle a decidir a resolver problemas financieros y vivienda, y pueden encontrar recursos comunitarios apropiados. Algunos trabajadores sociales también son entrenados para aconsejar a personas discapacitadas y de edad avanzada con problemas emocionales e interpersonales que puedan estar asociados con su problema de salud.

Un terapeuta ocupacional puede evaluar sus necesidades y actividades diarias y recomendar aparatos de ayuda o cambios en los arreglos de su hogar para hacerle la vida más fácil. También puede ayudarle a encontrar la manera de seguir haciendo aquellas actividades placenteras que se ven limitadas debido a su discapacidad.

La mayoría de hospitales cuenta con una persona encargada de las altas de los pacientes, por lo general es una enfermera denominada planificadora de altas. Esta persona hablará con usted antes de que vuelva a su casa, para indicarle cómo cuidarse. También le preguntará si cuenta con la ayuda que necesita. Es muy importante que sea honesto con esta persona.

Si usted tiene preocupaciones sobre su capacidad de cuidarse, dígaselo. Casi siempre existen soluciones disponibles, pero la planificadora solo podrá ayudarle si usted comparte con ella sus preocupaciones.

Debe tener anotados los datos de contacto de un abogado especializado en leyes relacionadas con asuntos de personas mayores, en caso de que necesite ayuda para arreglar asuntos legales o financieros, tales como conservar sus bienes, preparar un testamento o quizás ejecutar un poder duradero para la atención médica y del manejo de sus asuntos financieros. Si le preocupan sus asuntos financieros, contacte al centro local para personas mayores y pida los nombres de abogados que ofrecen servicios gratis o económicos para personas mayores. También es posible que el Colegio de Abogados de su comunidad pueda referirlo a abogados de distintas especialidades o competencia en este campo. Además, estos abogados generalmente están familiarizados con las leyes que se aplican a personas más jóvenes con discapacidades, y dichas necesidades legales son similares a las de una persona mayor.

Buscando ayuda en el hogar

Si usted se da cuenta de que ya no puede arreglarse solo, la primera opción es contratar a alguien que pueda ayudarle. Muchas personas solo necesitan un asistente domiciliario (u otro título similar). Son personas que ayudan con las actividades diarias, como bañarse, vestirse, preparar las comidas y hacer tareas domésticas; no proveen servicios médicos que requieren una licencia especial.

Hay varias maneras en que usted puede encontrar tal empleado. La manera más fácil, pero también más cara, es contratarlo por medio de una agencia de asistencia domiciliaria, usualmente listadas en las páginas amarillas de la guía telefónica o en el Internet bajo la categoría *"home care"* en inglés (asistencia domiciliaria) o *"home nursing"* (enfermería domiciliaria). Frecuentemente, aunque no siempre, estas agencias son negocios privados o lucrativos que proveen personal que pueden ayudar a las personas en el hogar. Los precios de los servicios varían con la habilidad y tipo de licencia del proveedor de cuidado, e incluirá una cantidad para la seguridad social para el empleado, el seguro correspondiente y la ganancia para la agencia.

Cuando contrata a un asistente por medio de una agencia, el precio es el doble de lo que se pagaría directamente a la persona. La ventaja, si usted puede pagar, es que la agencia asume todas las responsabilidades de la nómina, incluyendo la seguridad social y los impuestos federales y estatales. También asume la responsabilidad de asegurar la habilidad e integridad del asistente, y puede reemplazar enseguida a un asistente que se enferme o que no llegue a trabajar. La agencia le paga al personal directamente. El cliente le paga a la agencia pero no tiene nada que ver con el pagamiento al asistente.

Las enfermeras diplomadas contratadas de esta manera son muy caras, pero es raro que la asistencia domiciliaria para una persona con enfermedad crónica requiera los servicios de una enfermera diplomada. Existe otro tipo de enfermeras, llamadas enfermeras LVN, que son menos caras, aunque usualmente no son necesarias a menos que se requieran servicios de enfermería (como inyecciones, el manejo de un ventilador o cambios de vendaje). Los asistentes de enfermería (CNAs) reciben entrenamiento básico en enfermería y son menos caros; ellos pueden proveer un cuidado satisfactorio en el hogar, excepto que la persona esté gravemente enferma.

La mayoría de estas agencias proveen asistentes domiciliarios titulado o diplomado. A menos que usted esté postrado en la cama, o requiera algún procedimiento que se debe hacer por alguien que tenga una licencia o título especial, un asistente domiciliario probablemente será la opción más apropiada para sus necesidades.

Otras agencias mantienen registros o listas de asistentes preinvestigados, de los cuales usted puede escoger y contratar uno. Esta clase de agencia cobrará una cuota por proveer a esta persona, que usualmente equivale al sueldo mensual de la persona contratada. A diferencia de las agencias que verifican los antecedentes de sus empleados, estas negarán responsabilidad con respecto a la habilidad u honestidad de las personas que recomiendan, y será necesario que usted verifique las referencias y entreviste cuidadosamente a esta persona, así como lo haría con alguien de cualquier otra fuente. Este tipo de recurso se puede encontrar en las páginas amarillas debajo el mismo listado de "agencias de asistencia domiciliaria" (o de enfermería domiciliaria), o "registros". Algunas agencias proveen ambos su propio personal y registros de personal del cual usted puede seleccionar.

Otros recursos que puedan proveer ayuda en el hogar son los centros para personas mayores y los centros que sirven a la población discapacitada. Frecuentemente estos centros tienen listas de personas que han llamado allí buscando trabajo y ofreciendo sus servicios como asistente domiciliario, o han puesto una nota en el tablón de anuncios. Estas personas que están buscando trabajo no han sido preinvestigadas y deben ser entrevistadas cuidadosamente. También es necesario verificar sus referencias antes de contratarlas.

Muchos asistentes con experiencia utilizan el periódico local y la sección clasificada para encontrar nuevos trabajos. También pueden anunciar por el Internet. Este tipo de trabajo usualmente es temporal porque con tiempo la persona o paciente necesitará más, o a veces menos, ayuda y cuidado que el asistente puede proveer. Entonces el asistente deberá buscar otro trabajo. Reiteramos, uno puede encontrar un ayudante competente por el periódico o el Internet, pero es importante entrevistar a estas personas cuidadosamente y verificar sus referencias.

Probablemente la mejor fuente de ayuda sea la referencia de otra persona que haya contratado a un asistente o que conozca a alguien que haya trabajado para un amigo o pariente. Por eso, es importante que usted les informe a sus familiares o a sus contactos sociales que está buscando ese tipo de ayuda. De esa manera es muy posible que encuentre una persona de confianza.

Otra solución es compartir su hogar. Si usted tiene una casa con bastante espacio, puede ofrecer compartir la casa con una persona a cambio de la ayuda que necesita. Esto suele funcionar bien cuando la ayuda que necesita consiste en hacer tareas domésticas. Algunas personas puedan estar dispuestas a proveer algún cuidado personal, como ayuda para vestirse, bañarse y preparar las comidas. Algunas comunidades cuentan con organizaciones o agencias del gobierno que ayudan a localizar a las personas que quieren compartir su hogar y las que buscan una casa.

Finalmente, tome nota que cada condado de los Estados Unidos tiene una Agencia para Personas de Edad Avanzada (en inglés *Agency on Aging*). Puede encontrar la agencia más cercana en la guía telefónica o en el Internet. Es recomendable llamar allí cuando busca recursos porque es una fuente excelente de información sobre servicios en su comunidad.

Buscando cuidado fuera del hogar

Como mencionamos anteriormente, usted tiene varias opciones al considerar mudarse de su casa para encontrar el estilo de vida y nivel de cuidado que necesita. A continuación ofrecemos algunas de las posibilidades.

Comunidades para personas jubiladas

La persona que requiere muy poco cuidado personal pero reconoce la necesidad de vivir en un ambiente más protegido, con seguridad y servicios que responden a las emergencias, y que es mayor de 50 años, tal vez desee considerar una comunidad para personas jubiladas. Estas comunidades ofrecen una variedad de viviendas, por ejemplo unidades que usted puede comprar o alquilar, o residencias con servicios de asistencia. Las residencias con servicios de asistencia requieren un pago adelantado considerable (llamado dotación, pago de alojamiento o algo similar), más una cuota mensual que cubre el cuarto, servicios y, en algunos casos, servicios de asistencia personal y/o asistencia médica cuando se necesiten. Otras residencias como estas están subvencionados por el gobierno federal para las personas de bajos ingresos. El criterio de lo que constituye "bajo ingreso" está establecido por las reglas de la institución federal que financia esta organización.

Casi siempre hay listas de espera para estas comunidades, a veces antes de que se construyan las residencias o que estas estén listas para inquilinato. Si usted piensa que tal lugar sería bueno para usted, debería inscribirse en una lista de espera ahora, o por lo menos dos años antes de que planee mudarse. Siempre puede cambiar de opinión o declinar el ofrecimiento si usted no está listo cuando lo llamen. Para localizar estas residencias en su comunidad, llame al centro para personas mayores para obtener información, o vaya a la biblioteca y consulte la guía de la Asociación de Residencias (u Hogares) para Ancianos (*Association of Homes for the Aged*). El bibliotecario le puede ayudar a encontrar esta publicación. También puede encontrarla en el Internet.

Si tiene amigos que viven cerca de comunidades para personas jubiladas, pídales que lo inviten a visitar y a comer. De esta manera usted puede ver el interior. Algunas comunidades también podrían tener un alojamiento para huéspedes donde puede quedarse por una o dos noches antes de comprometerse con un arrendamiento o contrato.

Residencias u hogares con servicios de asistencia

Las residencias con servicios de asistencia u hogares de alimentación y cuidado tienen una licencia estatal o del departamento de servicios sociales del condado. Proveen asistencia no médica y supervisión para las personas que no pueden vivir solas. Estas residencias se dividen en dos categorías, grandes y pequeñas. Las pequeñas son casas para aproximadamente seis residentes; viven juntos al estilo de una familia en una residencia del vecindario. Las grandes instituciones tienen más residentes, a veces centenares; viven como si estuvieran en un hotel.

Comen juntos en un comedor central y tienen cuartos individuales o compartidos, con actividades en grandes salas comunales.

En cualquier tipo de residencia, los servicios para los residentes son los mismos: todas las comidas, asistencia al bañarse y vestirse si es necesario, lavandería, limpieza, transporte a las citas médicas, supervisión y ayuda para tomar medicamentos. En las residencias más grandes, usualmente tienen directores profesionales de actividades. Los residentes de las residencias grandes normalmente tienen que ser más independientes, puesto que no hay tanta atención personal como en las residencias más pequeñas.

Todas estas residencias tienen licencias en la mayoría de los estados, especialmente enfocadas tanto en personas mayores (mayor de 62 años) o adultos (menor de 62 años). La categoría de "adultos" se subdivide en residencias para personas que tienen enfermedades mentales, personas retrasadas mentalmente y personas discapacitadas físicamente.

Al considerar una residencia con servicios de asistencia es importante evaluar la clase de residentes que vive allí para asegurarse de que sea adecuada para usted y sus necesidades. Por ejemplo, algunas residencias puedan dar preferencia de atención a los individuos que tienen problemas mentales. Si usted no tiene ningún problema mental es probable que no vaya a encontrar mucha compañía en ese lugar. Otro ejemplo sería que si todos los residentes no pueden oír bien, usted podría tener dificultad para comunicarse con los demás.

Según la ley, todas las residencias tienen que proveer comidas saludables; sin embargo, usted debe asegurarse de que la comida sea de su gusto y que satisfaga sus necesidades alimenticias. Por ejemplo, si usted requiere un plan de alimentación sin sodio o tiene diabetes, asegúrese de que el encargado de la residencia esté dispuesto a prepararle una alimentación especial.

Las cuotas mensuales de las residencias con asistencia varían, según sean espartanas o lujosas. Las instituciones más espartanas cuestan casi lo mismo que se recibe como beneficio del seguro suplementario (SSI, en inglés) y aceptarán a los beneficiarios del mismo, pasando la factura directamente al gobierno. Las residencias más lujosas, debido a los muebles, servicios, vecindario y otras características, son más caras. Sin embargo, aun la mejor residencia con servicios de asistencia probablemente cueste menos que la ayuda de tiempo completo en el hogar (veinticuatro horas al día, siete días a la semana).

Instituciones u hogares de enfermería especializada (atención médica)

Estas instituciones, también conocidas como "hogares o asilos de ancianos" u "hospitales de convalecencia", proveen el cuidado más completo para personas discapacitadas o con enfermedades muy graves. Típicamente, una persona que ha tenido un derrame cerebral o un reemplazo de cadera o rodilla será trasladada de un hospital a una institución de enfermería durante un período de rehabilitación antes de regresar a casa. Investigaciones recientes han demostrado que casi la mitad de las personas mayores de 65 años pasará algún tiempo en una institución de enfermería, la mayoría solamente durante un tiempo corto.

La perspectiva de tener que ir a una institución de enfermería provoca temor en muchas personas. Las "historias de terror" que escuchamos en las noticias ayudan a fomentar esa ansiedad sobre el destino terrible que le espera a la persona que tenga la desgracia de pasar un tiempo en un "hogar de ancianos".

Ahora, más que antes, existe un valioso escrutinio público que ayuda a asegurar que la calidad del cuidado o tratamiento de estas instituciones sea humanitaria, competente y aceptable. Es importante recordar que estos hogares satisfacen una necesidad crítica. Cuando una persona realmente necesita una institución de enfermería, generalmente no hay otra forma de cuidado que satisfaga dicha necesidad.

Estas instalaciones proveen cuidado y atención médica para personas que necesitan supervisión médica constante, en otras palabras, aquellas que deban recibir medicamentos por inyección o vía intravenosa, o que deban ser vigiladas por personal de enfermería profesional. El paciente de una institución de enfermería normalmente tiene muchas limitaciones físicas y necesita ayuda para levantarse y acostarse de la cama, comer, bañarse o controlar la vejiga o el intestino. Estas instalaciones también pueden manejar el cuidado de los tubos de alimentación, respiradores y otros equipos tecnológicos. Para las personas que están discapacitadas parcial o temporalmente, la institución de enfermería también provee terapia física, ocupacional y del habla (foniatría o logopedia), cuidado de las heridas y otros servicios.

No todas las instituciones de enfermería ofrecen los mismos tipos de cuidado. Algunas se especializan en rehabilitación y terapias mientras que otras proveen cuidado y supervisión a largo plazo. Además, algunas instalaciones pueden ofrecer servicios tecnológicos de enfermería y otras no.

Para elegir una institución de enfermería especializada, usted debe buscar la ayuda de un trabajador social o de la persona encargada de las altas de los pacientes del hospital, u otro profesional de una agencia de asistencia domiciliaria o centro para personas mayores o discapacitadas. Hay organizaciones que vigilan las instituciones locales de enfermería. Además, la ley exige que cada instalación cuelgue en un lugar prominente el nombre y número de teléfono del *ombudsman*, defensor de los derechos de los residentes o pacientes. Esta persona es designada por el estado para asistir a los pacientes y sus familias en cuanto a problemas relacionados con el cuidado recibido en la institución de enfermería. Las organizaciones que le pueden ayudar con este proceso están listadas en las páginas amarillas bajo la categoría "organizaciones de servicios sociales". Es probable que usted quiera que su familia o amigos visiten varias instituciones y hagan recomendaciones. En el Internet también puede buscar información sobre diferentes instituciones locales y los reportes oficiales sobre la calidad del cuidado que ofrecen.

¿Tendré suficiente dinero para pagar por mi cuidado?

Además del temor básico de la dependencia física, muchas personas tienen miedo de no tener suficiente dinero para pagar por sus necesidades. El estar enfermo frecuentemente requiere cuidado y tratamiento caro. Si usted está muy enfermo o discapacitado, al punto de no poder trabajar, la pérdida de ingresos, y especialmente de su cobertura de seguro de salud, puede representar un problema financiero abrumador. Sin embargo, al planear con anticipación y saber con qué recursos cuenta, usted puede evitar algunos de los riesgos.

Pueda ser que el seguro de salud y Medicare satisfaga solamente una parte del costo total de su cuidado. Hay muchas necesidades que Medicare no cubre en absoluto, y muchos de los seguros privados de Medigap cubren solamente el co-pagamiento del 20% de lo que no cubre Medicare. Sin embargo, las pólizas de seguro suplementario ofrecen una clase de cobertura para las necesidades de cuidado que Medicare y los seguros de Medigap no pagan. Si usted planea comprar tal seguro suplementario, lea cuidadosamente las secciones sobre limitaciones y exclusiones. Asegúrese de que la póliza cubra el cuidado en un centro de enfermería especializada a un nivel de una tarifa diaria que sea realista para su comunidad. También verifique que la póliza cubra tratamientos o cuidado para condiciones preexistentes, usualmente de tres a seis meses. Algunos seguros suplementarios no cubrirán en absoluto ninguna condición que haya sido diagnosticada antes de la fecha que comenzó la póliza. La reforma en el cuidado de salud en este país ha creado muchos cambios en Medicare y los seguros privados. Algunos de esos cambios pueden ser difíciles de entender; por eso le sugerimos que hable con alguien en su centro local para personas mayores o con la Agencia para Personas de Edad Avanzada para encontrar fuentes de información confiables.

Si usted está tan enfermo que no puede trabajar, para siempre o durante un período extendido, es probable que tenga derecho a recibir sus beneficios del Seguro Social debido a su discapacidad. Si tiene niños dependientes, ellos también recibirán estos beneficios. Si ha estado discapacitado durante un período específico (a partir de ahora, es de 2 años), puede recibir cobertura de Medicare para sus necesidades de tratamiento médico. Los pagos de los beneficios para discapacitados se basan solamente en la discapacidad física, no en la necesidad económica.

Si usted tiene pocos ahorros, poco ingreso o no tiene ingreso, el programa federal de Medicaid puede pagar el tratamiento médico y el cuidado necesario a largo plazo. Las reglas de elegibilidad acerca los bienes y el ingreso varían de un estado a otro. Por eso, debe consultar a su departamento de servicios sociales para averiguar si califica para recibir los beneficios de Medicaid. También puede recurrir a un abogado especializado en asuntos legales relacionados con las personas mayores.

Si los beneficios del seguro social no están disponibles o no son suficientes, el programa de seguro suplementario (SSI) está disponible para ayudar a quienes satisfacen el criterio de elegibilidad para Medicaid.

El departamento de servicios sociales del hospital donde usted haya recibido tratamiento puede aconsejarle sobre su situación personal y la probabilidad de ser elegible para recibir ayuda de estos programas. La agencia local que sirve a las personas discapacitadas suele tener consejeros que pueden referirlo a los programas y recursos para los cuales usted puede ser elegible. También, los centros para personas mayores suelen tener consejeros informados sobre los pormenores del seguro de salud.

Si usted es dueño de casa, puede obtener una hipoteca inversa. Esto quiere decir que el banco le paga a usted una cantidad mensual basada en el valor de su casa. Lo bueno es que no importa cuánto tiempo viva; el banco nunca puede desalojarlo de su casa.

Necesito ayuda, pero no la quiero. ¿Y ahora qué?

Ahora hablaremos de los aspectos emocionales de volverse dependiente. Cada persona sale de la niñez esperando y apreciando cada señal posible de independencia: la licencia de conducir, el primer trabajo, la primera cuenta bancaria, la primera vez que salimos sin decir adónde vamos o cuándo regresamos, etcétera. Así nos demostramos a nosotros mismos y a los demás que ya somos adultos, que estamos al frente de nuestra vida y somos capaces de cuidarnos sin la ayuda de los padres.

Cuando llega el momento de enfrentarnos al hecho de que necesitamos ayuda, que ya no podemos manejarnos completamente solos, puede parecer como si estuviéramos regresando a la niñez, permitiendo que otra persona esté a cargo de nuestra vida. El darnos cuenta de ello nos puede causar dolor y vergüenza.

Algunas personas en esta situación se deprimen y ya no pueden disfrutar de la vida. Otras luchan contra el reconocimiento de su necesidad de ayuda, poniéndose así en posible peligro y haciéndole la vida más difícil y frustrante a los que desean ayudar. Otras personas se dan por vencidas y esperan que los demás decidan por su vida, requiriendo mucha atención y servicios de sus hijos u otros miembros de la familia. Si usted está experimentando una o más de estas reacciones, puede ayudarse a sentirse mejor y desarrollar una respuesta más positiva.

La idea de "poder aceptar las cosas que no puede cambiar, cambiar las cosas que puede, y saber las diferencia" realmente es algo fundamental para poder estar al frente de su vida. Usted debe ser capaz de evaluar su situación correctamente. Trate de identificar para qué actividades necesita la ayuda de otra persona (por ejemplo, hacer las compras o limpiar la casa) y cuáles todavía puede hacer por sí mismo (por ejemplo, vestirse, escribir cartas, administrar sus finanzas). Otro criterio es conseguir ayuda para las cosas que menos le gusta hacer, porque esto le dará el tiempo y energía para realizar las cosas que desea hacer.

Todo lo antedicho significa que tiene que tomar decisiones, y mientras usted mantenga la prerrogativa de tomar decisiones, tendrá control de su vida. Es importante tomar decisiones y actuar mientras sea capaz de hacerlo, antes de que surjan ciertas circunstancias o de que alguien más decida por usted. Por eso es necesario ser realista y honesto con usted mismo cuando esté evaluando sus habilidades. Las herramientas para ayudarle a tomar decisiones se encuentran en el capítulo 2.

Algunas personas encuentran que el hablar con un oyente comprensivo, como una consejera profesional, sacerdote, amigo cercano o miembro de la familia, es confortante y útil. Un oyente objetivo puede señalar las alternativas y opciones que usted puede pasar por alto o que no sepa. Esta persona puede proporcionar información o contribuir con otro punto de vista o interpretación de una situación que usted no

hubiera pensado. Esta es una parte importante del proceso del manejo personal.

Tenga cuidado y sea minucioso, sin embargo, al evaluar los consejos de una persona que quiere venderle algo. Con frecuencia aparecen personas que quieren venderle justamente la "solución" a su problema, pudiendo tratarse de una póliza de seguro de salud o de entierro, rentas vitalicias, muebles especiales y caros, cruceros especiales para mayores, revistas especiales o comidas saludables con propiedades mágicas y curativas.

Cuando usted hable con familiares o amigos que le ofrecen ayuda, sea lo más abierto y razonable que pueda y, al mismo tiempo, trate de ayudarles a entender que usted se reserva el derecho de decidir qué tipo de ayuda aceptará y cuánta. Probablemente ellos estarán más dispuestos a ayudar y se mostrarán más comprensivos si usted dice "Sí, necesito algo de ayuda con… pero todavía quiero hacer… solo". En el capítulo 11 hay más consejos sobre cómo pedir ayuda.

Insista en que ellos le consulten a usted. Establezca desde el principio las reglas básicas con sus ayudantes. Pida que ellos le presenten las opciones para que usted pueda decidir lo que usted considere mejor. Si usted intenta considerar objetivamente las diferentes sugerencias que le dan y no las rechaza de pleno, estas personas notarán que usted es capaz de tomar decisiones razonables y continuarán dándole la oportunidad de hacerlo.

Sea agradecido y reconozca la buena voluntad y los esfuerzos de las personas que quieren ayudarle. Aunque se sienta incómodo o nervioso, mantendrá su dignidad al aceptar con gracia la ayuda ofrecida, si la necesita. Si cree de verdad que las personas le están ofreciendo ayuda que no necesita, puede declinarla con tacto y aprecio. Por ejemplo, puede decir "Aprecio mucho la oferta de celebrar el día de Acción de Gracias en su casa, pero me gustaría seguir teniendo la celebración aquí. Sin embargo, me gustaría recibir algo de ayuda, quizás con la limpieza después de la cena".

Durante el tiempo que usted no pueda asimilar su dependencia creciente de otras personas, debe consultar un consejero profesional que tenga experiencia con asuntos emocionales y sociales de las personas con problemas de salud y discapacidad. La agencia local que provee servicios a los discapacitados podrá referirlo al consejero apropiado. La organización local o nacional dedicada a servir personas con su condición específica de salud (por ejemplo, Asociación Americana del Pulmón, Asociación Americana del Corazón, Asociación Americana de la Diabetes, etc.) también puede referirlo a grupos de apoyo y clases que le ayudarán a manejar mejor su condición. Debería encontrar la agencia que necesita en las páginas amarillas de la guía telefónica, bajo la categoría "organizaciones de servicios sociales". Además, puede navegar por el Internet para obtener dicha información.

Parecido al temor y vergüenza de volverse dependiente físicamente es el temor de ser abandonado por su familia, de quien esperaba la ayuda necesaria. Las historias de ser "descargados" en un centro de enfermería por los hijos que nunca van a visitarlo persiguen a muchas personas. Se preocupan de que esto les vaya a suceder. Debemos asegurarnos de hablar con la familia y amigos, y de pedir la ayuda que necesitamos cuando reconocemos que ya no podemos seguir haciendo las cosas solo. Hay quienes no piden ayuda por miedo al rechazo. Algunas personas tratan de esconder su necesidad porque tienen miedo de alejar a sus seres queridos. A menudo las familias se quejan diciendo "Si hubiéramos sabido…", al enterarse de que un ser querido necesitaba ayuda y no la recibió.

Si de verdad no puede acudir a su familia o amigos en busca de ayuda porque no pueden o no están dispuestos a involucrarse en su cuidado, hay organizaciones dedicadas a ayudar en estas situaciones. En el departamento local de servicios sociales, el programa de "servicios protectores para adultos" o la Asociación de Servicios de Familia, usted debería encontrar un "encargado de casos" (*case manager*) que podrá organizar los recursos comunitarios para proporcionarle la ayuda que necesita. El departamento de servicios sociales de su hospital local también puede ayudarle a contactar la agencia apropiada.

Pena: una reacción normal ante las malas noticias

Cuando experimentamos cualquier tipo de pérdida, ya sea pequeña, como la pérdida de una posesión especial y valorada, o una grande, como la muerte de un ser querido o enfrentarse a una enfermedad crónica o terminal, pasamos por un proceso emocional de pena y duelo para poder asimilar la pérdida y, con el tiempo, aceptarla.

Una persona con un problema de salud crónica que puede causar discapacidad experimenta una variedad de pérdidas. Estas incluyen pérdida de confianza, de amor propio, de independencia, de un cierto estilo de vida que conocía y apreciaba, y quizás la más dolorosa, la pérdida de una imagen positiva de sí mismo, especialmente si la condición ha afectado mucho el aspecto de la persona (como la artritis reumatoide o la parálisis residual de un derrame cerebral).

La doctora Elizabeth Kübler-Ross ha escrito extensivamente sobre este proceso emocional, describiendo las diferentes etapas de pena y duelo. Usted puede tener sentimientos diferentes en momentos diferentes. Estos pueden ser:

- **Choque:** cuando uno se siente una reacción mental y física ante el reconocimiento inicial de la pérdida.

- **Negación:** cuando la persona piensa "No, no puede ser verdad", y sigue actuando por un tiempo como si no hubiera ocurrido nada.

- **Rabia y culpabilidad:** cuando la persona se pregunta "¿Por qué yo?", buscando a alguien o algo a quien echarle la culpa. Por ejemplo, "Si el médico me hubiera diagnosticado más temprano, me habría curado" o "El trabajo me causó demasiado estrés".

- **Negociación:** cuando nos decimos a nosotros mismos, a otra persona o a Dios: "Nunca fumaré otra vez" o "Seguiré mi tratamiento absolutamente al pie de la letra", "Iré a la iglesia cada domingo" o "Si solamente pudiera superar esta enfermedad".

- **Depresión o tristeza:** cuando el verdadero conocimiento empieza a afianzarse. Nos enfrentamos con la verdad acerca de la situación y experimentamos sentimientos profundos de tristeza y desesperanza.

- **Aceptación:** cuando al final reconocemos que tenemos que superar las emociones, ocuparnos de lo que pasó y decidir lo que tenemos que hacer para manejar la situación.

No pasamos por estas etapas de manera lineal. De hecho, podemos encontrarnos alternando de un sentimiento a otro. Por ejemplo, justo cuando parece que uno ha comenzado a aceptar su enfermedad, puede volver a sentir tristeza o rabia. Por eso, no se desanime si se vuelve a sentir enojado o deprimido otra vez, eso es normal. Es probable que su pena no desaparezca por completo sino que vaya disminuyendo con el tiempo a medida que usted se sobrepone a esos sentimientos.

Tengo miedo a la muerte

Muchos de nosotros empezamos a temer a la muerte cuando algo sucede y existe la posibilidad de encontrarnos cara a cara con ella. La muerte de un ser querido o amigo cercano, un accidente que hubiera podido ser fatal, o enterarnos de que tenemos una enfermedad que nos puede acortar la vida, nos hace pensar inevitablemente en nuestro propio fallecimiento. Aun así muchas personas evitan enfrentarse al futuro porque tienen miedo de pensar en ello.

Nuestras actitudes sobre la muerte se conforman a partir de nuestras propias actitudes fundamentales hacia la vida. Son productos de nuestra cultura, la influencia de la familia, tal vez la religión, y con toda certeza, nuestras experiencias.

Si usted está listo para pensar en su futuro — en la perspectiva cercana o lejana de que su vida sin duda se acabará dentro de un tiempo— entonces las siguientes ideas le serán útiles. Si todavía no está listo para pensar en eso, deje este capítulo a un lado ahora y vuelva a leerlo cuando esté preparado.

Así como ocurre con la depresión, la manera más beneficiosa de manejar o asimilar su muerte es tomar pasos positivos para prepararse. Esto significa poner sus asuntos en orden, ocupándose de todos los detalles necesarios, los pequeños y los grandes. Si sigue evadiendo estos detalles, causará problemas significativos no solo para usted sino también para las personas involucradas con su situación. Poner sus asuntos en orden incluye las siguientes partes:

- **Decida y luego comunique a otros sus deseos** sobre cómo y dónde quiere estar durante sus últimos días y horas de vida. ¿Prefiere estar en el hospital o en casa? ¿Cuándo quiere que ya no utilicen los procedimientos para prolongarle la vida? ¿En qué momento quiere dejar que las cosas sigan su curso natural una vez que se determine que la muerte es inevitable? ¿Quién debe estar presente con usted?, ¿ solo unas pocas personas cercanas e íntimas?, ¿o todas las personas que le importan y quieren verlo por última vez?

- **Haga un testamento.** Aunque su herencia sea pequeña, usted puede tener algunas preferencias definidas acerca de quién debe quedarse con sus cosas. Si tiene una herencia grande, las consecuencias de los impuestos sobre sucesiones dictadas en un testamento adecuado puedan ser

muy significativas. Un testamento también le asegura que sus pertenencias vayan adónde usted quiere. Sin un testamento, un pariente lejano o "perdido de vista desde hace mucho tiempo" podría quedarse con su patrimonio. Por eso, es importante planificar con anticipación y considerar todas las posibles ramificaciones financieras y emocionales para las personas involucradas.

- **Planifique con anticipación su funeral.** Escriba sus deseos o haga preparativos para su funeral y entierro. Su familia afligida y sus amigos en duelo se sentirán aliviados al no tener que decidir lo que usted desearía y cuánto gastar. Hay planes disponibles con los que usted puede realizar un contrato para hacer los preparativos por adelantado y prepagar algunos o todos los gastos del funeral (incluido el tipo de parcela del cementerio y el lugar de su elección) directamente con una funeraria o a través de una organización de planificación funeraria o sociedad conmemorativa. Si decide pagar su funeral por adelantado, asegúrese de informarle a su familia los planes que hizo. Dígale dónde se encuentran los documentos correspondientes. Si su familia no está al tanto de los planes previamente efectuados por usted, puede que sus deseos no se cumplan. Además, si sus familiares no saben que usted pagó por adelantado el costo del funeral, podrían pagarlo nuevamente.

- **Prepare un poder duradero para la atención médica** y otro también para designar a alguien e instruirlo en el manejo de sus asuntos financieros y legales. (Se discute este tema más adelante en este capítulo). Usted debería discutir sus deseos sobre su cuidado médico con su médico de cabecera, aunque este no se muestre muy interesado. (Puede ser que el médico tenga dificultad en enfrentarse a la idea de perderlo). Asegúrese de que en su archivo médico conste algún tipo de documento o nota que indique sus deseos en el caso que usted no pueda comunicarlos cuando llegue el momento.

Asegúrese de que las personas que usted haya escogido para manejar sus asuntos después de su muerte estén enteradas de todos sus deseos, sus planes y arreglos, y la ubicación de los documentos necesarios. Usted necesitará hablar con ellos, o por lo menos preparar una carta detallada con instrucciones y dársela a alguien confiable que pueda entregarla a la persona apropiada a su debido tiempo. Esta persona debe ser un familiar o amigo bastante cercano que sepa cuándo es el momento preciso. Tal vez usted no desee que su esposo o pareja, por ejemplo, tenga la responsabilidad de llevar a cabo sus deseos, sino preferir a otra persona para guardar la carta y saber cuándo entregarla a su agente designado.

Usted puede comprar un kit de materiales preorganizados en una papelería bien surtida, para guardar allí una copia de su testamento, su poder duradero para la atención médica, sus papeles importantes, e información sobre sus asuntos financieros y legales. También hay formularios que puede llenar acerca de sus cuentas bancarias, tarjetas de crédito, pólizas de seguro y la ubicación de otros documentos importantes, su caja de seguridad, dónde está la llave, etc. Esto es una manera conveniente y práctica de mantener en un solo lugar todo lo que sus allegados deberán saber. Algunos de nosotros mantenemos estos documentos en una computadora. Si ese es el caso, asegúrese de que otros puedan encontrar sus contraseñas y cuentas.

Aclare las cosas con las personas que lo rodean. Mejore sus relaciones. Devuelva todo lo que debe, incluidas las deudas financieras y las personales. Diga lo que necesite decirles a las personas que necesiten oírlo. Haga lo que se necesite hacer. Perdónese y perdone a los demás.

Hable sobre sus sentimientos acerca de su muerte. Es probable que la mayoría de su familia y amigos cercanos muestren reticencia a iniciar una conversación sobre la muerte, pero lo apreciarán si usted la menciona. Tal vez usted encuentre que hay mucho que hablar y escuchar de sus seres queridos. Si nota que ellos no están dispuestos a escucharlo cuando usted quiere hablar sobre su muerte y sentimientos, busque a alguien que se muestre más cómodo y comprensivo al escucharlo. Es posible que, con tiempo, su familia y amigos puedan escucharlo mejor. Recuerde, los que lo aman también pasarán por las etapas de pena y duelo cuando piensen que van a perderlo.

Una gran parte del temor a la muerte es el miedo a lo desconocido. "¿Cómo será?" "¿Será doloroso?" "¿Qué me sucederá después de que muera?" Estas son preguntas normales para cualquiera. Muchas personas que mueren poco a poco durante una enfermedad terminal, ya están listas para morir al llegar los días finales. El proceso de la enfermedad y los medicamentos analgésicos debilitan el cuerpo y la mente, y el conocimiento de uno mismo disminuye sin darse cuenta de lo que pasa. La mayoría de personas sencillamente se escabullen, y la transición entre el estado de estar vivo y muerto apenas se percibe. Los reportes de personas que han sido resucitadas después de estar en estado de muerte clínica indican que experimentaron una sensación de tranquilidad y claridad, y que no tenían miedo.

Una persona que está muriendo puede sentirse sola y abandonada. Lamentablemente, muchas personas no pueden enfrentarse a sus propias emociones cuando están alrededor de una persona que está muriendo. Por esta razón, evitan deliberadamente su compañía o entablan conversaciones poco serias, interrumpidas por largos períodos de silencio incómodo. A menudo esto puede dejar perpleja y ofendida a la persona que está muriendo, quien necesita su compañerismo y consuelo.

Usted puede ayudar a su familia y amigos a manejar mejor la situación, diciéndoles lo que desea y necesita de ellos —atención, diversión, consuelo, ayuda práctica, etcétera. En otras palabras, una persona que tiene algo positivo que hacer, es más capaz de hacer frente a las emociones difíciles. Si usted puede ocupar a su familia y seres queridos en actividades específicas, ellos podrán sentir que los necesita y se involucrarán en las actividades indicadas. Esto generará temas de conversación y tiempo para compartir. Por lo menos les ayudará a definir la situación a usted y a ellos.

Cuidados paliativos y cuidados para enfermos terminales

En la mayor parte de los Estados Unidos, como en muchas otras partes del mundo, se puede disponer tanto del cuidado paliativo como el de enfermos terminales (denominado *hospice* en inglés). En la vida de cada persona, llega el tiempo en que ya no podemos beneficiarnos del cuidado médico y necesitamos prepararnos para la muerte. Esta preparación significa que el cuidado médico y cualquier otro tipo de apoyo se dirige a hacer que el paciente se sienta lo más cómodo posible y a ofrecerle la mejor calidad de vida posible. Recientemente se ha observado que, al menos en el caso de algunas enfermedades, las personas que reciben cuidados terminales viven más tiempo que aquellas que reciben un tratamiento más agresivo. Hoy día, es común tener varias semanas o meses, y a veces años, para hacer estas preparaciones. En ese período es cuando el cuidado para pacientes terminales nos puede ayudar. El propósito es proporcionar

apoyo y servicios al paciente terminal (a quien le quedan pocos meses de vida) y su familia para asegurarle la mejor calidad de vida posible. Para las personas que se espera que vivan más de seis meses, se les puede ofrecer cuidado paliativo. Al mismo tiempo, los profesionales de cuidados para enfermos terminales ayudan tanto a la persona como a la familia a prepararse para la muerte con dignidad. Hoy día se ofrecen muchos programas de cuidado para enfermos terminales en el hogar, pero también se pueden encontrar en centros de cuidados paliativos, hospitales u otros establecimientos capacitados para asistir enfermos. En los programas en el hogar, los pacientes se quedan en su propia casa y allí reciben los servicios. El encargado de cuidado puede arreglar la casa para que satisfaga sus necesidades y puede asumir responsabilidad para los detalles de su cuidado antes y al tiempo de su muerte. En algunos lugares también hay residencias para los pacientes terminales, en donde la gente puede pasar sus últimos días.

Uno de los problemas con el cuidado de enfermos terminales es que se suele esperar hasta pocos días antes de morir para pedir este cuidado. Quizás crean que pedirlo es una forma de darse por vencido. Al rechazar este cuidado generalmente ponen una carga innecesaria en sí mismos, en sus amigos y en su familia. Además, la realidad suele ser opuesta a lo que se cree. Por ejemplo, las familias dicen que pueden manejar la situación sin ayuda. Esto puede ser posible, pero la vida y el proceso de morir del paciente pueden ser mucho mejor si el personal de cuidado toma responsabilidad en todos los asuntos médicos para que la familia y los amigos estén libres para dar amor y apoyo.

El cuidado para enfermos terminales puede ser muy útil durante los últimos meses de vida.

Muchos programas solo aceptan personas que se espera que mueran dentro de seis meses. Esto no significa que lo echarán del programa si sobrevive después de ese tiempo. Los seis meses sirven como directriz, no un tiempo establecido. El mensaje importante es que si usted, un miembro de su familia o un amigo llega a la etapa final de su enfermedad, es recomendable buscar y contratar los servicios locales de cuidado para pacientes con enfermedades terminales. Les pueden ayudar mucho a usted y su familia, y es un maravilloso regalo final para todos.

Para encontrar un lugar de cuidados para enfermos terminales, consulte con el trabajador social de su hospital, con su médico o con el servicio comunitario de información y referencias. También puede encontrar más información acerca de estas organizaciones en el Internet.

Haga conocer sus deseos:
Directivas médicas por adelantado

Aunque ninguno de nosotros puede tener un control absoluto sobre nuestra propia muerte, es algo que, al igual que nuestra vida, podemos manejar. Es decir que podemos ser proactivos; podemos tomar decisiones y realizar actividades por anticipado, que probablemente mejoren la calidad de nuestra muerte. Estar preparado puede ayudar a disminuir el impacto negativo que este proceso puede tener en nosotros mismos así como en nuestros familiares y amigos. Una directiva médica por adelantado puede ayudarle a manejar algunos de los asuntos médicos y jurídicos relativos a la muerte, así como ayudarle a planificar situaciones esperadas e inesperadas en el final de la vida.

¿Qué son las directivas médicas por adelantado?

Las directivas médicas por adelantado son instrucciones escritas que le dicen a su médico qué tipo de cuidado desea recibir, siempre y cuando usted no sea capaz de tomar decisiones médicas por sí mismo, por ejemplo, si usted está inconsciente, en coma o mentalmente incompetente. Por lo general, una directiva médica por adelantado describe los tipos de tratamientos que desea y los que no desea. Hay diferentes tipos de estas directivas anticipadas.

Un testamento en vida es un documento que indica el tipo de tratamientos médicos o cuidados destinados para mantener la vida que usted desea en caso de que padezca una enfermedad muy grave o terminal. El testamento en vida, sin embargo, no le permite designar a alguien para tomar esas decisiones por usted.

Un "poder duradero para la atención médica" es un documento que le permite nombrar a una persona que puede actuar por usted como su "agente" en aspectos de atención médica cuando por alguna razón usted no sea capaz de hacerlo. También, guía o informa a su agente sobre sus deseos acerca del tipo de tratamiento o cuidado médico esperado. Si usted lo desea, puede dejar que su agente tome las decisiones, pero muchas personas prefieren darlas por anticipado. Este poder puede incluir prácticamente todo lo relacionado con su cuidado, pudiendo variar desde la implementación de medidas agresivas para prolongar la vida hasta evitar las mismas. Mientras que un testamento en vida es bueno solo en caso de una enfermedad terminal, el poder duradero se puede utilizar en cualquier momento que usted esté inconsciente o incapaz de tomar decisiones debido a alguna enfermedad, accidente o lesión. Es importante entender que un poder duradero para la atención médica le permite designar a alguien para que actúe como su agente para el cuidado de la salud solamente, sin darle a esa persona el derecho a actuar en su nombre en otros aspectos, tales como en el manejo de sus asuntos financieros. En general, el poder duradero es más útil que un testamento en vida, ya que le permite designar a alguien para que tome decisiones por usted y puede ser activado en cualquier momento en que usted sea incapaz de tomar decisiones. El único caso en que no se aconseja el poder duradero es cuando usted no cuenta con nadie de confianza que pueda actuar en su nombre.

Una orden de no resucitar (ONR) es una petición que autoriza al personal del hospital o de emergencia a no aplicar la resucitación cardiopulmonar (RCP) si su corazón se detiene o si usted deja de respirar. Una ONR puede ser incluida como parte de un testamento en vida o poder duradero para la atención médica; sin embargo, no es necesario tener un testamento en vida ni un poder duradero para tener una orden de no resucitar (o reanimar). Su médico puede incluir una ONR en su expediente médico para poder guiar las acciones del hospital y de cualquier otro proveedor de cuidado de salud. Usted también puede colgar una ONR en su pared o refrigerador para que el personal de emergencia la vea y conozca sus deseos. Sin una orden de no resucitar, el personal del hospital o de emergencia hará todo lo posible para revivirlo. Las órdenes de no resucitar son aceptadas en todos los estados, pero es importante saber que el formulario de ONR solamente tiene validez si está firmado por el médico.

Aunque las directivas médicas por adelantado se utilizan generalmente en situaciones al final de la vida, también se pueden preparar para dirigir el tipo de tratamiento de salud mental que una persona desea recibir en caso de estar incapacitado debido a una enfermedad de ese tipo. Bajo la ley federal, la mayoría de los estados puede combinar las directivas por adelantado para el cuidado de la salud y la atención de salud mental en un solo documento, y le permitirá nombrar un agente para actuar en su nombre en todo asunto relacionado con la salud y con los problemas de salud mental. Algunos estados, sin embargo, requieren documentos separados, lo que también le permiten elegir los diferentes agentes, uno para el cuidado de la salud y otro para el cuidado de la salud mental. Para más información sobre las directivas por adelantado para la salud mental y las prácticas específicas en su estado, hable con su proveedor de salud mental o visite el sitio web del Centro Nacional de Recursos sobre las Directivas Psiquiátricas Anticipadas (http://www. nrc-pad. org); tenga en cuenta que este sitio solo proporciona información en inglés.

Un poder de abogado es un documento que le otorga a una persona que usted designe el poder de tomar decisiones financieras o de negocios en su nombre. Si usted ya no es capaz de tomar esas decisiones y debe pagar por el cuidado correspondiente, su familia o amigos, y en ocasiones el estado, tendrá que ir a los tribunales. Esto puede ser muy costoso. Es posible que desee hablar con su abogado acerca de las ventajas y desventajas de un poder de abogado.

Preparación de un poder duradero para la atención médica

Los adultos (personas mayores de 18 años) deben preparar un poder duradero para la atención médica. Los acontecimientos inesperados pueden suceder a cualquier edad. Este es un documento diferente de un poder regular de abogado. El poder duradero para la atención médica solo se aplica a las decisiones del cuidado de salud. Esto es lo que tiene que hacer:

Seleccione su agente. Su agente puede ser un amigo o un miembro de la familia. No puede ser su propio médico. Al tomar esta decisión importante, es recomendable seleccionar alguien que viva cerca para que esté disponible para actuar en su lugar cuando sea necesario. Si su agente no puede estar con usted cuando lo necesite, no le será de mucha ayuda. Para estar más seguro,

también puede nombrar un agente secundario, alguien que reemplace al primero en caso que este no pueda estar presente.

Asegúrese de que su agente piense como usted, o por lo menos que esté de acuerdo en realizar sus deseos. Usted debe confiar en que esta persona se preocupe por usted y realmente comprenda y respete sus deseos.

Su agente debe ser alguien que usted crea que será capaz de llevar a cabo sus deseos. La persona debe ser madura y serena, y sentirse cómoda con sus deseos. A veces, no es recomendable nombrar como su agente a un familiar cercano, como su esposo o a su hijo, porque ellos están demasiado cerca emocionalmente. Por ejemplo, si usted decidió no ser resucitado en el caso de un grave ataque al corazón, su agente debe estar capacitado para expresar tal deseo al médico o al personal de emergencia. Esto podría ser muy difícil o imposible para un miembro de la familia. También asegúrese de que su agente esté consciente de esta obligación, y que no se vaya a dejar llevar por las emociones y diga simplemente "haga todo lo que sea necesario" en este momento crítico. Usted quiere que su agente no sienta que esta tarea es una carga emocional. De tal manera, esta persona debe sentirse confortable con su cargo de agente, y también de acuerdo y capaz de llevar a cabo sus deseos. En resumen, busque las siguientes características en un agente:

- Alguien que esté disponible para actuar en su lugar cuando sea necesario

- Alguien que comprenda sus deseos y esté dispuesto a cumplirlos

- Alguien que esté preparado emocionalmente para llevar a cabo sus deseos y no se vaya a sentir agobiado por hacerlo

Encontrar el agente adecuado es una tarea muy importante. Esto puede requerir que usted hable con varias personas. También es posible que estas conversaciones sean las más importantes de su vida. Más adelante, hablaremos más acerca de cómo comunicarles sus deseos a sus familiares, amigos y a su médico.

Determine lo que quiere. En otras palabras, ¿cuáles son las indicaciones o instrucciones para su agente? Lo que usted desee será guiado por sus creencias y valores. En algunos formularios del poder duradero para la atención médica se ofrecen varias declaraciones generales de los deseos sobre el tratamiento médico. Estos pueden ayudarle a decidir. Aquí le presentamos algunos ejemplos:

- Yo no deseo que mi vida sea prolongada, ni tampoco quiero tratamientos artificiales que ayuden a prolongar mi vida:

  1. Si estoy en un coma irreversible o en estado vegetal.
  2. Si tengo una enfermedad terminal y la aplicación de tratamientos artificiales ayudan a prolongar el momento de mi muerte;
  3. Bajo ninguna circunstancia donde el sufrimiento sea mayor que los beneficios del tratamiento. Yo quiero que mi agente considere el aliviar mi sufrimiento y la calidad de vida que tendría si esta fuera extendida por medio de tratamientos artificiales.

- Yo sí deseo que mi vida sea prolongada, mediante equipo y tratamientos de vida artificial, a menos que esté en coma o en estado vegetal (descerebrado) y el médico

diga, después de un estudio razonable, que es irreversible. Una vez que el médico tenga la seguridad de que permaneceré inconsciente por el resto de mi vida, no quiero tratamientos artificiales que prolonguen mi existencia.

- Yo quiero que mi vida sea prolongada todo el tiempo posible, sin importar mi condición, las posibilidades de recuperarme, ni el costo de los tratamientos.

Si completa un formulario que contenga tales sugerencias con declaraciones generalizadas, todo lo que debe hacer es adaptarla a sus deseos, incluyendo lo que es aplicable para usted.

Otros formularios indican "declaraciones generales de autoridad concedida o poder absoluto", en las cuales usted le da a su agente el poder absoluto de tomar las decisiones. Este documento no contiene detalles de las decisiones que se deben tomar. En este caso, usted confía en su agente para que siga sus deseos. Puesto que estos deseos no se han escrito explícitamente, es muy importante que discuta los detalles con su agente.

Todos los formularios tienen un espacio en el cual puede escribir cualquier deseo específico. No es obligatorio completar esos detalles específicos; puede dejar esa parte en blanco o completarlo más adelante.

Conocer qué detalles quisiera escribir es un poco complicado porque nadie sabe exactamente las circunstancias a las que su agente tendrá qué hacer frente. Su médico puede darle algunas ideas; es probable que él pueda anticipar que desenlace pueda tener su enfermedad. Esto le ayudará a dirigir a su agente sobre cómo actuar cuando llegue el momento. Puede discutir con éxito ciertas circunstancias específicas. Si discute los resultados, las declaraciones se enfocarán en cuáles serían aceptables y en cuáles no, por ejemplo, "resucitación, solo si puede continuar con sus funciones mentales". Las siguientes son algunas circunstancias específicas más comunes con las que nos encontramos en la mayoría de las enfermedades crónicas.

■ **Usted ha sido diagnosticado con la enfermedad de Alzheimer y otros problemas neurológicos, enfermedades que pueden dejarlo sin facultad mental.** Como lo mencionamos antes, estas no son enfermedades fatales. Es más, estos pacientes pueden vivir muchos años. Sin embargo, otras enfermedades pueden amenazar la vida del paciente, por ejemplo, una neumonía o un ataque al corazón. Todo lo que debe hacer es decidir qué tratamiento desea recibir y por cuánto tiempo. Por ejemplo, ¿desea antibióticos si tiene neumonía? ¿Desea ser resucitado si su corazón deja de funcionar? ¿Desea ser alimentado por tubos si está incapacitado para alimentarse por sí mismo? Recuerde, usted decide cómo va a contestar cada una de esas preguntas —si desea un tratamiento agresivo o más conservativo, si desea usar todos los medios posibles para mantenerse con vida o no desea ningún medio especial que lo mantenga con vida. Por ejemplo, usted puede desear que se lo alimente en forma artificial pero tal vez no desea estar sujeto a un equipo que le extienda la vida.

■ **Usted tiene los pulmones muy afectados y no funcionan bien; usted no mejora.** Si es incapaz de respirar por sí mismo, ¿desea estar en cuidados intensivos con un ventilador mecánico o máquina para respirar? Recuerde, estamos hablando del caso en que usted no mejorará. El decir que usted no desea un equipo de respiración artificial es muy diferente a decir que no desea que lo usen cuando es para prolongarle la vida sin que consiga ninguna mejoría. Obviamente, el equipo de respiración artificial puede salvarle la vida en un ataque severo de asma, y su cuerpo recobrará su función normal después de la emergencia o de un corto tiempo. Aquí, la decisión no es si el equipo no se debe usar nunca sino bajo qué circunstancias desea que se lo use.

■ **Usted tiene una enfermedad cardíaca la cual no puede mejorar con angioplastia (limpieza de las arterias) o cirugía.** Usted está en la unidad cardíaca de cuidados intensivos. Si su corazón deja de funcionar, ¿desea ser resucitado? Con respecto al equipo de respiración artificial, la pregunta no es si "usted desea siempre ser resucitado", en todo caso la pregunta sería "¿bajo qué circunstancias usted no desea ser resucitado?"

Estos ejemplos pueden darle algunas ideas acerca de las decisiones que puede incluir en el poder duradero permanente para el cuidado de la salud. Reiteramos, lo más importante es entender y adaptar estas situaciones a su caso en particular. Usted puede preguntarle a su médico cuáles son los problemas y las decisiones más comunes para las personas como usted.

En resumen, existen muchas decisiones que usted debe tomar para poder darle indicaciones a su agente en cuanto a cómo actuar en el momento preciso:

- En términos generales, ¿qué tratamiento desea? Esto puede variar desde muy agresivo, que incluye hacer todo lo posible por mantenerlo con vida, hasta el más conservador que sería no hacer nada, excepto el mantenerlo limpio y confortable.

- Conociendo los tratamientos artificiales que existen para mantener a las personas con vida y lo que estos implican, ¿qué tipo de tratamiento desearía usted y bajo qué condiciones?

- En caso de que usted quedara mentalmente incapacitado (en estado vegetal), ¿qué tratamiento desearía recibir si adquiriera una infección, una neumonía o alguna otra enfermedad?

Aunque cada estado tiene diferentes reglamentos y formularios para las directivas médicas por adelantado, la información aquí presentada debe ser útil. También se pueden encontrar formularios en el departamento de salud local, la Agencia para Personas de Edad Avanzada de su área, hospitales e incluso las oficinas de sus proveedores de salud. Para obtener información sobre las directivas médicas por adelantado en otros países, visite el sitio web http://www.growthhouse.org/.

En muchas partes de los Estados Unidos se reconoce el poder duradero para la atención médica aunque haya sido hecho en otro estado. Sin embargo, no siempre es así. Por eso, si usted se muda o pasa mucho tiempo en otro estado, debe consultar con un abogado de ese estado para ver si el documento es válido allá.

Compartiendo sus deseos con la familia, amigos y agente

Muchas personas llegan a entender la necesidad de tener un poder duradero, y este es un excelente comienzo pero no el final del trabajo. Es importante recordar que para que sus deseos se cumplan, como persona proactiva debería preparar un poder duradero para la atención médica, y compartirlo con su agente, familia y médico. Se lo puede comprar con el trabajo de un gerente de empresa, quien no solo debe preparar su correspondencia sino también asegurarse de que será enviada a su destinatario. Preparar un poder duradero para la atención médica puede ser un tema difícil, por eso en la siguiente sección vamos a ofrecer sugerencias y ejemplos para manejarlo más fácilmente.

Antes de empezar a discutir sus deseos con su familia, amigos y agente, todos deberían tener copias de su poder duradero permanente del cuidado de salud. Cuando termine de redactar el documento, y lo hayan firmado usted y los testigos, saque varias copias y entregue una a cada persona interesada: su familia, su agente y su médico. También, puede entregarle una copia a su abogado.

Ahora ya está listo para hablar acerca de sus deseos. A nadie le gusta hablar sobre su propia muerte, menos aun a sus seres queridos. Cuando usted reúna a su familia y amigos para hablar de este tema, las primeras respuestas serán, "Oh, no pienses en eso ahora", "Falta mucho tiempo para ese momento", "No seas exagerado, tú no estás tan enfermo". Lamentablemente, esto suele ser suficiente para terminar la conversación. El trabajo como persona proactiva es mantener la conversación abierta. Hay varias formas de hacerlo. Primero, programe cómo va a comenzar la conversación acerca de este tema. A continuación ofrecemos sugerencias.

Prepare su poder duradero permanente y entregue copias a los miembros de su familia y amigos. Invítelos a leer el documento y deles un tiempo para empezar la discusión. Si alguno de ellos le da respuestas parecidas a las mencionadas en el párrafo anterior, debe decirle lo siguiente: "Yo entiendo que este es un tema difícil para ustedes, pero para mí es muy importante que ustedes conozcan mis deseos" o "Entiendo que el tema de la muerte es un tema difícil para todos, pero es importante discutirlo en este momento".

También usted puede conseguir copias en blanco de los formularios del poder duradero para la atención médica, la puede distribuir a sus familiares y sugerirles que completen y compartan la información. Este tema es para los miembros adultos de su familia. Si hace una reunión familiar con todas las personas involucradas en el tema, va a lograr que la discusión sea más fácil. Además podría clarificar los valores que cada uno tiene sobre el tema de la muerte.

Si estas dos sugerencias son difíciles de poner en práctica, entonces usted puede escribir una carta o preparar un video y enviárselo a sus familiares. Por este medio puede explicar por qué es importante discutir el tema de la muerte y dejarles saber sus deseos sobre el tratamiento que quiere recibir. También explique las razones de su decisión y envíeles una copia del poder duradero. Pídales que respondan de la manera que les resulte más conveniente. Usted puede organizar su tiempo para conversar con cada uno de ellos personalmente o por teléfono.

Por supuesto, al tomar esta decisión es importante que busque a una persona con quien pueda hablar libremente e intercambiar ideas. Si su agente no está dispuesto o se siente incapaz de hablar acerca de sus deseos, probablemente no sea la persona indicada para ser su agente. No se deje engañar. El hecho de que una persona sea muy cercana a usted emocionalmente no significa que vaya a entender sus deseos y sea capaz de llevarlos a cabo. Este es un tema que no se debe ignorar, a no ser que a usted no le importe si sus familiares deciden por usted el tratamiento que va a recibir. Por lo antedicho, es mejor seleccionar a una persona que no esté tan cercana emocionalmente. Hablar con su agente o representante es muy importante, especialmente si este no tiene por escrito los detalles del tratamiento que desea recibir y usted prefiere que lo sepa verbalmente.

Conversando con su doctor

En nuestros estudios de investigación hemos averiguado que resulta difícil que el paciente hable con su médico acerca del poder duradero para la atención médica. De hecho, solamente un bajo porcentaje de personas que han hecho el poder duradero permanente lo han compartido con sus médicos. A pesar de estas estadísticas, es muy importante que hable con su médico acerca de este tema. Primero, debe asegurarse de que el médico entienda y respete sus valores y deseos. Si el médico muestra cierto desacuerdo en la importancia de sus deseos, es posible que no los pueda realizar. Segundo, el médico debe saber cuáles son sus deseos acerca de los tratamientos que quiere recibir en el futuro. Así podrá dar las indicaciones adecuadas como escribir órdenes para usar o no usar máquinas de respiración artificial, en caso de que necesite. Tercero, el médico debe saber quién es su agente y cómo localizarlo.

También es muy importante darle al médico una copia de su "Poder Duradero para la Atención Médica", para que sea parte permanente de su expediente médico. Insistimos, lo más difícil es iniciar la conversación con su médico.

Es sorprendente observar que algunos médicos tienen dificultad para discutir el tema de la muerte con sus pacientes. Ellos trabajan para aliviar y mantener con vida a sus pacientes, y no les gusta pensar en la muerte. Por otro lado, la mayoría de los médicos sí quieren que sus pacientes tengan un poder duradero para la atención médica. Esto alivia ciertas preocupaciones que pueden tener los médicos.

Si lo desea, pídale a su médico un tiempo para hablar acerca de este tema. Pero no lo haga al final de una visita regular; puede empezar la visita diciéndole: "Necesito unos minutos para hablar con usted acerca de mis deseos en caso de que se presenten complicaciones graves o probabilidad de morir". Si lo presenta de esa manera, su médico dedicará un tiempo para hablar de esto. Si no tiene el tiempo suficiente, haga otra cita solamente para hablar de ese tema con más tranquilidad. Algunas veces, el médico, al igual que la familia o amigos, puede decir, "Oh, no tiene que preocuparse de eso por ahora" o "No se preocupe; cuando eso ocurra, ya veremos qué hacer". Recuerde, usted tiene que tomar la iniciativa, utilizando los mensajes en primera persona. Tiene que decirle a su médico que este tema es muy importante para usted y no quiere posponer esa conversación.

Algunas veces los médicos piensan que les hacen un favor a sus pacientes al no decirles las cosas desagradables que les pueden suceder en caso de estar en una situación grave. Usted puede ayudar a su médico informándole que va a tener más control de la situación si toma ahora las decisiones acerca de su futuro. Esto tranquilizará al médico. No conocer y no tener claro lo que sucederá en una situación grave es más preocupante que saber la verdad y hacerle frente, por muy desagradable que esta sea.

Aun considerando todo lo mencionado anteriormente, todavía puede ser muy difícil hablar con el médico sobre este tema. Otra alternativa es pedirle a su agente que lo acompañe para hablar con el médico. Esto dará la oportunidad a su médico y a su agente de conocerse. De esta manera todos podrán aclarar cualquier malentendido acerca del poder duradero para la atención medica. Así se abren las vías de comunicación de manera que su agente y su médico puedan llevar a cabo sus deseos con menos problemas. Si a pesar de todo todavía "no puede" hablar con su médico, por lo menos envíele una copia del documento para que forme parte de su archivo médico.

Cuando tenga que ir al hospital, asegúrese de entregarle al personal una copia de su poder duradero para atención médica. Si usted no lo puede llevar, pídale a su agente que lo haga. Esto es muy importante porque es probable que su propio médico no vaya a ser la persona encargada de su cuidado en el hospital.

Una cosa que no debe hacer es poner el poder duradero para atención médica en una caja de seguridad, puesto que así nadie va a poder encontrarlo cuando lo necesite. A propósito, tampoco es necesario consultar un abogado para preparar este documento; usted puede hacer su poder duradero para atención médica sin asistencia legal.

Ahora que ya hizo todos los trámites importantes, se puede quedar tranquilo; lo peor ya pasó. Sin embargo, recuerde que puede cambiar su forma de pensar en el momento que quiera, quizás si su agente ya no está disponible o sus deseos cambien. Asegúrese de mantener el poder duradero para atención médica actualizado. Al igual que un documento legal, este puede ser anulado o modificado en cualquier momento. En todo caso debe ser actualizado cada siete años. Sin embargo, si usted está incapacitado para la fecha de vencimiento del poder duradero, este quedará en vigor hasta que pueda renovarlo. Las decisiones que se tomen hoy no serán para siempre.

Dar a conocer sus deseos acerca de cómo quiere que se le trate en el momento en que corre peligro de muerte es uno de los temas más importante en el manejo personal de las enfermedades crónicas. La mejor manera de hacerlo es preparar un poder duradero para atención médica y compartirlo con su familia, amigos cercanos y su médico.

El tener preparado un poder duradero para la atención médica le dará seguridad y control de su salud y su vida. A la misma vez le proporcionará la tranquilidad de que no le está dejando la carga pesada de tomar decisiones a sus seres queridos. Recuerde, esto es parte de ser proactivo en el manejo de su enfermedad.

Otros recursos

☐ AARP (*Asociacion para Personas Jubiladas*): http://www.aarp.org/español/

☐ Acceso Computarizado para la Salud en Nueva York (*New York Online Access to Health*): http://www.noah-health.org/es/rights/endoflife/adforms.html

☐ Biblioteca Nacional de Medicina (*National Library of Medicine*): Infomación sobre las directivas médicas por adelantado: http://www.nlm.nih.gov/medlineplus/spanish/advancedirectives.html

☐ Organización Nacional del Cuidados Paliativos y para Enfermos Terminales (*National Hospice and Palliative Care Organization*): http://www.caringinfo.org/i4a/pages/index.cfm?pageid=3407# spanish

Índice